# Técnicas Cirúrgicas em Grandes Animais

Terceira Edição

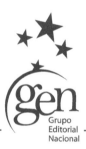

O GEN | Grupo Editorial Nacional – maior plataforma editorial brasileira no segmento científico, técnico e profissional – publica conteúdos nas áreas de ciências da saúde, exatas, humanas, jurídicas e sociais aplicadas, além de prover serviços direcionados à educação continuada e à preparação para concursos.

As editoras que integram o GEN, das mais respeitadas no mercado editorial, construíram catálogos inigualáveis, com obras decisivas para a formação acadêmica e o aperfeiçoamento de várias gerações de profissionais e estudantes, tendo se tornado sinônimo de qualidade e seriedade.

A missão do GEN e dos núcleos de conteúdo que o compõem é prover a melhor informação científica e distribuí-la de maneira flexível e conveniente, a preços justos, gerando benefícios e servindo a autores, docentes, livreiros, funcionários, colaboradores e acionistas.

Nosso comportamento ético incondicional e nossa responsabilidade social e ambiental são reforçados pela natureza educacional de nossa atividade e dão sustentabilidade ao crescimento contínuo e à rentabilidade do grupo.

# Técnicas Cirúrgicas em Grandes Animais

Terceira Edição

Dean A. Hendrickson
*DVM, MS*

Diplomate, American College of Veterinary Surgeons
Professor of Surgery, Department of Clinical Sciences
College of Veterinary Medicine and Biomedical Sciences
Colorado State University, Fort Collins, Colorado

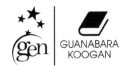

- O autor deste livro e a EDITORA GUANABARA KOOGAN LTDA. empenharam seus melhores esforços para assegurar que as informações e os procedimentos apresentados no texto estejam em acordo com os padrões aceitos à época da publicação. Entretanto, tendo em conta a evolução das ciências da saúde, as mudanças regulamentares governamentais e o constante fluxo de novas informações sobre terapêutica medicamentosa e reações adversas a fármacos, recomendamos enfaticamente que os leitores consultem sempre outras fontes fidedignas, de modo a se certificarem de que as informações contidas neste livro estão corretas e de que não houve alterações nas dosagens recomendadas ou na legislação regulamentadora.

- O autor e a editora empenharam-se para citar adequadamente e dar o devido crédito a todos os detentores dos direitos autorais de qualquer material utilizado neste livro, dispondo-se a possíveis acertos caso, inadvertidamente, a identificação de algum deles tenha sido omitida.

- Dean A. Hendrickson, DVM, MS, DACVS, é professor de cirurgia de grandes animais na Colorado State University College of Veterinary Medicine, Fort Collins, Colorado.

- **Atendimento ao cliente: (11) 5080-0751 | faleconosco@grupogen.com.br**

- **TECHNIQUES IN LARGE ANIMAL SURGERY, THIRD EDITION**
  Copyright © 2007 Blackwell Publishing
  **All Rights Reserved. Authorized translation from the English language edition published by Blackwell Publishing Limited. Responsibility for the accuracy of the translation rests solely with Editora Guanabara Koogan Ltda. and is not the responsibility of Blackwell Publishing Limited. No part of this book may be reproduced in any form without the written permission of the original copyright holder, Blackwell Publishing Limited.**

- Direitos exclusivos para a língua portuguesa
  Copyright © 2010 by
  **EDITORA GUANABARA KOOGAN LTDA.**
  **Uma editora integrante do GEN | Grupo Editorial Nacional**
  Travessa do Ouvidor, 11
  Rio de Janeiro – RJ – CEP 20040-040
  www.grupogen.com.br

  Reservados todos os direitos. É proibida a duplicação ou reprodução deste volume, no todo ou em parte, sob quaisquer formas ou por quaisquer meios (eletrônico, mecânico, gravação, fotocópia, distribuição na internet ou outros), sem permissão expressa da Editora Guanabara Koogan.

- Editoração eletrônica: REDBSTYLE

- Ficha catalográfica

---

H435t

Hendrickson, Dean A.
Técnicas cirúrgicas em grandes animais / Dean A. Hendrickson ; [tradução Idilia Ribeiro Vanzellotti ; revisão técnica Waldir Gandolfi]. – [Reimpr.]. – Rio de Janeiro : Guanabara Koogan, 2025.
il.

Tradução de: Techniques in large animal surgery, 3rd ed
Inclui bibliografia
ISBN 978-85-277-1642-0

1. Cirurgia veterinária. I. Título.

10-0334.            CDD: 636.0897
                   CDU: 619:636.09

27.01.10         27.01.10         017270

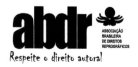

Revisão Técnica
## Waldir Gandolfi
Professor Titular (Aposentado) de Cirurgia de Grandes
Animais da Faculdade de Medicina – Veterinária e
Zootecnia de Botucatu – Unesp.
Ex-Bolsista da Alexander Von Humboldt Stiftung com
Estágios na Escola Superior de Hannover – Alemanha


Tradução
## Idilia Ribeiro Vanzellotti
Médica Veterinária

# CONTEÚDO

**1. Considerações Pré-operatórias, 1**
Avaliação Pré-operatória do Paciente, 1
Critérios Cirúrgicos, 2
Princípios de Assepsia e Antissepsia, 2
Classificações Cirúrgicas, 2
Papel dos Antibióticos, 3
Planejamento Pré-operatório, 3
Preparação do Campo Cirúrgico, 3
Infecção Pós-operatória, 4

**2. Anestesia e Terapia Hídrica, 5**
Anestesia, 5
Terapia Hídrica, 25

**3. Instrumental Cirúrgico, 33**
Uso do Instrumental Cirúrgico, 33
Preparação dos Instrumentos, 38
Instrumental Cirúrgico Geral, 39
Instrumental Usado Especificamente em Cirurgia
de Grandes Animais, 52

**4. Materiais de Sutura e Agulhas, 61**
Materiais de Sutura, 61
Agulhas, 68

**5. Nós e Ligaduras, 71**
Princípios da Fixação do Nó, 71
Ligaduras, 73

**6. Padrões de Sutura, 77**
Padrões Básicos de Sutura, 77
Padrões de Sutura Usados para o Fechamento de
Órgãos Ocos, 81
Drenos (Curativos Suturados), 88
Padrões de Sutura para Tendões Lesados, 88

**7. Princípios do Tratamento de Feridas e
Uso de Drenos, 93**
Tratamento de Ferida, 93
Métodos de Fechamento e Cicatrização, 96
Uso de Drenos, 98

**8. Cirurgia Reconstrutora de Feridas, 103**
Excisão Elíptica sob a Pele para Reparo de um
Defeito Alongado, 103
Fechamento da Ferida com Incisões que Aliviam
a Tensão, 103

Retalho Deslizante em Forma de H, 105
Zetaplastia, 105
Remoção do Excesso de Tecido Cicatricial, 105
Enxerto Cutâneo, 105

**9. Cirurgia Ortopédica em Equinos, 113**
Desmotomia Patelar Medial, 113
Tenectomia Cuneana, 116
Tenotomia do Extensor Digital Lateral, 118
Desmotomia do Ligamento Acessório do Flexor
Digital Profundo, 122
Desmotomia do Ligamento Acessório do Flexor
Digital Superficial (Segundo Bramlage), 125
Tenotomia do Flexor Digital Superficial, 128
Tenotomia do Flexor Digital Profundo, 129
Secção do Ligamento Anular Palmar (ou Plantar)
do Boleto, 132
Neurectomia Digital Palmar, 134
Amputação dos Pequenos Metacarpianos e
Metatarsianos (II e IV Ossos do Metacarpo e do
Metatarso), 137
Artrotomia da Articulação Mesocarpiana, 140
Artrotomia da Articulação do Boleto e
Remoção de Fragmento de Fratura Apical de
Sesamoide, 143

**10. Cirurgia Urogenital em Equinos, 147**
Castração, 147
Criptorquidectomia por Abordagem Inguinal e
Parainguinal, 161
Criptorquidectomia Laparoscópica, 163
Operação de Caslick para Pneumovagina na
Égua, 164
Uretroplastia por Relocalização Caudal da Prega
Transversa, 170
Cesariana na Égua, 171
Circuncisão do Pênis, 173
Amputação do Pênis, 174
Método de Aanes para Reparo de Laceração
Perineal de Terceiro Grau, 179

**11. Cirurgia do Trato Respiratório Superior
em Equinos, 185**
Traqueostomia, 185
Laringotomia, Ventriculectomia Laríngea e
Ventriculocordectomia, 187

viii

## Conteúdo

*Ressecção Parcial do Palato Mole*, 192
*Entrada Cirúrgica e Drenagem das Bolsas
  Guturais*, 193

**12. Cirurgia Dentária e Gastrintestinal em
     Equinos, 199**
*Repulsão dos Molares*, 199
*Laparotomia na Linha Média Ventral e
  Exploração Abdominal*, 204
*Laparotomia pelo Flanco em Estação*, 210
*Herniorrafia Umbilical no Potro*, 215

**13. Cirurgia Gastrintestinal em Bovinos, 219**
*Princípios da Laparotomia*, 219
*Laparotomia pelo Flanco e Exploração
  Abdominal*, 220
*Rumenotomia*, 223
*Rumenostomia (Fistulação do Rúmen)*, 227
*Correções Cirúrgicas de Deslocamentos e Torção
  do Abomaso*, 228

**14. Cirurgia Urogenital em Bovinos, 239**
*Castração de Bezerros*, 239
*Uretrostomia*, 242
*Evacuação de Hematoma no Pênis de Bovinos*, 245
*Amputação do Prepúcio (Circuncisão)
  no Touro*, 249

*Técnicas Cirúrgicas para Fazer um Rufião*, 251
*Herniorrafia Inguinal em Touros Adultos*, 256
*Cesariana na Vaca*, 260
*Sutura de Retenção na Vulva da Vaca
  (Método de Buhner)*, 267
*Cervicopexia para Prolapso Vaginal
  (de Winkler)*, 270

**15. Outras Técnicas Cirúrgicas em
     Bovinos, 273**
*Amputação de Dedo*, 273
*Enucleação do Olho*, 276
*Descorna Estética*, 279
*Ressecção de Costela e Pericardiotomia*, 282
*Reparo de Lacerações no Teto*, 286

**16. Técnicas Cirúrgicas em Suínos, 289**
*Castração em Leitões*, 289
*Herniorrafia Inguinal em Leitões*, 291
*Cesariana na Porca*, 292

**17. Outras Técnicas Cirúrgicas, 297**
*Descorna em Caprinos Adultos*, 297
*Extração Dentária em Lhamas*, 299

*Índice Alfabético*, 305

# PREFÁCIO DA PRIMEIRA EDIÇÃO

O objetivo deste livro é apresentar algumas técnicas cirúrgicas fundamentais em grandes animais, tanto para estudantes de Veterinária como para profissionais que trabalham com essas espécies. Foi elaborado para ser sucinto, abordando apenas as principais etapas de cada operação, cujo texto é acompanhado por ilustrações apropriadas. A maioria das técnicas apresentadas neste livro pode ser executada sem as vantagens oferecidas por um hospital veterinário de grandes animais bem equipado ou por uma instituição de ensino.

Pressupõe-se um conhecimento básico de anatomia e fisiologia. Quem quiser saber mais acerca de determinada técnica, deve consultar a bibliografia.

Nós e nossos colegas do Hospital-Escola Veterinário da Colorado State University consideramos os procedimentos discutidos neste livro consagrados pelo tempo. Alguns profissionais podem executar certas técnicas de maneira um pouco diferente. Ficaríamos felizes se nos informassem a respeito de modificações dessas técnicas para edições futuras do livro.

Todos os desenhos aqui apresentados são originais e basearam-se em esboços e fotografias feitos durante vários momentos de cirurgias reais. Em alguns casos, foram feitas dissecções em cadáveres.

Os procedimentos descritos neste texto representam não apenas nossas ideias, como também sugestões de muitos de nossos colegas, cuja ajuda foi uma contribuição importante para a elaboração do livro. Somos gratos ao Dr. Wilbur Aanes, professor de Cirurgia da Colorado State University, que abnegadamente compartilhou conosco 30 anos de experiência profissional na cirurgia de grandes animais. Temos o orgulho de apresentar, no Cap. 10, o "Método de Aanes para Reparo de Laceração Perineal de Terceiro Grau" na égua, técnica em que esse autor foi o pioneiro há 15 anos. Também queremos expressar nosso apreço aos seguintes membros da faculdade do Hospital-Escola Veterinário da Colorado State University que nos aconselharam sobre os diagramas e manuscritos das várias técnicas discutidas no livro: Dr. Leslie Ball, Dr. Bill Bennett, Dr. Bruce Heath, Dr. Tony Knight, Dr. LaRue Johnson, Dr. Gary Rupp, Dr. Ted Stashak, Dr. Gayle Trotter, Dr. James Voss e Dra. Mollie Wright. Também queremos expressar nossa admiração aos Drs. John Baker, da Purdue University, e Charles Wallace, da University of Georgia, por seus comentários a algumas de nossas perguntas. O Dr. McIlwraith também é grato ao Dr. John Fessler, professor de Cirurgia da Purdue University, por sua inspiração e pelo treinamento.

Somos gratos particularmente ao Dr. Robert Kainer, professor de Anatomia da Colorado State University, pela revisão do manuscrito e das ilustrações, bem como pelo esclarecimento da nomenclatura. Sua participação nos impressionou, demonstrando a importância da correlação da dissecção com a cirurgia.

O tempo e o esforço dispendidos nas ilustrações são evidentes até mesmo para o leitor que simplesmente folhear o livro. No caso das ilustrações, agradecemos ao Sr. Tom McCracken, diretor do Office of Biomedical Media da Colorado State University. Agradecemos sua habilidade, bem como sua cooperação e sua compreensão. Os diagramas do "Método Aanes para Reparo de Laceração Perineal de Terceiro Grau" foram feitos pelo Sr. John Daughtery, ilustrador médico da Colorado State University. Também estendemos nossa gratidão aos senhores Al Kilminster e Charles Kerlee, pelas fotografias obtidas durante os vários procedimentos cirúrgicos e usadas para ajudar a ilustrar o texto.

O manuscrito foi digitado pela Sra. Helen Mawhiney, Srta. Teresa Repphun e Sra. Jan Schmidt. Agradecemos a elas a paciência e compreensão durante as muitas modificações que fizemos até chegarmos ao manuscrito definitivo.

Somos gratos aos seguintes fabricantes de instrumental cirúrgico que nos permitiram usar alguns dos diagramas de seus catálogos de vendas para inclusão no Cap. 3, "Instrumental Cirúrgico": Schroer Manufacturing Co., Kansas City, MO; Intermountain Veterinary Supply, Denver, CO; Miltex Instrument Co., Lake Success, NY; J. Skyler Manufacturing Co., Inc., Long Island, NY.

A ideia deste livro foi concebida em 1978, quando um de nós (AST) foi abordado pelo Sr. George Mundroff, editor executivo da Lea & Febiger, a quem agradecemos pelo estímulo e pela orientação. Também somos gratos ao Sr. Kit Spahr, Jr., editor veterinário; a Diane Ramanauskas, editora de redação; a Tom Colaiezzi, gerente de produção; e a Samuel A. Rondinelli, gerente assistente de produção da Lea & Febiger, pela assistência, bem como a outros membros da editora que nos ajudaram na realização deste projeto.

A. Simon Turner
C. Wayne McIlwraith
*Fort Collins, Colorado*

# PREFÁCIO DA SEGUNDA EDIÇÃO

A segunda edição de *Técnicas Cirúrgicas em Grandes Animais* veio em resposta à aceitação da primeira edição e à necessidade contínua de tal livro, tanto por parte dos estudantes de Veterinária como pelos profissionais que lidam com grandes animais. Em muitos casos, as técnicas estão consagradas pelo tempo e não sofreram modificações nos últimos cinco anos. Em outros, contudo, foram feitos refinamentos na técnica e houve uma percepção melhor de suas indicações, limitações e complicações, conforme o caso.

Uma modificação significativa é a inclusão do Dr. R. Bruce Hull, professor de Ciências Clínicas Veterinárias (Ohio State University) como colaborador. Ele analisou com cuidado toda a seção sobre bovinos e sugeriu alterações e acréscimos que foram incorporados ao texto. Além disso, dois procedimentos, "preparações para rufião por fixação peniana" e "tratamento do prolapso vaginal por fixação do tendão pré-púbico", foram acrescentados. Somos muito gratos ao Dr. Hull pela sua ajuda e habilidade. Entre os capítulos introdutórios, a seção sobre anestesia foi a que mais precisou ser atualizada; nossa gratidão ao colega Dr. David Hodgson, da Colorado State University, por sua revisão e aconselhamento. Dois novos procedimentos, "desmotomia do ligamento acessório do músculo flexor digital superficial" e "tenotomia do flexor digital profundo", foram considerados acréscimos apropriados para esta edição. Somos gratos ao Dr. Larry Bramlage, da Ohio State University, por seus comentários e auxílio no primeiro desses procedimentos. Muitas das outras modificações nesta edição procedem de revisões e comentários sobre a primeira edição, recebidos pela Lea & Febiger. A todas essas pessoas, agradecemos a colaboração.

Um capítulo sobre extração dentária em lhamas foi acrescentado graças à maior popularidade dessa espécie nos EUA, sobretudo no Colorado. Embora tenhamos nos limitado a discutir somente essa técnica, não se deve subentender que outras operações não sejam feitas em lhamas. Temos corrigido deformidades angulares dos membros, reparado fraturas e realizado cirurgia gastrintestinal, entre outros procedimentos, mas a extração dentária é a intervenção mais comum. Descrições desses outros procedimentos estão além do âmbito deste livro no momento.

A necessidade de técnicas mais sofisticadas em equinos nos levou a elaborar o livro *Equine Surgery: Advanced Techniques*, em 1987. Acreditamos que venha a ser usado como complemento desta segunda edição, fornecendo todo o espectro dos procedimentos em equinos, no formato bem aceito de texto conciso e ilustrações claras.

Mais uma vez somos gratos ao Sr. Tom McCracken, professor assistente do Departamento de Anatomia e Neurobiologia da Colorado State University, pelo talento em captar as técnicas descritas nos seus desenhos esquemáticos. Também agradecemos a Helen Acvedo, pela digitação de nossos acréscimos, e a Holly Lukens, pela revisão. Nossos agradecimentos mais uma vez à excelente equipe da Lea & Febiger pela produção desta edição.

A. Simon Turner
C. Wayne McIlwraith
*Fort Collins, Colorado*

# PREFÁCIO DA TERCEIRA EDIÇÃO

As duas primeiras edições de *Técnicas Cirúrgicas em Grandes Animais* foram bem aceitas, em grande parte pela competência dos Drs. Turner e McIlwraith. Eram textos excelentes para estudantes de Veterinária e profissionais especialistas em grandes animais. Fui agraciado com a tarefa de atualizar as informações para uma terceira edição. Sou profundamente grato pela oportunidade de atualizar um texto excelente, introduzindo-lhe novas informações e técnicas.

A terceira edição de *Técnicas Cirúrgicas em Grandes Animais* foi atualizada para atender à demanda contínua do livro tanto por parte de estudantes de Veterinária como de profissionais que exercem sua prática com grandes animais. Há algumas técnicas consagradas pelo tempo que continuam incluídas. Outras foram aprimoradas ou substituídas e acrescentadas ao texto.

As novas informações são apresentadas em praticamente todos os capítulos. Usamos muitos quadros para simplificá-las. A seção sobre anestesia inclui informação nova e atualizada sobre sedação e agentes anestésicos. A seção sobre instrumental foi avaliada, com o acréscimo de novos instrumentos, quando adequado, e supressão dos já obsoletos ou não mais fabricados. A seção sobre materiais de sutura foi atualizada e passou a incluir novos materiais. Há ilustrações inéditas na seção sobre padrão de sutura, para ajudar mais o profissional nas técnicas cirúrgicas. As seções sobre o tratamento de feridas e cirurgia reconstrutora foram ampliadas com informações atualizadas sobre os cuidados com feridas. Quadros sobre o instrumental necessário foram adicionados em todas as seções dos capítulos restantes sobre cirurgia, para ajudar no planejamento e na preparação para cirurgia.

Sou muito grato à nossa nova ilustradora Anne Rains, pelo excelente trabalho e inestimável ajuda. Agradeço igualmente a Joanna Virgin, pelo incansável trabalho de pesquisa, empenhando-se para assegurar um texto atualizado e correto; eu não poderia ter desempenhado esta tarefa sem o seu valioso auxílio. Agradecimentos à equipe da Blackwell pela ajuda e pela assistência na produção desta edição.

Dean A. Hendrickson
*Fort Collins, Colorado*

# Técnicas Cirúrgicas em Grandes Animais

Terceira Edição

# Capítulo 1

# CONSIDERAÇÕES PRÉ-OPERATÓRIAS

**Objetivos**
1. Discutir algumas das considerações pré-operatórias que podem afetar o sucesso de um procedimento, inclusive o estado fisiológico e a condição do paciente, os fatores que predispõem a infecção, bem como as limitações da cirurgia, as instalações e o equipamento.
2. Descrever os métodos de assepia e antissepsia.
3. Descrever a classificação dos diferentes procedimentos com relação ao risco de infecção e ao grau de contaminação.
4. Discutir o uso criterioso de antibióticos e suas aplicações profiláticas e na infecção pós-operatória.
5. Descrever as técnicas apropriadas para a preparação do campo cirúrgico.

## Avaliação Pré-operatória do Paciente

Antes de um procedimento cirúrgico, em geral está indicado um exame físico. Isso aplica-se tanto a cirurgias de emergência como a eletivas. Seguem-se os exames laboratoriais geralmente indicados para equinos em nossa clínica, com base na idade e no estado sistêmico do animal:

- Para equinos com menos de 4 anos de idade e saudáveis:
  - Hematócrito.
  - Proteína total.
- Apropriados para equinos com mais de 4 anos de idade ou com doença sistêmica:
  - Hemograma completo.
  - Perfil bioquímico.

A escolha dos exames laboratoriais é determinada em grande parte pelo cirurgião. É evidente que, se a cirurgia consiste em castração de várias ninhadas de leitões, então não serão feitos exames laboratoriais antes da cirurgia, puramente por questões econômicas. No entanto, em muitos casos, serão necessários outros exames. Seguem-se exemplos de outros exames opcionais e suas indicações:

- Estimativa dos eletrólitos para doenças do abomaso do lado direito em vacas leiteiras.
- Urinálise em vacas leiteiras para verificar a presença de cetose.
- Estimativa da ureia sanguínea (BUN) e da creatinina ante a suspeita de problemas urinários.
- Análise do líquido peritoneal antes de laparotomia em equinos com cólica.
- Painéis bioquímicos completos na vigência de considerações etárias ou sistêmicas.

Se alguns parâmetros laboratoriais forem anormais, devem ser investigadas as causas subjacentes e feitos esforços para corrigi-los. Na cirurgia "eletiva" isso é possível, mas não em uma emergência. O proprietário deve estar ciente de quaisquer problemas antes que o animal seja submetido a uma cirurgia. Sempre há riscos na cirurgia eletiva normal, que devem ser explicados ao proprietário.

A reposição de líquido deve ser feita, se necessário. No caso eletivo, o procedimento cirúrgico deve ser adiado se a condição física do animal ou os parâmetros laboratoriais forem anormais. Em alguns animais, pode-se ter de tratar endo ou ectoparasitismo para atingir essa meta.

Prontuários clínicos devem ser guardados o tempo todo. É óbvio que isso pode ser difícil em casos de castração de várias ninhadas de leitões, mas a manutenção de um registro deve tornar-se parte essencial do procedimento em equinos e bovinos num hospital, e, em todas as demais situações, devem ser mantidos registros do rebanho. Por fim, se o animal tiver seguro, a seguradora tem de ser notificada de qualquer procedimento cirúrgico, do contrário ele pode ser invalidado.

## Critérios Cirúrgicos

Tais critérios não podem ser aprendidos da noite para o dia lendo-se um livro de cirurgia, nem necessariamente isso é conseguido durante anos de experiência. É provável que o cirurgião que continuamente comete o mesmo erro nunca adquira bons critérios cirúrgicos. Ele não deve aprender apenas com os próprios erros, mas também com os de outros, inclusive os documentados na literatura. Como parte do julgamento cirúrgico, o cirurgião precisa fazer-se as seguintes perguntas:

A cirurgia é necessária?
O que aconteceria se ela não fosse feita?
O procedimento está dentro da capacidade do cirurgião, das instalações e do auxílio técnico?
Qual o valor econômico e/ou sentimental do animal; isso pesa mais ou reforça o custo da cirurgia?

Se o cirurgião achar que o procedimento está além de sua capacidade e/ou das instalações disponíveis, deve encaminhar o paciente para um colega. Alguns veterinários temem que isso os faça perder o cliente no futuro, mas isso raras vezes acontece. Se o cirurgião explicar por que o caso deve ser encaminhado para outro, a maioria dos clientes irá agradecer sua franqueza e honestidade. É injustificável operar um paciente e ter complicações decorrentes de treinamento insuficiente ou instalações inadequadas, quando a cirurgia poderia perfeitamente ter sido encaminhada para um hospital bem equipado e com pessoal qualificado para fazê-la. É claro que tal regra tem exceções — principalmente no caso de uma emergência, em que pode ser melhor a cirurgia imediata do que submeter o paciente a um transporte demorado para outro lugar.

Muitos dos procedimentos descritos neste livro podem ser feitos "na fazenda". Alguns, como a artrotomia para retirada de fragmentos de fraturas do carpo e dos sesamoides em equinos, devem ser realizados em um ambiente sem poeira. Se os clientes querem que tais procedimentos sejam feitos "no campo", precisam entender as consequências desastrosas de uma infecção póscirúrgica. O cirurgião é que tem de dar a última palavra sobre se o local ou sua experiência é apropriada.

## Princípios de Assepsia e Antissepsia

Há três determinantes de infecção no local de uma cirurgia: defesa do hospedeiro, desequilíbrio fisiológico e risco de contaminação bacteriana durante a cirurgia.[2] Os métodos de controle incluem práticas cirúrgicas assépticas, bem como a identificação do paciente de alto risco, a correção de desequilíbrios sistêmicos antes da cirurgia e o uso adequado de profilaxia com antibióticos.[3]

Às vezes somos lembrados por veterinários mais experientes no campo de que precisamos ensinar apren-

**Quadro 1.1** Classificações cirúrgicas

| Classificação | Descrição | Exemplos |
|---|---|---|
| Limpa | O trato gastrintestinal, urinário ou respiratório não é penetrado | Artrotomia para remoção de fragmentos de fratura do carpo de equinos |
| Limpa-contaminada | O trato gastrintestinal, urinário ou respiratório é penetrado. Não há extravasamento de conteúdo contaminado | Abomasopexia para deslocamento do abomaso em vacas leiteiras |
| Contaminada-suja | Ocorre extravasamento visível de conteúdos corporais contaminados ou inflamação aguda | Feridas Abscessos Intestino desvitalizado |

dizes a fazerem uma cirurgia no mundo real. Assim, temos de ignorar campos antissépticos e o uso de luvas e baixar o padrão para um nível "prático". Em nossa opinião, isso é uma falácia. Embora reconheçamos que o ideal possa ser inalcançável na prática privada, sempre deve-se procurar manter o padrão mais alto possível, do contrário o padrão final da prática pode ser tão baixo que o bem-estar do paciente fique em risco, para não mencionar a reputação do veterinário como cirurgião. Por essa razão, acreditamos que, como instrutores, é mais conveniente ensinar os *melhores métodos possíveis com relação a assepsia e técnica*.

Até que ponto a prática da assepsia ou mesmo antissepsia é executada depende da classificação da operação, como mostrado no Quadro 1.1. Tal classificação também pode ajudar o veterinário a decidir se estão indicados antibióticos ou se é possível esperar infecção pós-operatória.

## Classificações Cirúrgicas

Assim que o cirurgião tenha categorizado o procedimento cirúrgico, podem ser estabelecidas as precauções para evitar infecção pós-operatória. Entretanto, em todos os casos o local da cirurgia deve ser preparado adequadamente, inclusive tricotomizado e esfregado de forma asséptica.

Em todas as cirurgias, devem ser usadas roupas limpas. O uso de luvas cirúrgicas é uma boa norma, até para proteger o operador contra organismos infecciosos que possam estar presentes no local da cirurgia. Aventais, luvas e gorros são recomendados para procedimentos cirúrgicos limpos, embora tal paramentação tenha limitações práticas óbvias no caso de cirurgia de grandes animais no campo. O objetivo deste livro é apresentar diretrizes, não regras rígidas. Por exemplo, a decisão de usar gorros, aventais e luvas e estas do tamanho correto só pode ser feita pelo cirurgião. É necessário um bom julgamento cirúrgico. Em geral, é melhor ter mais cuidado do que o aparentemente necessário, para estar mais bem preparado caso surjam problemas.

## Papel dos Antibióticos

Os antibióticos nunca devem ser usados para disfarçar imperfeições na técnica cirúrgica. O cirurgião jovem costuma ficar tentado, às vezes por pressão do cliente, a usar antibióticos como profilaxia. Contudo, as desvantagens da terapia antimicrobiana em geral superam seus benefícios. Períodos extensos de terapia antimicrobiana podem selecionar organismos resistentes e afetar de maneira adversa o trato gastrintestinal, ao eliminar muitos dos organismos entéricos normais e permitir a proliferação de bactérias patogênicas, como *Clostridium* spp., o que pode resultar em colite e diarreia.[4] Ao selecionar um esquema de antibiótico, o cirurgião deve considerar os seguintes aspectos:

O diagnóstico requer antibióticos?
Que organismos mais provavelmente estão envolvidos e qual sua suscetibilidade antimicrobiana *in vitro*?
Qual a localização exata ou provável da infecção?
Até que ponto o fármaco atinge o local da infecção?
Que reações adversas e toxicidades possíveis por causa do fármaco poderiam ocorrer?
Qual a dose e a duração do tratamento necessárias para se obterem concentrações suficientes do fármaco?

Mais uma vez, é necessário algum critério, mas basta dizer que os antibióticos nunca devem substituir a "consciência cirúrgica". *Consciência cirúrgica* consiste no seguinte: dissecção ao longo de planos teciduais, delicadeza ao manipular tecidos, hemostasia adequada, escolha da melhor abordagem cirúrgica, opção pelo material de sutura correto (em termos de tamanho e tipo), fechamento do espaço morto e tempo operatório curto.

Se o cirurgião decidir que os antibióticos estão indicados, deve prestar muita atenção ao selecionar o tipo de antimicrobiano, a dosagem e o tempo de uso (duração do tratamento). A ampla literatura científica indica que, para obtenção do benefício máximo, os antibióticos devem ser administrados profilaticamente antes da cirurgia e, por último, durante ela. Mais de 4 horas após a cirurgia, a administração profilática de antibióticos tem pouco ou nenhum efeito sobre a incidência de infecção no pós-operatório.[1] O tratamento não deve durar mais de 24 horas, porque a maioria das pesquisas indica que o uso de antimicrobianos depois disso não confere benefícios adicionais. Se for necessário um período maior de cobertura antimicrobiana, a duração total da administração do antimicrobiano escolhido deve ser estabelecida. Isso varia dependendo do fármaco, porém, na maioria dos casos, é de pelo menos 3 a 5 dias. Se o cirurgião estiver operando um animal cuja carne destina-se a consumo humano, existem regulamentos que estabelecem o tempo de suspensão dos diferentes antimicrobianos antes do abate que precisam ser considerados.

Se forem usados antibióticos tópicos durante a cirurgia, não devem ser irritantes para os tecidos, do contrário a necrose tecidual decorrente do dano celular irá sobrepujar quaisquer efeitos vantajosos dos antibióticos. Isso também é benéfico quando os antibióticos tópicos utilizados não são aqueles em geral usados de forma sistêmica.

Todos os pacientes cirúrgicos da espécie equina devem receber profilaxia antitetânica. Caso haja dúvida quanto ao esquema de imunização, o cavalo pode receber 1.500 a 3.000 unidades de antitoxina tetânica. Equinos mantidos sob um esquema de imunização permanente que não tenham recebido toxoide tetânico nos últimos 6 meses devem receber uma injeção de reforço.

A profilaxia antitetânica em geral não é feita para animais cuja carne destina-se ao consumo humano, mas um programa de imunização pode ser considerado, especialmente se houver suspeita de uma predisposição específica.

## Planejamento Pré-operatório

O cirurgião deve estar bem familiarizado com a anatomia regional. Neste livro, ilustramos o que consideramos as estruturas importantes em cada técnica. Se forem necessários mais detalhes, deve ser consultado um texto de anatomia adequado. O procedimento não só deve ser planejado antes da cirurgia, como o cirurgião também deve visitar a sala de dissecção e rever a localização anatômica em cadáveres antes de tentar a cirurgia no animal do cliente. Como cirurgiões veterinários, somos mais afortunados por termos maior facilidade de acesso a cadáveres do que os cirurgiões da medicina humana.

## Preparação do Campo Cirúrgico

Na cirurgia de grandes animais, a preparação do campo cirúrgico pode apresentar problemas importantes, em especial no inverno e na primavera, quando as fazendas podem ficar enlameadas. A preparação da cirurgia pode ter de começar com a retirada da sujeira e do estrume. Pode ser preciso confinar alguns animais que tenham ficado em decúbito na lama e sobre sujidades por várias razões. Em seguida, os pelos devem ser retirados, não apenas na área da cirurgia, mas de uma área adequada em torno do campo cirúrgico.

A tricotomia deve ser feita no formato de um quadrado ou retângulo de ângulos retos. É surpreendente como isso, junto com a precisão do padrão final de sutura, é um parâmetro pelo qual o cliente julga a habilidade do cirurgião. De início, a tricotomia pode ser feita com uma lâmina nº 10, em seguida podendo-se usar uma lâmina mais fina, nº 40. O local da incisão pode ser tricotomizado com um barbeador reto em equinos e bovinos, mas há controvérsia quanto aos benefícios ou problemas associados a esse procedimento. Em ovinos e caprinos, cuja pele é macia e flexível, é difícil tricotomizar as bordas.

A preparação do campo cirúrgico, como a linha média ventral de um equino a ser submetido a uma laparotomia exploradora, pode ter de ser feita quando o animal já estiver anestesiado. Caso a cirurgia vá ser feita com o animal em estação, o procedimento padrão consiste em uma esfregação cirúrgica inicial, seguida pela técnica anestésica local apropriada e uma esfregação final.

Em bovinos e suínos, a pele do campo cirúrgico pode ser preparada para cirurgia com a ajuda de uma escova de cerdas rígidas. No caso de equinos, são recomendadas esponjas de gaze. Em ovinos pode ser necessário desengordurar a pele com éter antes de esfregá-la. A solução antisséptica usada para esfregação em geral é questão de preferência pessoal. Pode-se usar iodo com povidona (Betadine Scrub) alternado com um enxágue com álcool a 70% ou clorexidina alternada com água. Por fim, pode-se aspergir a pele com solução de iodo com povidona (Betadine Solution) e deixar secar.

A esfregação do campo cirúrgico proposto é feita imediatamente antes da operação, devendo começar no local da incisão planejado e progredir na direção da periferia; é indispensável não voltar a esfregar uma área já esfregada. Alguns cirurgiões de equinos aparam e raspam os pelos do campo cirúrgico na noite antes da cirurgia, fazem uma preparação asséptica como descrevemos, deixando o membro envolto em ataduras estéreis até o dia seguinte. Todavia, um pequeno corte feito na tricotomia no dia antes da cirurgia pode tornar-se uma pústula no dia seguinte, o que em geral não é recomendável nas proximidades da região da quartela.

Quando se pretende fazer uma cirurgia asséptica, é indispensável usar um sistema eficiente (panos de campo) de proteção do local. Em geral, o tempo gasto com isso é bem empregado. Pode ser difícil manter tal proteção em um bovino em estação, em especial se o animal resolver movimentar-se ou ficar inquieto. Pode ser difícil fixar panos de campo com pinças apropriadas no animal consciente, porque apenas o campo operatório estará anestesiado. Se isso não for possível, o cirurgião terá de minimizar o contato com partes do animal que não tenham sido submetidas à assepsia. A cauda precisa ser amarrada para evitar que alcance o campo cirúrgico.

Várias operações descritas neste livro requerem técnica asséptica estrita, estando indicados curativos estéreis, antimicrobianos, adesivos e bem fixados. As características dos curativos estéreis adesivos de plástico incluem sua capacidade de aderir, sua atividade antimicrobiana e sua transparência quando aplicados na pele. É provável que o aspecto mais desejável seja o primeiro. Com tração excessiva ou manipulação, os curativos de algumas marcas se desprendem com facilidade da superfície cutânea, separação essa que anula seu objetivo no ato.

Curativos emborrachados são úteis quando se encontra grande quantidade de líquido (como peritoneal ou amniótico) durante o procedimento. Eles também servem para isolar o intestino ou qualquer outro órgão que esteja potencialmente contaminado, para evitar contaminação dos curativos. Os curativos de papel impermeável a líquidos mais modernos que se encontram disponíveis facilitam bastante o trabalho do cirurgião.

## Infecção Pós-operatória

A prevenção de infecção pós-operatória deve ser a meta do cirurgião, mas pode ocorrer infecção apesar de todas as medidas tomadas para preveni-la. Se ela ocorrer, o cirurgião terá de decidir se o tratamento com antibiótico está indicado, ou se o animal é forte o bastante para enfrentá-la com seus próprios mecanismos de defesa. Algumas feridas cirúrgicas requerem drenagem na sua parte mais ventral, enquanto outras exigem tratamento mais agressivo. Se, pelos critérios do cirurgião, a infecção parecer séria, estarão indicados coloração pelo método de Gram, cultura e testes de sensibilidade do(s) micro-organismo(s) agressor(es). Uma coloração de Gram pode dar ao cirurgião uma ideia melhor do tipo de organismo envolvido e, portanto, estreitar a escolha dos antibióticos. Às vezes, a sensibilidade *in vitro* terá de ser ignorada porque o preço do antibiótico de escolha é proibitivo. Isso é particularmente válido no caso de bovinos e equinos adultos. Deve-se administrar um antibiótico de amplo espectro, se possível, assim que seja viável.

## Referências

1. Burke, J.F.: Preventing bacterial infection by coordinating antibiotic and host activity. *In* Symposium on prophylactic use of antibiotics. South Med. J., *70*:24, 1977.
2. Cristou, N.V., Nohr, C.W., and Meakins, J.L.: Assessing operative site infection in surgical patients. Arch. Surg., *122*:165, 1987.
3. Nelson, C.L.: Prevention of sepsis. Clin. Orthop., *222*:66, 1987.
4. Papich, M.G.: Antimicrobial therapy for gastrointestinal disease. Vet. Clin. Eq., *19*:645–663, 2003.

# Capítulo 2

# ANESTESIA E TERAPIA HÍDRICA

## Objetivos

1. Descrever as técnicas de anestesia local e regional em grandes animais.
2. Discutir algumas das diferenças entre espécies com relação às técnicas anestésicas.
3. Descrever as indicações, vantagens e desvantagens da anestesia geral em grandes animais.
4. Providenciar uma base de discussão dos fundamentos da terapia hídrica, incluindo os métodos de estimar os déficits de líquido, desequilíbrios acidobásicos e anormalidades eletrolíticas.
5. Discutir terapias hídricas específicas em pacientes submetidos a cirurgia eletiva e comprometidos, com ou sem dados preliminares.

## Anestesia

O objetivo desta seção não é apresentar uma discussão em profundidade sobre anestesia. Os detalhes sobre os princípios da anestesia, o reconhecimento dos estágios anestésicos, a monitoração e a farmacologia e a fisiologia associadas à anestesia estão bem documentados em outros textos.[34,58,77] Nesta seção, apresentamos as técnicas anestésicas que usamos na prática rotineira. Dispõe-se de muitas alternativas e as preferências pessoais diferem, mas as consideramos adequadas para as técnicas cirúrgicas apresentadas neste livro.

## Anestesia Local e Regional (Analgesia)

*Anestesia local* ou *por infiltração* é a injeção direta de um agente analgésico no local da cirurgia. *Anestesia regional* é a dessensibilização por bloqueio do(s) principal(is) nervo(s) de determinada região. Ambas as técnicas permitem a dessensibilização do local da cirurgia. Como são técnicas puramente analgésicas, prefere-se o termo *analgesia* a anestesia. Os dois agentes analgésicos mais comumente usados são o cloridrato de lidocaína a 2% (Lidocaine Hydrochloride Injection 2%) e o cloridrato de mepivacaína a 2% (Carbocaine). Embora a lidocaína tenha sido praticamente substituída pelo cloridrato de procaína como agente analgésico local padrão, a mepivacaína ainda tem amplo uso por causa de seu início rápido de ação, maior duração da mesma e menos reação tecidual associada.[7]

Em particular nos bovinos, é comum realizar procedimentos cirúrgicos sob anestesia local ou regional. Muitas vezes, a cirurgia é feita com o animal em estação, não se usando sequer sedação. Em outros casos, usa-se uma combinação de sedação e contenção, em conjunto com um esquema analgésico local. As técnicas analgésicas locais e regionais são aquelas rotineiras em cada espécie.

## Analgesia por Infiltração

Os princípios da analgesia por infiltração são simples e semelhantes em todas as espécies. Os limites da região a ser infiltrada podem ser bem definidos fazendo-se uma marcação subcutânea. Injeta-se uma pequena quantidade de agente analgésico no local inicial com uma pequena agulha e então, se for necessária a analgesia de uma região extensa, insere-se uma agulha mais longa através da região inicial da dessensibilização. As agulhas devem ser reinseridas sempre através de uma região que já havia sido infiltrada. A pele e o tecido subcutâneo devem ser infiltrados em primeiro lugar e em seguida as camadas mais profundas, como músculo e peritônio. É preciso evitar a injeção de quantidades significativas de solução analgésica na cavidade peritoneal, pois pode ocorrer absorção rápida, com a possibilidade de toxicidade resultante. As injeções para infiltração devem ser feitas em linhas retas, evitando-se ao máximo fazê-las em "leque", porque isso causa traumatismo tecidual.

A analgesia por infiltração é usada comumente para suturar feridas e remover lesões cutâneas em todas as espécies de grandes animais. Também pode ser empregada na forma de um *bloqueio linear* para laparotomia, caso em que o agente analgésico é infiltrado ao longo da linha incisão. Embora conveniente, a infiltração do agente analgésico na linha de incisão causa edema nos tecidos e pode afetar a cicatrização da ferida. Por isso, em geral as técnicas de analgesia regional são consideradas preferíveis.

## Técnicas de Analgesia Regional
### Bloqueio em L Invertido

O *bloqueio em L invertido* é a técnica de analgesia regional mais simples para laparotomia e laparoscopia em grandes animais, podendo ser usado para laparotomias no flanco ou paramedianas, procedimentos laparoscópicos como criptorquidectomias e ovariectomias, bem como cirurgia urogenital. Os princípios da técnica estão ilustrados na vaca da Fig. 2.1. É uma técnica inespecífica, em que se deposita o agente analgésico local na forma de um L invertido, para criar uma parede de analgesia que englobe o campo cirúrgico. Todos os nervos que entram no campo operatório são bloqueados. O procedimento fica mais fácil quando se usa uma agulha de 8 a 10 cm e calibre 16 a 18. É possível usar até 100 ml do agente analgésico local em um equino ou uma vaca de tamanho adulto, mas o autor recomenda não usar mais de 60 ml. A linha vertical do L passa caudal à última costela, e a horizontal, logo ventral aos processos transversos das vértebras lombares. Deve-se aguardar 10 a 15 minutos para que o agente analgésico faça efeito.

É preciso consideração especial com a analgesia local em ovinos e caprinos. A toxicidade sistêmica é uma complicação potencial nessas espécies, devendo-se considerar os limites das dosagens. Experimentos em ovinos mostraram a ocorrência de convulsões em animais adultos com uma dose intravenosa de cloridrato de lidocaína de 5,8 ± 1,8 mg/kg.[59] No entanto, doses subconvulsivas de cloridrato de lidocaína em geral acarretam sonolência. Com doses acima das convulsivas, ocorre hipotensão com 31,2 ± 2,6 mg/kg, parada respiratória com 32,4 ± 2,8 mg/kg e colapso circulatório com 36,7 ± 3,3 mg/kg. Uma dose inicial de 6 mg/kg está dentro de uma margem razoável para evitar complicações sérias. Caso ocorram convulsões, elas podem ser controladas com uma dose intravenosa de 0,5 mg/kg de diazepam (Valium). Soluções diluídas de lidocaína em bloqueios locais de ovinos e caprinos são vantajosas nessas espécies.[27,34]

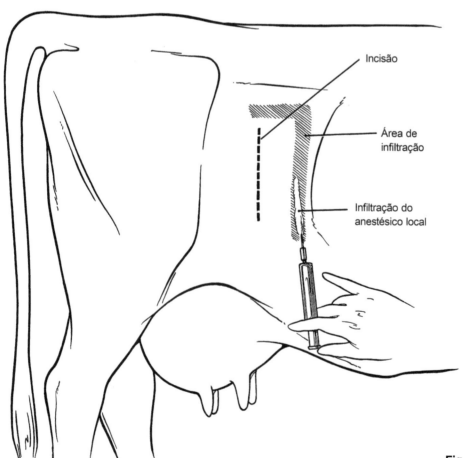

**Fig. 2.1** Bloqueio do "L" invertido.

## Bloqueio Paravertebral

O *bloqueio paravertebral* não é usado comumente na espécie equina, mas com frequência em bovinos, ovinos e caprinos.[10,27] Em ruminantes, o 13º nervo torácico (T13), o primeiro e segundo nervos lombares (L1 e L2) e o ramo dorsolateral do terceiro nervo lombar (L3) fornecem inervação sensorial e motora para a pele, a fáscia, os músculos e o peritônio do flanco. A analgesia regional desses nervos é a base do bloqueio paravertebral. Com fins práticos na laparotomia do flanco, o bloqueio do ramo dorsolateral de L3 geralmente não é considerado necessário e pode estar contraindicado porque, caso se erre ao contar as vértebras, na verdade pode-se bloquear L4, que tem fibras nervosas seguindo para os membros posteriores.

Foram descritas várias técnicas para bloqueio paravertebral. O mais satisfatório é direcionar a agulha para fora da margem caudal do processo transverso, conforme ilustrado na Fig. 2.2. Em termos anatômicos, o nervo está mais localizado nesse forame intervertebral. Ao levar a agulha para fora da margem caudal do processo transverso, é possível depositar a solução analgésica perto do forame; portanto, só é preciso bloquear um único local, em vez dos ramos dorsal e ventral individualmente. Os processos transversos são usados como marcos anatômicos. Lembre-se de que os processos transversos se inclinam para fora, o de L1 é usado como marco para bloquear T13 e os de L2 e L3 são usados de forma semelhante para localizar os nervos L1 e L2, respectivamente. Ao localizar os processos transversos, traça-se uma linha de sua margem cranial à linha média dorsal. O local para injeção fica 3 a 4 cm da linha média (Fig. 2.2). É difícil localizar o processo transverso de L1 em animais obesos, caso em que se faz uma estimativa relativa da distância entre os processo L2 e L3. São feitas bolhas locais e inserida uma agulha de 2,5 cm e calibre 16 para agir como trocarte e se colocar uma agulha de 10 cm e calibre 20. Esta segunda agulha é inserida perpendicularmente até se encontrar o processo transverso. Em seguida, a agulha é direcionada para fora da borda caudal do processo transverso e avançada 0,75 cm; injetam-se 10 ml de solução analgésica local em cada ponto. Deve-se testar o local da incisão

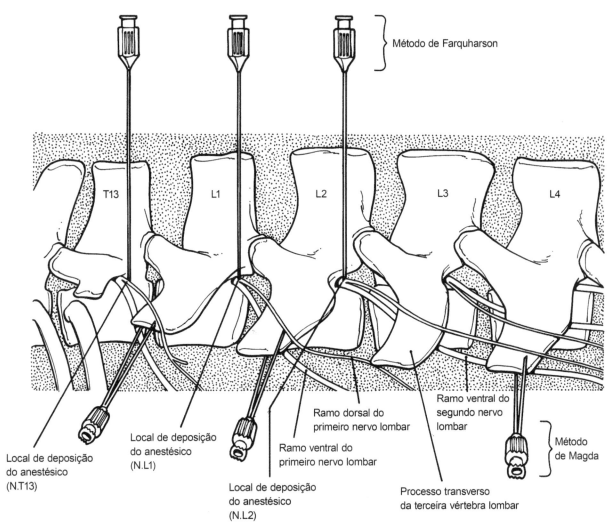

**Fig. 2.2** Bloqueio paravertebral.

com uma agulha; se o bloqueio tiver sido feito de forma adequada, será efetivo quase imediatamente. Ao testar o bloqueio, é preciso lembrar que a distribuição dos nervos é de tal forma que T3 inerva a área ventral do flanco, enquanto L2 inerva a área próxima dos processos transversos.

Observa-se um desvio lateral temporário da coluna vertebral decorrente da paralisia muscular associada à analgesia paravertebral.

Outra técnica que conta com a preferência de alguns cirurgiões é a desenvolvida por Magda e modificada por Cakala,[12] em que se emprega uma abordagem lateral aos nervos e seria descrita de maneira mais correta como técnica *paralombar* que paravertebral. Os ramos de T3, L1 e L2 são bloqueados perto das extremidades do primeiro, do segundo e do quarto processo transverso, respectivamente, conforme ilustrado na Fig. 2.2. A pele é tricotomizada e preparada nas extremidades do primeiro, do segundo e do quarto processo transverso lombar. Insere-se uma agulha de calibre 18 sob cada processo transverso, na direção da linha média e injetam-se 10 ml de solução. Em seguida, a agulha é retirada por uma curta distância e redirecionada cranial e caudalmente, enquanto se injeta mais solução. Dessa forma, uma região difusa ventral aos processos transversos é infiltrada, bloqueando o ramo ventral do nervo. A agulha então é redirecionada ligeiramente dorsal e caudal ao processo transverso, para bloquear os ramos dorsolaterais dos nervos. Utiliza-se cerca de 25 ml de solução para cada lado. Como a técnica paralombar de Cakala não paralisa os músculos lombares, não ocorre desvio lateral da coluna vertebral.

Em ovinos e caprinos, a técnica para bloqueio nervoso paravertebral é a mesma que em bovinos. São recomendados até 5 ml de lidocaína a 1 ou 2% para cada local de injeção.[34] A dose total não deve exceder 6 mg/kg e o início da analgesia pode ocorrer até antes de 5 minutos. Pode-se usar lidocaína com epinefrina para aumentar a duração da analgesia para 1 hora ou mais.[34]

### Analgesia Epidural

A *analgesia epidural* é frequentemente usada na cirurgia de grandes animais para procedimentos em estação de bovinos e equinos, cesariana em porcas, cirurgia urogenital em caprinos e analgesia pós-operatória. Os ovinos podem ser manuseados com facilidade e requererem apenas analgesia local e contenção física para alguns procedimentos. Por outro lado, os caprinos têm um baixo limiar para a dor e precisam de analgesia e sedação. A técnica para injeção epidural é basicamente a mesma em pequenos ruminantes, bovinos e equinos. A injeção no espaço lombossacro de suínos é mais fácil que em outras espécies.

A técnica consiste na deposição de solução analgésica local entre a dura-máter e o periósteo do canal medular (espaço epidural), que, por sua vez, dessensibiliza as raízes nervosas caudais após emergirem da dura-máter. A magnitude da paralisia conseguida depende principalmente do volume de solução injetado, da concentração e da capacidade de difusão do agente analgésico. A taxa de absorção do agente analgésico local a partir do espaço epidural pode contribuir para o efeito analgésico.

A analgesia epidural pode ser classificada em *cranial* (*alta*) e *caudal* (*baixa*), de acordo com a área de disseminação da solução analgésica e a extensão da área em que se desenvolve a paralisia sensorial e motora. Anestesia epidural caudal implica que o controle motor dos membros posteriores não seja afetado. A inervação sensorial é perdida no ânus, na vulva, no períneo e nos aspectos caudais das coxas. O esfíncter anal relaxa e a parte posterior do reto fica abaulada. O tenesmo é aliviado e o estiramento obstétrico é prevenido. A anestesia epidural caudal é de baixo custo e usada rotineiramente em ruminantes e equinos.

O local de injeção para analgesia epidural caudal é o mesmo em ruminantes e equinos. A injeção do agente analgésico pode ser feita entre a primeira e a segunda vértebra coccígea ou no espaço sacrococcígeo, embora o primeiro local seja preferível, por ser um espaço maior e mais fácil de detectar, especialmente em animais obesos. Em equinos, ele fica a cerca de 2,5 a 5 cm cranial aos pelos longos da cauda. Para localizar o espaço, segura-se e movimenta-se a cauda do animal para cima e para baixo; a primeira articulação óbvia caudal ao sacro é o primeiro espaço intercoccígeo. Após a tricotomia e a preparação da pele, faz-se uma bolha cutânea com lidocaína a 2% usando uma agulha de 2,5 cm e calibre 25, para facilitar a colocação de outra agulha de calibre 18 e 3 a 5 cm (ou uma espinhal/medular), que é introduzida através do centro do espaço na linha média, com angulação de 45° no bovino, até sua ponta encontrar o assoalho do canal espinhal (medular) (Fig. 2.3). No equino, esta agulha pode ser inserida em uma angulação de 30° a partir de uma linha perpendicular através das vértebras, ou com um ângulo de 60° (como ilustrado depois na Fig. 2.4). Em seguida, a agulha é retirada parcialmente, para se assegurar de que a extremidade não está incrustada no disco intervertebral. Se a agulha estiver colocada corretamente no espaço epidural, não deve haver resistência à injeção. Além disso, é preciso ter certeza de que o bisel da agulha está apontado para a frente, e não para um lado, para se obter de fato anestesia.

Em bovinos e pequenos ruminantes, pode-se usar lidocaína a 2% para anestesia epidural (doses mostradas no Quadro 2.1). Injeções de 2 ml de lidocaína a 2% podem ser aplicadas no espaço sacrococcígeo de ovinos e caprinos, para proporcionar analgesia epidural caudal para procedimentos obstétricos.[34,78] Para se conseguir analgesia epidural para procedimentos cirúrgicos perineais e nos membros posteriores em pequenos ruminantes, usa-se uma dose mais baixa (1 ml/7 kg). O volume total de lidocaína não deve ultrapassar 3 ml em ovinos e caprinos nem 10 ml em bovinos, para evitar

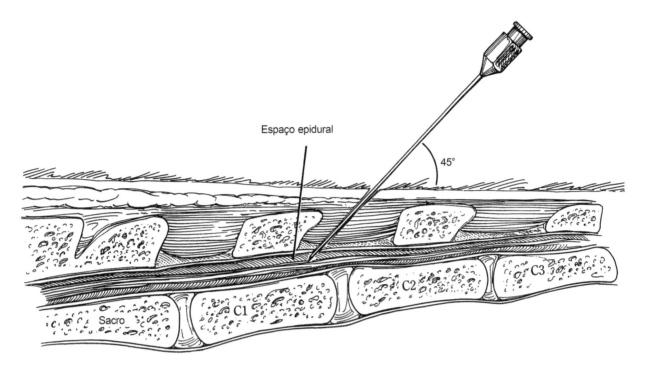

**Fig. 2.3** Anestesia epidural em bovinos.

incoordenação dos membros posteriores e decúbito.[78] Agora usam-se com maior frequência xilazina e lidocaína a 2% em bovinos para se obter analgesia de maior duração e início rápido.[31]

O uso isolado de anestésicos locais não é tão frequente para anestesia epidural caudal em equinos; o início da analgesia (cerca de 20 minutos) é muito mais lento que em bovinos e a duração é relativamente curta (87,2 ± 7,5 minutos).[32,34] Por essa razão, é comum o uso de agonistas $\alpha_2$ como a detomidina, a xilazina e a medetomidina, em combinação com anestésicos locais, para aumentar a duração da analgesia e diminuir a ataxia.[7,71] É recomendável que, qualquer que seja o fármaco usado, a dose nunca ultrapasse 10 ml em equinos, para evitar ataxia dos membros posteriores. Combinações anestésicas alternativas são mostradas no Quadro 2.2.

A injeção epidural cranial é considerada contraindicada em equinos, mas tem alguns usos em outras espécies. Por exemplo, essa técnica pode ser usada para proporcionar 2 a 4 horas de analgesia em bovinos para laparotomia, cirurgia de membro pélvico ou amputação do úbere. Usa-se uma dose maior de anestésico local (1 ml/3,73 kg de peso corporal); em seguida o animal é derrubado e mantido em decúbito esternal por 10 a 15 minutos, para se assegurar a distribuição uniforme da solução analgésica. Ao induzir analgesia epidural cranial em bovinos, é preciso considerar o possível desenvolvimento de hipotensão. Não foram observados sinais de hipotensão com volumes de 100 a 150 ml de lidocaína a 2%, mas há registros com volumes de 150 a 200 ml.[33]

A anestesia epidural caudal contínua usando-se um *kit* de cateter epidural comercial (Continuous Epidural Tray, American Hospital Supply, McGraw Park, IL.) também é empregada em equinos e, algumas vezes, em animais pecuários destinados ao consumo humano, para aplicação epidural repetida de analgésicos e alívio da dor pós-operatória.[28,55,71] O *kit* contém uma agulha direcional com ponta Huber (agulha espinhal/medular Tuohy), inserida através de um orifício piloto a 45° com a horizontal até se encontrar uma redução abrupta na resistência. O cateter é então inserido através da agulha, avançado 2,5 a 4 cm além da extremidade da agulha e finalmente esta é retirada. Mostrou-se que combinações de um anestésico local ou agonista $\alpha_2$-adrenérgico e morfina administradas no espaço epidural caudal têm aplicações clínicas úteis no alívio da dor pós-operatória e duradoura tanto em humanos como em animais. A administração epidural pré-operatória de detomidina (30 µg/kg) e morfina (0,2 mg/kg) proporciona alívio efetivo e duradouro da dor, além de diminuir a claudicação pós-operatória em equinos submetidos a artroscopia bilateral da soldra.[23]

A analgesia epidural tem sido usada tanto em suínos jovens como adultos e, em particular, para cesariana na porca. Em tal circunstância, a analgesia epidural cranial (alta) tem sido usada tanto para imobilização como analgesia sem depressão fetal. É mais comum fazer a analgesia epidural cranial que a caudal.

O local da injeção para analgesia epidural em suínos é o espaço lombossacro, situado na interseção da coluna com uma linha traçada através das bordas craniais do ílio. Uma agulha de calibre 18 é inserida a 1 a 2 cm caudal a esta linha em suínos pequenos e 2,5 a 5 cm caudal a

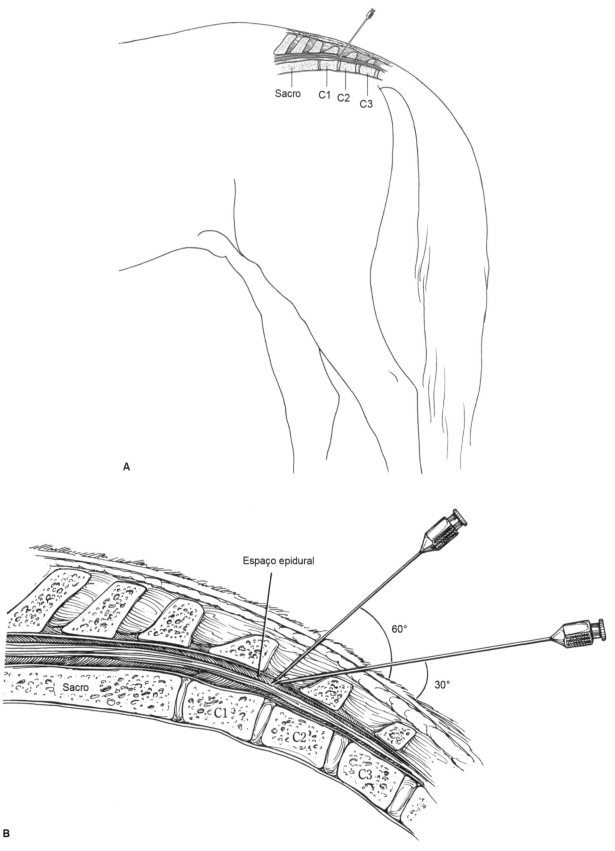

**Fig. 2.4** Anestesia epidural em equinos. A, Visão geral dos membros posteriores. B, Detalhamento das vértebras caudais.

## Anestesia e Terapia Hídrica

**Quadro 2.1** Analgesia epidural em bovinos e pequenos ruminantes

| Fármaco | Indicações | Dosagem | Comentários |
|---|---|---|---|
| Lidocaína a 2% | Anestesia epidural cranial e caudal<br>Anestesia epidural caudal em ovinos e caprinos | Bovinos: 1 ml/4,53 kg ou 0,5 a 1 ml/45,3 kg<br>Ovinos/caprinos: 2 a 3 ml | Início e duração curtos (20-180 minutos). Usada comumente em bovinos. Doses maiores do que 10 ml em bovinos e 3 ml em ovinos e caprinos podem causar incoordenação nos membros posteriores e decúbito.[77,78] |
| Lidocaína/ xilazina a 2% | Anestesia epidural caudal em bovinos | Lidocaína, 0,22 mg/kg, e xilazina, 0,05 mg/kg<br>Volume total: 5,7 ml/kg[31,86] | O acréscimo de xilazina prolonga a duração da analgesia (303 ± 11 minutos) em comparação com cada um dos fármacos separados.[31] O início também é mais rápido que com lidocaína apenas. Deve-se evitar xilazina em vacas prenhes. |
| Medetomidina | Anestesia epidural caudal em bovinos<br>Anestesia epidural lombossacral em caprinos | Bovinos: 15 µg/kg, diluídos em 5 ml de solução salina a 0,9%[52]<br>Ovinos/caprinos: 20 µg/kg, diluídos em 5 ml de água estéril[60] | Analgesia de maior duração (412 ± 156 minutos) e tempo de início comparável ao de lidocaína/xilazina em bovinos.[52] |
| Medetomidina/ mepivacaína | Anestesia epidural caudal em bovinos | Medetomidina: 15 µg/kg;<br>mepivacaína: 0,5 a 1 ml/45,3 kg | |
| Morfina | Anestesia epidural e alívio da dor pós-operatória em caprinos e ovinos | 15 mg/ml diluídos a 0,15 a 0,20 ml/kg em solução salina a 0,9%[38] | Proporciona analgesia sem paralisia em caprinos e analgesia pós-operatória.[38] |

**Quadro 2.2** Agentes analgésicos epidurais caudais para equinos

| Fármaco | Indicações | Dosagem | Comentários |
|---|---|---|---|
| Detomidina | Sedação, alguns efeitos analgésicos | 40-60 µg/kg<br>Volume total: 10-15 ml | A detomidina é mais potente em equinos que a xilazina. Está associada a ataxia moderada, depressão cardiopulmonar leve e diurese renal. Pode ser combinada com morfina para analgesia mais duradoura e alívio da dor pós-operatória.[23] |
| Detomidina/ morfina | Sedação/analgesia | Detomidina: 30-40 µg/kg<br>Morfina: 0,1-0,2 mg/kg, diluída num volume total de 10-15 ml com solução salina a 0,9% | |
| Xilazina/ lidocaína a 2% | Sedação/analgesia | Lidocaína, 0,22 mg/kg; xilazina, 0,17 mg/kg | Anestésicos locais isolados não são o ideal para analgesia epidural caudal por causa do nível indesejável de ataxia e fraqueza posterior que acarretam em equinos. Em geral, são combinados com um agonista $\alpha_2$.[32,34] |
| Mepivacaína a 2% | Sedação/analgesia | 4-4,5 ml ou solução a 2% (80-90 mg)[7] | Início rápido (5-10 minutos) e duração média (70-210 minutos). Há relatos de causar menos irritação tecidual que a lidocaína.[7] |

## Quadro 2.3 Agentes analgésicos epidurais para suínos

| Fármaco | Indicações | Dosagem | Comentários |
|---|---|---|---|
| Detomidina | Anestesia epidural lombossacra em suínos | 0,5 mg/kg em 5 ml de solução salina a 0,9% | Início de ação em 10 minutos, duração de 30 minutos. Analgesia caudal mínima até o umbigo.[77,78] |
| Lidocaína a 2% | Anestesia epidural lombossacral em suínos | 0,5-1 ml/5 kg, dependendo do tamanho do suíno | A lidocaína a 2% tem sido usada com sucesso para castração de varrões e cesariana em porcas.[77,78] |
| Xilazina | Anestesia epidural lombossacra em suínos | 2 mg/kg diluídos em 5 ml de solução salina a 0,9% | A xilazina induz analgesia bilateral a partir do ânus até o umbigo em 5 a 10 minutos, que dura pelo menos 120 minutos.[49] O acréscimo de lidocaína |
| Xilazina a 10% e lidocaína a 2% | | Xilazina (a 10%): 1 mg/kg Lidocaína (a 2%): 10 ml | pode aumentar a duração para 5 a 8 horas. É muito usada para cesarianas. |

essa linha em animais maiores. Em seguida, a agulha é direcionada ventral e ligeiramente caudal, até sentir-se que passa através do ligamento dorsal das vértebras e atinge o espaço epidural. O tamanho da agulha varia com o do suíno: usa-se uma de 8 cm para suínos com até 75 kg de peso e uma de 15 cm para os que pesam mais que isso. A dose é de cerca de 1 ml/5-10 kg de lidocaína a 2% para bloqueio do membro pélvico, usando-se a taxa de dosagem mais alta em suínos pequenos e a menor nos grandes. Outras combinações de fármacos usadas para anestesia epidural em suínos estão relacionadas no Quadro 2.3.

Embora a analgesia epidural possa ter vantagens com base na necessidade de depressão mínima do sistema nervoso central e no baixo custo, seu uso na prática em suínos tem sido limitado pelo tempo necessário para executar a técnica e pelo temperamento do animal. Também é preciso considerar os regulamentos da Food and Drug Administration (FDA) em animais destinados à comercialização. Poucos analgésicos estão aprovados para uso em suínos, não se dispondo dos valores para a suspensão de seu uso para que não deixem resíduos no alimento.

### Analgesia Regional do Olho

A principal indicação para analgesia do olho em bovinos é a enucleação. Para essa finalidade, a técnica de infiltração local usando o bloqueio *retrobulbar* (de quatro pontos) é conveniente e satisfatória, estando descrita e ilustrada na seção sobre enucleação do olho no Cap. 15.

Uma técnica alternativa para analgesia regional do olho é o *bloqueio de Peterson*, para a qual é necessária uma agulha curva de 11 cm e calibre 18 para fazer uma curvatura em círculo de 25 cm. Faz-se uma bolha na pele no ponto onde o processo supraorbitário encontra o arco zigomático e a punção é feita nessa bolha com uma agulha de calibre 14. A agulha de 11 cm é então direcionada medialmente, com a concavidade direcionada caudalmente. Dessa forma, a ponta da agulha passa em torno da borda cranial do processo coronoide da mandíbula e a agulha é então direcionada mais medialmente até que encontra a crista pterigoide. Em seguida, a agulha é movida ligeiramente rostral e para baixo até a fossa pterigopalatina no forame orbitorrotundo, injetando-se 15 a 20 ml de solução analgésica local. Retira-se a agulha, que é direcionada em sentido caudal logo abaixo da pele, para infiltrar os tecidos subcutâneos ao longo do arco zigomático. Uma pequena região logo dorsal ao canto medial também deve ser infiltrada.

Embora o bloqueio de Peterson seja preferido por alguns profissionais para analgesia ocular, ele pode ser imprevisível, e a injeção inadvertida de 15 ml de anestésico local na artéria maxilar interna pode ter resultados fatais. O último problema pode ser evitado injetando-se 5 ml em um local, reposicionando ligeiramente a agulha, aspirando e injetando mais 5 ml e então repetindo o procedimento. Um bloqueio linear subcutâneo (perpendicular) através do canto medial do olho (provavelmente bloqueando um ramo do nervo infraorbitário) também é útil para se conseguir a dessensibilização completa do olho. O bloqueio retrobulbar (de quatro pontos) tem sido conveniente e satisfatório.

### Analgesia Regional do Chifre

O *bloqueio cornual* é uma técnica simples que proporciona analgesia para descorna de bovinos e caprinos. Uma linha imaginária é traçada a partir do canto lateral do olho até a base do chifre, ao longo da crista dorsal até a fossa temporal; sobre essa linha, insere-se uma agulha de calibre 18 e 2,5 cm a meio caminho do canto lateral até o chifre, e a injeção é aplicada sob a pele e através do músculo frontal na borda lateral da crista. Em geral, 5 ml de lidocaína a 2% são suficientes, mas podem ser usados até 10 ml em um animal maior.

Ao contrário dos bovinos, os caprinos têm dois ramos cornuais, um que surge do nervo lacrimal e um do infratroclear. As localizações desses ramos e a técnica para bloqueio estão descritas no Cap. 17. Algumas raças exóticas de bovinos, em especial a Simmental, também requerem bloqueio adicional do nervo infratroclear, que inerva o aspecto medial do chifre.[6] Isso pode ser conseguido com um bloqueio linear subcutâneo da linha média da cabeça até a crista facial, da parte dorsal da fronte ao olho.

### Anestesia Intravenosa do Membro em Ruminantes

Para analgesia local da parte distal do membro, a técnica de *analgesia intravenosa local* é considerada superior às técnicas antes usadas de bloqueios nervosos específicos ou bloqueios em anel. A técnica abrange a injeção intravenosa de solução analgésica local, distal a um torniquete colocado antes.[95] O animal é dominado e contido, colocando-se um torniquete tubular de borracha distal ao carpo ou ao jarrete (Fig. 2.5). Pode-se usar um acolchoamento protetor sob o torniquete. Detecta-se uma veia superficial, seja a III digital dorsal comum no metacarpo ou o ramo cranial da safena lateral no metatarso. Em bovinos, aplica-se uma injeção intravenosa de 10 a 20 ml de lidocaína a 2% ou mepivacaína em uma área previamente tricotomizada e preparada. Em ovinos e particularmente caprinos, de início deve-se usar uma dose mais baixa, de 2-3 ml. É importante evitar o uso de lidocaína com epinefrina porque tal combinação pode causar vasoconstrição suficiente para impedir a dessensibilização. Podem ser necessárias quantidades maiores de lidocaína para se conseguir a analgesia adequada da área interdigital. Retira-se a agulha e massageia-se brevemente o local da injeção para evitar a formação de hematoma. A anestesia da parte distal do membro se completa em 5 minutos e persiste por 1 a 2 horas se o torniquete permanecer no lugar. Ao término da operação, solta-se o torniquete devagar, por um período de 10 segundos, e o membro readquire a sensação e a função motora normal em cerca de 5 minutos. Não se tem observado toxicidade relacionada com a entrada do anestésico local na circulação.[95]

### Outros Bloqueios Nervosos

Bloqueios nervosos e em anel geralmente são feitos no membro, para o diagnóstico de claudicação e o reparo de feridas. Os bloqueios nervosos locais dos membros e as técnicas analgésicas intra-articulares têm um lugar importante no diagnóstico de claudicação e estão bem descritos em outra obra,[1] não sendo repetidos neste texto.

## Tranquilização e Sedação

Há três propósitos gerais para a tranquilização ou sedação de grandes animais: (1) sedação de animais intranquilos para procedimentos diagnósticos e terapêuticos rotineiros; (2) sedação para pequenos procedimentos cirúrgicos em conjunto com anestesia local;

e (3) medicação pré-anestésica. Os termos *tranquilização* e *sedação* com relação a equinos implicam que o animal esteja em estação, ao passo que no caso do paciente bovino em geral implica que ele será colocado em decúbito e amarrado com cordas ou contido em uma mesa inclinável. Os fármacos selecionados com as dosagens de uso comum são encontrados no Quadro 2.4. Os dois tranquilizantes fenotiazínicos primários usados em equinos são o cloridrato de promazina (Promazine Hydrochloride Injection) e o maleato de acetilpromazina (Acepromazine Maleate Injectable). Hipotensão, taquicardia e paralisia peniana persistente são efeitos colaterais potenciais dos tranquilizantes fenotiazínicos.[46] Os agonistas adrenoceptores $\alpha_2$, como o cloridrato de xilazina, a detomidina, a medetomidina e a romifidina, tornaram-se populares. Em geral, os agonistas $\alpha_2$ estão associados a um período transitório de hipertensão seguido por hipotensão e queda da frequência cardíaca, respiratória e do débito cardíaco. Tanto os opioides como os agonistas $\alpha_2$ são usados comumente para sedação em bovinos.[29] Lembrar que a xilazina não está aprovada para uso em bovinos. Os tranquilizantes fenotiazínicos raramente são usados em bovinos. Os Quadros 2.4 e 2.5 mostram alguns dos fármacos de uso comum para sedação em bovinos e equinos, respectivamente.

A sedação em suínos pode ser conseguida com azaperona, um fármaco seguro e de baixo custo usado pelos tratadores para controlar o comportamento belicoso e a agressividade nesses animais. O droperidol também proporciona uma sedação de qualidade semelhante em suínos. Acepromazina, diazepam ou xilazina pode ser usada para sedação em caprinos e ovinos. Os caprinos são mais sensíveis à xilazina que os ovinos, requerendo uma dose intravenosa de apenas 0,04 a 0,05 mg/kg. As doses estão relacionadas nos Quadros 2.6 e 2.7.

## Anestesia Geral

Deve-se usar *anestesia geral* sempre que for considerada a técnica ideal. Muitos procedimentos cirúrgicos têm sido cancelados ou realizados em circunstâncias comprometedoras devido à relutância em anestesiar o paciente. A anestesia geral proporciona a contenção definitiva e, portanto, a situação ideal para uma cirurgia asséptica, manipulação adequada dos tecidos e hemostasia. No entanto, a anestesia geral nunca deve ser feita casualmente, e o operador precisa ter experiência com ela antes de resolver utilizá-la.

Muitos procedimentos em equinos são feitos sob anestesia geral. A maioria dos procedimentos cirúrgicos em bovinos pode ser feita em estação ou decúbito dorsal, com contenção física ou química e anestesia local. A anestesia geral em ruminantes apresenta muitos desafios graças às características fisiológicas dos animais. O decúbito prolongado em bovinos pode fazer com que o conteúdo

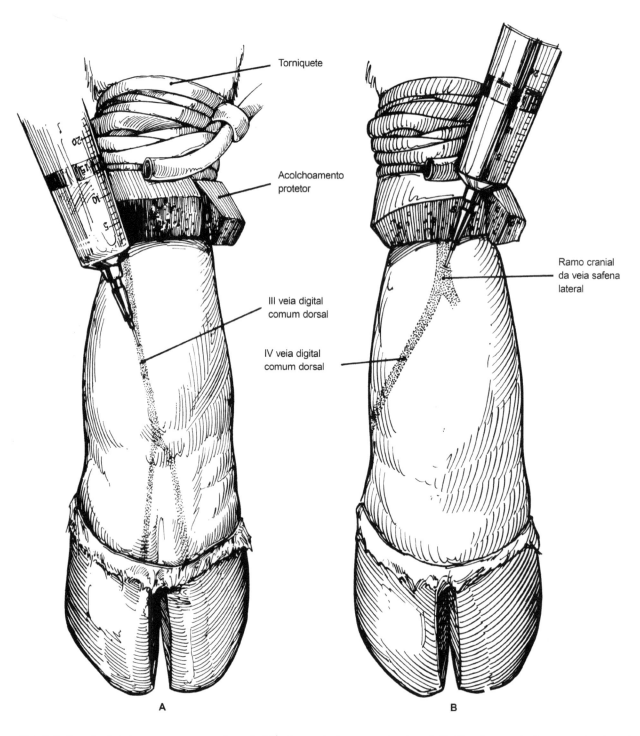

**Fig. 2.5** Anestesia intravenosa no membro. A, Membro anterior, aspecto dorsal; B, Membro posterior, aspecto dorsal.

Anestesia e Terapia Hídrica    15

**Quadro 2.4**  Tranquilizantes e sedativos usados em bovinos

| Fármaco | Indicações | Dosagem | Comentários |
| --- | --- | --- | --- |
| Detomidina | Sedação de bovinos em estação | 0,03-0,06 mg/kg IV | Sem associação a resíduos do fármaco no leite após medicação de vacas leiteiras nem maior risco de aborto.[29,73] |
| Medetomidina | Sedação profunda e decúbito de bovinos com doses altas | 0,005-0,01 mg/kg IV | A dose mais baixa resulta em sedação profunda, enquanto a maior acarreta decúbito. |
| Xilazina | Agente para contenção ou sedação de bovinos em estação<br>Sedação em estação/analgesia | 0,11-0,22 mg/kg IM<br>0,055-0,11 mg/kg IV<br>Xilazina: 0,02 mg/kg IV | Causa efeitos profundos em bovinos, levando a decúbito na dose intramuscular maior e sedação em estação com a dose intravenosa menor. Foram observados efeitos colaterais gastrintestinais em touros com a xilazina.[50] Maior risco de aborto espontâneo durante o terceiro trimestre em vacas prenhes.[29] |
| Xilazina/ butorfanol | Sedação em estação | Butorfanol:<br>0,05-0,07 mg/kg IV[14] | |

abdominal interfira na movimentação normal do diafragma e resulte em hipoventilação, hipoxia, hipercarbia e acidose respiratória.[14,29] Regurgitação e timpanismo pós-operatório também constituem preocupações em ruminantes sob anestesia geral. Nesses animais, a anestesia geral requer intubação endotraqueal com manguito para evitar aspiração, sendo crucial a ventilação antes da cirurgia. Sedação e analgesia local costumam ser empregadas em caprinos, em vez de anestesia geral, porque implica menor risco de regurgitação e depressão dos sistemas cardiovascular e respiratório.[34]

Deve-se fazer uma avaliação pré-anestésica abrangente do paciente, seguida pela preparação pré-operatória apropriada. Tal avaliação deve incluir anamnese, exame clínico e hemograma completo ou pelo menos a determinação do hematócrito e da proteína total. Perfis bioquímicos completos estão indicados em certas situações. O paciente deve ser monitorado com cuidado durante o procedimento e por todo o período pós-operatório de recuperação.

### Pré-medicação

Todos os pacientes devem ficar em jejum antes da anestesia geral, a menos que a urgência do problema dispense isso. Tal providência é especialmente importante em ruminantes, nos quais há o risco de timpanismo, regurgitação e aspiração de ingesta. Bovinos adultos devem ser mantidos sem forragem e outro alimento por 48 horas antes da cirurgia, concentrado por 24 horas e água recusada por 12 horas. A regurgitação é menos problemática em bovinos jovens, sendo necessário retirar o alimento por apenas 12 a 24 horas e a água só na noite anterior à cirurgia.[2] No caso de ovinos e caprinos, o alimento deve ser retirado 24 horas antes da cirurgia; no caso de suínos, 6 a 8 horas apenas. A água deve ser retirada de ovinos e caprinos 12 horas

antes da cirurgia e de suínos só 2 horas antes. Os equinos devem ter o alimento retirado 12 horas antes da cirurgia, mas a água pode ficar disponível.

A sedação e a tranquilização de pacientes equinos quase sempre está indicada antes da indução de anestesia geral, mas raramente em bovinos ou pequenos ruminantes. A maioria dos tranquilizantes e sedativos não está aprovada para uso em ruminantes pela Food and Drug Administration, de maneira que o cirurgião precisa assumir a responsabilidade ao usá-los. Em equinos comprometidos, como aqueles com distúrbio abdominal agudo, pode-se abrir mão da sedação antes da indução. Se a dor num paciente com cólica impossibilitar a indução anestésica, é preferível administrar um agente analgésico em vez de um tranquilizante fenotiazínico. Em geral não se administram tranquilizantes pré-anestésicos a potros por causa do desenvolvimento inadequado do sistema de enzimas microssômicas hepáticas e do consequente metabolismo lento desses fármacos. É comum sedar suínos com azaperona intramuscular antes da cirurgia.[34]

Os agonistas $\alpha_2$ são de uso comum como agentes pré-indução em equinos e bovinos quando apropriado (consultar o Quadro 2.5). A acepromazina não é considerada um bom tranquilizante pré-analgésico em bovinos porque está associada a maior risco de regurgitação durante a intubação e pode causar prolapso do pênis.

Os anticolinérgicos, como a atropina, também não são usados com frequência como pré-anestésicos. Suas vantagens não superam as desvantagens, que incluem íleo pós-operatório, aumento do consumo miocárdico de oxigênio, taquicardia e efeitos oculares em ovinos e caprinos.[19,46,34] Em altas doses, a atropina reduz a salivação em pequenos ruminantes e a torna mais viscosa, facilitando a intubação. Contudo, podem ocorrer taquicardia e outros efeitos colaterais nessas doses. É

# 16 Anestesia e Terapia Hídrica

**Quadro 2.5** Tranquilizantes e sedativos usados em equinos

| Fármaco | Indicações | Dosagem | Comentários |
|---|---|---|---|
| Acepromazina/ cloridrato de meperidina (Demerol) | Sedação | Dose aproximada de: 0,06 mg/kg<br>Meperidina: 0,5 mg/kg | Na dose de 0,05 mg/kg IV ou IM, a acepromazina pode ser usada para sedação leve que dura aproximadamente 90 minutos e começa em 15 a 20 minutos.[58] Ela não deve ser usada após tratamento recente com anti-helmínticos organofosforados. Graças ao seu efeito bloqueador $\alpha$-adrenérgico, não deve ser usada em casos de choque hipovolêmico, exceto quando a reposição de volume tiver sido adequada e for desejável a vasodilatação periférica para aumentar a perfusão. |
| Detomidina<br>Detomidina/ tartarato de butorfanol (Torbugesic) | Sedação | 4-20 µg/kg IV<br>Detomidina: 10-20 µg/kg<br>Butorfanol: 0,02-0,05 mg/kg IV | Os efeitos cardiovasculares são mais profundos que com a xilazina ou a medetomidina. Duração de 60-120 minutos.[7] A detomidina pode ser administrada com uma dose de ataque de 7,5 µg/kg IV, seguida por infusão a taxa constante até a obtenção do efeito. |
| Medetomidina | Sedação | 5 µg/kg IV | Ação mais duradoura que a da xilazina.[7] Semelhante à detomidina, pode ser infundida por via intravenosa para que o efeito sedativo tenha a duração desejada. |
| Medetomidina | Sedação | 5 µg/kg IV | Ação mais duradoura que a da xilazina.[7] Semelhante à detomidina, pode ser infundida por via intravenosa para que o efeito sedativo tenha a duração desejada. |
| Romifidina | Sedação | 40-120 µg/kg IV | Produz sedação mais duradoura que a detomidina ou a xilazina.[7] |
| Xilazina | Sedação ou pré-anestesia | 1,1 mg/kg IV[42]<br>0,33-0,66 mg/kg IV para pré-anestesia | Ocorrem bradicardia e arritmias cardíacas transitórias (geralmente bloqueio atrioventricular parcial) quando a xilazina é administrada por via intravenosa, mas ambas podem ser prevenidas pela administração prévia de atropina.[47] Nas doses máximas, ataxia significativa pode complicar procedimentos em estação. O comportamento do animal sob sedação maciça pode ser imprevisível. Boa para procedimentos curtos. |
| Xilazina/ acepromazina | Sedação | Xilazina: 0,5 mg/kg<br>Dose aproximada de: 0,05 mg/kg IV | O acréscimo de acepromazina, butorfanol ou morfina resulta em sedação mais duradoura, início mais rápido e maior analgesia do que com xilazina apenas. |
| Xilazina/morfina | | Xilazina: 0,66 mg/kg<br>Morfina: 0,66 mg/kg IV[48,65] | |
| Xilazina/tartarato de butorfanol | | Xilazina: 1,1 mg/kg<br>Butorfanol: 0,1 mg/kg IV[70] | |

útil usar atropina ou glicopirrolato (0,2-2 mg/kg) em suínos para controlar a salivação excessiva durante anestesia geral.[34]

## Indução Anestésica

Há muitos esquemas alternados para indução anestésica em equinos e ruminantes. Os métodos aqui discutidos têm sido os mais usados atualmente. Os agentes de uso comum e as doses para indução estão incluídos nos Quadros 2.8 e 2.9.

Tradicionalmente, eram usados tiobarbitúricos para induzir decúbito em equinos sedados, mas foram substituídos em grande parte por fármacos dissociativos, como a cetamina e a tiletamina. O tiamilal sódico (Surital) não se encontra mais à venda nos EUA, mas o tiopental sódico (Pentothal) ainda é usado, embora raramente seu uso seja praticável em situações de campo, por causa da imprevisibilidade em muitos equinos. A guaifenesina, usada apenas como agente para contenção,[74] ou combinada com tiobarbitúricos

**Quadro 2.6** Tranquilizantes e sedativos usados em suínos

| Fármaco | Indicações | Dosagem | Comentários |
| --- | --- | --- | --- |
| Azaperona | Sedação em suínos | 1 a 8 mg/kg | Uso não recomendado em varrões em doses maiores do que 1 mg/kg, devido ao risco de protrusão do pênis e lesão subsequente.[34] O início se dá em aproximadamente 20 minutos. |
| Cetamina/diazepam | Sedação em suínos | Cetamina, 10-15 mg/kg; diazepam, 0,5-2 mg/kg IM | Maior duração que a dos fármacos citados a seguir (1 a 2 horas). |
| Cetamina/midazolam | | Cetamina, 10-20 mg/kg; midazolam, 0,1-0,5 mg/kg IM | |
| Droperidol | Sedação em suínos | 0,1 a 0,4 mg/kg | Produz sedação semelhante à azaperona. |

**Quadro 2.7** Tranquilizantes e sedativos usados em pequenos ruminantes

| Fármaco | Indicações | Dosagem | Comentários |
| --- | --- | --- | --- |
| Acepromazina | Sedação leve | 0,05-0,1 mg/kg IM | Pode ser usada para contenção antes da indução. |
| Detomidina | Sedação | 0,03 mg/kg IV | A detomidina e o butorfanol podem ser usados como pré-anestésicos. A detomidina causa sedação dependente da dose e da via de administração em caprinos; doses de 0,02 mg/kg IV resultam em sedação e analgesia moderada, enquanto uma dose de 0,04 mg/kg IV ou IM causa decúbito esternal e ataxia grave.[76] O butorfanol causa analgesia preemptiva e pós-operatória em caprinos.[14] |
| Detomidina/ butorfanol | Sedação | Detomidina: 0,01 mg/kg Butorfanol: 0,1 mg/kg IV | |
| Xilazina | Sedação | 0,1-0,4 mg/kg IV em ovinos 0,05-0,1 mg/kg IV em caprinos | Caprinos são mais sensíveis à xilazina que ovinos e portanto precisam de doses menores. |

ou cetamina, tem sido um adjuvante comum para os agentes indutores.[21,46] Agora tem uso generalizado em combinação com um tiobarbitúrico de ação curta ou cetamina. O fármaco é um relaxante muscular que age no nível dos neurônios internunciais e proporciona um estado de calma semelhante ao sono, mas não é um anestésico. Devido à sua ação central, a guaifenesina proporciona alguma analgesia, com efeitos depressores mínimos sobre os sistemas respiratório e cardíaco, e a indução é suave, sem movimentos involuntários dos membros anteriores (patear de cachorro). O fármaco é administrado como solução a 5% em glicose a 5% ou como solução a 10% em água destilada estéril.[22,24]

A maneira mais segura e satisfatória de induzir anestesia em potros é por meio de "máscara baixa" com halotano. Coloca-se a máscara e, de início, administra-se apenas oxigênio (6 a 7 L/min). Em seguida, ajusta-se o vaporizador para 0,5 a 1% para que o potro comece a cheirar o halotano e aumenta-se a concentração gradualmente para 4% até a indução da anestesia. O potro é então intubado e colocado em um plano anestésico de manutenção.

Como se faz em equinos, combinações de guaifenesina são usadas frequentemente em bovinos para induzir e manter a anestesia. Verificou-se que uma solução de "gotejamento triplo" de guaifenesina a 5%, 1 mg/ml de cetamina e 0,1 mg/ml de xilazina é segura e efetiva para anestesia geral em bovinos, ovinos e caprinos. De início, administra-se rapidamente 0,55 mg/kg da solução e em seguida usa-se um nível de manutenção de 2,2 ml/kg/h.

Agentes intravenosos como o hidrato de cloral também podem ser usados, mas ele é preferido como sedativo em vez de agente para indução. No Quadro 2.9 há uma lista de alguns dos agentes para indução de uso frequente em bovinos, ovinos e caprinos.

Ao induzir a anestesia, insere-se imediatamente um espéculo bucal e introduz-se um tubo endotraqueal. Para evitar a aspiração de conteúdo regurgitado do rúmen, a intubação deve ser feita mesmo que a anestesia seja mantida por um agente intravenoso. A intubação endotraqueal em bovinos pode ser conseguida digitalmente por visualização direta da laringe ou passagem às cegas do tubo para a faringe acoplada à manipulação externa da laringe.[45] No bovino adulto, a intubação digital pode ser feita colocando-se um espéculo para manter a boca do paciente aberta e direcionando-se o tubo para a laringe com uma das mãos sobre a extremidade dele. A intubação às cegas também pode ser feita estendendo-se a cabeça do animal, elevando a laringe mediante manipulação externa e pas-

18 Anestesia e Terapia Hídrica

**Quadro 2.8** Esquemas para indução anestésica no paciente equino

| Fármaco | Dosagem | Comentários |
|---|---|---|
| Guaifenesina/ cetamina | Solução a 5-10% de guaifenesina IV, seguida por bolo de cetamina (1,8-2,2 mg/kg) | Excelente para pacientes debilitados. Proporciona indução da anestesia relativamente sem excitação e com pouca depressão cardiopulmonar.[22] A solução é misturada imediatamente antes do uso. São necessários 600-800 ml de uma solução a 5% para induzir anestesia em um equino com 450 kg.[44] Uma agulha ou cateter de calibre grosso (10 a 12) facilita |
| Guaifenesina/ tiopental | Tiopental: 4-6 mg/kg por litro de solução de guaifenesina | a administração rápida. Um segundo método de administração consiste em dar a solução de guaifenesina por via intravenosa até que o equino fique ligeiramente atáxico e então dar uma dose intravenosa de 2 g de tiobarbitúrico na forma de bolo.[22] A recuperação de combinações de guaifenesina/tiopental é suave. |
| Tiletamina/ zolazepam (Telazol®) | 0,7-1 mg/kg IV | Considera-se que promove uma indução de qualidade superior e acarreta maior relaxamento muscular do que outros agentes, mas também se associa a ataxia prolongada durante a recuperação.[54] |
| Tiopental a 5-10% | 5-6 mg/kg IV rápida | No campo, uso praticamente limitado pela imprevisibilidade em muitos equinos. A indução rápida é conveniente para o profissional que trabalhe sozinho, mas pode ter alguns efeitos fisiológicos profundos, inclusive quedas acentuadas na pressão de perfusão e no débito cardíaco, um período inicial de apneia e arritmias cardíacas. Como agente anestésico isolado, o tiopental é útil apenas para procedimentos curtos. O halotano usado em conjunto para manter a anestesia pode exacerbar a hipotensão causada pelo barbitúrico. É preciso reduzir a dose em pacientes acidóticos. |
| Xilazina/ cetamina | Xilazina, 1,1 mg/kg IV, seguida 2 a 3 minutos depois por cetamina, 2,2 mg/kg IV | Este esquema fornece anestesia de curta duração (12 a 15 minutos) e elimina a necessidade de administrar grande volume por cateter ou agulha. A indução é suave quando a xilazina exerce efeito antes de se administrar a cetamina. As desvantagens incluem o custo e a impossibilidade de controlar a duração da anestesia por meio de injeções repetidas. A repetição das injeções de cetamina pode resultar em convulsões, tremores e espasmos musculares. Os reflexos ativos palpebrais, cornuais e da deglutição são mantidos e a passagem de tubo endotraqueal pode ser difícil. A administração de diazepam (0,22 mg/kg) poucos minutos antes da xilazina pode melhorar a indução.[11] |

sando o tubo para a traqueia. Em bezerros e bovinos menores, o uso de um laringoscópio é benéfico.

Embora a intubação possa ser feita após sedação com xilazina, a incidência de regurgitação é menor se a anestesia cirúrgica for induzida antes da intubação endotraqueal.[93] Regurgitação enquanto o tubo endotraqueal está no lugar não é preocupante, desde que a faringe esteja limpa e drenada e a cavidade nasal seja irrigada após a extubação.[93]

A indução anestésica em animais jovens pode ser feita com uma combinação de halotano e oxigênio.

Soluções de guaifenesina, cetamina e xilazina (GCX) podem ser usadas para induzir e manter a anestesia em suínos adultos,[55] sendo administradas através de uma veia central da orelha com um cateter de calibre 16 a 18.

O halotano, administrado por meio de máscara facial, também pode ser usado para induzir anestesia em suínos.[68] Outros agentes indutores e as doses comumente usadas em suínos constam do Quadro 2.10. O uso isolado de cloridrato de cetamina deve ser suplementado com tiobarbitúricos ou agentes inalatórios, para evitar excitação durante o período de recuperação.[91] Tem-se usado

com sucesso cetamina combinada com droperidol-fentanil para vários procedimentos cirúrgicos em suínos com peso inferior a 45 kg.[5]

A intubação endotraqueal pode ser difícil em suínos. A laringe do suíno é longa e móvel, havendo um ventrículo na linha média do assoalho da laringe, perto da base da epiglote. O arco da cartilagem cricoide fica em ângulo oblíquo com a traqueia. É fácil induzir espasmo laríngeo. Usa-se um laringoscópio para intubação em suínos e coloca-se um estilete de metal maleável dentro do lúmen do tubo endotraqueal com a ponta ligeiramente encurvada para facilitar as manobras necessárias para colocar o tubo na traqueia. Deve-se aspergir um anestésico tópico na laringe para prevenir laringoespasmo. Também foi descrita uma técnica para intubação nasal.[68] A intubação nasal funciona bem, mas tem a desvantagem de não proteger contra regurgitação e aspiração porque a traqueia não está intubada. A anestesia em suínos pode ser mantida por máscara, mas a técnica requer muito halotano, e, se houver vazamento entre a máscara e o focinho do animal, não será benéfico para a saúde do operador.

# Anestesia e Terapia Hídrica

**Quadro 2.9** Esquemas para indução anestésica em bovinos e pequenos ruminantes

| Fármaco | Dosagem | Comentários |
|---|---|---|
| Cetamina | Bolo IV de 2 mg/kg de cetamina após pré-medicação com atropina e xilazina em bovinos[89] | O relaxamento da mandíbula não é tão efetivo como com a guaifenesina e os tiobarbitúricos, mas a intubação endotraqueal pode ser feita.[89] |
| Cetamina/ diazepam | Cetamina, 5-7,5 mg/kg IV/diazepam, 0,2-0,3 mg/kg IV em ovinos e caprinos. Podem ser administradas misturas 50:50 de cetamina e diazepam (Ket-Val) IV na dose de 1 ml/15 kg em bovinos pequenos, ovinos, caprinos e bezerros | O butorfanol (0,1 mg/kg) pode ser administrado logo antes da injeção para melhorar o relaxamento muscular. O início da ação se dá em aproximadamente 5 minutos e a duração é de 30 a 40 minutos. Se a anestesia for mantida com halotano ou isoflurano, pode resultar em baixa pressão arterial.[34] |
| Guaifenesina | 6-12 mg/kg IV em bovinos. Usar até fazer efeito em pequenos ruminantes | Administrada da mesma forma que em equinos. A guaifenesina não está aprovada para uso em animais que se destinam a consumo humano.[68] |
| Guaifenesina/ cetamina/ xilazina | Solução preparada com 1 g de cetamina e 25-50 mg de xilazina acrescentados a 1 L de guaifenesina a 5%. Administrada IV inicialmente, 0,5-1,1 ml/kg até obter o efeito. Pode ser mantida em 2,2 ml/kg/h[87] | A xilazina (0,1-0,2 mg/kg IM) pode ser usada como pré-medicação nas combinações de guaifenesina-tiopental. Verificou-se que essa combinação é segura em bovinos, ovinos e caprinos. O acréscimo de xilazina é opcional. |
| Guaifenesina/ tiopental | 2-3 g de tiopental por litro de solução de guaifenesina a 5% IV a 2 ml/kg (dose máxima) em bovinos. Usar até fazer efeito em pequenos ruminantes | |
| Tiletamina/ zolazepam (Telazol®) | 6-12 mg/kg IV em bovinos | Para evitar dosagem excessiva em ovinos e caprinos, recomenda-se administrar um bolo inicial de 5-7 mg/kg de tiopental, seguido por bolos menores. A duração da anestesia é curta (5 a 10 minutos) e a recuperação é suave em ovinos e caprinos.[34] |
| Tiopental sódico | 7-20 mg/kg IV em ovinos e caprinos | |

## Manutenção da Anestesia

A anestesia inalatória é o método preferido de manutenção da anestesia geral em ruminantes e equinos, especialmente quando os procedimentos envolvem um tempo total de anestesia de mais de 1 hora. Entretanto, como a maioria dos procedimentos feitos em suínos na fazenda é de duração relativamente curta, o uso de agentes injetáveis é suficiente, sendo poucas as indicações para anestesia inalatória. As características físicas e o temperamento dos suínos dificultam qualquer forma de indução de anestesia geral. As veias superficiais acessíveis são poucas, a intubação em geral é mais difícil que em outras espécies e os suínos são propensos à hipertermia maligna.[3,34] Para os objetivos deste texto, detalhes sobre aparelhos para anestesia inalatória, o equipamento, as técnicas e a monitoração não serão descritos aqui, estando disponíveis em outros textos.[33,53,68,79,80]

A combinação de uso mais comum em bovinos e equinos é a de halotano e oxigênio, porque é fácil controlar a profundidade da anestesia, o tempo de recuperação e indução são rápidos e o relaxamento muscular é adequado. Dependendo da dose, o halotano é considerado causador de depressão cardiopulmonar em bovinos. Todavia, mostrou-se que a indução com guaifenesina e tiobarbitúrico e um esquema de manutenção com halotano tornam touros hipertensos, apesar de uma queda no débito cardíaco.[75]

O halotano e o metoxiflurano funcionam satisfatoriamente bem em ovinos, caprinos e suínos. O tempo de recuperação mais prolongado com o metoxiflurano não é crítico nessas espécies como na equina e na bovina. É comum adicionar óxido nitroso ao halotano e ao metoxiflurano para suínos (Quadro 2.11). O halotano é um de vários agentes anestésicos capaz de desencadear hipertermia em certas raças de suínos, de modo que a temperatura corporal desses animais deve ser cuidadosamente monitorada. Uma elevação rápida na temperatura para 41°C ou mais, acompanhada por taquipneia, hiperventilação, rigidez muscular, manchas de cianose e taquicardia, constitui indicação para interromper a anestesia.[3]

Outros agentes anestésicos primários incluem o isoflurano, o sevoflurano e o desflurano. Os dois primeiros foram avaliados em ruminantes e equinos[4,30,81,83,88] e sua eficácia foi estabelecida. As vantagens do sevoflurano e do isoflurano são uma recuperação suave e rápida, além da indução rápida. No entanto, o custo e a potência

# Anestesia e Terapia Hídrica

**Quadro 2.10** Esquemas para indução anestésica em suínos

| Fármaco | Dosagem | Comentários |
|---|---|---|
| Cetamina | 11 mg/kg IM | O paciente recebe atropina (0,4 mg/kg) e droperidol-fentanil (1 ml/14,6 kg) por via intramuscular. Com o início da sedação (10 a 15 minutos), administra-se cetamina intramuscular e a anestesia cirúrgica é induzida em 5 a 10 minutos. A duração da anestesia é de 30 a 45 minutos, mas pode ser prolongada com cetamina suplementar dada por via intramuscular na dose de 2,2 a 6,6 mg/kg ou intravenosa até obter-se o efeito. O pentobarbital sódico é efetivo para controlar as reações que podem ocorrer durante a recuperação. |
| Guaifenesina/cetamina/ xilazina | Solução de guaifenesina em glicose a 5%, 1 mg/kg de cetamina e 1 mg/ml de xilazina IV à taxa de 0,5-1 mg/kg[89] | Pode ser usada para induzir e manter a anestesia em suínos. É administrada em veia central da orelha com cateter de calibre 16 a 18. Essa combinação de fármacos é dada inicialmente na dose de 0,5 a 1 mg/kg para induzir anestesia. A infusão pode prosseguir à velocidade de 2 ml/kg/h para manter a anestesia por até 2,5 horas.[89] A recuperação é rápida assim que se interrompe a infusão. |
| Pentobarbital sódico | 30 mg/kg IV em suínos não sedados | Administrado por injeção IV lenta em uma veia da orelha até se alcançar o nível desejado de anestesia.[34] |
| Tiletamina/zolazepam (Telazol®)/cetamina/ xilazina (TCX) | Juntar 4 ml de cetamina (100 mg/ml) e 1 ml de xilazina (100 mg/ml) a 5 ml de Telazol® Administrar 0,5-1 ml/20 kg IM | Duração da anestesia de 10 a 30 minutos. |
| Tiopental sódico | 5-10 mg/kg IV de solução a 2,5% | A quantidade necessária para induzir anestesia depende da velocidade da injeção. Recomenda-se azaperona como pré-medicação.[34] |

anestésica têm sido fatores limitantes ao uso mais disseminado do sevoflurano e do desflurano.[4,30,44] Comprovou-se que a infusão intravenosa constante de alguns fármacos, como o gotejamento triplo de GCX, xilazina, acepromazina e butorfanol, é um adjuvante útil na manutenção da anestesia por inalação (Quadro 2.11).

Embora a manutenção da anestesia com agentes intravenosos não seja ideal, pode ser o único método disponível para o profissional no campo. A manutenção anestésica intravenosa tem as vantagens de requerer equipamento mínimo, ser econômica e impor menos estresse pós-operatório; contudo, a manutenção prolongada de qualquer dos esquemas injetáveis está associada a uma recuperação também prolongada e por vezes tumultuada. Como a excreção do agente anestésico é mais lenta que a de um agente inalado, o plano anestésico não pode ser reduzido rapidamente, em particular no caso de animais debilitados ou jovens. Em geral, qualquer período de manutenção intravenosa de anestesia não deve ultrapassar 1 hora.

A manutenção anestésica intravenosa em equinos e ruminantes em geral é conseguida com o "gotejamento triplo" de guaifenesina, cetamina e um antagonista $\alpha_2$ (Quadro 2.11).[62] As soluções de guaifenesina-cetamina e guaifenesina-cetamina-xilazina (GCX) também podem ser usadas para infusão intravenosa constante ou bolos repetidos.[29] As soluções GCX mantêm a anestesia em bovinos por até 2,5 horas na taxa de dosagem de 2,2 ml/kg (guaifenesina a 5%, cetamina na dose de 1 mg/L e xilazina de 0,1 mg/ml).[14] O uso de um esquema de xilazina (0,1-0,2 mg/kg) e cetamina (6 mg/kg) administrado por via intramuscular proporciona anestesia satisfatória para cirurgias de curta duração em bezerros e pequenos ruminantes.[29] A xilazina e a cetamina podem ser misturadas e dadas na mesma seringa, ou separadamente. Com essa combinação, podem ser esperados cerca de 30 a 40 minutos de anestesia. Se a anestesia ficar muito leve, pode-se repetir metade da dose de cetamina (0,5 mg/kg).[69] Outros esquemas anestésicos injetáveis para pequenos ruminantes encontram-se no Quadro 2.10. Seus efeitos nesses animais parecem mais satisfatórios que em equinos e bovinos. Outras combinações são mostradas no Quadro 2.11. Altas doses de tiobarbitúricos em geral são evitadas para manter a anestesia por causa da recuperação prolongada.

É importante a monitoração cuidadosa do paciente durante a anestesia, inclusive a verificação dos reflexos e a monitoração física do sistema cardiovascular.[46] A monitoração mais eficaz do sistema cardiovascular é conseguida pelas medidas diretas e indiretas da pressão sanguínea e por meio de eletrocardiogramas (ECG). Para pequenos procedimentos no campo, o equipamento de monitoração é mínimo. No entanto, para

**Quadro 2.11** Manutenção anestésica em grandes animais

| Fármaco | Espécie | Dosagem | Comentários |
| --- | --- | --- | --- |
| Guaifenesina/ cetamina/ detomidina | Equinos | Guaifenesina a 10% Cetamina: 2 mg/ml Detomidina: 0,02 mg/ml Taxa de infusão: 1-3 ml/kg/h[61] | Em geral administradas até fazer efeito. Soluções a 10% de guaifenesina são combinadas com detomidina, medetomidina e romifidina. Usa-se uma |
| Guaifenesina/ cetamina/ medetomidina | Equinos | Guaifenesina a 10% Cetamina: 2 mg/ml Medetomidina: 0,02 mg/ml Taxa de infusão: 1-3 ml/kg/h | solução a 5% para soluções GCX. Podem ser usados gotejamentos triplos como adjuvante da anestesia por inalação para reduzir a concentração do |
| Guaifenesina/ cetamina/ romifidina | Equinos | Guaifenesina a 10% Cetamina: 2 mg/ml Romifidina: 0,06 mg/ml Taxa de infusão: 1-3 ml/kg/h[61] | agente inalatório necessário e melhorar a qualidade da transição para a anestesia por inalação ou usada para manter a anestesia (anestesia intravenosa total).[97] |
| Guaifenesina/ cetamina/ xilazina (GCX) | Bovinos | Guaifenesina a 5%: 500 ml Cetamina: 1 g/ml Xilazina: 50 mg/ml Taxa de infusão: 0,5-2,2 ml/kg[14,29] | |
| | Ovinos e caprinos | Guaifenesina a 10% Cetamina: 2 mg/ml Xilazina: 1 mg/ml Taxa de infusão: 1-3 ml/kg/h | |
| | Equinos | Guaifenesina 5%: 500 ml Cetamina: 500 mg Xilazina: 250 mg Taxa de infusão: 2,75 ml/kg ou até obter efeito | |
| Halotano/oxigênio | Bovinos | Fluxo de oxigênio de 4-5 L/min e Halotano a 1-3% para bovinos adultos (halotano a 1-1,5% em bezerros[42]) | Indução e recuperação rápidas, relaxamento muscular adequado e fácil monitoração da profundidade anestésica. |
| | Ovinos e caprinos | Oxigênio, 11 ml/kg/min, e halotano a 1-2% | A infusão intravenosa constante de butorfanol (0,05 mg/kg) e acepromazina |
| | Equinos | Halotano a 1,5-3% | (0,05 mg/kg) diminuirá 38% a |
| | Suínos | Halotano a 1-2% e óxido nitroso a 25-40%[68] | concentração alveolar mínima de halotano em equinos.[17] |
| Isoflurano | Caprinos e ovinos | CAM a 1,5-1,6% | Recuperação mais suave e rápida e |
| | Equinos | CAM a 1,5-2,5%[62,82] | indução mais rápida que com o halotano.[4,30,44,52,54] Maior depressão respiratória e menos débito cardíaco do que com o halotano. A xilazina (0,5-1 mg/kg IV) ou um gotejamento triplo de guaifenesina, cetamina e medetomidina pode ser infundido a taxa constante para diminuir a concentração alveolar mínima do isoflurano.[97] |
| Metoxiflurano | Ovinos e caprinos | 0,24-0,28% | |
| | Suínos | Óxido nitroso a 25-40%, administrado com metoxiflurano a 1 a 1,5%[68] | |

CAM, concentração mínima alveolar.

procedimentos maiores num contexto hospitalar, é desejável a medida da pressão arterial (por meio de cateterismo arterial e um transdutor de pressão ou a medida indireta com o sistema Doppler sobre a artéria coccígea), além da monitoração dos sinais vitais. A monitoração com ECG também é útil.

Pacientes em estados hipotensos que não respondem a líquidos intravenosos requerem o uso de agentes vasoativos. Dopamina, dobutamina e efedrina são fármacos práticos e efetivos, usados para aumentar a pressão sanguínea.[46,63,84] A experiência clínica em equinos anestesiados indica que a dopamina ou a dobutamina é superior à efedrina na resposta com relação ao tempo e ao auge de pressão, na melhora da pressão sanguínea e no aumento do débito cardíaco. Ocorrem arritmias atriais e ventriculares com doses muito altas (75 mg/kg/min) de dopamina e dobutamina, mas é fácil controlá-las reduzindo a dose administrada. As arritmias cardíacas são observadas principalmente após a administração de efedrina.[63]

O posicionamento do paciente é importante em procedimentos que duram mais de 30 minutos num contexto hospitalar. O mau posicionamento dos membros posteriores pode causar paresia fibular ou femoral.[37] Além disso, a falta de apoio para a parte superior do membro pélvico quando o equino está em decúbito lateral pode ocasionar oclusão venosa e rabdomiólise subsequente. O membro torácico em decúbito deve ser puxado em direção cranial para aliviar a pressão entre a caixa torácica, o plexo braquial e os vasos ao longo do úmero; do contrário, pode resultar rabdomiólise ou paresia nervosa. Recomenda-se o uso rotineiro de cama d'água, colchão de ar ou acolchoamento profundo com espuma ao colocar animais anestesiados em uma mesa cirúrgica por períodos maiores que 30 minutos. A hipotensão durante a anestesia é um fator contribuinte significativo para a miopatia pós-anestésica em equinos anestesiados com halotano.[25]

O comprometimento ventilatório é preocupante em equinos anestesiados e em decúbito. As causas incluem depressão farmacológica do centro de controle respiratório, queda do volume pulmonar, expansão torácica ou excursões diafragmáticas inadequadas, bem como distribuição imprópria da ventilação e má perfusão em decúbito.[35,43,56,57,79,83] A menos que a ventilação seja assistida, pode desenvolver-se hipercarbia e hipoxemia. O controle da ventilação é o meio mais efetivo de manter normais a gasometria arterial, mas tem efeitos cardiovasculares prejudiciais. A ventilação assistida reduz os níveis de dióxido de carbono e aumenta os de oxigênio, em comparação com a ventilação espontânea, com menos depressão cardiovascular que durante a ventilação controlada.[40] Hipoxemia é outro problema potencial no período de recuperação.[57] A mera suplementação com oxigênio através de uma válvula de demanda parece suficiente para manter as tensões arteriais dos gases semelhantes às observadas em equinos despertos.[57]

A monitoração clínica de bovinos durante a anestesia com halotano inclui bastante atenção para os parâmetros cardiovasculares, respiratórios e dos olhos.[45] A rotação do globo ocular é um meio confiável de monitorar a profundidade da anestesia, bem como a progressão da recuperação da anestesia com halotano.[89,92] À medida que a anestesia se aprofunda, o globo ocular gira em sentido ventral e medial. Conforme a profundidade da anestesia aumenta ainda mais, a córnea fica completamente escondida pela terceira pálpebra (é o plano 2 ou 3 da anestesia cirúrgica). Um aumento ainda maior na profundidade da anestesia faz com que o olho gire em sentido dorsal, até uma posição central entre as pregas palpebrais. Esse ponto denota anestesia cirúrgica profunda. Os reflexos palpebrais diminuem de forma progressiva, mas o da córnea deve continuar forte. Durante a recuperação, a rotação do globo ocular ocorre em sentido inverso ao observado durante a

indução da anestesia. A monitoração cardiovascular é feita como no equino. A recuperação de bovinos da anestesia geral em geral é suave. À medida que o animal se recupera, deve ser mantido em decúbito esternal para se reduzirem as chances de inalar conteúdo do rúmen ou desenvolver timpanismo.

Em ovinos e caprinos, deve-se ter cautela ao usar o tônus da mandíbula porque em alguns persistem níveis anestésicos profundos. Movimentos de deglutição significam redução da anestesia. A rotação do olho não é um método útil para avaliar a profundidade anestésica como em bovinos.[27] A dilatação pupilar é evidente durante planos anestésicos leves e também pode ser observada durante anestesia profunda.

Em geral, os reflexos oculares não têm valor para monitorar a anestesia em suínos. A ausência de artérias superficiais dificulta a monitoração da anestesia com base em um pulso forte. A frequência cardíaca varia de 80 a 150/min no suíno normal anestesiado, e a respiratória deve ser de 10 a 25/min. A profundidade da anestesia também pode ser avaliada pelo grau de relaxamento muscular e por fasciculações musculares em resposta ao estímulo cirúrgico.[68]

## Referências

1. Adams, O.R.: Lameness in Horses, 3rd Ed. Philadelphia, Lea & Febiger, 1974.
2. Ames, K.N., and Reibold, T.W.: Anesthesia in cattle. *In* Proceedings of the 11th Annual Convention of the American Association of Bovine Practitioners in 1978: 1979, p. 75.
3. Anderson, I.: Anaesthesia in the pig. Aust. Vet. J., *49*:474, 1973.
4. Auer, J.A., et al.: Recovery from anaesthesia in ponies: a comparative study of the effects of isoflurane, enflurane, methoxyflurane and halothane. Equine Vet. J., *10*:18, 1978.
5. Benson, G.J., and Thurmon, J.C.: Anesthesia of swine under field conditions. J. Am. Vet. Med. Assoc., *174*:594, 1979.
6. Benson, G.J., and Thurmon, J.C.: Regional analgesia of food animals. *In* Current Veterinary Therapy: Food Animal Practice. Vol. 2. Edited by J.L. Howard. Philadelphia, W.B. Saunders, 1986, p. 71.
7. Bertone, J., and Horspool, L.J.I.: Equine Clinical Pharmacology. Philadelphia, W.B. Saunders, 2004.
8. Bettschart-Wolfensberger, R., Jaggin-Schmucker, N., Lendl, C., Bettschart, R.W., and Clarke, K.W.: Minimal alveolar concentration of desflurane in combination with an infusion of medetomidine for the anaesthesia of ponies. Vet. Rec., *148*:264–267, 2001.
9. Bettschart-Wolfensberger, R., Clarke, K.W., Vainio, O., Aliabadi, F., and Demuth, D.: Pharmacokinetics of medetomidine in ponies and elaboration of a medetomidine infusion regime which provides a constant level of sedation. Res. Vet. Sci., *67*:41–46, 1999.
10. Brock, K.A., and Heard, D.J.: Field anesthesia techniques in small ruminants. Part 1. Local analgesia. Compend. Contin. Educ., *7*:5407, 1985.

11. Butera, T.S., et al.: Diazepam/xylazine/ketamine combination for short-term anesthesia. VM/SAC, *74:*490, 1978.

12. Cakala, S.: A technique for the paravertebral lumbar block in cattle. Cornell Vet., *51:*64, 1961.

13. Cantor, G.H., Brunson, D.B., and Reibold, T.W.: A comparison of four short-acting anesthetic combinations for swine. VM/SAC, *76:*716, 1981.

14. Carroll, G.L., and Hartsfield, S.M.: General anesthetic techniques in ruminants. Vet. Clin. Food Anim. Prac., *12:*627–661, 1996.

15. Chevalier, H.M., Provost, P.J., and Karas, A.Z.: Effect of caudal epidural xylazine on intraoperative distress and post operative pain in Holstein heifers. Vet. Anesth. Analg., *31:*1–10, 2004.

16. Copland, M.D.: Anaesthesia for caesarean section in the ewe: a comparison of local and general anesthesia and the relationship between maternal and foetal values. N. Z. Vet. J., *24:*233, 1976.

17. Doherty, T.J., Geiser, D.R., and Rohrbach, B.W.: Effect of acepromazine and butorphanol on halothane minimum alveolar concentration in ponies. Eq. Vet. J., *29:*374–376, 1997.

18. England, G.C., Clarke, K.W., and Goossens, L.: A comparison of the sedative effects of three alpha 2-adrenoceptor agonists (romifidine, detomidine, and xylazine) in the horse. J. Vet. Pharmacol. Ther., *15:*194–201, 1992.

19. Ducharme, N.G., and Fubini, S.L.: Gastrointestinal complications associated with use of atropine in horses. J. Am. Vet. Med. Assoc., *182:*229, 1983.

20. Freeman, S.L., and England, G.C.: Comparison of sedative effects of Romifidine following intravenous, intramuscular, and sublingual administration to horses. Am. J. Vet. Res., *60:*954–959, 1999.

21. Funk, K.A.: Glyceryl guaiacolate: some effects and indications in horses. Eq. Vet. J., *5:*15, 1973.

22. Geiser, D.R.: Practical equine injectable anesthesia. J. Am. Vet. Med. Assoc., *182:*574, 1983.

23. Goodrich, L.R., Nixon, L.R., Fubini, S.L., Ducharme, N.G., et al.: Epidural morphine and detomidine decreases postoperative hindlimb lameness in horses after bilateral stifle arthroscopy. Vet. Surg., *31:*232–239, 2002.

24. Grandy, J.L., and McDonell, W.N.: Evaluation of concentrated solutions of guaifenesin for equine anesthesia. J. Am. Vet. Med. Assoc., *176:*619, 1980.

25. Grandy, J.L., et al.: Arterial hypotension and the development of postanesthetic myopathy in halothane-anesthetized horses. Am. J. Vet. Res., *48:*192, 1987.

26. Gray, P.R., and McDonell, W.: Anesthesia in goats and sheep. Part II. General anesthesia. Compend. Contin. Educ., *8:*S127, 1986.

27. Gray, P.R., and McDonell, W.N.: Anesthesia in goats and sheep. Part I. Local analgesia. Compend. Contin. Educ., *8:*S33, 1986.

28. Green, E.M., and Cooper, R.C.: Continuous caudal epidural anesthesia in the horse. J. Am. Vet. Med. Assoc., *184:*971–974, 1984.

29. Greene, S.A.: Protocols for anesthesia of cattle. Vet. Clin. Food. Anim., *19:*679–693, 2003.

30. Grosenbaugh, D.A., and Muir, W.W.: Cardiorespiratory effects of sevoflurane, isoflurane, and halothane anesthesia in horses. Am. J. Vet. Res., *59:*101–106, 1998.

31. Grubb, T.L., Riebold, T.W., Crismann, R.O., and Lamb, L.D.: Comparison of lidocaine, xylazine, and lidocaine-xylazine for caudal epidural analgesia in cattle. Vet. Anaesth Analges., *29:*64–68, 2002.

32. Grubb, T.L., Riebold, T.W., and Huber, M.J.: Comparison of lidocaine, xylazine, and xylazine/lidocaine for caudal epidural analgesia in horses. J. Am. Vet. Med. Assoc., *201:*1187–1190, 1992.

33. Hall, L.W.: Wright's Veterinary Anaesthesia and Analgesia, 7th Ed. Philadelphia, Lea & Febiger, 1971.

34. Hall, L.W., Clarke, K.W., and Trim, C.M.: Veterinary Anesthesia. Philadelphia, W.B. Saunders, New York, 2001.

35. Hall, L.W., Gillespie, J.R., and Tyler, W.S.: Alveolar-arterial oxygen tension differences in anesthetized horses. Br. J. Anaesth., *40:*560, 1968.

36. Heath, R.B.: Inhalation anesthesia. *In* Proceedings of the American Association of Equine Practitioners in 1976:1977, p. 335.

37. Heath, R.B., et al.: Protecting and positioning the equine surgical patient. VM/SAC, *68:*1241, 1972.

38. Hendrickson, D.A., Kruse-Elliott, K.T., and Broadstone, R.V.: A comparison of epidural saline, morphine, and bupivacaine for pain relief after abdominal surgery in goats. Vet. Surg., *25:*83–87, 1996.

39. Henny, D.P.: Anaesthesia of boars by intratesticular injection. Aust. Vet. J., *44:*418, 1968.

40. Hodgson, D.S., et al.: Effects of spontaneous, assisted and controlled ventilatory modes in halothane-anesthetized geldings. Am. J. Vet. Res., *47:*992, 1986.

41. Hodgson, D.S., Dunlop, C.I., Chapman, P.L., and Smith, J.A.: Cardiopulmonary effects of xylazine and acepromazine in pregnant cows in late gestation. Am. J. Vet. Res., *63:*1695–1699, 2002.

42. Hoffman, P.E.: Clinical evaluation of xylazine as a chemical restraint agent, sedative and analgesic in horses. J. Am. Vet. Med. Assoc., *164:*42, 1974.

43. Hornof, W.J., et al.: Effects of lateral recumbency on regional lung function in anesthetized horses. Am. J. Vet. Res., *47:*277, 1986.

44. Hubbell, J.A.E.: Anesthesia of the equine athlete. *In* Veterinary Management of the Performance Horse. Philadelphia, W.B. Saunders, 2004.

45. Hubbell, J.A.E., Hull, B.L., and Muir, W.W.: Perianesthetic considerations in cattle. Compend. Contin. Educ., *8:*F92, 1986.

46. Hubbell, J.A.E., et al.: Perianesthetic considerations in the horse. Compend. Contin. Educ., *6:*S401, 1984.

47. Kerr, D.D., et al.: Sedative and other effects of xylazine given intravenously to horses. Am. J. Vet. Res., *33:*526, 1972.

48. Klein, L.V., and Baetjar, C.: Preliminary report: xylazine and morphine sedation in horses. Vet. Anesth., *2:*2-C, 1974.

49. Ko, J.C.H., Thurmon, J.C., Benson, J.G., et al.: Evaluation of analgesia induced by epidural injection of detomidine or xylazine in swine. J. Vet. Anaesth., *19:*56–60, 1992.

50. Knight, A.P.: Xylazine. J. Am. Vet. Med. Assoc., *176:*454, 1980.

51. Kumar, A., Thurmon, J.C., and Hardenbrook, J.H.: Clinical studies of ketamine HCl and xylazine HCl in domestic goats. VM/SAC, *72:*1707, 1976.

52. Lin, H.C., Trachte, E.A., DeGraves, F.J., Rodgerson, D.H., Steiss, J.E., and Carson, R.L.: Evaluation of analgesia induced by epidural administration of medetomidine to cows. Am. J. Vet. Res., *59*:162–167, 1998.

53. Lumb, W.V., and Jones, E.W.: Veterinary Anesthesia, 2nd Ed. Philadelphia, Lea & Febiger, 1984.

54. Mama, K.R.: Traditional and non-traditional uses of anesthetic drugs—an update. Vet. Clin. Eq., *18*:169–179, 2002.

55. Martin, C.A., Kerr, C.L., Pearce, S.G., Lansdowne, J.L., and Boure, L.P.: Outcome of epidural catheterization for delivery of analgesics in horses: 43 cases (1998–2001). J. Am. Vet. Med. Assoc., *222*:1394–1398, 2003.

56. McDonell, W.N., Hall, L.W., and Jeffcott, L.B.: Radiographic evidence of impaired pulmonary function in laterally recumbent anesthetized horses. Equine Vet. J., *11*:24, 1979.

57. Mason, D.E., Muir, W.W., and Wade, A.: Arterial blood gas tensions in the horse during recovery from anesthesia. J. Am. Vet. Med. Assoc., *190*:989, 1987.

58. McGrath, C., Richey, M.: Large animal anesthesia. *In* Veterinary Anesthesia and Analgesia. Edited by D. McKelvey, K.W. Hollingshead. Mosby, 2003, pp. 387–412.

59. Morishima, O.H., et al.: Toxicity of lidocaine in adult, newborn and fetal sheep. Anesthes., *55*:7, 1981.

60. Mpanduji, D.G., Bittegeko, S.B., Mgasa, M.N., and Batamuzi, E.K.: Analgesic, behavioural, and cardiopulmonary effects of epidurally injected medetomidine (Domitor) in goats. J. Vet. Med. A. Physiol. Pathol. Clin. Med., *47*:65–72, 2000.

61. Muir, W.W.: Total IV anesthesia in horses. In: 10th ACVA Vet. Symp., Sept, 2000, p. 109.

62. Muir, W.W.: Inhalant anesthesia in horses. In: 10th ACVA Vet. Symp., Sept, 2000, p. 109.

63. Muir, W.W., and Bednarski, R.M.: Equine cardiopulmonary resuscitation. Part II. Compend. Contin. Educ., *5*:S287, 1983.

64. Muir, W.W., Skarda, R.T., and Milne, D.W.: Evaluation of xylazine and ketamine hydrochloride for anesthesia in horses. Am. J. Vet. Res., *38*:195, 1977.

65. Muir, W.W., Skarda, R.T., and Sheehan, W.C.: Hemodynamic and respiratory effects of xylazine-morphine sulfate in horses. Am. J. Vet. Res., *40*:1417, 1979.

66. Prado, M.E., Streeter, R.N., Mandsager, R.E., Shawley, R.V., and Claypool, P.L.: Pharmacologic effects of epidural versus intramuscular administration of detomidine in cattle. Am. J. Vet. Res., *60*:1242–1247, 1999.

67. Ragan, H.A., and Gillis, M.F.: Restraint, venipuncture, endotracheal intubation and anesthesia of miniature swine. Lab. Anim. Sci., *25*:409, 1975.

68. Reibold, T.W., Goble, D.O., and Geiser, D.R.: Principles and Techniques of Large Animal Anesthesia. East Lansing, Mich. State Univ. Press, 1978.

69. Rings, D.M., and Muir, W.W.: Cardiopulmonary effects of intramuscular xylazine-ketamine in calves. Can. J. Comp. Med., *467*:386, 1982.

70. Robertson, J.T., and Muir, W.W.: A new analgesic drug combination in the horse. Am. J. Vet. Res., *44*:1667, 1983.

71. Robinson, E.P., and Natalini, C.C.: Epidural anesthesia and analgesia in horses. Vet. Clin. North Am. Eq. Pract., *18*:61–82, 2002.

72. Runnels, L.J.: Practical anesthesia and analgesia for porcine surgery. *In* Proceedings of the American Association of Swine Practitioners in 1976:1976, p. 80.

73. Salonen, J.S., Vaha-Vahe, T., Vainio, O., and Vakkuri, O.: Single-dose pharmacokinetics of detomidine in the horse and cow. J. Vet. Pharmacol. Ther., *12*:65–72, 1989.

74. Schatzmann, U., et al.: An investigation of the action and haemolytic effect of glyceryl guaicolate in the horse. Equine Vet. J., *10*:224, 1978.

75. Sembrad, S.D., Trim, C.M., and Hardee, G.E.: Hypertension in bulls and steers anesthetized with guaifenesin-theobarbiturate-halothane combination. Am. J. Vet. Res., *47*:1577, 1986.

76. Singh, A.P., Peshin, P.K., Singh, J., et al.: Evaluation of detomidine as a sedative in goats. Acta. Vet. Hung., *39*:109–114, 1991.

77. Skarda, R.T.: Local and regional anesthetic and analgesic techniques in ruminants and swine. *In* Lumb and Jones' Veterinary Anesthesia. 3rd Ed. Edited by J.C. Thurmon, W.J. Tranquili, G.J. Benson. Baltimore: Williams and Wilkins; 1996, pp. 479–514.

78. Skarda, R.T.: Local and regional anesthesia in ruminants and swine. Vet. Clin. Food. Anim. Pract., *12*:579–626, 1996.

79. Soma, L.R.: Equine anesthesia: causes of reduced oxygen and increased carbon dioxide tensions. Compend. Contin. Educ., *2*:S57, 1980.

80. Soma, L.R.: Textbook of Veterinary Anesthesia. Baltimore, Williams & Wilkins, 1971.

81. Steffey, E.P.: Enflurane and isoflurane anesthesia: a summary of laboratory and clinical investigations in horses. J. Am. Vet. Med. Assoc., *172*:367, 1978.

82. Steffey, E.P.: Recent advances in inhalation anesthesia. Vet. Clin. Eq. Pract., *18*:159–169, 2002.

83. Steffey, E.P., et al.: Body position and mode of ventilation influences arterial pH, oxygen and carbon dioxide tensions in halothane-anesthetized horses. Am. J. Vet. Res., *38*:379, 1977.

84. Steffey, E.P., et al.: Enflurane, halothane and isoflurane potency in horses. Am. J. Vet. Res., *38*:1037, 1977.

85. Steffey, E.P., Pascoe, P.J., Woliner, M.J., and Berryman, E.R.: Effects of xylazine hydrochloride during isoflurane-induced anesthesia in horses. Am. J. Vet. Res., *61*:1255–1231, 2000.

86. St. Jean, G., Skarda, R.T., Muir, W.W., and Hoffsis, G.F.: Caudal epidural analgesia induced by xylazine administration in cows. Am. J. Vet. Res., *51*:1232–1236, 1990.

87. Tadmor, A., Marcus, S., and Eting, E.: The use of ketamine hydrochloride for endotracheal intubation in cattle. Aust. Vet. J., *55*:537, 1979.

88. Taylor, P.M., and Hall, L.W.: Clinical anaesthesia in the horse: comparison of enflurane and isoflurane. Equine Vet. J., *17*:51, 1985.

89. Thurmon, J.C., and Benson, G.J.: Anesthesia in ruminants and swine. *In* Current Veterinary Therapy: Food Animal Practice. Vol. 2. Edited by J.L. Howard. Philadelphia, W.B. Saunders, 1986, p. 51.

90. Thurmon, J.C., Kumar, A., and Link, R.P.: Evaluation of ketamine hydrochloride as an anesthetic in sheep. J. Am. Vet. Med. Assoc., *162*:293, 1973.

91. Thurmon, J.C., Nelson, D.R., and Christy, D.J.: Ketamine anesthesia in swine. J. Am. Vet. Med. Assoc., *160*:1325, 1972.

92. Thurmon, J.C., Romack, F.E., and Garner, H.E.: Excursion of the bovine eyeball during gaseous anesthesia. VM/SAC, *63*:967, 1968.

93. Trim, C.M.: Sedation and general anesthesia in ruminants. Calif. Vet., *4*:29, 1981.

94. Trim, C.M., Moore, J.N., and White, N.A.: Cardiopulmonary effects of dopamine hydrochloride in anaesthetized horses. Eq. Vet. J., *17*:41, 1985.
95. Weaver, A.D.: Intravenous local anesthesia of the lower limbs in cattle. J. Am. Vet. Med. Assoc., *160*:55, 1972.
96. Yamashita, K., Muir, W.W. III, Tsubakishita, S., Abrahamsen, E., Lerch, P., et al.: Infusion of guaifenesin, ketamine, and medetomidine in combination with inhalation of sevoflurane versus inhalation of sevoflurane alone for anesthesia in horses. J. Am. Vet. Med. Assoc., *221*:1150–1155, 2002.
97. Yamashita, K., Tsubakishita, S., Futaoka, S., Ueda, I., et al.: Cardiovascular effects of medetomidine, detomidine, and xylazine in horses. J. Vet. Med. Sci., *62*:1025–1032, 2000.

## Terapia Hídrica

É bem conhecida a necessidade de terapia hídrica no paciente com comprometimento fisiológico. O equino submetido a laparotomia exploradora por crise abdominal aguda em geral encontra-se em estado de choque iminente ou fulminante. Da mesma forma, o paciente bovino com torção do abomaso costuma ter grande volume de líquido e déficits eletrolíticos.

Na maioria dos procedimentos comentados neste livro, os pacientes estão sadios em termos sistêmicos, não tendo desequilíbrios hídricos antes da cirurgia, mas precisam de atenção com relação à terapia hídrica intravenosa enquanto estiverem anestesiados. Os objetivos da terapia hídrica para animais adultos durante a anestesia são manter a perfusão renal adequada, fornecer líquidos para satisfazer as necessidades de manutenção do paciente, manter o equilíbrio acidobásico normal e uma via intravenosa para medicação de emergência se necessário.[17]

Dispõe-se de duas abordagens básicas para a terapia hídrica do paciente cirúrgico: a primeira é adotar um protocolo padrão, destinado a repor déficits prováveis ou esperados; a segunda é obter dados clínicos e laboratoriais do paciente e administrar os líquidos apropriados para satisfazer suas necessidades específicas. A primeira abordagem é simples e particularmente conveniente para a prática no campo, onde não é possível obter dados laboratoriais instantaneamente. Além disso, é satisfatória para a administração de líquidos durante cirurgia eletiva de rotina. Entretanto, para o paciente com uma doença sistêmica, como crise abdominal aguda em equinos ou bovinos, é melhor obter uma avaliação mais acurada de seu volume de líquido, do equilíbrio acidobásico e dos níveis de eletrólitos.

## Diagnóstico de Déficits de Volume Hídrico

Pode-se estimar o grau de desidratação ou o déficit de volume sabendo-se a duração do problema e avaliando-se vários sinais clínicos, inclusive a elasticidade cutânea, a frequência e o caráter do pulso, a característica das mucosas, a temperatura dos membros e a natureza e a posição dos olhos (Quadro 2.12). Estima-se a elasticidade da pele pinçando-a do lado do pescoço e beliscando-a: se ficar plana em 1 a 2 segundos, está normal; se levar mais de 6 a 8 segundos para voltar ao normal, há desidratação. No último caso, as mucosas deixam de ser úmidas e quentes, tornando-se pegajosas e ressecadas, e em seguida frias e cianóticas. Os déficits de volume também aumentam em 1 a 3 segundos o tempo de enchimento capilar normal.

Uma situação de hipovolemia grave, como o choque endotóxico fulminante, manifesta-se por uma sequência de sinais clínicos óbvios, que incluem pulso fraco e irregular e alterações na cor das mucosas (vermelho-brilhante na fase vasodilatadora do choque séptico, progredindo para um aspecto "lamacento" cianótico na de vasoconstrição). O tempo de enchimento capilar supera os 3 segundos e as extremidades estão frias. Embora esses sinais não forneçam uma estimativa quantitativa do déficit de volume, indicam a necessidade urgente de infusão rápida de líquidos intravenosos. A quantidade de líquidos baseia-se mais na resposta do paciente à terapia que em quaisquer cálculos prévios.

É possível estimar o déficit aproximado de volume a partir dos sinais clínicos (Quadro 2.12). Em um estado de desidratação leve, considera-se o déficit de volume de 4 a 6% do peso corporal. Caso se observem sinais de desidratação grave, considera-se em geral um déficit de

**Quadro 2.12** Avaliação dos graus de desidratação clínica

| | Leve | Moderada | Grave* |
| --- | --- | --- | --- |
| Pele | Elasticidade | Elasticidade diminuída | Sem elasticidade |
| Olhos | Pele afundada, brilhante | Ligeiramente afundada, mais maciça que o normal | Profundamente afundada, córnea seca |
| Boca | Úmida, quente | Pegajosa ou seca | Seca, fria, cianótica |
| Redução estimada do peso corporal (%) | 4 a 6% | 8% | 10% |
| Déficit de líquido (animal de 450 kg) | 18 a 27 L | 36 L | 45 L |

*Os sinais clínicos são mais dramáticos no choque hipovolêmico agudo.

líquido de pelo menos 10% do peso corporal. Isso significa que, em uma vaca com 450 kg, há um déficit de volume de 45 L.

Pode-se obter uma estimativa laboratorial simples do grau de hipovolemia pela medida simultânea do hematócrito e da proteína plasmática total (PPT). O uso do hematócrito tem recebido críticas por causa de sua ampla variação normal (no equino, ele varia de 32 a 52%) e sua tendência a sofrer alterações associadas a contração esplênica e hemorragia, confundindo as tentativas de se estimar o volume intravascular. Todavia, quando se considera o hematócrito em conjunto com a PPT, é um recurso valioso. A variação normal dos valores da PPT é mais limitada. Em certas condições, como na peritonite, pode ocorrer perda de proteína e é preciso avaliar de novo o hematócrito e a PPT de forma simultânea e seriada.

O uso das estimativas do hematócrito e da PPT é particularmente válido para ajudar na monitoração durante a reposição de volume. Se a PPT permanecer em um nível normal enquanto o hematócrito diminui, ou a PPT e o hematócrito caírem ao mesmo tempo, em geral isso significa que a reposição de volume está sendo satisfatória. Um aumento contínuo no hematócrito e na PPT, apesar de terapia hídrica intensiva, é mau sinal, significando queda contínua no volume intravascular, associada a compartimentalização periférica persistente de líquido. Uma queda na PPT acompanhada por aumento no hematócrito em geral significa que o volume intravascular não está aumentando e está havendo perda de proteína do sistema vascular.

É admissível que os parâmetros citados de fato forneçam uma estimativa da hidratação intravascular e a perda aguda dos compartimentos intersticiais ou intracelulares possa não ser reconhecida inicialmente. Entretanto, ocorre o equilíbrio entre os compartimentos e, com a monitoração sequencial, a maioria das desvantagens do uso do hematócrito e da PPT é eliminada.

Outros testes laboratoriais considerados vantajosos na avaliação de déficits de líquido incluem a estimativa do sódio sérico, da osmolaridade plasmática e da creatinina sérica.[12,18,20] A estimativa do sódio sérico ajuda a caracterizar a natureza do líquido perdido, mas na maioria das situações clínicas o clínico pode definir se o líquido perdido é hipotônico, isotônico ou hipertônico com base no problema clínico. Além disso, em geral o clínico não tem acesso imediato à estimativa do sódio sérico. Um método acurado de avaliar déficits de volume é a estimativa da osmolaridade plasmática.[14] Infelizmente, nem todas as instituições clínicas dispõem de recursos para tal avaliação de forma rotineira. As concentrações séricas de creatinina e ureia estão bastante elevadas em pacientes com desidratação aguda e podem ser usadas para avaliar a magnitude da reposição de líquido necessária.

Os métodos práticos disponíveis para avaliar déficits de volume no paciente cirúrgico incluem as avaliações clínicas do cirurgião e o conhecimento da patologia da doença, a estimativa do hematócrito e da PPT, e, provavelmente, o mais importante, a avaliação seriada da resposta à terapia de reposição tanto pelo exame clínico como pela estimativa do hematócrito e da PPT.

## Diagnóstico de Desequilíbrio Acidobásico

A fisiologia acidobásica é complexa e, em consequência, as discussões da causa, do diagnóstico e do tratamento do desequilíbrio acidobásico costumam ser confusas. A seguir, fazemos um resumo simplificado (e um auxílio prático) da identificação de desequilíbrio acidobásico. Embora a acurácia possa ficar um pouco comprometida em decorrência da simplificação, tem pouco significado para o animal.

As anormalidades acidobásicas podem ser confirmadas com base nos sinais clínicos, perfis bioquímicos séricos ou gasometrias arteriais. O advento de analisadores portáteis para este exame aumentou sua viabilidade no campo e permite estimativas rápidas e fáceis do pH, da $P_{CO_2}$ e da $P_{O_2}$. Um método alternativo é medir o dióxido de carbono total com um aparelho Harleco $CO_2$.[12]

O pH representa o efeito líquido das influências dos mecanismos respiratório e metabólico. A magnitude do componente respiratório é identificada pela $P_{CO_2}$. Uma $P_{CO_2}$ maior do que 45 mm Hg em geral indica acidose respiratória, enquanto uma $P_{CO_2}$ menor do que 35 mm Hg indica alcalose respiratória. A magnitude do componente metabólico é identificada pela concentração de bicarbonato ($HCO_3^-$) ou pelo déficit/excesso de base.[15]

A concentração de bicarbonato pode ser enganosa como uma estimativa quantitativa do componente metabólico, porque uma alteração primária na concentração de dióxido de carbono causa diretamente uma alteração na concentração de bicarbonato. Além disso, devido à presença de outros sistemas de tampão, o sistema bicarbonato não é responsável por todo o tamponamento de determinada carga de ácido ou base. O déficit/excesso de base é uma medida mais acurada das alterações quantitativas no componente metabólico. Define-se déficit/excesso de base como o ácido ou base titulável, respectivamente, quando se titula um pH de 7,4 em condições consideradas padrão de $P_{CO_2}$ (40 mm Hg) e temperatura (38°C) e saturação completa de hemoglobina.[18] Estima-se o déficit/excesso de base alinhando os valores medidos de pH e $P_{CO_2}$ em um nomograma ou por computação direta em um aparelho de gasometria. Um déficit de base inferior a −4 mEq/L indica acidose metabólica, enquanto um excesso de base maior do que +4 mEq/L indica alcalose metabólica.[15]

Apesar das deficiências teóricas do uso dos níveis de bicarbonato como medida do componente metabólico, a diferença é negligenciável na maioria das situações clínicas na prática. Quando a $P_{CO_2}$ está dentro dos limites normais, o déficit de bicarbonato ($HCO_3^-$ real – $HCO_3^-$ normal) aproxima-se do déficit de base. Na prática clínica, é comum pressupor que esses dois valores sejam os mesmos. Se tal aproximação for aceita, o bicarbonato pode ser lido fora do nomograma da mesma forma como o déficit de base.

Para identificar um desequilíbrio acidobásico de origem respiratória, são necessárias amostras de sangue arterial. Na maioria dos pacientes pré e pós-cirúrgicos, quaisquer problemas acidobásicos têm um componente primário metabólico, e em geral não é necessário obter amostras arteriais. Em grandes animais, a maioria dos desequilíbrios acidobásicos de origem primária respiratória ocorre durante a anestesia, quando pode ser conveniente obter amostras de sangue arterial. O tratamento da acidose respiratória envolve a ventilação apropriada. A alcalose respiratória costuma ser iatrogênica ou compensatória.

Para avaliar um desequilíbrio acidobásico de origem metabólica, são satisfatórias amostras de sangue venoso. Os valores normais dos gases sanguíneos venosos estão relacionados no Quadro 2.13. A acidose metabólica grave é tratada com infusão de bicarbonato de sódio. Segue-se um exemplo do cálculo da quantidade de bicarbonato necessária usando-se dados da gasometria de um paciente com acidose metabólica grave.

| | |
|---|---|
| pH | 7,113 |
| $P_{CO_2}$ | 43,8 mm Hg |
| $HCO_3^-$ | 11,9 mEq/L |
| $T_{CO_2}$ | 12,9 mEq/L |
| Déficit de base | 13,6 mEq/L |

Usando-se o déficit de base, calcula-se o déficit de bicarbonato do paciente pela seguinte equação:

$$\frac{\text{Déficit de base} \times \text{peso corporal (kg)} \times 0,3}{\text{Peso equivalente de } HCO_3^-}$$
$$= \frac{13,6 \times 405 \times 0,3}{12}$$
$$= 153 \,\text{g de bicarbonato}$$

O déficit de bicarbonato também pode ser calculado a partir do nível de bicarbonato pela fórmula:

$$\frac{\left(\begin{array}{ccc}\text{Nível de} & & \text{nível} \\ \text{bicarbonato} & - & \text{normal de} \\ \text{medido} & & \text{bicarbonato}\end{array}\right) \times PC \times 0,3}{12}$$
$$= \frac{(11,9 - 25) \times 450 \times 0,3}{12}$$
$$= \frac{13,1 \times 450 \times 0,3}{12}$$
$$= 147 \,\text{g de bicarbonato}$$

Este exemplo demonstra a aproximação geral entre usar o déficit de base e os níveis de bicarbonato.

O fator 0,3 é uma aproximação do volume de distribuição do bicarbonato, responsável pela maior parte do compartimento de líquido extracelular. Alguns têm usado fatores mais altos (até 0,6, que se aproxima do volume de distribuição da água corporal total), mas tais fatores não são recomendados por causa do longo tempo necessário para o equilíbrio completo com o espaço intracelular e a possível administração excessiva de bicarbonato. Isso é discutido na seção sobre o tratamento dos desequilíbrios hídricos.

Caso não se disponha de um aparelho de gasometria, a estimativa do dióxido de carbono total determinada pelo aparelho Harleco $CO_2$ é uma alternativa viável e dá uma medida confiável do excesso ou déficit de

**Quadro 2.13** Valores normais usados na avaliação do equilíbrio hídrico em grandes animais

| | Equinos | Bovinos | Ovinos | Suínos |
|---|---|---|---|---|
| Hematócrito (%) | 32-52 | 24-46 | 24-50 | 32-50 |
| Proteína total (g/dl) | 6-8 | 6-8 | 6-7,5 | 6-7 |
| *Eletrólitos* | | | | |
| Sódio (mEq/L) | 128-140 | 130-147 | 139-150 | 135-150 |
| Potássio (mEq/L) | 2,8-4,3 | 4,3-5 | 3,9-5,4 | 4,4-6,7 |
| Cloreto (mEq/L) | 99-109 | 97-111 | 95-103 | 94-106 |
| *Gases sanguíneos (venosos)* | | | | |
| pH | 7,32-7,44 | 7,31-7,53 | 7,32-7,53 | |
| $P_{CO_2}$ (mm Hg) | 38-46 | 35-44 | 36-40 | |
| $HCO_3$ (mEq/L) | 24-27 | 25-35 | 20-25 | 18-27 |
| $T_{CO_2}$ (mM/L) | 24-32 | 21,2-32,2 | 21-28 | |

bicarbonato.[12] O acréscimo de ácido ao soro ou plasma resulta na liberação de dióxido de carbono livre, que é quase completamente bicarbonato na origem:

$$CO_2 \text{ total} = CO_2 \text{ dissolvido } (P_{CO_2} \times 0,03) + HCO_3^- \text{ e}$$

$$\frac{HCO_3^-}{CO_2} = \frac{20}{1}$$

Portanto, pode-se fazer uma estimativa do bicarbonato pela seguinte fórmula:

$$HCO_3^- = TCO_2 - CO_2 \text{ dissolvido} = TCO_2 - 1,2 \text{ mEq/L}$$

Esse método é uma forma conveniente e econômica para o profissional planejar e monitorar a terapia para acidose metabólica e evitar a correção excessiva ou insuficiente do déficit de base.

Embora a situação da acidose metabólica tenha sido usada para demonstrar o cálculo de desequilíbrios, os casos clínicos de alcalose metabólica são identificados de maneira semelhante. Calcula-se o excesso de bicarbonato a partir do excesso de base ou dos níveis de bicarbonato usando a mesma fórmula. Se for necessário tratamento específico, administra-se solução salina fisiológica e monitora-se o estado acidobásico até que ele volte ao normal.

A gasometria sanguínea não nos capacita a detectar a presença ou a severidade da acidose metabólica em equinos com terapia alcalinizante prévia ou distúrbios acidobásicos mistos. Esses casos podem ser detectados por meio da concentração sérica ou plasmática de íons não medidos. Pode-se usar o cálculo do hiato aniônico ou o simplificado do hiato aniônico forte:

$$\text{Hiato aniônico} = Na^+ - (Cl^- + HCO_3^-)$$

$$\text{Hiato aniônico forte} = \frac{2,24 \times \text{Proteína Total (g/dl)}}{1 + 10^{(6,65 - pH)}} - \text{Hiato aniônico}$$

O hiato aniônico é a medida da diferença entre a concentração de ânions e cátions não medidos no soro. O hiato aniônico forte mede a diferença apenas entre os ânions e cátions fortes não medidos.[7] Em equinos com níveis séricos normais de proteínas, o hiato aniônico proporciona uma estimativa acurada das concentrações de íons fortes não medidos. Ocorre um hiato aniônico alto (> 24 mmol/L) quando a concentração dos ânions não medidos no plasma (i. e., lactato) está elevada e reflete acidose láctica. Entretanto, nos casos de alcalose metabólica, níveis elevados de proteína sérica podem mascarar a detecção de ânions não medidos. Nesses casos, deve-se usar o cálculo do hiato aniônico forte simplificado, que fornecerá o cálculo mais acurado em equinos de diversas idades e concentrações variáveis de albumina, globulina e fosfato.[7]

Pode ocorrer um hiato aniônico aumentado, mesmo na presença de uma gasometria normal, por exemplo, em um equino com acidose L-láctica que tenha recebido bicarbonato de sódio ou num distúrbio acidobásico misto, como no caso de um equino com enterite anterior e acidose metabólica decorrente de acidose L-láctica e alcalose metabólica devida a refluxo gástrico.[13]

## Diagnóstico de Anormalidades Eletrolíticas

Os eletrólitos mais preocupantes no tratamento com líquidos de pacientes cirúrgicos são os íons sódio, potássio e cloreto. Os níveis desses eletrólitos não são avaliados rotineiramente em cada paciente cuja necessidade de terapia hídrica é esperada. Contudo, em situações específicas, a avaliação do estado desses eletrólitos é importante. O íon sódio é um eletrólito importante e sua concentração está intimamente associada ao teor de líquido no corpo. O sódio e a água são perdidos juntos (uma perda isotônica) em pacientes cirúrgicos, com o íon sódio sendo um componente rotineiro na reposição de líquido; portanto, anormalidades específicas do sódio não são preocupações comuns, a menos que haja perda ou ganho específico de sódio. A hipernatremia pode tornar-se um problema clínico no paciente que tenha recebido terapia hídrica intensiva em que o acréscimo de bicarbonato de sódio à solução eletrolítica balanceada tenha causado administração excessiva do íon sódio. Tal situação deve ser monitorada nesses pacientes.

Pode ocorrer um estado hipercalêmico durante a acidose metabólica por causa da redistribuição do potássio corporal. O potássio intracelular move-se para fora das células no líquido extracelular à medida que o excesso de íons hidrogênio move-se para dentro das células. Em geral, a hipercalemia não é um problema clínico no animal não anestesiado, exceto quando o limiar renal é ultrapassado e há perda de potássio do corpo, resultando em um estado de hipocalemia quando a acidose for corrigida. Por essa razão, os níveis de potássio devem ser avaliados assim que a acidose tiver sido corrigida e o equilíbrio dos íons potássio e hidrogênio intra e extracelular tiverem retornado aos níveis normais. Níveis séricos de potássio abaixo de 3 mEq/L no equino são indicativos de hipocalemia significativa.[4] Déficits graves de potássio também ocorrem em equinos com diarreia. Assim, a hipocalemia pode ser um problema clínico antes da cirurgia em um paciente com tal antecedente.

O cálculo do déficit corporal total de potássio é difícil porque o volume real de distribuição do íon é incerto. Por conveniência, usa-se um volume de distribuição arbitrário de 40% do peso corporal. Em um equino de 450 kg, por exemplo, o "espaço" do potássio pode ser considerado $450 \times 0,4 = 180$ L. Se um paciente tem um nível de potássio de 2 mEq/L, considera-se que tem uma deficiência de $180 \times (4 - 2) = 360$ mEq (o nível normal de potássio é de 4 mEq/L). O peso equivalente do potássio é de 14. Portanto, o paciente tem uma deficiência de 360/14 = 26 g de potássio. Caso se detecte hiponatremia, usa-se um fator de 0,3 para o espaço do sódio.

Quedas nos níveis de cloreto são observadas em bovinos com torção do abomaso. Observou-se uma correlação significativa entre o resultado pós-cirúrgico e a concentração sérica de cloreto pré-cirúrgica.[19] As concentrações séricas de sódio e potássio também diminuem, porém de forma menos dramática.

## Terapia Hídrica no Paciente Anestesiado Submetido a Cirurgia Eletiva

Em geral, há quatro princípios essenciais da terapia hídrica: a reposição dos déficits existentes, a satisfação das necessidades de manutenção, a reposição das perdas adicionais esperadas e a monitoração da resposta do paciente à terapia. O paciente cirúrgico de rotina não tem déficit no momento da indução anestésica, mas deve-se administrar líquido durante a anestesia por causa das necessidades de manutenção esperadas e alterações metabólicas durante a anestesia.

Deve-se administrar uma solução poli-iônica isotônica com efeito alcalinizante durante a anestesia. A solução de lactato de Ringer, por exemplo, é apropriada com essa finalidade (Quadro 2.14). No paciente sem comprometimento, o metabolismo hepático do lactato produz um equivalente de bicarbonato; o acetato e o gluconato no Normosol-R são metabolizados pelo músculo para produzir um equivalente de bicarbonato. Uma reposição extracelular de líquido feita no Veterinary Teaching Hospital (Hospital-Escola Veterinário) da Colorado State University contém íons sódio, potássio, cloreto e acetato como precursor de bicarbonato (composição no Quadro 2.14). O acetato, mais que o lactato, é usado principalmente por conveniência, porque está disponível em pó.

Líquidos devem ser administrados sempre por via intravenosa com cateter permanente ou agulhas de pelo menos 5 cm de comprimento e bem inseridas na veia. Caso sejam usados cateteres intravenosos, uma preparação asséptica deve ser feita antes da inserção e toda precaução tomada para evitar flebite. Uma taxa de administração de 4,4 a 6,6 ml/kg/h é suficiente para manter a hidratação do paciente em casos eletivos,[17] mas ele deve ser monitorado continuamente para se garantir que tal terapia de manutenção é adequada.

Se o paciente apresentar comprometimento durante a cirurgia, deve-se modificar imediatamente o esquema de terapia hídrica para satisfazer quaisquer necessidades específicas.

## Terapia Hídrica no Paciente Comprometido, de Acordo com as Necessidades

A terapia hídrica no paciente comprometido deve ser voltada especificamente para os déficits de líquido, desequilíbrios acidobásicos e alterações eletrolíticas. Ao mesmo tempo, é necessária monitoração intensiva para assegurar que a terapia esteja sendo satisfatória e detectar necessidades em desenvolvimento.

Em geral, a reposição de volume é a necessidade mais importante e urgente quando o paciente for um grande animal comprometido. Faz-se a reposição de líquidos poli-iônicos do tipo alcalinizantes, exceto no caso de alcalose metabólica. Como a taxa de administração varia de acordo com o estado do animal, fórmulas prontas têm pouco valor no paciente comprometido. Em geral os líquidos são administrados rapidamente, e a taxa de administração é determinada pelas alterações nos sinais clínicos, no hematócrito e na PPT. A reposição rápida de volume é particularmente urgente nos pacientes em choque, para manter o volume sanguíneo circulante. Sequelas inesperadas da reposição excessiva de volume são raras, a menos que o animal esteja em decúbito ou tenha uma PPT baixa ou insuficiência renal. O erro habitual na reposição volumétrica em grandes animais é a administração de um volume inadequado de líquidos ou sua lenta administração.

**Quadro 2.14** Composição dos líquidos intravenosos (mEq/L)

| Soluções poli-iônicas para reposição | Na$^+$ | K$^+$ | Ca$^{++}$ | Mg$^{++}$ | Cl$^-$ | Precursor de bicarbonato |
|---|---|---|---|---|---|---|
| Solução de Ringer | 147,5 | 4 | 4,5 | | 156 | |
| Solução de lactato de Ringer | 130 | 4 | 3 | | 109 | 28 (lactato) |
| Normosol-R | 140 | 5 | | 3 | 98 | 50 (acetato, gluconato) |
| Polysol | 140 | 10 | 5 | 3 | 103 | 55 (acetato) |
| Reposição de líquido extracelular | 140 | 5 | | | 115 | 30 (acetato) |
| Solução salina fisiológica | 154 | | | | 154 | |
| Bicarbonato a 5% | 600 | | | | | 600 |
| Solução de lactato de Ringer + 5 g/L de NaHCO$_3$ | 190 | 4 | 3 | | 109 | 87 |

Ao monitorar a reposição maciça de líquido, uma queda contínua na PPT sem evidência de que o déficit de volume está sendo reposto indica perda vital de proteína. Uma PPT inferior a 4 g/dl constitui indicação para administração de plasma. Expansores plasmáticos como as preparações de dextrano são usados rotineiramente; eles são onerosos e há relatos de reações adversas.

O tratamento específico da acidose metabólica não é tão intensivo. No passado, qualquer déficit de base era tratado imediatamente com bicarbonato de sódio (geralmente na forma de bolo, com prioridade sobre a reposição de volume) e quase sempre se considerava melhor dar muito mais do que muito pouco. Com base em informação mais recente, tal prática exige modificações por várias razões. A primeira é que a acidose metabólica no grande animal paciente cirúrgico em geral ocorre secundariamente a hipovolemia e perfusão periférica inadequada. A retificação dos problemas primários costuma corrigir qualquer acidose que acompanha (pelo menos a acidose discreta) e torna desnecessária a administração de bicarbonato de sódio. Além disso, à medida que o volume e a perfusão tecidual são restabelecidos, o acetato, o gluconato ou o lactato nos líquidos poli-iônicos pode agir como fonte de bicarbonato (Quadro 2.14).

As opiniões sobre o valor do lactato na solução de Ringer como fonte de bicarbonato no paciente comprometido variam. A conversão do lactato em bicarbonato requer boa função hepática e perfusão adequada para fornecer oxigênio; em consequência, não se pode esperar que haja o fornecimento imediato de bicarbonato pelo lactato no paciente em choque. À medida que a perfusão é restabelecida, a administração exógena de lactato não se acumula, mas age como fonte de bicarbonato. Além disso, o fígado ainda pode metabolizar o lactato quando o fluxo sanguíneo para o órgão é de 20% do normal e a saturação de oxigênio de 50%.[11] A outra crítica quanto à administração de soluções de lactato no tratamento de pacientes em choque é a de que na verdade tais pacientes já apresentam acidose láctica. Embora o lactato não seja convertido em bicarbonato nesses pacientes enquanto eles estão em choque, não há evidência de que sua presença cause qualquer dano. O lactato exógeno, dado na solução de lactato de Ringer, não aumenta os níveis sanguíneos de lactato em pacientes normais ou em choque.[3] Além disso, estudos em humanos mostraram que a administração de solução de lactato de Ringer a pacientes em choque hemorrágico não exacerba a acidose láctica que ocorre secundária à hipoperfusão.[8] No entanto, tal solução pode estar contraindicada em animais com septicemia grave, endotoxemia ou distúrbios hepáticos, porque a capacidade hepática de captar e metabolizar o lactato pode estar comprometida nesses animais.[8]

Nos pacientes mais severamente comprometidos em que não se pode contar com a conversão dos precursores de bicarbonato em bicarbonato, a administração específica de bicarbonato é apropriada. O bicarbonato está indicado para tratar casos de acidose metabólica causados por hiponatremia ou hipocloremia.[8] Seu uso no tratamento da acidose láctica ainda é polêmico. A suplementação com bicarbonato certamente está indicada quando o déficit de base é de 10 mEq/L ou maior. A quantidade administrada baseia-se no cálculo do déficit, como já descrevemos. É importante evitar a administração excessiva. No passado, considerava-se o bicarbonato um fármaco benigno porque seu excesso poderia ser excretado pelos rins ou convertido em dióxido de carbono e eliminado pelos pulmões.[5] Entretanto, foram sugeridos vários riscos potenciais: hipernatremia acarretando hiperosmolaridade; alcalose iatrogênica, que poderia interferir na função neuromuscular; e acidose paradoxal do líquido cerebroespinhal (LCE).[5] A última condição foi detectada em cães e humanos.[1,2] O problema é mais bem demonstrado pela equação:

$$HCO_3^- + H^+ \rightleftharpoons H_2CO_3 \rightleftharpoons H_2O + CO_2$$

A administração excessiva de bicarbonato de sódio leva essa reação para a direita, o que resulta em aumento do dióxido de carbono, o qual poderia se difundir através da barreira hematoencefálica na preferência por bicarbonato. O aumento de dióxido de carbono no LCE poderia causar a mesma reação para a esquerda, aumentando o hidrogênio no LCE e portanto desencadeando acidose. Contudo, o significado disso em grandes animais ainda não foi consubstanciado.

Pode-se acrescentar bicarbonato suplementar à solução poli-iônica de reposição (se ela não contiver cálcio) ou administrá-lo separadamente. Se for necessária terapia prolongada com bicarbonato, pode ser melhor dar bicarbonato de sódio em solução isotônica com água estéril ou substituir a solução de glicose a 5% por algum líquido que contenha sódio, para minimizar o desenvolvimento de hipernatremia.

Se um paciente tem alcalose metabólica (tipicamente uma vaca com distúrbio do abomaso), administra-se solução fisiológica, que irá repor o volume perdido e restaurar os níveis depletados de cloreto, que são a causa da alcalose. Ao mesmo tempo, a correção cirúrgica do problema no abomaso com a cessação do sequestro de cloreto é uma parte igualmente importante da terapia. No homem, o uso de cloreto de sódio não é satisfatório no tratamento de casos graves de alcalose metabólica.[22] Se a função renal estiver diminuída, a hipernatremia torna-se um problema; ácido clorídrico diluído, administrado até corrigir o excesso de base, melhora essa condição.[22] Tal tratamento pode ser apropriado em casos graves.

No paciente com déficit reconhecido de potássio, pode-se acrescentar potássio aos líquidos intravenosos na taxa de 10 mEq/L,[20] com um máximo total de menos de 100 mEq.[10] Taxas maiores (20 a 25 mEq/L) são usadas em cães e humanos, mas recomenda-se cautela ao tratar equinos. É possível corrigir os níveis de potássio acrescentando-se 0,75 g de cloreto de potássio por litro de líquido. A administração intravenosa desse potássio adicional é segura em equinos com função renal adequada. Na maioria dos casos, a hipocalemia é reconhecida quando a condição do animal se estabiliza após uma crise acidótica hipovolêmica. Na maioria desses casos, a reposição de potássio pode ser conseguida de maneira satisfatória com a administração de 30 g de cloreto de potássio por meio de sonda gástrica e repetida, se necessário. O tratamento de outros desequilíbrios eletrolíticos importantes, hipocloremia e hipernatremia, já foi discutido.

A melhor indicação para qualquer protocolo de terapia hídrica é a resposta clínica do animal ao tratamento. Tais observações devem ser acompanhadas por estimativas rotineiras do hematócrito e da PPT, do equilíbrio acidobásico (gasometria sanguínea ou dióxido de carbono total) e avaliação adequada dos eletrólitos. O estado hídrico do animal é dinâmico, e o intervalo entre a medida desses parâmetros depende do caso clínico em questão. Ante a acentuada variabilidade entre os casos e a necessidade de monitoração contínua, evitamos mencionar as doses a serem administradas.

## Administração de Líquidos no Paciente Comprometido sem Dados Preliminares

Em certas situações de campo, o profissional precisa iniciar a terapia hídrica quando os dados preliminares são aqueles observados ao exame clínico. Tal prática é apropriada, mas certas diretrizes precisam ser seguidas. Se a terapia de reposição de volume for prolongada, devem-se medir o hematócrito e a PPT tão logo seja possível. Em equino e caso não se disponha de dados a respeito do estado acidobásico, podem-se administrar 50 a 100 g de bicarbonato de forma empírica com outros líquidos. Todavia, essa administração empírica não é recomendada em equinos anestesiados, porque a administração de bicarbonato aumenta a produção de dióxido de carbono no equino geralmente hipoventilado. Condições cirúrgicas em bovinos quase sempre resultam em alcalose metabólica. Em geral só se observa acidose metabólica em bovinos adultos quando em fase terminal de doenças e a circulação não pode mais ser mantida. Portanto, em bovinos, deve-se usar solução salina ou lactato de Ringer quando não houver informação a respeito do estado acidobásico. Os níveis de eletrólitos devem ser determinados antes de se tratar distúrbios eletrolíticos específicos.

Ao fazer a reposição de volume com base apenas no exame clínico, é preciso ter ideia do volume de líquido necessário. Em geral são administrados 12 a 20 L de líquido por hora a equinos em choque. Quando ocorre

micção frequente ou excessiva, deve-se diminuir a taxa de infusão. Após a administração inicial rápida de líquidos, a taxa de fluxo habitual recomendada é de 3 a 5 L/h.[4] Um equino de 450 kg precisa de 27 L de água por dia apenas para manutenção.[10]

## Referências

1. Berenyi, K.J., Wolk, M., and Killip, T.: Cerebrospinal fluid acidosis complicating therapy of experimental cardiopulmonary arrest. Circulation, *52:*319, 1975.
2. Bishop, R.L., and Weisfeldt, M.L.: Sodium bicarbonate administration during cardiac arrest. J. Am. Med. Assoc., *235:*506, 1976.
3. Brasmer, T.H.: Fluid therapy in shock. J. Am. Vet. Med. Assoc., *174:*475, 1979.
4. Carlson, G.P.: Fluid therapy in horses with acute diarrhea. Vet. Clin. North Am. (Large Anim. Pract.), *3:*313, 1979.
5. Coffman, J.: Acid:base balance. VM/SAC, *75:*489, 1980.
6. Constable, P.D.: Clinical assessment of acid-base status: comparison of the Henderson-Hasselbalch and strong ion approaches. Vet. Clin. Path., *29:*115–126, 2000.
7. Constable, P.D., Hinchcliff, K.W., and Muir, W.W. III.: Comparison of anion gap and strong ion gap as predictors of unmeasured strong ion concentration in plasma and serum from horses. Am. J. Vet. Res., *59:*881–887, 1998.
8. Corely, K.T.T.: Fluid therapy. *In* Equine Clinical Pharmacology. Edited by J.J. Bertone, L.J.I. Horspool. New York, W.B. Saunders, 2004, pp. 327–364.
9. Corley, K.T.T., and Marr, C.M.: Pathophysiology, assessment and treatment of acid-base disturbances in the horse. Eq. Vet. Educ., *10:*255–265, 1998.
10. Donawick, W.J.: Metabolic management of the horse with acute abdominal crisis. J. S. Afr. Vet. Assoc., *46:*107, 1975.
11. Garner, H.E., et al.: Postoperative care of equine abdominal crises. Vet. Anesth., *4:*40, 1977.
12. Gentry, P.A., and Black, W.D.: Evaluation of Harleco $CO_2$ apparatus: comparison with the Van Slyke method. J. Am. Vet. Med. Assoc., *167:*156, 1975.
13. Gossett, K.A., French, D.D., and Cleghorn, B.: Laboratory evaluation of metabolic acidosis. *In* Proceedings of the Second Equine Colic Research Symposium. Athens, GA, University of Georgia, 1986, p. 161.
14. Green, R.A.: Perspectives in clinical osmometry. Vet. Clin. North Am. (Small Anim. Pract.), *8:*287, 1978.
15. Haskins, S.C.: An overview of acid-base physiology. J. Am. Vet. Med. Assoc., *170:*423, 1977.
16. Kohn, C.W.: Preoperative management of the equine patient with an abdominal crisis. Vet. Clin. North Am. (Large Anim. Pract.) *1:*289, 1979.
17. Reibold, T.W., Goble, D.O., and Geiser, D.R.: Principles and Techniques of Large-Animal Anesthesia. East Lansing, Mich. State Univ. Press, 1978.
18. Siggaard-Anderson, O.: Blood acid-base alignment nomogram: scales for pH, $pCO_2$, base excess of whole blood of different hemoglobin concentrations, plasma bicarbonate,

and plasma total $CO_2$. Scand. J. Clin. Lab. Invest., *15:*211, 1963.

19. Smith, D.F.: Right-side torsion of the abomasum in dairy cows: classification of severity and evaluation of outcome. J. Am. Vet. Med. Assoc., *173:*108, 1978.

20. Waterman, A.: A review of the diagnosis and treatment of fluid and electrolyte disorders in the horse. Equine Vet. J., *9:*43, 1977.

21. Whitehair, K.J., Haskins, S.C., Whitehair, J.G., and Pascoe, P.J.: Clinical applications of quantitative acid-base chemistry. J. Vet. Intern. Med., *9:*1–11, 1995.

22. Williams, D.B., and Lyons, J.H.: Treatment of severe metabolic alkalosis with intravenous infusion of hydrochloric acid. Surg. Gynecol. Obstet., *150:*315, 1980.

23. Johnson, P.J.: Electrolyte and acid-base disturbances in the horse. Vet. Clin. Eq., *11:*491–513, 1995.

# Capítulo 3

# INSTRUMENTAL CIRÚRGICO

## Objetivos

1. Familiarizar o cirurgião inexperiente com alguns instrumentos gerais usados comumente na prática cirúrgica veterinária.
2. Servir como referência para a instrumentação usada nas várias técnicas discutidas neste capítulo.

## Uso do Instrumental Cirúrgico

O aspecto mais importante da instrumentação é saber qual instrumento usar e em qual momento, o que é indispensável para uma boa técnica cirúrgica, pois assegura que o procedimento cirúrgico em questão seja executado com traumatismo mínimo aos tecidos, no menor tempo possível e, por fim, resulte em menos dano para o paciente. Aprender a respeito dessa grande variedade de instrumentos ajuda a saber manipulá-los e usá-los em situações como o trabalho em laboratório e sessões práticas sempre que possível.

## Bisturi

Usa-se o bisturi para seccionar tecidos com dano mínimo às estruturas adjacentes. Atualmente, há uma variedade de configurações de lâminas de bisturi, cada uma designada para uma finalidade específica. As lâminas são descartáveis, o que dispensa a necessidade de afiá-las. Os bisturis manuais vêm em diversos tamanhos, com os de números 3 e 4 em geral sendo adequados para a maioria dos procedimentos cirúrgicos em grandes animais. Para trabalhar em cavidades profundas, como no reparo de fístula retovaginal e operações em compartimentos urinários, são necessários bisturis de cabo longo.

O bisturi tem de ser seguro sob controle completo da mão, entre o polegar e o terceiro e o quarto dedo, com o indicador sobre sua parte de trás. Para cortar, faz-se um movimento suave mais com a parte curva da lâmina, ou *ventre*, que com sua ponta. A pressão aplicada varia, mas o objetivo é conseguir uma incisão cutânea firme, única e plena com um único movimento da lâmina do bisturi. A pele do flanco de bovinos, por exemplo, é grossa, e o cirurgião neófito em geral não faz pressão suficiente ao incisar essa área; já a pele da área inguinal do equino é fina, de modo que basta um golpe leve sobre os tecidos com o meio da lâmina para cortá-la.

A Fig. 3.1*A* mostra lâminas de bisturi de números 10, 20, 21 e 22. O cabo deve estar em um ângulo de 30 a 40° com a superfície a ser incisada. A Fig. 3.1*B* mostra a forma de segurar um bisturi como se fosse uma caneta, com lâminas 10, 20, 21 e 22. Quando são necessárias incisões mais precisas, segura-se o bisturi com lâminas 11 e 15 na forma mostrada na Fig. 3.2*A*. A Fig. 3.2*B* mostra o uso incorreto de uma lâmina nº 15. A lâmina de bisturi (nº 12) tem a forma de um gancho e é usada para lancetar abscessos. A lâmina com extremidade em forma de baioneta (nº 11) também pode ser usada para lancetar abscessos e cortar ligamentos.

Quando a lâmina do bisturi perde sua capacidade cortante (fica "cega"), é retirada com cuidado usando-se um porta-agulha ou pinça hemostática (Fig. 3.3). A extremidade proximal da lâmina é então ligeiramente encurvada para ser desencaixada do cabo do bisturi. Em seguida empurra-se a lâmina sobre a extremidade de cabo do bisturi. Para substituí-la, usa-se o processo inverso. Embora a lâmina possa não servir mais para determinado procedimento cirúrgico, ainda estará afiada o suficiente para causar lesão séria caso não se tenha cuidado ao retirá-la do cabo do bisturi. A lâmina gasta deve ser descartada da maneira adequada.

Para retirar uma nova lâmina de sua embalagem, o ideal é que um instrumentador ou assistente segure e abra a embalagem, expondo a extremidade posterior da lâmina, que é então agarrada com outro instrumento, para se manter a técnica asséptica (Fig. 3.4). Vários tipos de lâminas e cabos de bisturi estão ilustrados mais adiante neste capítulo.

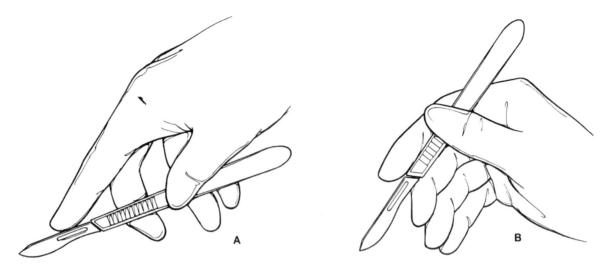

**Fig. 3.1** Uso das lâminas de números 10, 20, 21 e 22. A, Corte. B, Pegada como caneta.

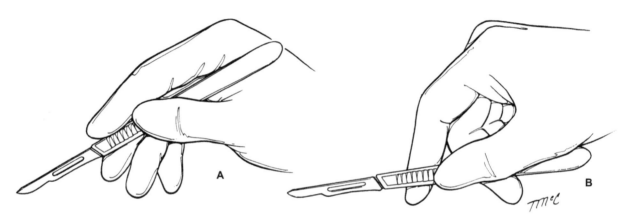

**Fig. 3.2** A, Pegada de caneta para lâminas de números 11 e 15. B, Uso incorreto da lâmina nº 15.

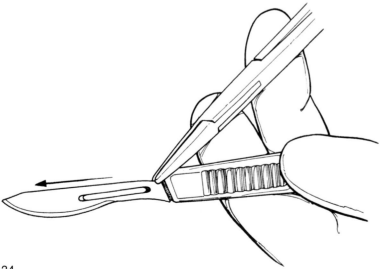

**Fig. 3.3** Retirada da lâmina usada de bisturi.

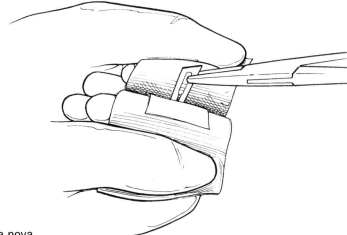

**Fig. 3.4** Técnica asséptica para manusear a lâmina nova.

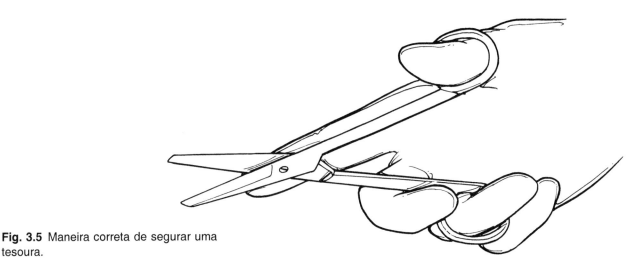

**Fig. 3.5** Maneira correta de segurar uma tesoura.

## Tesouras

Dispõe-se de uma variedade de tesouras, usadas para procedimentos como cortar tecidos ou dissecar entre planos teciduais. Em termos gerais, as tesouras usadas para tecidos são leves e feitas pensando-se na precisão. Elas precisam ser mantidas afiadas, ou esmagarão os tecidos em vez de cortá-los. Tesouras Mayo ou Metzenbaum são usadas para a maioria dos tecidos, estando disponíveis com lâminas curvas ou retas. As tesouras retas são usadas para se trabalhar perto da superfície da ferida, enquanto as curvas, para o trabalho em profundidade. As tesouras também são classificadas de acordo com a forma de suas pontas; por exemplo, pontiaguda/pontiaguda, pontiaguda/romba e romba/romba. Algumas tesouras destinam-se a cortar metal. Usa-se a parte apropriada ("calcanhar") de tais tesouras com essa finalidade. Vários tipos de tesouras estão ilustrados adiante neste capítulo.

Segura-se uma tesoura encaixando-se o polegar e o anular em seus anéis, firmando o indicador contra suas lâminas. É com o indicador que se controlam as pontas da tesoura. As tesouras têm de ser mantidas perto da última articulação do dedo, e os dedos não devem deslizar pelos anéis do cabo (Fig. 3.5). Usa-se a ponta da tesoura para cortar, mas ao nos depararmos com estruturas rijas usa-se a parte mais posterior da lâmina (o "calcanhar"). As tesouras não devem ser fechadas, a menos que o cirurgião possa ver as pontas das lâminas, do contrário estruturas vitais podem ser danificadas. Para dissecção romba, inserem-se as extremidades fechadas da tesoura no tecido, abrindo-as em seguida. As tesouras usadas para tecido não devem ser utilizadas para cortar material de sutura, para o que existem vários tipos apropriados de tesouras.

Tesouras para ataduras são parte essencial da instrumentação cirúrgica de grandes animais, em que é comum as áreas a tratar estarem envoltas em ataduras, podendo-se levar boa parte de um dia trocando as ataduras em membros de equinos. Algumas tesouras para ataduras têm as lâminas ligeiramente anguladas, com um pequeno *botão* na ponta da lâmina inferior para proteger as estruturas sob a atadura. Depois de usar tesouras de ataduras em feridas sujas ou contaminadas, elas terão de ser esterilizadas para se evitar a transferência de infecção para outra ferida ou outro paciente.

## Porta-agulha

Durante grande parte de uma operação, o cirurgião usa porta-agulha. O tipo de porta-agulha depende da preferência individual. Alguns, como o Olsen-Hegar ou o Gillies, têm tesoura para cortar sutura incorporada nas lâminas, facilitando o trabalho do cirurgião, que não precisa recorrer a tesouras para isso. Esse tipo de porta-agulha é útil na prática com grandes animais, em que é comum o cirurgião trabalhar sozinho. É preciso cuidado para evitar cortar a sutura acidentalmente durante o procedimento. A largura e o serrilhado das extremidades dos porta-agulhas variam muito.

Há duas maneiras diferentes de segurar um porta-agulha. A primeira é como se faz com tesouras, ou seja, com o polegar e o anular nos anéis do cabo (Fig. 3.6A). A outra opção é manter o instrumento na *palma* da mão, o que em geral proporciona mais controle da ponta do porta-agulha por parte do cirurgião. Os porta-agulhas servem para usar agulhas curvas, pois as retas são seguradas apenas com as mãos e em geral reservadas para pele e intestino. A agulha deve transpassar os tecidos montada no porta-agulha com um movimento em forma de arco, seguindo a curva da própria agulha. Em seguida retira-se o porta-agulha, para recolocá-lo na parte exteriorizada da agulha, que é então puxada do tecido. A agulha deve ser agarrada em sua parte mais espessa, não na ponta, para que não entorte ou quebre.

Alguns porta-agulhas, como o Mathieu, têm uma cremalheira no cabo que é liberada quando se aplica pressão adicional às molas do cabo. Isso poupa tempo, mas se os tecidos resistirem à passagem da agulha ela não pode ser agarrada com mais firmeza sem soltar-se. Vários tipos de porta-agulha estão ilustrados neste capítulo.

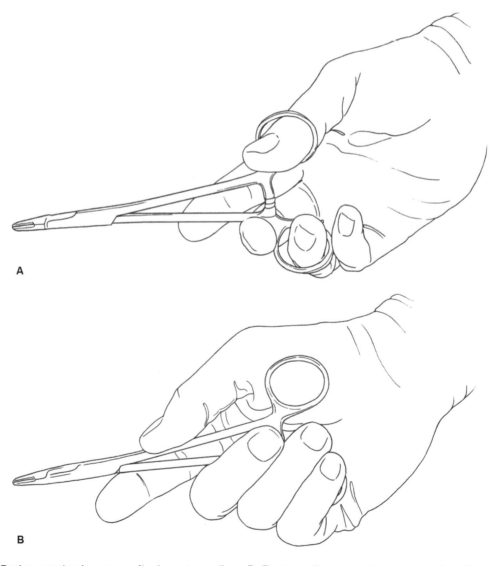

**Fig. 3.6** A, Dedos encaixados nos anéis do porta-agulhas. B, Porta-agulhas apoiado na palma da mão.

## Pinças de Tecido

Usadas para pegar e segurar tecidos. São mantidas entre o polegar e os dedos médio e indicador (Fig. 3.7). É comum o cirurgião inexperiente segurar incorretamente essa pinça, como um cabo de bisturi, em especial no final da operação, quando começa a ficar cansado. Em geral segura-se esse tipo de pinça com a mão esquerda, enquanto se usa a direita para segurar o bisturi ou o porta-agulha. O tipo com dente (pinça "dente-de-rato") prende o tecido e impede que o instrumento deslize. Alguns cirurgiões a consideram muito traumática para órgãos ocos ou vasos sanguíneos e só as utilizam na pele. Elas estão ilustradas adiante neste capítulo.

## Pinças Prendedoras

Existe uma variedade de pinças para porções maiores de tecido com dispositivo tipo cremalheira no cabo. As pinças de Allis têm dentes curtos nas extremidades que se encaixam justapostos, podendo ser usadas para segurar tecidos como fáscias e tendões, mas não devem ser usadas em margens cutâneas ou vísceras. As pinças Vulsellum são úteis para segurar as paredes uterinas das várias espécies de grandes animais e estabilizar as paredes durante o fechamento. As pinças Foerster são usadas na abordagem inguinal para criptorquidismo, para segurar o processo vaginal. Pinças de campo são úteis para segurar margens cutâneas, bem como manter os panos de campo na posição.

## Pinças Hemostáticas

São usadas para pinçar a extremidade de vasos sanguíneos e portanto estabelecer hemostasia. Não variam apenas de tamanho, como também no formato e na direção do serrilhado. A pinça-mosquito Halsted é usada para pinçar vasos pequenos.

Para vasos maiores, a pinça Kelly pode ser mais adequada. A quantidade de tecido pinçada deve ser a mínima possível. As pinças hemostáticas costumam ser usadas em conjunto com o eletrocautério. Ao ligar pontos hemorrágicos, a ponta dos instrumentos deve ser elevada, para facilitar a passagem da ligadura. Hemostáticas curvas devem ser afixadas com as partes curvas apontando para cima. Se houver um assistente durante a operação, deve passar os instrumentos deslizando-os, com o cabo voltado para as mãos do cirurgião (Fig. 3.8).

Não está no âmbito deste capítulo descrever as aplicações de mais que algumas pinças. Uma variedade delas usada na prática em grandes animais é mostrada adiante.

## Afastadores

Os afastadores são usados para manter expostos vários locais cirúrgicos, sendo os manuais mantidos no lugar por um assistente. Se o cirurgião não puder contar com o privilégio de ter um assistente, como em geral é o caso na prática com grandes animais, pode usar afastadores com autorretenção, que ficam ancorados contra as margens da ferida cirúrgica, mantendo pressão fixa nas hastes. Quando são usados afastadores abdominais ou torácicos, deve-se colocar esponjas úmidas ou panos de campo entre estes e os tecidos para minimizar o trauma na borda da ferida. Exemplos de afastadores manuais são os do Exército dos EUA, os maleáveis, os de Volkmann, os de Jansen e os de Senn. Entre aqueles com autorretenção, o de Weitlaner e o de Gelpi são

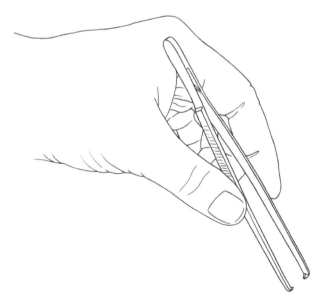

**Fig. 3.7** Maneira correta de segurar uma pinça dente-de-rato.

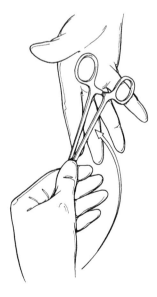

**Fig. 3.8** Passagem de uma pinça hemostática.

úteis para incisões pequenas, como laringotomia e artrotomia em equinos. O grande afastador Balfour é usado predominantemente em incisões de laparotomia. Em alguns casos, se houver indicação para toracotomia, o afastador preferido é o de Finochietto para costela. Os afastadores estão ilustrados adiante neste capítulo.

## Instrumental Cirúrgico Geral

Segue uma lista do instrumental padrão que usamos rotineiramente. Tais instrumentos são o suficiente para a maioria dos procedimentos básicos. No restante do texto, estão incluídos como o instrumental geral para cirurgia, com referência a quaisquer outros instrumentos necessários conforme o caso. São eles:

16 Pinças de campo
4 Hemostáticas mosquito curvas
4 Hemostáticas mosquito retas
2 Hemostáticas Kelly/Crile curvas
2 Hemostáticas Kelly/Crile retas
2 Pinças teciduais Allis
1 Tesoura Mayo curva
1 Tesoura Mayo reta
1 Tesoura cirúrgica P/P (pontiaguda/pontiaguda)
1 Tesoura Metzenbaum curva
1 Tesoura Metzenbaum reta
2 Porta-agulhas (1 Mayo-Hegar ou Olsen-Hegar)
2 Pinças em ângulo reto
1 Pinça Ochsner curva de 6 polegadas (aproximadamente 15 cm)
1 Pinça Ochsner reta de 6 polegadas (aproximadamente 15 cm)
1 Cabo de bisturi nº 3
1 Cabo de bisturi nº 4
3 Pinças teciduais de 3 × 4 polegadas
2 Pinças Adson de 1 × 2 polegadas
1 Pinça Foerster (curva ou reta)
1 Bacia com solução fisiológica
4 Panos de campo
Esponjas na bacia invertida

## Preparação dos Instrumentos

A classificação do procedimento cirúrgico como limpo, limpo-contaminado ou contaminado-sujo pode influenciar a maneira como o cirurgião prepara o instrumental cirúrgico. Para ilustrar, é evidente defendermos que os instrumentos usados para castrar leitões estejam todos embalados individualmente e esterilizados. Para alguns procedimentos cirúrgicos *limpos* descritos neste livro, o uso de instrumentos esterilizados a frio pode ser considerado má prática.

Como parte do planejamento geral, todo o instrumental necessário para determinado procedimento deve ser obtido e preparado antes da operação. Na maioria dos casos, o cirurgião precisa estar atento para suas próprias necessidades de instrumentos e ser capaz de antecipar a necessidade de outros instrumentos específicos.

A *autoclavagem*, uma técnica de esterilização que utiliza calor úmido de vapor, é o método de escolha para preparar instrumentos para cirurgia asséptica. Assim que as embalagens sejam abertas, passa a ser responsabilidade do cirurgião assegurar-se de que o processo de autoclavagem tenha alcançado todos os instrumentos observando o sistema indicador usado para garantir a esterilidade.

A *esterilização a gás*, com óxido de etileno ou peróxido de hidrogênio (Sterrad), é usada para instrumentos que seriam danificados pelo calor da autoclavagem. Os materiais esterilizados com óxido de etileno precisam ser aerados por 1 a 7 dias, dependendo do material; do contrário, o gás residual pode difundir-se e irritar tecidos vivos. Os instrumentos esterilizados com peróxido de hidrogênio podem ser usados imediatamente.

A *esterilização a frio (química)* é usada comumente por cirurgiões de grandes animais na prática para a preparação do instrumental. Os instrumentos são embebidos em uma das soluções à venda no comércio pelo tempo e na concentração recomendados pelo fabricante. Algumas dessas soluções podem ser irritantes para os tecidos, de modo que é preciso cuidado para não transferir quantidades excessivas da solução para o campo cirúrgico. Esse método de esterilização de instrumentos ou desinfecção é recomendado para múltiplos procedimentos cirúrgicos, como descorna e castração.

A fervura de instrumentos é outro método usado por cirurgiões de grandes animais. A fervura pode ser empregada para cirurgias contaminadas e sujas. Em uma emergência, pode-se usá-la para cirurgia limpa-contaminada, mas não é recomendada para cirurgias limpas. O processo de fervura também prejudica instrumentos afiados, embora com lâminas de bisturi descartáveis isso não seja um problema.

# Instrumental Cirúrgico Geral

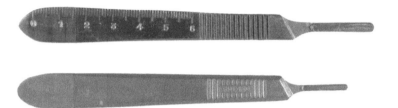

Cabos de bisturi.

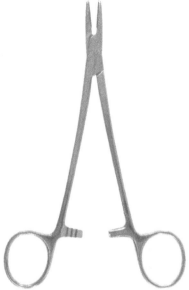

Porta-agulha Mayo-Hegar.

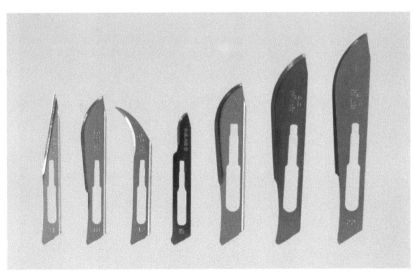

Lâminas de bisturi.

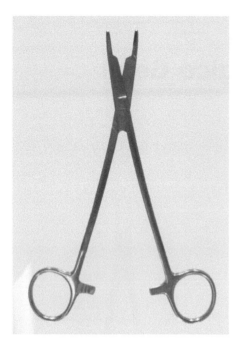
Porta-agulha Olsen-Hegar combinado com tesoura.

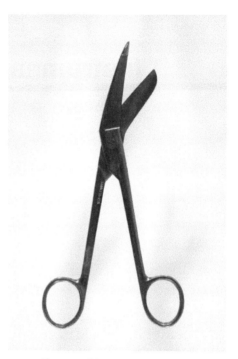
Tesoura Lister para atadura.

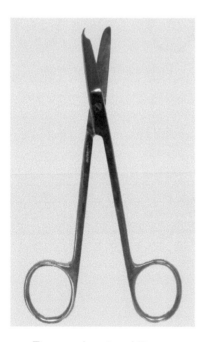
Tesoura de sutura Littauer.

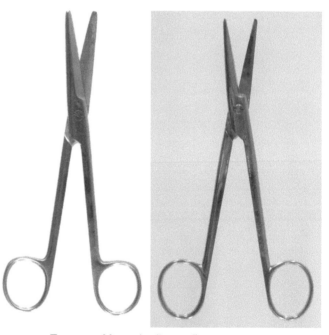
Tesouras Mayo de dissecção reta e curva.

Instrumental Cirúrgico

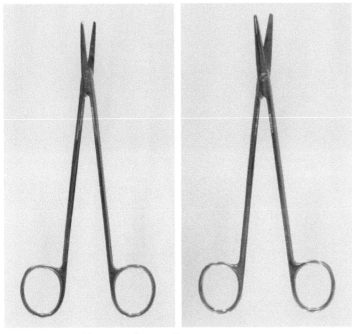

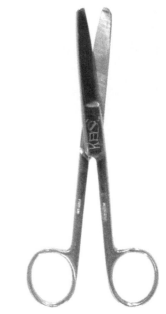

Tesoura cirúrgica com ambas as pontas rombas.

Tesouras Metzenbaum reta e curva.

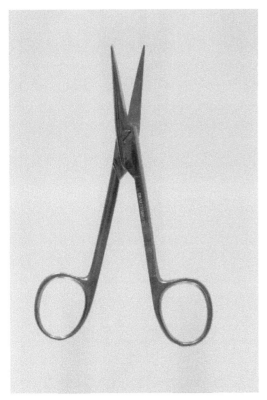

Tesoura cirúrgica com ambas as pontas pontiagudas.

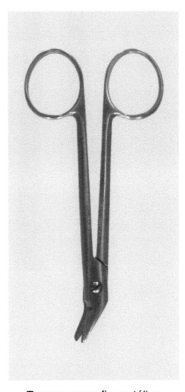

Tesoura para fio metálico.

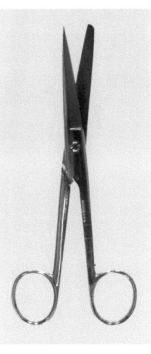

Tesoura cirúrgica com uma ponta pontiaguda e outra romba.

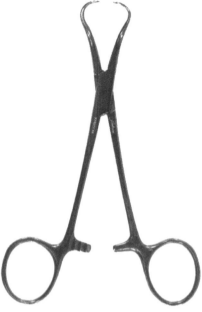
Pinça de campo Backhaus.

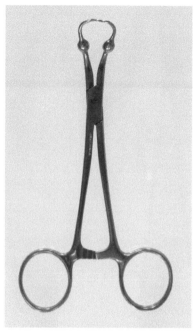
Pinça de campo Roeder.

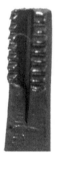
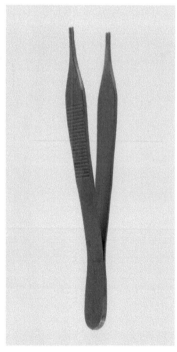
Pinça Brown-Adson.

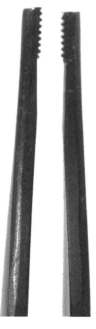

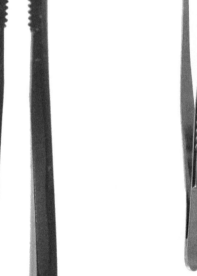
Pinça dente-de-rato.

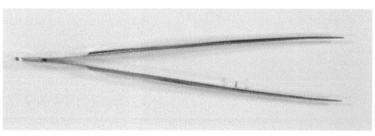
Pinça Adson.

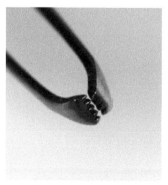
Pinça tecidual Allis.

Instrumental Cirúrgico 43

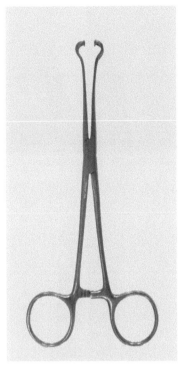
Pinça intestinal Babcock.

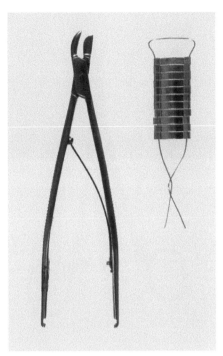
Pinça Michel para aplicação e remoção de clipes.

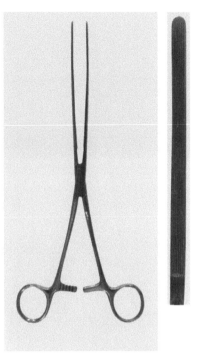
Pinça de compressão Doyen (Gillmann).

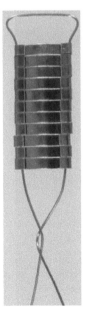
Clipes Michel.

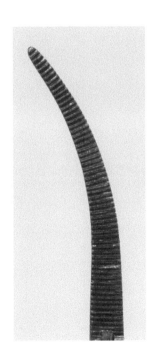
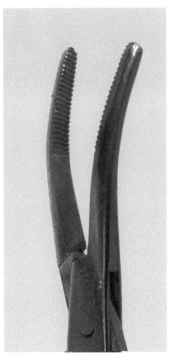
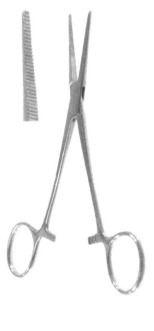
Pinças hemostáticas Crile reta e curva.

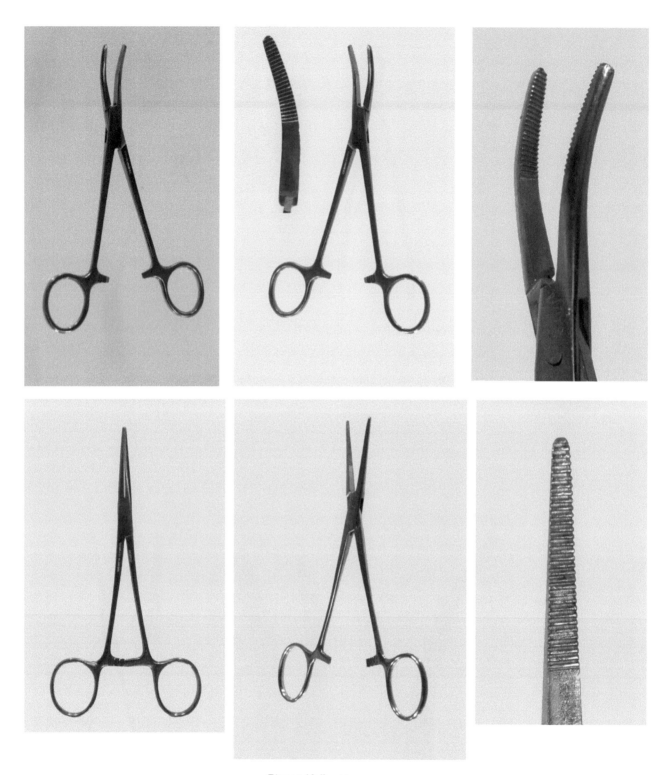

Pinças Kelly reta e curva.

Instrumental Cirúrgico 45

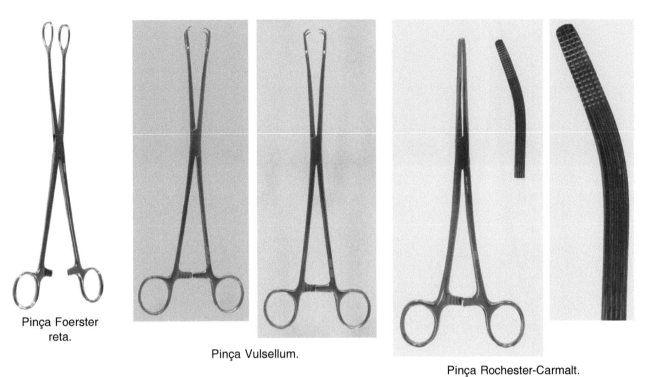

Pinça Foerster reta.

Pinça Vulsellum.

Pinça Rochester-Carmalt.

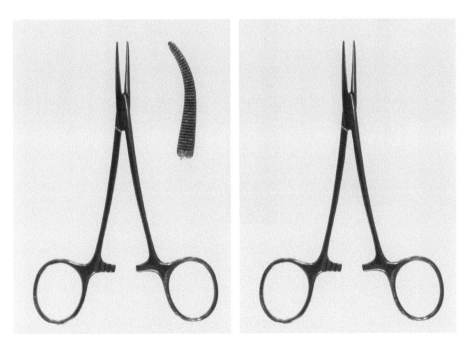

Pinças-mosquito Halsted reta e curva.

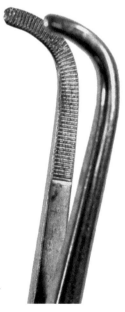

Pinça hemostática Mixter curva.

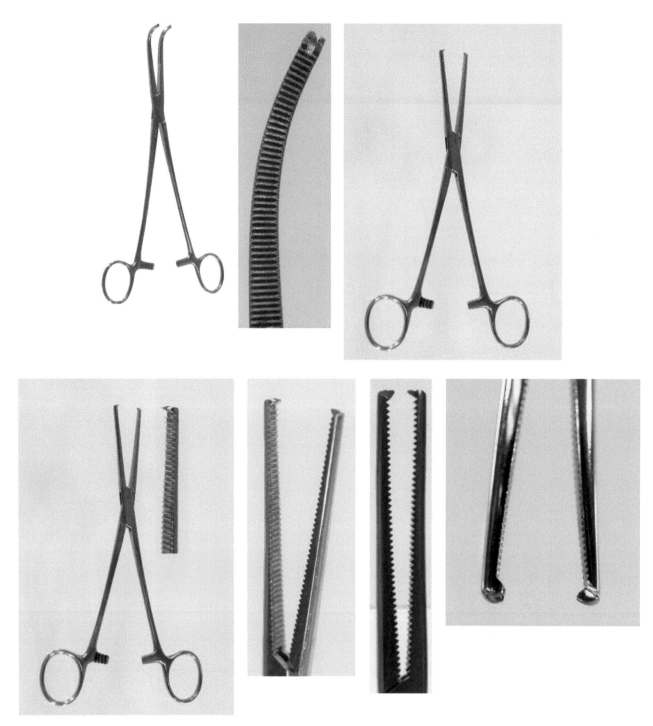

Pinças Ochsner reta e curva.

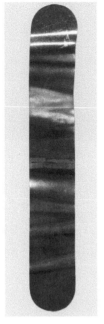
Afastador maleável.

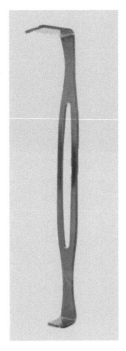
Afastadores do Exército dos EUA.

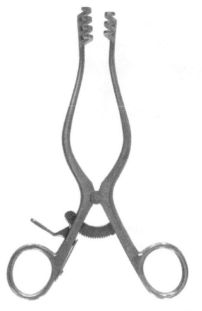
Afastador Weitlaner com autorretenção.

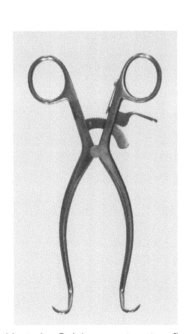
Afastador Gelpi com autorretenção.

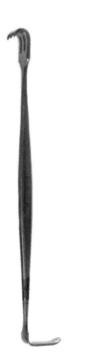
Afastador Senn.

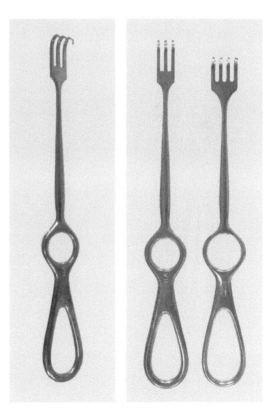
Afastador Volkmann.

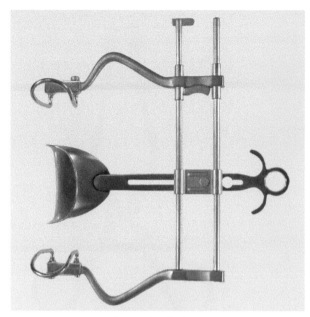

Afastador Balfour.

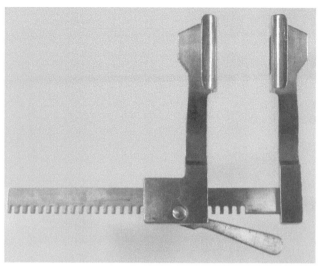

Afastador de costela Finochietto.

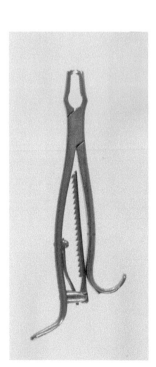

Afastador de ossos Kern.

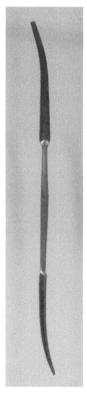

Raspador de ossos Putti de extremidade dupla.

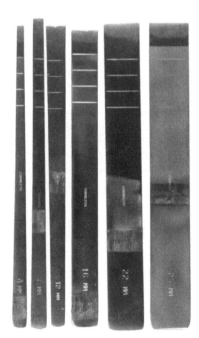

Conjunto de osteótomos do Exército dos EUA.

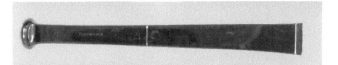
Cinzel Alexander.

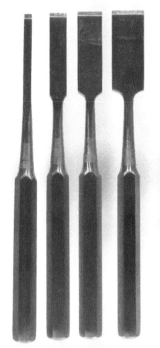
Conjunto de cinzéis do Exército dos EUA.

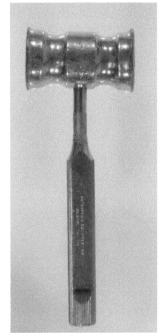 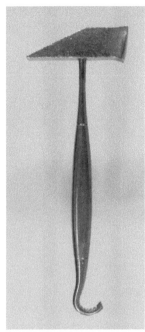
Martelo.

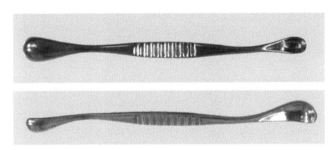
Cureta Volkmann de extremidade dupla.

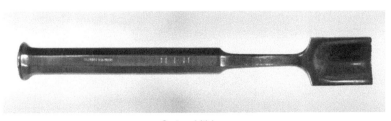
Goiva Hibbs.

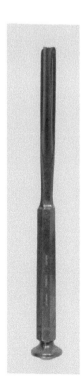 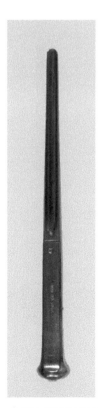
Goiva do Exército dos EUA.    Goiva Alexander.

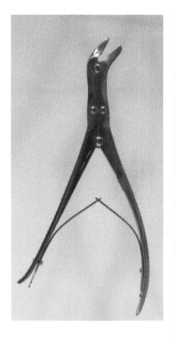
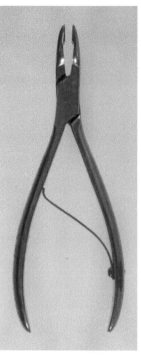

Ruginas Still-Luer.

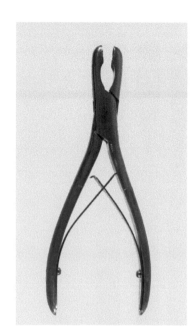

Rugina Pennyback.

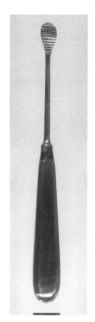

Raspador ósseo.

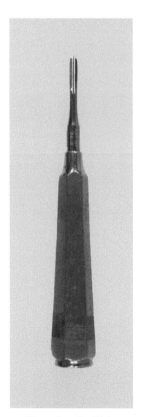

Elevador dentário.

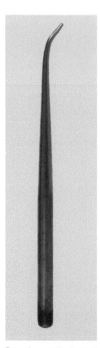

Sonda periodontal.

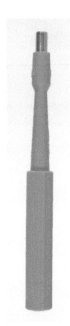

Puncionador cutâneo Keyes.

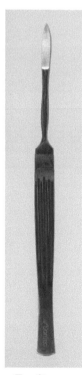

Tenótomo.

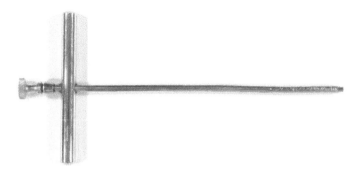
Trefina Michel.

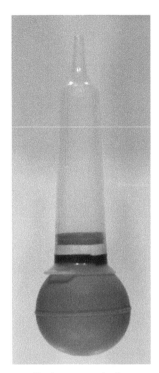
Seringa com bulbo.

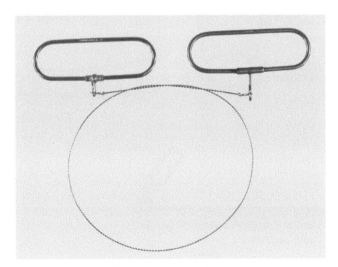
Serra com cabos Gigli.

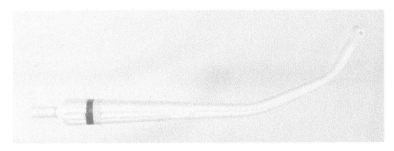
Aspirador Yankauer.

# Instrumental Usado Especificamente em Cirurgia de Grandes Animais

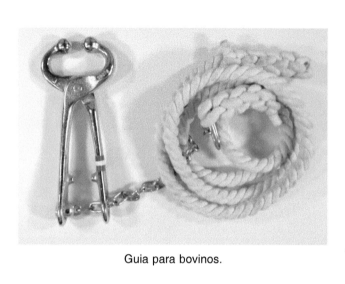

Guia para bovinos.

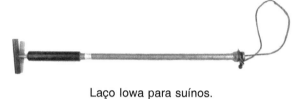

Laço Iowa para suínos.

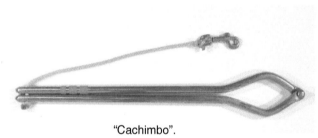

"Cachimbo".

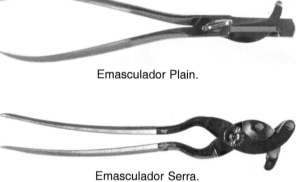

Emasculador Plain.

Emasculador Serra.

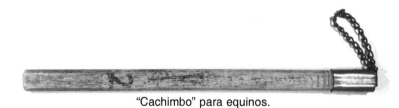

"Cachimbo" para equinos.

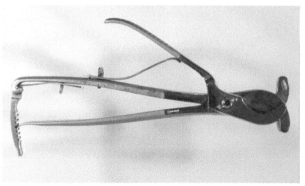

Emasculador Reimer.

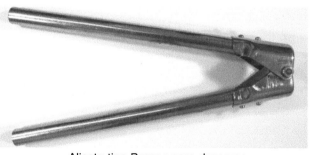

Alicate tipo Barnes para descorna.

# Instrumental Cirúrgico

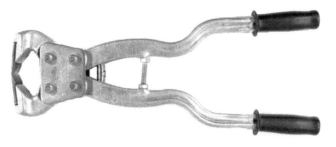
Alicate Keystone para descorna.

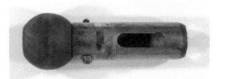
Goiva para descorna.

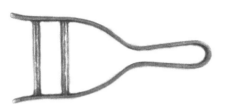
Abre-boca para suínos de grande porte.

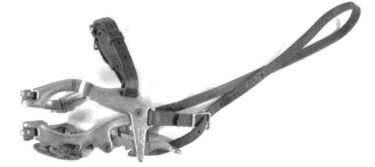
Espéculo McPherson.

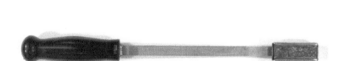
"Lima" dentária.

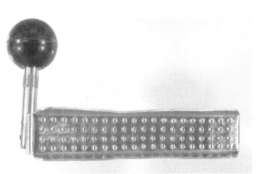
Abre-boca Bayer.

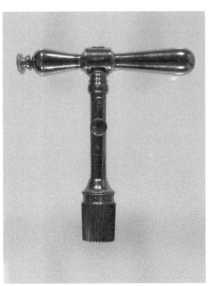
Trefina Galt.

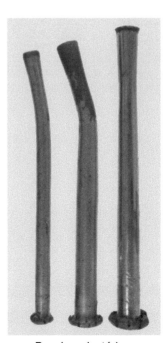
Punches dentários.

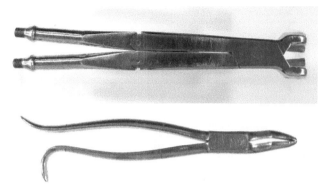

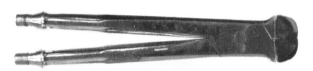

Cisalha fechada para molares.

Extratores de molares de equinos.

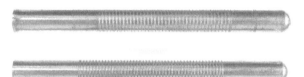

Cabos de aço intercambiáveis para instrumentos dentários.

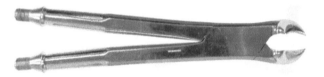

Cisalha de múltiplos molares.

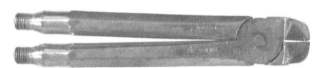

Cisalha de molar meio aberta.

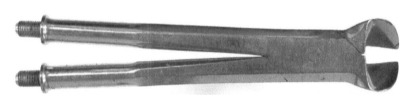

Cisalha de molar aberta.

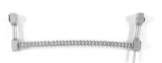

Abre-boca canino (para extração de dentes de lhama).

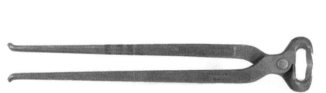

Alicate para casco.

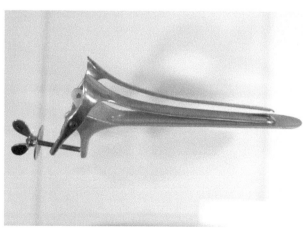

Espéculo vaginal para éguas.

Instrumental Cirúrgico

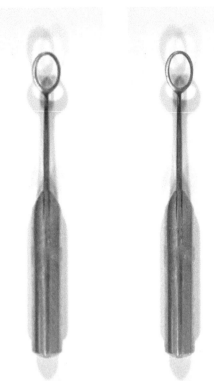

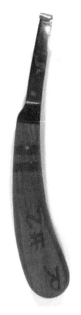

Faca de casco alemã.

Limpador de casco Hughes.

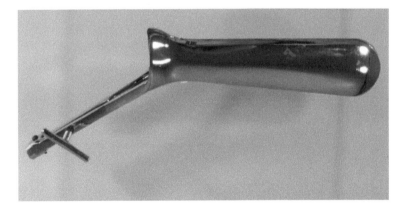

Espéculo Bennett.

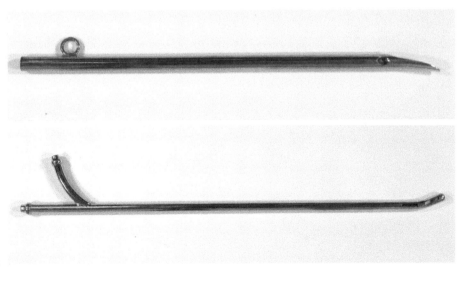

Cateteres para vaca.

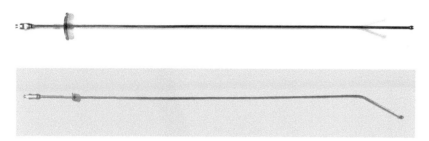

Cateter para éguas.

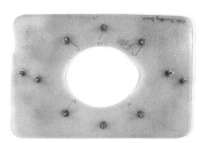

"Campo" para rumenotomia.

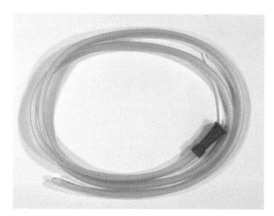

Cateter Stud.

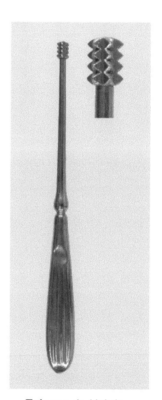

Trépano de Hobday.

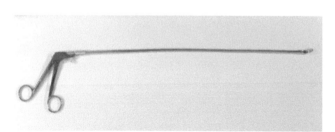

Pinça Jackson para biopsia uterina.

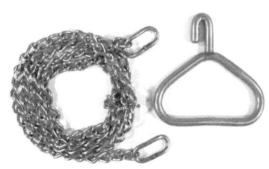

Corrente e cabo obstétricos.

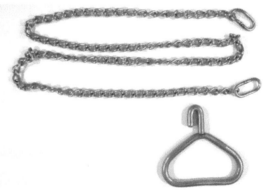

Correntes obstétricas.

Instrumental Cirúrgico

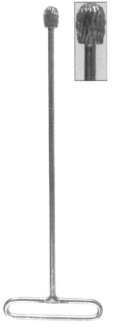
Trépano em morango.

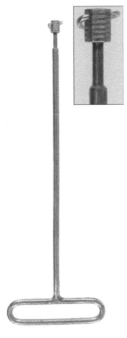
Modelo francês de trépano com ganchos.

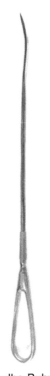
Agulha Buhner modificada.

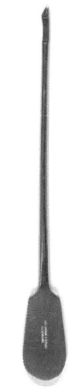
Bisturi de teto Udall.

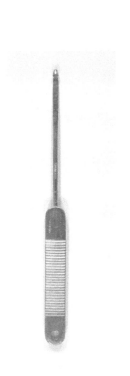
Cureta para teto Cornell.

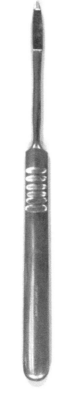
Faca Lichty para teto com ponta romba.

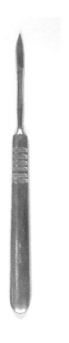
Faca Lichty para teto com ponta pontiaguda.

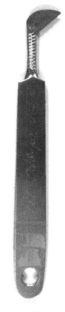
Extrator Hugs para tumor de teto.

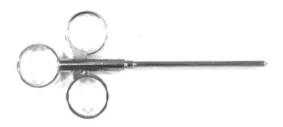
"Trocarte" para teto.

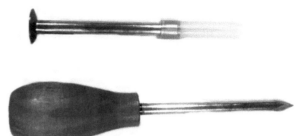
Trocarte para bovinos com cabo de madeira.

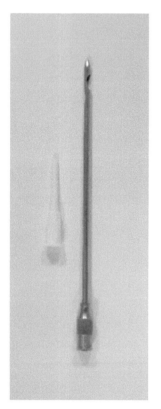
Tubo para infusão no úbere.

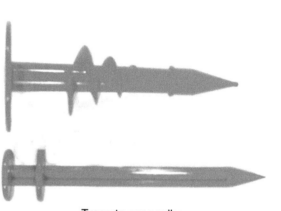
Trocarte saca-rolha.

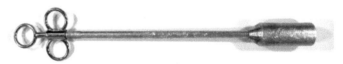
Cânula para teto.

Instrumento esférico padrão.

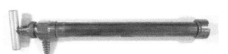

Bomba gástrica.

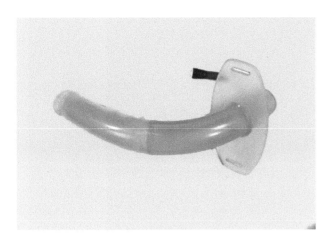

Tubo endotraqueal.

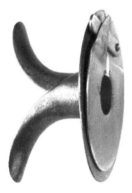

Tubo de traqueotomia.

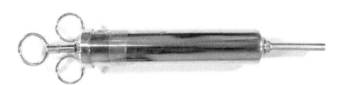

Seringa dosadora.

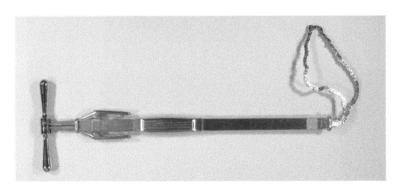

Emasculador.

# Capítulo 4

# MATERIAIS DE SUTURA E AGULHAS

### Objetivos

1. Discutir os aspectos, as indicações e limitações das suturas de uso comum em grandes animais.
2. Descrever as vantagens e desvantagens dos diferentes tipos de agulhas e as indicações para cada uma.

## Materiais de Sutura

Suturas e ligaduras são fundamentais em qualquer técnica cirúrgica, porque mantêm a aproximação dos tecidos à medida que a ferida cicatriza. Todas as suturas devem manter sua força até que a ferida tenha cicatrizado e, como regra geral, deve ser tão forte como o tecido sadio através do qual foi feita. O material de sutura ideal deve:

- Desencadear reação tecidual mínima
- Não criar uma situação favorável ao crescimento bacteriano
- Não ser eletrolítico, capilar, alergênico nem carcinogênico
- Ser confortável para o cirurgião manipular
- Manter os nós firmes, sem cortar ou desfiar
- Ser econômico

Desnecessário dizer que o material de sutura ideal ainda não foi encontrado e é provável que nunca seja; portanto, o cirurgião precisa conhecer as vantagens e desvantagens de vários e basear sua escolha nas interações entre o material e os tecidos, mais que no hábito ou na marca do material.

Este capítulo não tem por finalidade apresentar todos os materiais de sutura disponíveis, mas sim discutir os aspectos proeminentes daqueles comumente encontrados na prática com grandes animais. Descobrimos que a maioria dos cirurgiões, seja de pequenos ou grandes animais, usa uma pequena variedade de materiais de sutura. Eles aprendem as limitações, indicações e contraindicações desses materiais, de modo que conseguem adaptá-los a diferentes situações. No entanto, bons cirurgiões estão sempre buscando ver se há um material disponível melhor que proporcione mais benefícios para seus pacientes.

## Aplicação Clínica das Suturas

A escolha do tipo e do tamanho do material de sutura é determinada por seu objetivo, bem como por suas propriedades biológicas nos vários tecidos. Tradicionalmente, os materiais de sutura foram divididos em duas categorias: absorvíveis e inabsorvíveis. Os absorvíveis começam a ser digeridos ou hidrolisados pelo paciente durante a cicatrização da ferida e continuam a desaparecer quando a ferida já está cicatrizada. Os inabsorvíveis mantêm sua força tênsil por mais de 60 dias e podem permanecer *in situ* indefinidamente, mesmo que sofram ligeira alteração. Graças à sua persistência nos tecidos, são mais propensos a ocasionar a formação de trajetos fistulosos na sutura.

Os materiais de sutura também podem ser subdivididos em multifilamentares e monofilamentares. Em geral, os monofilamentares sintéticos induzem menos reação tecidual e exibem menos capilaridade que os multifilamentares ou as trançadas. Os últimos também podem abrigar bactérias e portanto potencializar infecção e formação de fístulas nos locais suturados. Na verdade, mostrou-se que a prevalência de fístulas é maior após o uso de fios multifilamentares que dos monofilamentares.

Os cirurgiões veterinários lidam mais com pacientes maiores e não cooperativos do que seus colegas cirurgiões humanos; em geral, isso requer o uso de uma sutura com maior durabilidade e mais resistência.[11] O cirurgião precisa considerar a velocidade de cicatrização do tecido em questão, porque feridas de diferentes tecidos alcançam a força máxima de cicatrização em tempos diferentes. Por exemplo, feridas viscerais cicatrizam rapidamente, da mesma forma que aquelas em torno da cabeça. O cirurgião também precisa considerar a probabilidade de infecção ou secreção. O categute cromado, por exemplo, desaparece mais rapidamente quando há infecção, por causa do aumento da atividade fagocítica no local. Já um material sintético trançado ou multifilamentar na verdade pode abrigar bactérias quando ocorre infecção. Se for necessária força por um tempo prolongado – por exemplo, durante a cicatrização de uma ferida fascial –, pode ser preciso usar um material de sutura sintético inabsorvível. A presença de cristaloides também é um fator a considerar ao escolher um material de sutura; por exemplo, uma sutura inabsorvível na parede da bexiga representa um corpo estranho capaz de induzir a formação de cálculo urinário. Uma sutura absorvível seria uma escolha melhor, porém mesmo algumas suturas absorvíveis desencadeiam a formação de cálculos em certas espécies.[9] Outros fatores que influenciam a escolha do material de sutura são o treinamento do cirurgião, sua experiência, seus critérios e hábitos; no entanto, o hábito é uma das razões menos justificáveis para escolher um material de sutura.

Assim que o cirurgião tiver escolhido o material de sutura que acredita ser o melhor, precisa considerar o tamanho da sutura. Manter o potencial do tecido é o fator que costuma determinar o tamanho do material de sutura. Embora todas as suturas favoreçam o desenvolvimento de infecção, as maiores retardam a cicatrização da ferida e criam uma reação tipo corpo estranho

maior do que a causada por suturas de menor diâmetro. Em consequência, a sutura escolhida deve ficar ajustada o suficiente para manter o tecido unido.

O número de pontos em uma ferida é outra consideração. À medida que cada ponto é feito em uma ferida, o estresse sobre os demais diminui. Com relação à cicatrização da ferida, é melhor aumentar o número de pontos do que o tamanho deles.[15] Pontos muito afastados acarretam má aposição das margens da ferida e contribuem para sua deiscência.[15,20] Em termos gerais, quanto mais larga a ferida, mais afastados devem ficar os pontos entre si (suturas com tensão para sustentação secundária são uma exceção); todavia, nas áreas de pele mais grossa, o espaço entre os pontos pode ser maior.[20] As suturas devem incluir a quantidade correta de tecido e não ficar muito apertadas. Tensão excessiva nos pontos retarda a cicatrização da ferida, ao causar isquemia nas suas margens. Se a mordida no tecido for muito pequena, a sutura irá cortá-lo e pode ocorrer deiscência.

O nó da sutura é a próxima consideração importante. Ele é o ponto mais fraco de uma alça de sutura e na verdade diminui a força do material de sutura. Variações no tipo de nó são mais importantes que no tipo e no material da sutura.[21] Nós de boa qualidade são essenciais em qualquer procedimento cirúrgico; infelizmente, o desempenho de um cirurgião diminui com o tempo da operação, devido a enfado ou fadiga.[14] O leitor deve consultar o Cap. 5. No Quadro 4.1 há um resumo dos materiais de sutura de uso comum.

**Quadro 4.1** Materiais de sutura de uso comum

| Sutura | Material | Qualidades | Vantagens | Desvantagens |
|---|---|---|---|---|
| Categute cirúrgico | Colágeno natural da submucosa do intestino de ovinos | Absorção rápida Digerido enzimaticamente | Econômico Boas características de manipulação Alguma elasticidade | A força do nó diminui quando úmido Perde a força em 3 a 7 dias Reação tecidual |
| Colágeno | Dos tendões flexores de novilhos castrados | Semelhante ao categute Usado primariamente em cirurgia oftálmica | Mais liso e uniforme que o categute Menor tendência a desfiar | As mesmas do categute |
| Ácido poliglicólico (Dexon) | Polímero do ácido glicólico | Sintético Trançado Absorvível Hidrolisado nos metabólitos naturais | Não antigênico Não intumesce quando úmido Reação tecidual mínima Nó com boa segurança Características de manipulação | Alguma passagem para tecidos Ação capilar |
| Poliglactina 910 (Vicryl) | Polímero do ácido glicólico e do ácido láctico numa proporção de 90:10 | Sintético Trançado Absorvível Hidrolisado nos metabólitos naturais | As mesmas do ácido poliglicólico | As mesmas do ácido poliglicólico |

(continua)

# Materiais de Sutura e Agulhas

**Quadro 4.1** *Continuação*

| Sutura | Material | Qualidades | Vantagens | Desvantagens |
|---|---|---|---|---|
| Lactômero trançado 9-1 (Polysorb) | Poliéster de glicolídio e lactídio (derivados dos ácidos glicólico e láctico) | Sintético Trançado Absorvível Revestido | Nó de excelente segurança e força tênsil Mais macio que o Vicryl, nó de maior segurança | Material trançado |
| Polidioxanona (PDS) | Homopolímero da paradioxanona | Sintético Monofilamentar Absorvível Hidrolisado nos metabólitos naturais | Menos arraste tecidual Não potencializa infecção Persiste mais tempo nos tecidos Alta força de ruptura | Quebradiço Tendência de quebra dos nós |
| Poligliconato (Maxon) | Copolímero de carbonato de trimetileno e glicolídio | Sintético Monofilamentar Absorvível Degrada via hidrólise | As mesmas da polidioxanona | Menos força de ruptura, maior rigidez, força mecânica inferior em comparação com a PDS |
| Glicômero 631 (Biosyn) | Poliéster de 60% de glicolídio, 14% de doxanona e 26% de carbonato de trimetileno | Sintético Absorvível Monofilamentar | Menos reação tecidual que com sutura trançada Padrão de absorção mais rápido Força superior à implantação | Perde força com maior rapidez |
| Poliglecaprona 25 (Monocryl) | Copolímero segmentado em bloco de caprolactona e glicolídio | Sintético Monofilamentar Absorvível Degradado por hidrólise | Melhores características de manipulação do que outros materiais de sutura absorvíveis monofilamentares Alta força tênsil inicial Maior flexibilidade Boa segurança do nó Arraste tecidual mínimo | Absorvido rapidamente Mantém a força tênsil inicial por até 2 semanas |
| Poliglitona 6211 (Caprosyn) | Poliéster de glicolídio, caprolactona, carbonato de trimetileno e lactídio | Sintético Absorvível Monofilamentar | Absorção rápida Menos arraste tecidual, melhores características de manipulação e maior força de ruptura do que o categute cromado | Padrão de absorção muito rápido, só deve ser usado na bexiga, no útero e no tecido subcutâneo |
| Seda | Filamento proteico do bicho-da-seda | Absorção lenta por degradação proteolítica em 2 anos Material natural | Excelentes qualidades de manipulação Boas propriedades de manutenção do nó | Potencialmente alergênico Ação capilar |
| Algodão | Estame torcido da planta de mesmo nome | Inabsorvível | Boas características de manipulação Econômico para uso em animais destinados ao consumo humano | Maior reação tecidual do que com a seda Potencializa infecção |
| Náilon (Dermalon, Ethilon, Supramid) | Polímero de cadeia longa | Inabsorvível Sintético Disponível como monofilamentar ou multifilamentar | Inerte Mantém a maior parte de sua força inicial | Alta memória Nó pouco seguro Nó volumoso |
| Polipropileno (Prolene: Ethicon, Surgipro: Kendall) | Similar ao náilon | Inabsorvível Sintético Monofilamentar | Similares às do náilon | Similares às do náilon |

*(continua)*

## Materiais de Sutura e Agulhas

**Quadro 4.1** *Continuação*

| Sutura | Material | Qualidades | Vantagens | Desvantagens |
|---|---|---|---|---|
| Caprolactam polmerizado (Supramid, Vetafil) | Relacionado com o náilon | Inabsorvível Sintético Trançado e revestido | O revestimento minimiza a capilaridade Alta força tênsil Reação tecidual mínima Sutura de pele econômica | Algum deslizamento do nó Potencialização de infecção |
| Poliésteres (revestidos: Dacron, Polydek, Ethibond) (não revestidos: Mersilene, Dacron) | Polímero de etilenoglicol e ácido teraftálico | Sintético Inabsorvível Revestido ou não | Inerte Força prolongada | As formas não revestidas criam capilaridade e arraste tecidual Os revestidos reduzem a segurança do nó Potencialização de infecção |
| Aço inoxidável | Liga de ferro (ferro, níquel e cromo) | Inabsorvível Multifilamento de formas monofilamentares | Material de sutura mais resistente Boa segurança do nó Inerte Pode ser esterilizado repetidamente Não potencializa infecção, como outras suturas trançadas | Difícil de manipular Nós volumosos Pode cortar tecidos e luvas cirúrgicas |

## Suturas Absorvíveis

### *Categute Cirúrgico*

O *categute* é um fio de sutura absorvível natural, que consiste principalmente em colágeno obtido da submucosa do intestino de ovinos ou da serosa intestinal de bovinos. É embalado em álcool a pelo menos 85%, esterilizado com irradiação gama e não pode ser esterilizado novamente depois que a embalagem é aberta. Muitas suturas sintéticas foram praticamente substituídas pelo categute porque ele causa muito menos reação tecidual e tem maior força tênsil para o mesmo diâmetro.

O categute pode ser simples ou cromado. O *categute simples* perde sua força com tanta rapidez que seu uso em certas regiões anatômicas pode estar contraindicado. O *categute cromado* é produzido pela exposição a sais básicos de cromo, processo que aumenta a ligação intermolecular e resulta em maior força, menor reação tecidual e absorção mais lenta. O categute é classificado ainda de acordo com o grau de cromização: o tipo A (simples) não recebe tratamento; o tipo B recebe tratamento leve; o tipo C, tratamento médio; e o tipo D (categute cromado extra) recebe tratamento prolongado. Como o padrão de absorção do categute é bastante variável, suturas sintéticas mais modernas são escolhas melhores para a maioria dos procedimentos. A reação do indivíduo ao categute varia, mas em geral o simples perde sua força em 3 a 7 dias. O categute é digerido gradualmente por proteases ácidas das células inflamatórias e pode ser usado quando uma sutura só é necessária por 1 ou 2 semanas e a absorção é desejável. A taxa de absorção varia, dependendo de onde o categute é colocado e, até certo ponto, do tamanho da sutura. Ele é rapidamente absorvido quando em regiões com maior suprimento sanguíneo. Da mesma forma, é absorvido rapidamente se exposto aos sucos gástricos ou outras enzimas orgânicas. O categute pode ser usado na presença de infecção, mas o ambiente mais favorável à digestão enzimática faz com que seja absorvido rapidamente.

O categute é de fácil manipulação e tem alguma elasticidade. São necessárias três laçadas para dar o nó e, quando úmido, é mais difícil o nó se manter. As pontas devem ser deixadas um pouco mais longas que nos outros tipos de sutura, para minimizar as chances de desatar. Apesar do advento de suturas absorvíveis sintéticas, o categute ainda é usado na cirurgia de grandes animais puramente por motivos econômicos, o que não costuma ser uma boa razão para escolher um material de sutura.

### *Colágeno*

O *colágeno* é um material de sutura relacionado com o categute, sendo produzido a partir dos tendões flexores de novilhos castrados, mais liso e uniforme que o categute e com menos tendência a desfiar. Ocasionalmente é usado em cirurgia oftálmica.

### *Suturas Absorvíveis Trançadas*

Em nossa experiência, os materiais de sutura sintéticos absorvíveis substituíram, com poucas exceções, o categute. Os materiais de sutura sintéticos são vantajosos por causa da boa segurança do nó, de suas características de manipulação, padrões consistentes de absorção e reação tecidual mínima.[10]

Esses materiais são polímeros prensados como filamentos e incluem o ácido poliglicólico (Dexon-Tyco), a poliglactina 910 (Vicryl-Ethicon) e o lactômero 9-1 (Polysorb-Tyco). Tais compostos diferem do categute na reação tecidual. Eles são invadidos por macrófagos, ainda que seu desaparecimento não dependa da reação celular local. Esses compostos são hidrolisados nos metabólitos corporais naturais, em vez de absorvidos por um processo enzimático. A força de ruptura dessas suturas sintéticas diminui mais ou menos em linha reta, quando comparada com o declínio quase exponencial da força do categute nos tecidos. Esse padrão característico de desaparecimento foi a principal razão para a introdução desses materiais sintéticos, porque são mais consistentes e confiáveis que o categute. Como nenhum desses materiais de sutura contém proteína, não são antigênicos.[7] Ao contrário do categute, não ficam intumescidos quando úmidos. Eles têm baixo coeficiente de atrito, sendo necessário usar um nó de cirurgião com múltiplas laçadas para evitar que os nós deslizem ou desatem. Uma desvantagem desses materiais de sutura é sua tendência a penetrar através dos tecidos e cortar órgãos moles, propriedade que logo levou os fabricantes a revesti-los com um lubrificante absorvível para torná-los mais lisos, diminuir aquela característica e melhorar sua manipulação.[2,6]

A poliglactina 910 agora vem revestida com partes iguais de um copolímero de glicolídio e lactídio (poliglactina 370) e estereato de sódio (Vicryl revestido). O ácido poliglicólico agora é feito de filamentos mais finos que o original, para proporcionar melhor manipulação e passagem mais suave através dos tecidos (Dexon-S). O Polysorb é muito mais macio e o nó fica mais seguro que com Vicryl ou Dexon. Os projetos mais novos de materiais de sutura não alteraram sua reatividade ou outras propriedades biológicas. Contudo, o Vicryl agora está disponível como uma sutura de absorção mais rápida (Vicryl-Rapide) e uma impregnada com antimicrobiano (Vicryl-Plus). Contudo, o fato de passar através de tecidos pode ser considerado uma vantagem em algumas situações, porque a sutura não desliza para fora do tecido quando o cirurgião está fazendo padrões de sutura contínua. O ácido poliglicólico tem sido usado com sucesso para o fechamento de feridas cutâneas em humanos, tão bem como em grandes e pequenos animais.[11,13]

## Suturas Absorvíveis Monofilamentares

As suturas absorvíveis monofilamentares minimizam a passagem através dos tecidos que, em comparação com as trançadas, não se acredita que potencializem infecção. Por terem um único filamento, teoricamente são melhores em uma ferida infectada, por terem menos propensão a abrigar bactérias.[5,12] A polidioxanona (PDS), um homopolímero da paradioxanona, e o poligliconato (Maxon), um copolímero de carbonato de metileno e glicolídio, são dois fios de sutura monofilamentares sintéticos com propriedades semelhantes. Como o ácido poliglicólico e a poliglactina 910, ambos são degradados por hidrólise de maneira previsível, embora mais lentamente. Estudos mostram que a polidioxanona tem uma força de ruptura superior, desempenho mecânico que dura mais de 28 dias e é menos rígida, em comparação com a poliglactina.[8] De forma semelhante, o poligliconato pode resistir a altas cargas imediatas por até 21 dias antes de enfraquecer em decorrência da absorção. O poligliconato supera a polidioxanona em força até 4 semanas após a colocação e na segurança do nó.[10] O glicômero 631 (Biosyn) é um material de sutura absorvível sintético monofilamentar mais recente, similar ao poligliconato, mais forte quando implantado, porém perde a força com mais rapidez.

A poliglecaprona 25 (Monocryl), um copolímero segmentado em bloco de caprolactona e glicolídio, é um fio de sutura monofilamentar absorvível recém-desenvolvido para ter as propriedades favoráveis de outros fios monofilamentares, mas com características superiores de manipulação.[10] Mostrou-se que a poliglecaprona 25 tem as vantagens de maior força tênsil inicial do que a polidioxanona, o categute cromado ou a poliglactina 910; mais flexibilidade em comparação com o poligliconato, a polidioxanona ou o categute; rasga o tecido com menos facilidade que o categute; e o nó tem boa segurança.[3,10] No entanto, é absorvida com maior rapidez do que a poliglactina 910 e a polidioxanona, mantendo 20 a 30% da força tênsil inicial 2 semanas após aplicação.[3] A poliglitona 6211 (Caprosyn) é outro material de sutura monofilamentar sintético com padrão de absorção rápida. Em grandes animais, o uso desses fios deve limitar-se à bexiga ou ao útero. Foram desenvolvidos para substituir o categute.

## Suturas Inabsorvíveis

### Seda

A seda, um filamento proteico contínuo produzido pelo bicho-da-seda, tradicionalmente é considerado um fio inabsorvível, mas o consenso na literatura recente é de que na verdade a seda é absorvida lentamente in vivo, a uma velocidade que depende do tipo e da condição do tecido em que é usada, do estado fisiológico do paciente e das características da própria seda (virgem versus fibrion* preto trançado), bem como do diâmetro da fibra.[1] A pesquisa mostra que as fibras de seda in vivo são suscetíveis à degradação pro-

---

*Fibrion: é um composto químico da seda similar à proteína.

teolítica e a perda da força tênsil 1 ano depois da implantação e indetectáveis em 2 anos.[1]

As fibras do fibrion de seda em geral são trançadas, mortas e revestidas com cera ou silicone para uso como fio de sutura, o que é conhecido como *seda trançada preta*. A seda virgem não é usada comumente por causa de sua natureza alergênica potencial em alguns pacientes, embora ainda seja comercializada. A sutura com seda teve amplo uso na cirurgia humana, embora sua utilização tenha declinado com a disponibilidade dos materiais sintéticos. Uma tendência semelhante tem sido observada na cirurgia veterinária. Ela é mais popular entre alguns cirurgiões veterinários, e sua excelente qualidade de manipulação é o padrão para os produtores de materiais sintéticos de sutura. Também tem boas propriedades de manutenção do nó. A seda tem ação capilar, o que significa que não deve ser usada na vigência de infecção porque fornecerá um refúgio para as bactérias e resultará em um ninho infeccioso. A seda é usada ainda para cirurgia vascular, embora os materiais sintéticos de sutura mais modernos sejam melhores para essa finalidade.

### Algodão

A aplicação mais comum do algodão na prática com grandes animais é no coto umbilical. O *algodão* é o estame torcido a partir do filamento da planta. É bom de manipular, mas provoca mais reação tecidual que a seda. O algodão potencializa a infecção porque pode abrigar bactérias, e a fistulação que pode resultar só se resolve quando o material de sutura agressor é retirado. Apesar disso, o algodão é um material de sutura útil, econômico em uma variedade de situações, especialmente as que envolvem animais cuja carne é destinada ao consumo humano. Tem sido usado como material de sutura na região perineal para prolapsos do útero, da vagina e do reto, onde a sutura será removida.

### Náilon

O *náilon* (Dermalon, Ethilon, Supramid) é um polímero de cadeia longa disponível nas formas mono e multifilamentar. Seu uso mais comum é como monofilamento. O náilon é uma sutura rígida que deve ser esticada após ser retirada da embalagem. Tem *memória* significativa, o que se define como a capacidade da sutura de resistir a forças de encurvamento e retornar à sua configuração inicial. Como resultado, é difícil conseguir um nó seguro com náilon e, em menor extensão, com o polipropileno. As laçadas adicionais necessárias para se obter segurança tornam o nó volumoso. O náilon é relativamente inerte quando implantado nos tecidos; uma cápsula de tecido conjuntivo fino é produzida em torno da sutura, característica que constitui uma de suas maiores vantagens quando usado em suturas sepultadas. O náilon perde um pouco da

força inicialmente, após o que não se observa uma diminuição apreciável. Como não tem interstícios para abrigar bactérias, a forma monofilamentar é preferível à multifilamentar na vigência de infecção.

O náilon está disponível nas formas mono e multifilamentares (Nurolon). O trançado desse material de sutura confere alguma aspereza, o que melhora a retenção do nó e as características de manipulação em comparação com a forma monofilamentar.

### Polipropileno e Polietileno

O *polipropileno* (Prolene e Surgilene) e o *polietileno* são poliolefinas em geral disponíveis na forma monofilamentar. São materiais de sutura relativamente inertes e perdem pouca força *in situ* por um período superior a 2 anos. Entretanto, mostrou-se que a segurança do nó é inversamente proporcional à memória e ao tamanho da sutura e, como essas suturas têm memória muito alta, a retenção do nó é ruim, em comparação com as alternativas monofilamentares menores. São necessários múltiplos nós para garantir a segurança, o que pode favorecer irritação tecidual. A primeira laçada de um nó com polipropileno tende a deslizar, a menos que a tensão seja mantida. Ambos esses materiais de sutura são mais apropriados para uso em feridas infectadas que os materiais sintéticos trançados. O polipropileno tem sido recomendado para o fechamento de incisões abdominais em pacientes predispostos a desenvolver infecção pós-operatória por causa de sua alta força tênsil. Contudo, por suas propriedades mecânicas e persistência nos tecidos, o polipropileno é associado à formação de trajetos fistulosos na sutura após o fechamento da parede abdominal em equinos.[22] A quantidade de tecido incorporada nas alças de sutura, a tensão da sutura e o volume do nó devem ser minimizados para reduzir o risco de fistulização.[22] Os materiais de sutura sintéticos monofilamentares de degradação lenta, como o poligliconato e a polidioxanona, podem ser opções melhores para o fechamento da parede abdominal em equinos.

### Caprolactam Polimerizado

O *caprolactam polimerizado* (Supramid, Vetafil) é um material de sutura sintético usado extensamente na prática com grandes e pequenos animais, estando disponível apenas para uso veterinário. As fibras torcidas são feitas de um material relacionado com o náilon e revestidas para minimizar a capilaridade.[18] Comparado com o categute ou a seda, o material tem alta força tênsil e causa pouca reação celular nos tecidos. Vem embalado em frascos descartáveis de plástico nos quais sofre esterilização química; nessa forma, está pronto para uso no fechamento de pele. Por ser liso, ocorre algum deslizamento do nó, sendo necessários pelo menos três para uma fixação segura.[20] Em geral, o material comporta-se como outros sintéticos trançados, não devendo ser usado na presença de infecção nem ser sepultado sem ter sido autoclavado. Cada um desses eventos pode levar à formação de um trato fistuloso secretor crônico que não se resolve até a sutura ser removida. Por essa razão, o material tem sido usado primariamente na pele. Em termos econômicos, tem utilidade na prática com grandes animais. Surpreendentemente, pouco tem-se escrito sobre seu comportamento nos tecidos de animais domésticos.

### Poliésteres

Os *poliésteres* consistem em Dacron, um polímero de etilenoglicol e ácido teraftálico, revestido ou impregnado com vários acabamentos. O Tevdek e o Ethiflex são de Dacron impregnado com Teflon, enquanto o Polydek é de Dacron revestido com Teflon. O Ethibond é de Dacron revestido com polibutilato e o Ticron é de Dacron impregnado com silicone. O material também está disponível em formas sem revestimento (Mersilene e Dacron), mas esses naturalmente atravessam mais os tecidos que as formas revestidas.[18] O revestimento ou a impregnação da sutura diminui a ação capilar e o arraste pelos tecidos, mas também reduz a capacidade de manter o nó. Esses materiais precisam de quatro laçadas, todas bem firmes, ou cinco (duas corrediças e três fixas).[14] A durabilidade do nó varia no grupo. Esses materiais de sutura não são reativos quando usados nos tecidos, mas o desprendimento da camada de Teflon acentua a resposta inflamatória.[16] Não se sabe se o desprendimento da camada de Teflon nos tecidos de grandes animais tem importância clínica; caso tenha, é provável que seja mínima.

Os poliésteres são materiais de sutura resistentes, usados quando há necessidade de força prolongada. Em decorrência da natureza multifilamentar desse material, bactérias e tecidos líquidos podem penetrar nos interstícios das suturas de poliéster, o que pode dar origem a um ninho de infecção, convertendo a contaminação em infecção. Bactérias imóveis têm sido transportadas para dentro do material de sutura, o que é mais importante que a disseminação de infecção sobre a superfície do material de sutura.[4] Em consequência, esses materiais têm de ser usados em circunstâncias assépticas, as quais infelizmente nem sempre podem ser seguidas na prática com grandes animais.

### Aço Inoxidável

O *aço inoxidável* é uma liga de ferro (ferro, níquel e cromo) disponível nas formas multi e monofilamentar. É difícil de manipular porque se dobra com facilidade, porém é o mais resistente de todos os materiais de sutura. Os nós são bem mantidos, mas tendem a ficar volumosos. É um dos materiais de sutura menos reativos e que pode ser esterilizado repetidas vezes, mas

tende a cortar os tecidos e as luvas do cirurgião. Ao contrário dos trançados sintéticos, não abriga bactérias e pode ser usado na vigência de infecção. Seu uso em grandes animais é infrequente.

### Clipes de Michel

Os *clipes de Michel* são clipes maleáveis curtos com pontas nas extremidades, usados na aposição das bordas de feridas. Usa-se um par especial de pinças para encurvá-los, porém tendem a enrugar a pele quando aplicados. São pouco usados em grandes animais, mas têm sido empregados na operação de Caslick em éguas.

### Grampeadores Cutâneos

Existem *grampeadores cutâneos* descartáveis (Proximate) para humanos e equinos. É comum usá-los para fechar a pele de equinos após laparotomia para correção cirúrgica de cólica. Uma de suas vantagens é a velocidade: o instrumento fecha incisões cutâneas até de 60 cm de comprimento em um minuto ou menos. Tal aspecto é importante quando a sobrevivência do animal pode ser afetada de maneira adversa por um período prolongado de anestesia. Um estudo mostrou que o uso de grampos poupou em média 15,5 minutos do tempo de fechamento por incisão.[17] Embora os grampos sejam bem tolerados por equinos e possam ficar na pele quase indefinidamente, é melhor removê-los em 2-3 semanas, antes que os pelos cresçam por cima deles.

Mostrou-se experimentalmente que os grampos cutâneos são mais resistentes à formação de abscesso que as suturas percutâneas. Como são metálicos, não proporcionam um ambiente propício ao crescimento bacteriano e não penetram tão profundamente no plano tecidual subcutâneo relativamente avascular. Observamos excelente cicatrização de ferida no caso de não infectadas. Na cirurgia abdominal com abertura do trato intestinal, a incisão cutânea pode receber um inóculo bacteriano antes do fechamento, e portanto os grampos cutâneos seriam benéficos.[19] Usa-se um pequeno par de pinças para retirar os grampos assim que a ferida estiver cicatrizada. Os grampos são usados em uma variedade de outras incisões cutâneas em equinos e verificamos que são igualmente aceitáveis. Sua única limitação é o custo, embora tenhamos usado em situações como cirurgia de cólica, em que o custo dos grampos é uma pequena parte da despesa total. Temos usado grampos em bezerros, outros pequenos ruminantes e lhamas, ainda que o aspecto econômico seja um fator limitante nessas espécies. Eles são particularmente úteis no fechamento de feridas quando não há tensão, podendo ser aplicados com o uso de um cachimbo em equinos onde não seja possível usar sedação ou anestesia local.

## Referências

1. Altman, G.H., Diaz, F., Jakuba, C., Calabro, T., et al.: Silk-based biomaterials. Biomat., *24*:401–416, 2003.
2. Artandi, C.: A revolution in sutures. Surg. Gynecol. Obstet., *150*:235, 1980.
3. Bezwada, R.S., Jamiolkowski, D.D., In-Young, L., Vishvaroop, A., et al.: Monocryl suture, a new ultra-pliable absorbable monofilament suture. Biomat., *16*:1141–1148, 1995.
4. Blomstedt, B., Osterberg, B., and Gergstrand, A.: Suture material and bacterial transport. Acta Chir. Scand., *143*:71, 1977.
5. Chusak, R.B., and Dibbell, D.G.: Clinical experience with polydioxanone monofilament absorbable sutures in plastic surgery. Plast. Reconstr. Surg., *72*:217, 1983.
6. Conn, J., and Beal, J.M.: Coated Vicryl synthetic absorbable sutures. Surg. Gynecol. Obstet., *150*:843, 1980.
7. Craig, P.H., et al.: A biological comparison of polyglactin 910 and polyglycolic acid synthetic absorbable sutures. Surg. Gynecol. Obstet., *141*:1, 1975.
8. Fierheller, E.E., and Wilson, D.G.: An in vitro biomechanical comparison of the breaking strength and stiffness of polydioxanone (sizes 2,7) and polyglactin 910 (sizes 3,6) in the equine linea alba. Vet. Surg., *34*:18–23, 2005.
9. Kaminski, J.M., Katz, A.R., and Woodward, S.C.: Urinary bladder calculus formation on sutures in rabbits, cats and dogs. Surg. Gynecol. Obstet., *146*:353, 1978.
10. Kawcak, C.E., and Baxter, G.M.: Surgical materials and wound closure techniques. Vet. Clin. Equine, *12*:195–205, 1996.
11. Larsen, R.F.: Polyglycolic acid sutures in general practice. N. Z. Vet. J., *26*:258, 1978.
12. Lerwick, E.: Studies on the efficacy and safety of polydioxanone monofilament absorbable suture. Surg. Gynecol. Obstet., *156*:51, 1983.
13. Mackinnon, A.E., and Brown, S.: Skin closure with polyglycolic acid (Dexon). Postgrad. Med. J., *54*:384, 1978.
14. Magilligan, D.J., and DeWeese, J.A.: Knot security and synthetic suture materials. Am. J. Surg., *127*:355, 1974.
15. Price, P.B.: Stress, strain and sutures. Ann. Surg., *128*:408, 1948.
16. Postlethwait, R.W.: Five-year study of tissue reaction to synthetic sutures. Ann. Surg., *190*:53, 1979.
17. Ramey, D.W., and Rooks, R.L.: Consider the use of skin stapling equipment to expedite equine surgery. Vet. Med., *80*:66, 1985.
18. Stashak, T.S., and Yturraspe, D.J.: Considerations for selection of suture materials. Vet. Surg., *7*:48, 1978.
19. Stillman, R.M., Marino, C.A., and Seligman, S.J.: Skin staples in potentially contaminated wounds. Arch. Surg., *119*:138, 1984.
20. Swaim, S.: Surgery of Traumatized Skin: Management and Reconstruction in the Dog and Cat. Philadelphia, W.B. Saunders, 1980.
21. Tera, H., and Aberg, C.: Strength of knots in surgery in relation to type of knot, type of suture material, and dimensions of suture thread. Acta Chir. Scand., *143*:75, 1977.
22. Trostle, S.S., and Hendrickson, D.A.: Suture sinus formation following closure of ventral midline incisions with polypropylene in three horses. J. Am. Vet. Med. Assoc., *207*:742–746, 1995.
23. Trostle, S.S., Wilson, D.G., Stone, M.C., and Markel, M.D.: A study of the biomechanical properties of the adult equine linea alba: a relationship of tissue bite size and suture material to breaking strength. Vet. Surg. *23*:435–441, 1994.

## Agulhas

As agulhas cirúrgicas são essenciais para fazer as suturas nos tecidos. Precisam ser projetadas para colocar o fio no tecido com o mínimo de traumatismo, devendo ser rígidas o suficiente para evitar que se dobrem, mas flexíveis o bastante para evitar que se quebrem, e aguçadas o suficiente para penetrar nos tecidos com o mínimo de resistência. Naturalmente, têm de ser limpas e resistentes à corrosão. Dos muitos tipos diferentes de agulhas disponíveis, a escolha de uma delas é determinada pelo tipo de tecido a ser suturado, por sua localização e sua acessibilidade, bem como pelo tamanho do material de sutura.

As agulhas cirúrgicas têm três componentes básicos: o olho, o corpo (ou haste) e a ponta. O olho em geral é de dois tipos, *fechado* ou *festonado (sem olho)*. O olho fechado é semelhante ao da agulha doméstica de costura, e o próprio olho está disponível em uma variedade de formas. As agulhas festonadas fixam-se permanentemente no fio de sutura (Fig. 4.1). O fio de sutura e a agulha têm aproximadamente o mesmo diâmetro. A grande vantagem da agulha festonada é impor menos traumatismo aos tecidos, porque apenas

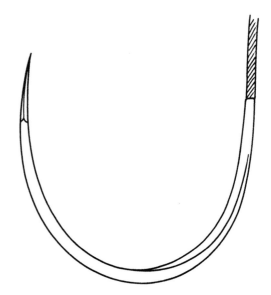

**Fig. 4.1** Agulha fenestrada. O fio de sutura e a agulha têm aproximadamente o mesmo diâmetro.

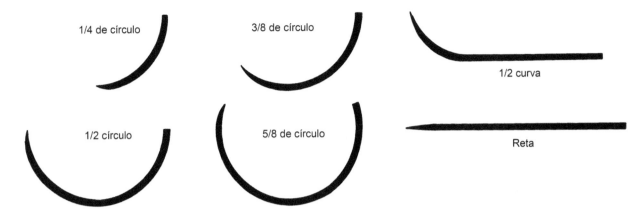

**Fig. 4.2** Agulhas de vários formatos.

uma camada de fio, e não uma camada dupla, é puxada através do tecido. Além disso, a manipulação do fio e da agulha é mínima, estando pronta para uso imediato. No final da cirurgia, a agulha e o pedaço restante de fio são descartados, usando-se sempre uma nova agulha. Atar o fio no olho da agulha diminui a possibilidade de separação, mas aumenta ainda mais o traumatismo à medida que o material de sutura é passado através do tecido. Com uma agulha de sutura chamada Control Release (liberação controlada), o material de sutura pode ser separado rapidamente da agulha.

As agulhas em geral são curvas, embora alguns cirurgiões prefiram agulhas retas, em especial ao suturar pele ou intestino. A curvatura das agulhas é variável, podendo ser de 1/4, 3/8, 1/2 (em semicírculo) e 5/8 de um círculo e com meia curva (Fig. 4.2). A escolha de uma agulha depende da profundidade da região a ser suturada. Ao suturar a profundidade de uma ferida, por exemplo, a agulha terá de "entrar em ângulo agudo". No caso, uma agulha em semicírculo ou de 5/8 seria mais adequada. As agulhas curvas têm de ser usadas com porta-agulha.

O corpo da agulha está disponível em diferentes formas: redondo, oval, achatado ou triangular. As de corpo achatado e triangular têm bordas cortantes; as de corpo arredondado ou oval geralmente têm o menor diâmetro na ponta, aumentando até a região do olho.

As agulhas também estão disponíveis com vários tipos de pontas (Fig. 4.3). As agulhas cortantes destinam-se a cortar através de tecido denso, espesso, conjuntivo, como a pele de bovinos, podendo ser de corte reverso, quando a borda de corte fica ao longo do lado convexo da agulha, não na superfície côncava. A finalidade da agulha de corte reverso é minimizar o corte excessivo do tecido transfixado. Outra modificação da agulha cortante combina a ponta de corte com uma agulha de haste arredondada, de modo que a agulha penetra com facilidade o tecido denso, mas não corta através dele; é a chamada *agulha de corte afilado*. Um fabricante produz uma agulha de concepção semelhante, útil para tecidos densos como cartilagem (agulha com ponta em K). Ela penetra com facilidade a cartilagem da laringe equina.

Agulhas não cortantes, ou de ponta romba, não possuem margens e são menos propensas a cortar através dos tecidos (Fig. 4.3), sendo usadas para vísceras abdominais, tecido conjuntivo, vasos e outros tecidos frágeis. Agulhas redondas (atraumáticas) na verdade só são arredondadas além da extremidade, com o restante da haste sendo oval. Tal formato impede o deslocamento angular ou rotacional da agulha dentro das lâminas do porta-agulha.

Agulhas de hastes longas também são usadas na prática com animais destinados ao consumo humano. Elas são úteis para colocar material de sutura resistente nos tecidos, como no prolapso vaginal em vacas.

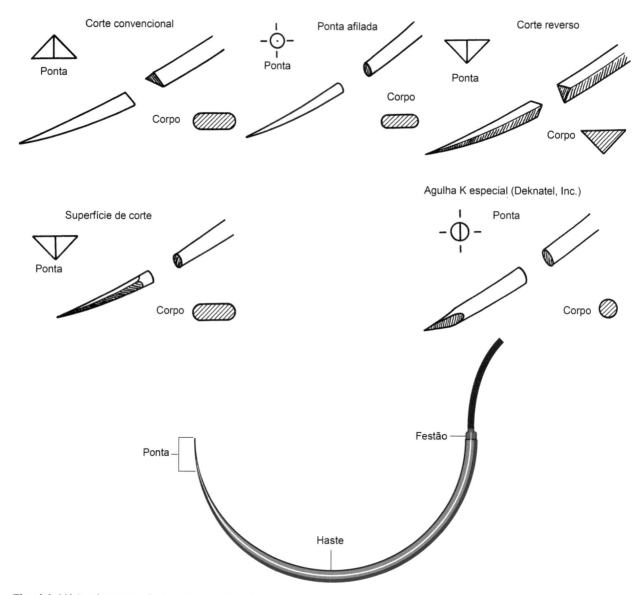

**Fig. 4.3** Vários formatos de pontas e hastes das agulhas de sutura.

# Capítulo 5

# NÓS E LIGADURAS

---

**Objetivos**

1. Aprender as técnicas básicas de dar o nó duplo, o torto e o de cirurgião.
2. Descrever as aplicações das ligaduras e duas técnicas de ligadura: a transfixante e o método de ligação tecidual com três pinças.

---

## Princípios da Fixação do Nó

Seguem-se vários princípios importantes dos nós e ligaduras que o cirurgião deve considerar:

- O atrito entre os pontos da sutura determina a segurança do nó.
- O tamanho e o tipo de sutura têm impacto sobre a quantidade de atrito entre os pontos e, portanto, sobre a segurança do nó; deve-se usar o menor fio e o nó que menos prejudique a tensão na ferida.
- Os fios monofilamentares criam menos atrito entre si e com o tecido. Eles foram elaborados para deformar quando atados, de modo a dar mais segurança ao nó.
- O tamanho das pontas do fio a serem deixadas depende da segurança do nó. Por exemplo, o categute tende a intumescer e não atar quando exposto à umidade, de maneira que o cirurgião deve deixar as pontas do fio um pouco maiores do que as de outros materiais.
- Estudos mostram que, qualquer que seja o tipo de sutura, consegue-se o máximo de segurança do nó com no máximo duas laçadas adicionais ao nó duplo inicial (total de quatro laçadas). Laçadas adicionais exacerbam a irritação tecidual e impedem a cicatrização, devendo ser usadas quando se faz um nó de cirurgião ou um nó corrediço.[1]

## Técnicas de Atar o Nó

O *nó duplo* ou de laçada dupla é o mais usado em cirurgia (Fig. 5.1). Em geral é feito com porta-agulha, que deve permanecer paralelo à ferida, enquanto todos os movimentos são feitos perpendiculares a ela. A tensão uniforme nas extremidades do fio assegura que as pontas do nó façam uma laçada completa e duas meias-laçadas (nó corrediço). A meia-laçada resulta em tensão desigual nas duas pontas ao atar-se o nó (Fig. 5.1).

O *nó torto* é um nó corrediço que não se mantém, especialmente se o estiramento nas pontas for desigual, e seu uso não é recomendado (Fig. 5.1).[6] Nós que apertam quando a segunda laçada é completada, bem como os que terminam uma sutura contínua na qual duas laçadas são atadas a uma, também são propensos a deslizar.[4]

Os nós ficam atados por causa do atrito de um componente contra o outro. São necessárias pelo menos três laçadas separadas para se conseguir o mínimo de atrito com o nó duplo. Materiais de sutura monofilamentares, como o náilon, o polipropileno e os sintéticos trançados, em especial os revestidos com Teflon, proporcionam um nó pouco seguro. Com esses materiais, a primeira laçada pode afrouxar antes de se fazer a segunda. A técnica de fazer o nó exige muita atenção ao usar esses materiais de sutura. No entanto, os materiais de sutura monofilamentares mais modernos são feitos para deformar quando se aperta o nó, para dar maior segurança além da proporcionada pelo fio trançado. O cirurgião pode garantir a segurança do nó com fios sintéticos trançados fazendo quatro laçadas, todas completas (um nó duplo duplicado), ou cinco laçadas, duas corrediças e três completas.[3] Também é preciso cuidado com o aço porque ele também tende a deslizar se os nós não forem bem feitos. O leitor deve consultar o Cap. 4, "Materiais de Sutura e Agulhas".

Usa-se um *nó de cirurgião* quando a primeira laçada de um nó duplo não pode ser mantida na posição por causa de tensão excessiva na borda da ferida (Fig. 5.1). O nó de cirurgião é basicamente o mesmo que o duplo, exceto pela primeira ligadura, que consiste em duas

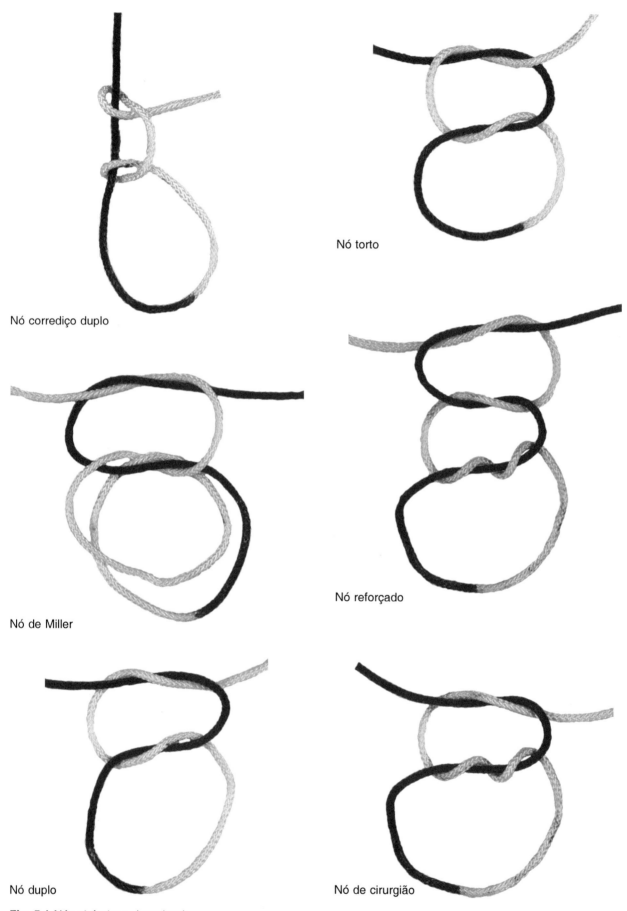

Nó corrediço duplo

Nó torto

Nó de Miller

Nó reforçado

Nó duplo

Nó de cirurgião

**Fig. 5.1** Nós cirúrgicos. (*continua*)

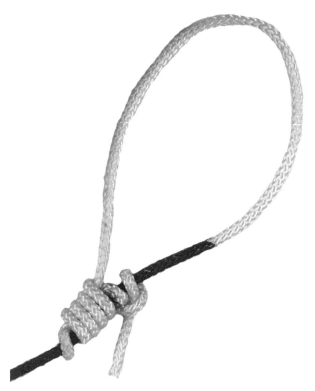

Nó 4-S modificado de Roeder

**Fig. 5.1** *Continuação.*

laçadas. O nó de cirurgião deve ser reforçado por quatro laçadas adicionais (Fig. 5.1). O *nó de Miller* é muito útil para a ligadura de pedículos. A ligadura tem duas voltas para aumentar o atrito entre ela e o pedículo (Fig. 5.1). O nó deve ser terminado com quatro laçadas, todas completas. Em locais onde é difícil atar os nós, como na profundidade do abdome, ou na laparoscopia, um nó 4-S modificado de Roeder pode ser muito útil (Fig. 5.1). Ele é praticamente um nó corrediço que usa o atrito para não ficar solto. O nó é atado, a alça colocada sobre a estrutura a ser ligada e o nó é empurrado para baixo com um dispositivo para apertar.

### Uso do Porta-agulha para Atar o Nó

Na maioria dos casos, os nós são atados com a ajuda de um porta-agulha (Fig. 5.2A a F). O instrumento é recomendado na maioria das cirurgias, por causa de sua capacidade de adaptação e por ser econômico, em comparação com o fechamento do nó com uma ou ambas as mãos. É possível usar pedaços curtos de fio e conseguir uma sutura firme.

A técnica para se dar um nó instrumentado é a seguinte: faz-se uma alça da ponta longa do fio em torno a extremidade do instrumento, com o mesmo na frente da sutura (Fig. 5.2A). A ponta curta do fio é pega com o porta-agulha, que então é puxado através da alça, segurando o nó embaixo com firmeza (Fig. 5.2B e C). É preciso aplicar tração no mesmo plano do nó (Fig. 5.2D)

enquanto mantêm-se o instrumento e a mão com o fio perto do tecido. A segunda laçada começa enrolando-se a ponta longa do fio em torno do instrumento, mas na direção oposta (Fig. 5.2E). É importante não soltar as pontas do fio, ou a primeira laçada ficará frouxa. A ponta curta do fio é segurada e puxada através da alça (Fig. 5.2F). O nó de cirurgião é feito praticamente da mesma forma, exceto por ser a primeira alçada dupla colocando uma alça dupla em torno do porta-agulha.

Os nós devem ser atados com atenção correta. Tensão excessiva resulta em estrangulamento dos tecidos, o que acarreta necrose e demora na cicatrização da ferida. Similarmente, não se deve deixar brechas na ferida, em decorrência de poucos pontos ou falta de tensão. Para aliviar a tensão em cada ponto, deve-se aumentar o número de pontos para fechar a incisão; o princípio subjacente é o de que, quando o espaço entre os pontos é uniforme, a tensão se distribui por igual entre eles.

### Ligaduras

Uma *ligadura* é uma alça de sutura usada para ocluir um vaso sanguíneo antes ou após ele ter sido lesado. Alças de ligaduras são usadas frequentemente na laparoscopia de estruturas dentro da cavidade abdominal. As ligaduras laparoscópicas, como o nó 4-S modificado de Roeder, em geral são feitas com um dispositivo que empurra o nó e um nó corrediço. Tais técnicas são abordadas em maiores detalhes em outro texto.[2,5]

Para evitar deslizamento, uma ligadura pode ser convertida em uma *ligadura transfixante* passando-a através do meio do vaso e atando-a em torno da metade do vaso e em seguida do vaso inteiro. As ligaduras transfixantes podem ser usadas para ligar vários vasos sanguíneos dentro de tecidos (Fig. 5.3). Deve-se deixar o mínimo de tecido possível distal à ligadura, porque o coto assim criado irá necrosar e terá de ser absorvido pelo animal. É preciso cuidado para não deixar um coto muito curto ou a ligadura poderá deslizar sobre a extremidade e resultar em perda da fixação. Alças duplas são mais fortes que as simples por causa da distribuição do atrito e das forças tênseis. Além disso, a força explosiva de uma alça é inversamente proporcional ao volume que ela engloba. Em outras palavras, a tensão sobre a sutura é proporcional ao volume. Em termos práticos, a ligadura da massa de tecido é mais propensa a romper-se que as ligaduras em torno de pequenos pontos hemorrágicos ou vasos isolados.[3] Além disso, os vasos podem recanalizar dentro de uma grande massa de tecido ligada.

Quando é preciso ligar grande quantidade de tecidos, pode-se usar o *método das três pinças*. As pinças são colocadas sobre o pedículo, como mostrado na Fig. 5.4. A pinça A é distal e a C é proximal. O pedículo é dividido entre as pinças A e B, e a ligadura é feita proximal

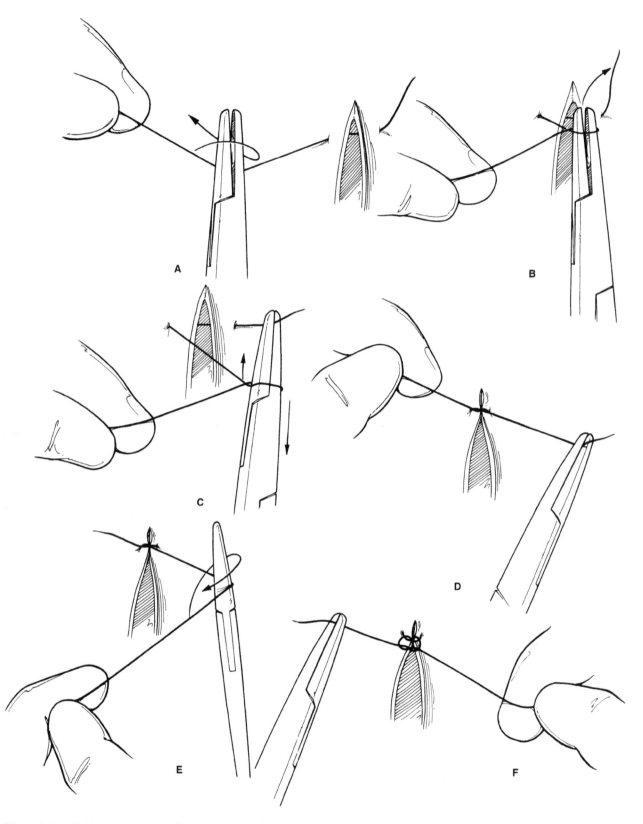

**Fig. 5.2** A a F, Uso do porta-agulha para dar o nó.

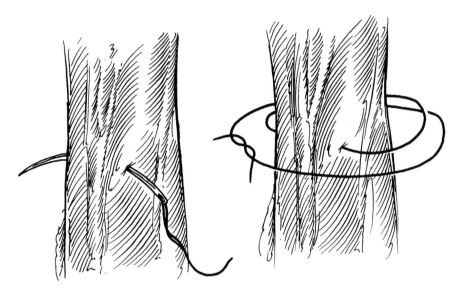

**Fig. 5.3** Ligadura transfixante.

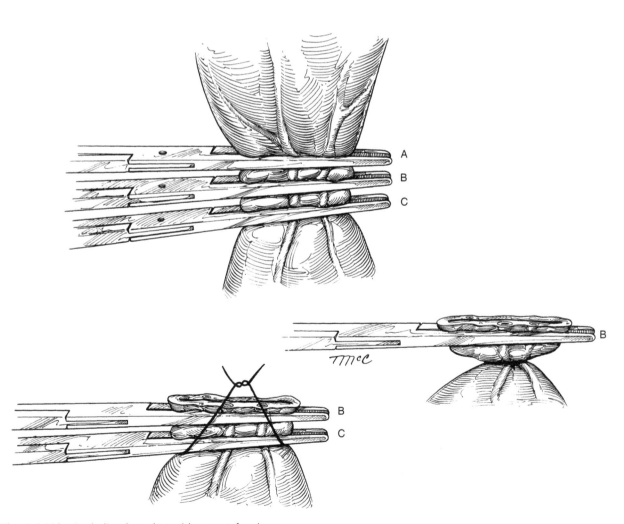

**Fig. 5.4** Método de ligadura de tecido com três pinças.

à C. Faz-se a primeira laçada da ligadura e, à medida que se retira a pinça C, a ligadura é atada na crista deixada por essa pinça. Laçadas adicionais são feitas em seguida na ligadura, e a pinça B é afrouxada para verificar se há hemorragia. É uma boa oportunidade para usar um nó de Miller.

## Referências

1. Brown, R.P.: Knotting techniques and suture materials. Br. J. Surg. *79*:399–400, 1992.
2. Carpenter, E.M., Hendrickson, D.A., James, S., Frank, C., et al.: A mechanical study of ligature security of commercially available pre-tied ligatures versus hand tied ligatures for use in equine laparoscopy. Vet. Surg., *35*:55–59, 2006.
3. Magilligan, D.J., and DeWeese, J.A.: Knot security and synthetic suture materials. Am. J. Surg., *127*:355, 1974.
4. Price, P.B.: Stress, strain and sutures. Ann. Surg., *128*:408, 1948.
5. Shettko, D.L., Frisbie, D.D., and Hendrickson, D.A.: A comparison of knot security of commonly used hand-tied laparoscopic slipknots. Vet. Surg., *33*:521–524, 2004.
6. Swaim, S.: Surgery of Traumatized Skin: Management and Reconstruction in the Dog and Cat. Philadelphia, W.B. Saunders, 1980, p. 269.

# Capítulo 6

# PADRÕES DE SUTURA

**Objetivos**

1. Dar uma visão geral das indicações e usos dos diferentes padrões de sutura.
2. Detalhar a técnica dos seguintes padrões básicos de sutura:
   - Interrompida simples
   - Contínua simples
   - Interrompida de colchoeiro horizontal
   - Contínua de colchoeiro horizontal
   - De colchoeiro vertical
   - Perto-longe-longe-perto
   - Subcuticular
   - Cruzada (de colchoeiro cruzada)
   - Contínua de Ford
3. Descrever técnicas de sutura mais vantajosas para o fechamento de órgãos ocos, o reparo de tendões e o fechamento de feridas sob alta tensão.

## Padrões Básicos de Sutura

O cirurgião dispõe de uma ampla variedade de padrões de sutura para diferentes circunstâncias. Cada padrão tem seus aspectos positivos e negativos. É importante escolher a combinação apropriada de padrão de sutura, tipo de fio, tamanho dele e tipo de nó para proporcionar o melhor resultado para o paciente. Se um padrão não dá os melhores resultados, é preciso aprender e dominar uma nova técnica. Os padrões de sutura são divididos em interrompidos ou contínuos, sendo os seguintes mais importantes para o cirurgião de grandes animais.

## Sutura Interrompida Simples

É a mais antiga e de uso mais amplo, fácil e relativamente rápida de executar. No entanto, como cada ponto precisa ser atado individualmente, em geral leva-se mais tempo para fechar uma incisão ao usá-la. A técnica de inserção depende da espessura do tecido a ser posto em aposição. A agulha e o fio são inseridos a uma distância variável de um dos lados da incisão, através dela em ângulos retos e do tecido do outro lado. No caso do cirurgião destro, isso deve ser feito da direita para a esquerda, aplicando-se o inverso no caso de cirurgiões canhotos (Fig. 6.1). O nó deve ser dado de modo a não ficar contra a incisão. Ao usar essa sutura para o fechamento de pele, o local de inserção do ponto varia, dependendo da espessura da pele. Pode ser de 1 cm de distância na pele bovina ou 2 a 3 mm na pele fina da área inguinal de um potro. A sutura interrompida simples deve colocar as margens da ferida em aposição, mas pode invertê-las se ficar muito apertada ou os locais de inserção e de saída dos pontos estiverem muito longe da borda do corte. O espaço entre os pontos depende da tensão sobre as margens da ferida.

## Sutura Contínua Simples

É constituída por um número variável de pontos simples e atada apenas nas extremidades (Figs. 6.2 e 6.3), sendo usada em tecidos elásticos e que não fica sujeita a muita tensão. Os pontos nas margens da ferida são dados em ângulos retos com elas, mas a parte exposta da sutura passa diagonalmente através da incisão. Esse padrão de sutura pode ser executado rapidamente. O término da sutura depende de se estar usando uma agulha perfurada ou fenestrada. Para terminá-la com uma agulha perfurada, avança-se a agulha através dos tecidos e a extremidade curta do fio é mantida na extremidade proximal da passagem da agulha. Uma alça de fio é puxada através com a agulha

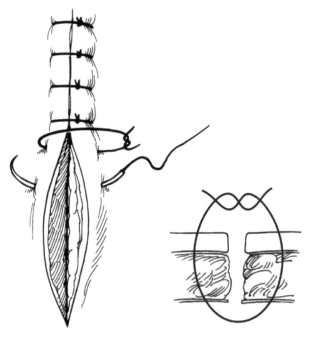

**Fig. 6.1** Sutura interrompida simples com corte transversal do ponto.

e amarrada na outra extremidade do lado oposto (Fig. 6.2). Quando se usa uma agulha fenestrada, a extremidade do fio que fica nela é atada na última alça disponível do material de sutura exterior aos tecidos (Fig. 6.3). Se algum dos pontos se romper, a força da linha de sutura será perdida. Se um ponto se romper em uma sutura interrompida, os pontos restantes terão mais chance de manter a força da linha de sutura.

## Sutura Interrompida de Colchoeiro Horizontal

Está ilustrada na Fig. 6.4A. As partes externas da sutura ficam paralelas às margens da ferida. Para evitar eversão, a agulha deve ser angulada através da pele, e as margens da ferida devem ser colocadas em aposição delicadamente. Tal sutura pode ser usada em conjunto com pedaços de tubo de borracha ou botões para agir como uma sutura de tensão (Fig. 6.4B), situação em que é feita a alguma distância das margens cutâneas. Usa-se outro padrão de sutura, como a interrompida simples, para coaptar a linha de incisão com maior precisão. Devido à geometria da sutura de colchoeiro horizontal, os pontos tendem a reduzir o suprimento sanguíneo para as bordas da ferida. Parece melhor reservar essa sutura para reaposição de ventres musculares (Fig. 6.4C).

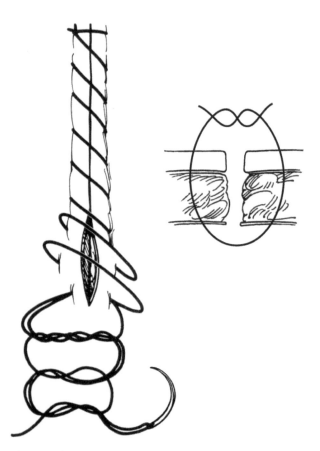

**Fig. 6.2** Sutura contínua simples com corte transversal do ponto (agulha perfurada).

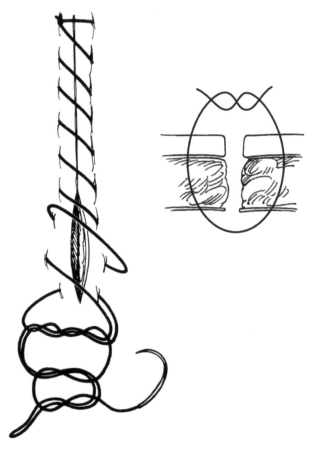

**Fig. 6.3** Sutura contínua simples com corte transversal do ponto (agulha fenestrada).

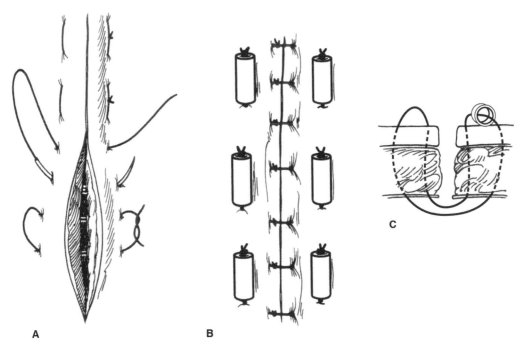

**Fig. 6.4** A, Sutura interrompida de colchoeiro horizontal. B, Suturas interrompidas horizontais de colchoeiro como suturas para aliviar a tensão, com pedaços de borracha. C, Corte transversal da sutura de colchoeiro horizontal.

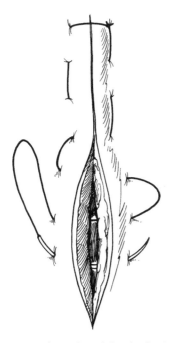

Fig. 6.5 Sutura contínua de colchoeiro horizontal.

## Sutura Contínua de Colchoeiro Horizontal

Ilustrada na Fig. 6.5, é semelhante à horizontal, exceto por ser contínua. Sua principal vantagem é a rapidez de execução; não é muito usada na cirurgia de grandes animais.

## Sutura de Colchoeiro Vertical

De início, dá-se um ponto superficial com o fio e a agulha na margem da ferida e em seguida passa-se através da incisão, fazendo um ponto pequeno (Fig. 6.6A). Após, inverte-se a posição da agulha no porta-agulha levando-a para o lado oposto, onde se dá um ponto maior. Caso se use essa sutura como único método para fechar a pele, um ponto superficial na espessura cutânea parcial garante a aproximação adequada das bordas da ferida; se usada para aliviar a tensão a alguma distância da ferida, pontos interrompidos simples podem coaptar melhor as margens (Fig. 6.6B).

Em comparação com a sutura de colchoeiro horizontal, a geometria da vertical permite melhor circulação nas margens da ferida e portanto diminui as chances de necrose nas mesmas. As únicas desvantagens dessa sutura são utilizar um pouco mais de material de sutura e demandar mais tempo para ser executada.

A sutura de colchoeiro vertical é popular no reparo de lacerações traumáticas da pele dos membros de equinos, onde o suprimento sanguíneo já pode estar comprometido. Como a horizontal, também pode ser usada como sutura de tensão em conjunto com pedaços de tubo de borracha ou botões, que minimizam o corte dos tecidos pelo material de sutura (Fig. 6.6C e D).

## Sutura Perto-longe-longe-perto

Ilustrada na Fig. 6.7, é uma sutura de tensão usada com frequência na cirurgia de grandes animais. O primeiro

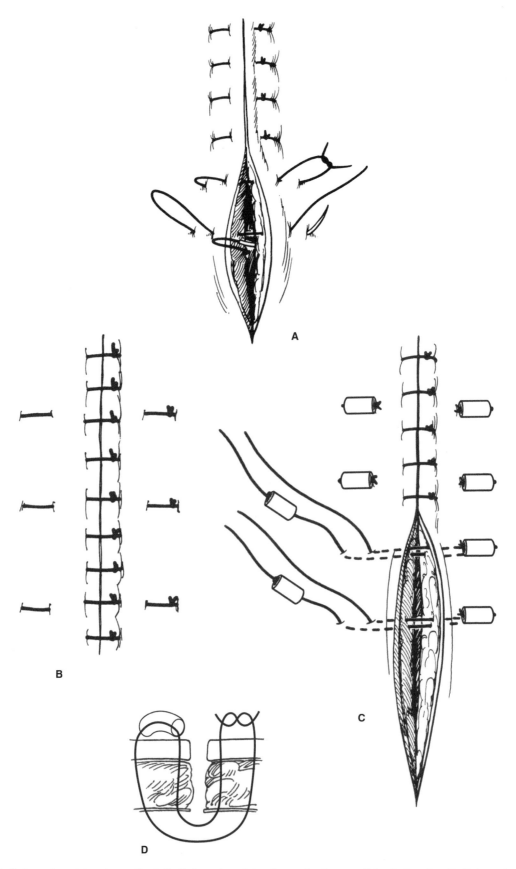

**Fig. 6.6** A, Sutura de colchoeiro vertical. B, Sutura de colchoeiro vertical para alívio da tensão. C, Sutura de colchoeiro vertical com pedaços de borracha. D, Corte transversal da sutura de colchoeiro vertical.

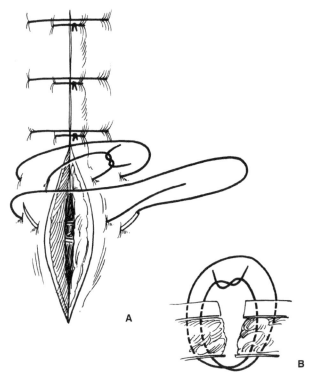

**Fig. 6.7** A e B, Sutura perto-longe-longe-perto.

ponto é dado perto da ferida e em seguida passa sob a mesma através de suas margens em ângulos retos, emergindo a uma distância maior da borda. A etapa seguinte consiste em cruzar a ferida até o lado original e inserir a agulha e o fio a uma distância maior da margem do que no local de entrada inicial. A sutura é então direcionada para a ferida perpendicular a suas margens, cruzando-a e emergindo perto delas. Em seguida o ponto é amarrado. Leva-se menos tempo para fazer essa sutura que a de colchoeiro vertical e é uma excelente sutura de tensão. Tem sido usada para fechar a linha alba de equinos sempre que há tensão excessiva na borda da ferida. Um dos principais benefícios dessa sutura que alivia a tensão é o de sempre colocar-se a agulha "para a frente" e nunca ser necessário invertê-la.

## Sutura Subcuticular

É usada para eliminar pequenas cicatrizes em torno dos pontos dos padrões de sutura mais comuns. A primeira parte do ponto é feita direcionando-se a agulha para cima no ápice da incisão, na direção oposta à da incisão (Fig. 6.8). Em seguida, inverte-se a agulha, direcionando-a para baixo da incisão. Dá-se o nó que, assim, será subcutâneo. O restante da sutura é feito como uma de colchoeiro horizontal, com a agulha cruzando a incisão em ângulos retos, mas avançando sob a derme, paralela à incisão. Um nó semelhante ao usado na sutura contínua simples termina a sutura. A agulha é então invertida e direcionada de volta ao longo da incisão; o nó nessa extremidade também deve ser subcutâneo. O material de sutura usado nesse padrão deve ser um sintético absorvível, relativamente não reativo e estéril. Os pontos são feitos paralelos à incisão onde houver menos espaço morto (Fig. 6.8C) e perpendiculares à incisão onde houver mais espaço morto (Fig. 6.8D).

## Sutura Cruzada (de Colchoeiro Cruzada)

Ilustrada na Fig. 6.9, começa introduzindo-se a agulha de um lado para o outro, como se faria numa sutura interrompida simples. Em seguida, avança-se a agulha sem penetrar no tecido e faz-se uma segunda passagem paralela à primeira. As extremidades do fio ficam então nos lados opostos da ferida, formando um "x" na superfície dela. Alguns cirurgiões usam esse padrão de sutura se as margens da ferida estiverem sob tensão.

Usa-se a sutura cruzada para fechar o pequeno orifício feito por uma agulha hipodérmica usada para desinsuflar um intestino distendido por gás. Em geral a sutura é empregada como uma técnica de fechamento cutâneo após artroscopia ou laparoscopia. Tem algumas propriedades de alívio da tensão e leva quase metade do tempo, em comparação com uma sutura interrompida simples numa incisão.

## Sutura Contínua de Ford

É uma modificação da sutura contínua simples (Fig. 6.10). Nesse padrão contínuo, passa-se a agulha perpendicularmente através dos tecidos na mesma direção. Assim que a agulha atravessa os tecidos, é trazida pela alça pré-formada e aperta-se o ponto. Cada ponto subsequente é fechado até a extremidade da incisão. Para terminar a sutura, a agulha deve ser introduzida de uma direção oposta à da inserção dos pontos prévios, e a extremidade mantida naquele lado. A alça da sutura é formada, e as extremidades soltas são amarradas. É comum usar essa sutura na pele de bovinos após laparotomia. Pode-se conseguir uma boa aproximação das margens cutâneas, especialmente na pele espessa dos flancos de bovinos.

## Padrões de Sutura Usados para o Fechamento de Órgãos Ocos

É preciso ser meticuloso ao usar um padrão de sutura para fechar órgãos ocos por causa das possíveis consequências desastrosas do extravasamento de material infeccioso. No trato intestinal, por exemplo, gás e fezes sólidas e líquidas impulsionados pela peristalse provocam estiramento na linha de sutura. Felizmente, as paredes do trato gastrintestinal sadio são resistentes, flexíveis e fáceis de manipular. Em contrapartida, pode ser difícil suturar o útero friável de uma paciente sub-

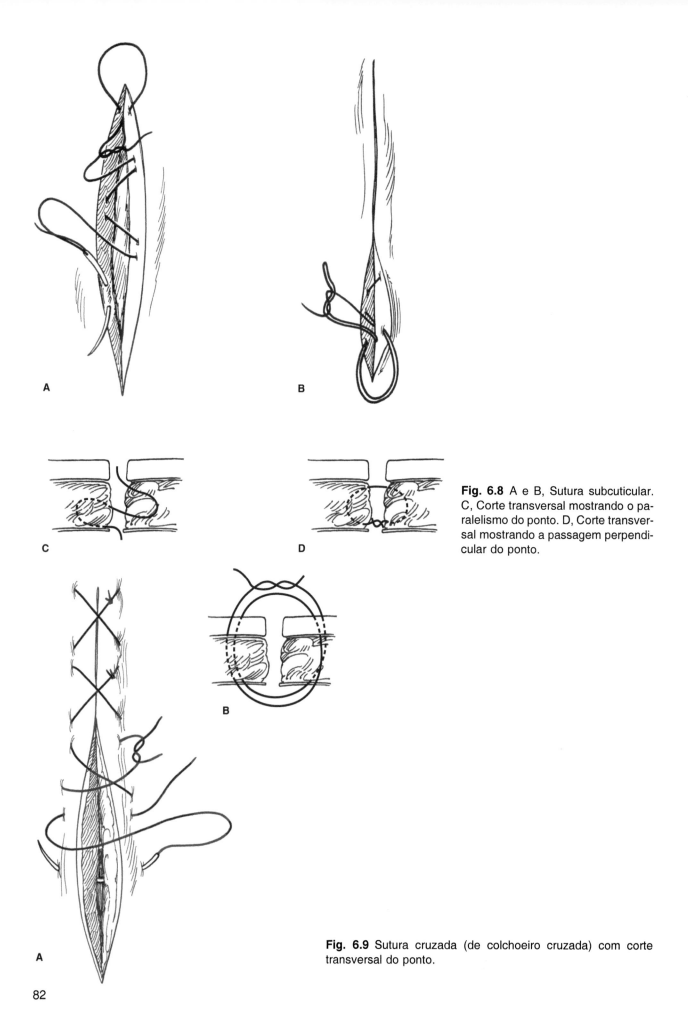

**Fig. 6.8** A e B, Sutura subcuticular. C, Corte transversal mostrando o paralelismo do ponto. D, Corte transversal mostrando a passagem perpendicular do ponto.

**Fig. 6.9** Sutura cruzada (de colchoeiro cruzada) com corte transversal do ponto.

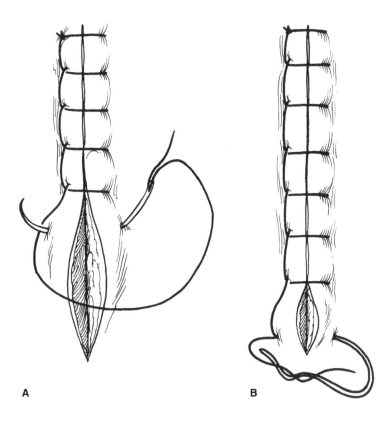

**Fig. 6.10** A e B, Sutura contínua de Ford.

metida a cesariana com um feto em decomposição. Outra vantagem da cirurgia de órgãos ocos é que eles em geral cicatrizam rapidamente, estando curados em um período notavelmente curto, como uma semana a 10 dias após a cirurgia.

Houve época em que se pensava ser necessário um fechamento apertado ao suturar um órgão oco, mas qualquer técnica que faça uma boa aposição das margens da ferida é satisfatória, porque um coágulo de fibrina proporciona uma vedação quase imediata. Contudo, a eversão da mucosa é prejudicial e pode ocasionar extravasamento de conteúdo séptico, resultando em peritonite.

Classicamente, os padrões de sutura usados nos órgãos ocos têm sido suturas invertidas ou opostas. Nesta seção, apresentamos os padrões invertidos, seguidos por alguns dos opostos. Ao suturar o trato intestinal, a resistência de uma sutura depende de conter a túnica submucosa ou a camada fibromuscular. Podemos usar fios absorvíveis ou inabsorvíveis para fechar o trato gastrintestinal. As agulhas empregadas na cirurgia de órgãos ocos devem ser rombas (não cortantes), com o fio de sutura não dobrado, para reduzir o tamanho do orifício na parede do órgão. As agulhas rombas laceram menos o material de sutura em uma camada mais profunda.

Podemos usar suturas interrompidas ou contínuas na cirurgia de órgãos ocos. Acredita-se que as interrompidas sejam mais seguras porque, se o nó se desfizer, a integridade de toda a linha de sutura não fica comprometida. Ao usar suturas interrompidas, a tensão em cada ponto pode ser ajustada, assegurando assim um bom suprimento sanguíneo para as margens da ferida. Entretanto, o uso de suturas interrompidas requer mais nós e, consequentemente, mais material de sutura, deixando uma quantidade maior de material estranho no local. Na maioria dos casos, são empregadas duas ou três fileiras de um padrão contínuo para fechar o intestino.

## Sutura Interrompida de Lembert

É de uso comum na cirurgia gastrintestinal (Fig. 6.11). A sutura é direcionada através do tecido a partir do lado externo, na direção da margem cortante da incisão. Penetra a túnica serosa, a muscular e a submucosa, mas não a mucosa, saindo do mesmo lado e emergindo perto da margem da incisão. É reinserida perto da margem da incisão, passa lateralmente através da túnica serosa, da muscular e da submucosa, sendo trazida novamente para cima através da túnica muscular e da serosa. A parede da víscera sofre inversão automática conforme o nó é atado, que não deve ser muito apertado para não estrangular os tecidos. Em momento algum a sutura penetra no lúmen da víscera, sendo considerada segura e útil na cirurgia gastrintestinal e podendo ser usada como fechamento em uma camada. Também é adequada para o útero e o rúmen de grandes animais. A principal desvantagem da sutura de Lembert é a quantidade de inversão. Não deve ser usada quando o diâmetro do lúmen já estiver comprometido.

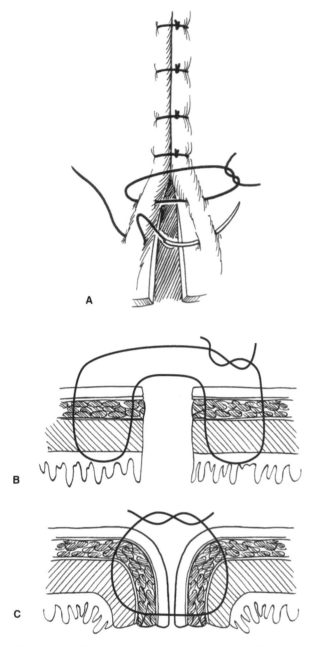

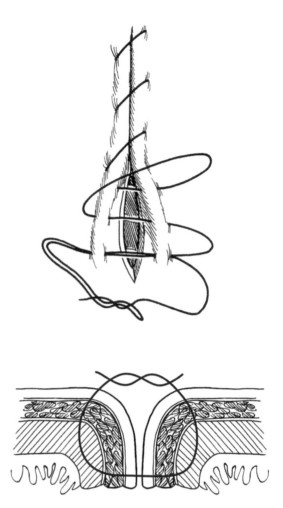

**Fig. 6.11** A, Sutura interrompida de Lembert. B, Sutura de Lembert antes de ser apertada. C, Sutura de Lembert após ser apertada.

**Fig. 6.12** Sutura contínua de Lembert.

## Sutura Contínua de Lembert

Pode ser feita em um padrão contínuo (Fig. 6.12). Usa-se o mesmo espaçamento da interrompida, atando a contínua em si mesma na extremidade proximal e novamente na distal. É comum usá-la tanto para fechamento de intestino como de útero e requer menos tempo que a interrompida.

## Sutura de Cushing

É um método de sutura contínua em que os pontos são paralelos às margens da ferida (Fig. 6.13). À medida que os pontos são feitos, penetram na túnica serosa, na muscular e na submucosa, mas não atravessam a mucosa, de modo que não entram no lúmen da víscera. A sutura cruza a incisão em ângulos retos e é atada em si mesma nas extremidades proximal e distal. A sutura de Cushing inverte a túnica mucosa e aproxima a serosa. Em geral é usada como a camada externa de um fechamento em camada dupla e pode ser executada rapidamente. Seu principal benefício é ter um padrão de inversão mínima; a principal desvantagem é ser perpendicular ao suprimento sanguíneo.

## Sutura de Connell

Lembra a de Cushing, mas o material de sutura penetra todas as camadas da parede intestinal (Fig. 6.14). A sutura é atada quando o primeiro ponto é dado e novamente na extremidade final de incisão. Uma vez do lado externo da superfície serosa, a agulha e o fio cruzam a incisão e são reinseridos na túnica serosa do lado oposto, em um ponto que corresponde ao local de saída precedente. As direções das suturas de Connell e Cushing são as mesmas, e ambas invertem o tecido. O padrão de Connell raramente é usado.

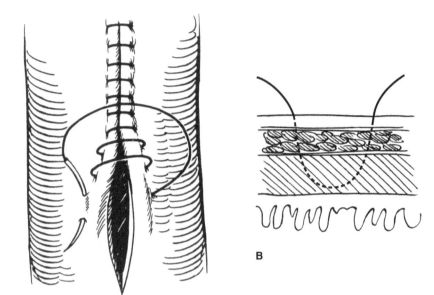

**Fig. 6.13** A, Sutura de Cushing. B, Corte transversal da sutura de Cushing.

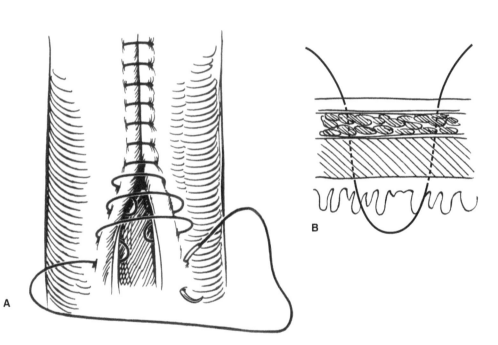

**Fig. 6.14** A, Sutura de Connell. B, Corte transversal da sutura de Connell.

## Sutura Sobreposta de Parker-Kerr

É uma modificação dos padrões de Lembert e Cushing, usada para fechar o coto de uma víscera oca (Fig. 6.15). É praticamente um padrão de Cushing sobreposto por um de Lembert. A primeira camada da sutura, que é a de Cushing, é feita sobre um par de pinças colocadas na extremidade do coto (Fig. 6.15A e B) e retiradas lentamente à medida que a sutura é empurrada em ambas as direções, invertendo as margens da ferida sem abrir o lúmen, o que poderia resultar em contaminação (Fig. 6.15C). Em seguida faz-se uma sutura de Lembert sobreposta (Fig. 6.15D). A extremidade da agulha é trazida de volta para a segunda camada, para ser atada na origem da primeira (Fig. 6.15E). Os padrões de sutura podem ser revertidos nessa técnica, usando-se um de Lembert diretamente sobre a pinça e sobrepondo o de Cushing quando a pinça tiver sido retirada. A aplicação mais comum desse padrão de sutura na cirurgia de grandes animais é na anastomose jejunocecal em equinos.[2,6] Esse padrão é usado no coto do íleo terminal.

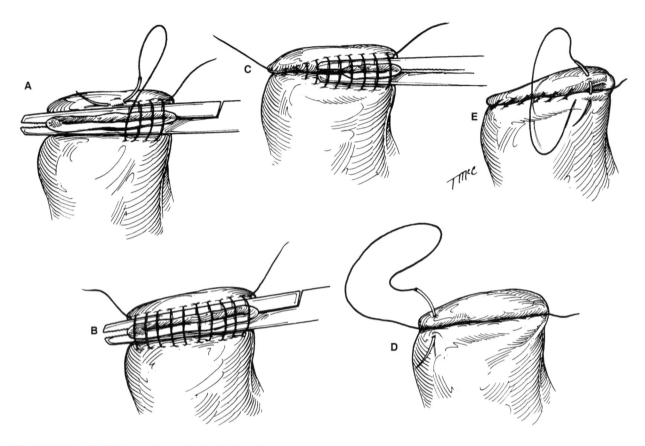

**Fig. 6.15** A a E, Sutura sobreposta de Parker-Kerr.

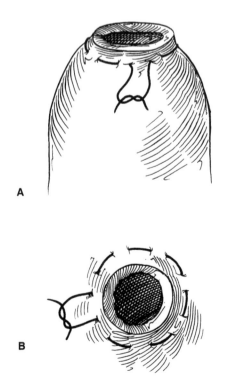

**Fig. 6.16** A e B, Sutura em bolsa de tabaco.

## Sutura em Bolsa de Tabaco

Compreende uma sutura contínua em círculo em torno de uma abertura, atada apenas depois de ter percorrido toda a circunferência do círculo (Fig. 6.16). Para ajudar na inversão da sutura, um assistente deve segurar a parte exatamente oposta ao nó e exercer tração para cima. A bolsa então é apertada após a liberação da pinça. Como a sutura de Cushing, não penetra no lúmen. Pode-se usar outra camada de sutura sobre a bolsa, seja na forma de outra bolsa ou em uma série de suturas de Lembert. Usa-se a sutura em bolsa de tabaco para fechar uma abertura por onde extravase gás no trato gastrintestinal, feita por punção com agulha ou trocarte. Também pode ser empregada para estabilizar fístulas ou cânulas permanentes.

## Sutura Interrompida Simples

Pode ser usada com sucesso para fechar o trato intestinal. Deve ser empregada para opor delicadamente as margens da ferida, causando assim interferência mínima no suprimento sanguíneo. Na Fig. 6.17, a sutura atravessa todas as camadas, a aproximada-

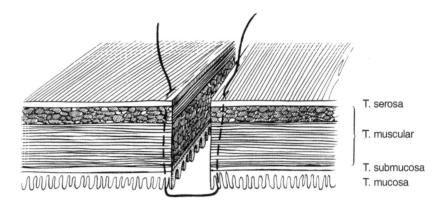

**Fig. 6.17** Sutura interrompida simples no intestino.

mente 3 a 4 mm das bordas da ferida. A sutura é então apertada. Também pode ser feita através de todas as camadas menos a mucosa. É melhor reservar esse padrão para anastomose terminoterminal de intestino com diferenças significativas no diâmetro do lúmen.

## Sutura de Gambee

É um padrão usado para anastomose intestinal no fechamento com camada única (Fig. 6.18). O fio e a agulha são introduzidos como numa sutura interrompida simples e passados a partir da túnica serosa, através de todas as camadas, exceto a mucosa. A agulha é então direcionada de volta através da submucosa e para fora através da submucosa, da muscular e da serosa. A sutura é atada firmemente, de modo que o tecido comprime a si próprio. Embora demande mais tempo que uma sutura interrompida simples, é útil na cirurgia gastrintestinal em equinos porque inverte a mucosa no lúmen. Quando a técnica foi avaliada experimentalmente em equinos, causou formação mínima de aderência e estenose.[8,9]

## Padrões Invertidos de Camada Dupla

Um padrão invertido de camada dupla (usando os de Cushing, Connell ou Lembert) produz uma anastomose com maior força tênsil inicial e resistência à ruptura.[4] A incidência de aderências é mais baixa, porém a formação interna de um coxim tem o potencial de ocasionar obstrução intestinal.

Para anastomose terminoterminal do intestino delgado, tem-se defendido uma camada dupla invertendo a anastomose composta de uma camada mucosa contínua simples e uma seromuscular de Lembert contínua.[1] Essa técnica inverte apenas uma camada e resulta em redução mínima do diâmetro do lúmen. A incidência de fibrose e inflamação da linha de sutura é maior com essa técnica do que com os padrões de Gambee e aquelas que esmagam o tecido; no entanto,

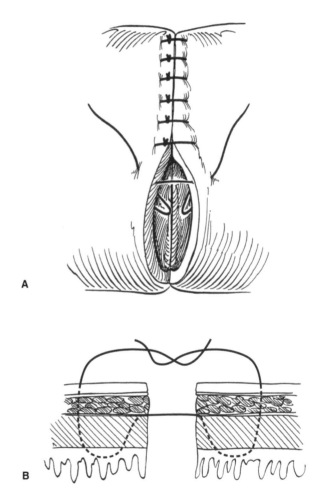

**Fig. 6.18** A e B, Sutura de Gambee.

não houve aderências em seis equinos nos quais ela foi empregada, em comparação com incidência de aderência de 50% com as outras duas técnicas.[1] O autor prefere um padrão contínuo simples de aposição, seguido por um padrão de Cushing com inversão mínima. Maiores detalhes sobre ressecção intestinal, anastomose e grampeamento gastrintestinal estão disponíveis em *McIlwraith's and Turner's Equine Surgery: Advanced Techniques*.[4]

## Drenos (Curativos Suturados)

São usados sobre áreas onde é difícil aplicar ataduras compressivas, como regiões proximais dos membros e o torso. Ao mesmo tempo que fazem alguma pressão localizada e minimizam o edema pós-operatório, ajudam a manter a incisão cutânea protegida contra sujeira e restos da cama. Também podem ajudar a eliminar o espaço morto, como na região da garganta de equinos onde passa o freio após operação de Forssell modificada para animais com o vício de morder. Têm sido usados ainda para cobrir incisões cutâneas após o fechamento da linha alba por celiotomia.

No caso de incisões menores, usa-se uma compressa de gaze estéril. No de incisões maiores, uma toalha de mãos enrolada. O material deve ser longo o suficiente para que as extremidades se sobreponham ligeiramente às da incisão. Após o fechamento da incisão cutânea, um assistente segura a toalha com firmeza na posição. Com material de sutura monofilamentar sintético, fazemos uma sutura contínua ou interrompida de colchoeiro horizontal (Fig. 6.19). À medida que os pontos são atados, pode ocorrer uma leve tração da pele, que desaparece quando são retirados. O dreno costuma ser removido 4 a 7 dias após a cirurgia, dependendo do procedimento, e ajuda a manter a incisão seca graças ao seu efeito compressivo, não devendo ficar muito úmido a ponto de permitir que o excesso de líquido venha a aderir à incisão. Deve-se retirar o dreno se o excesso de umidade persistir.

## Padrões de Sutura para Tendões Lesados

É comum um grande animal apresentar uma ferida traumática envolvendo lesão de tendões. Se as extremidades do tendão não estiverem alinhadas, pode haver indicação para uma sutura.

É preciso considerar as vantagens e desvantagens de suturar tendões. Para fazer a aposição apropriada das extremidades de um tendão com material de sutura, é preciso submetê-lo a um traumatismo adicional. Em geral são usados materiais inabsorvíveis, por causa de sua capacidade de manter a força durante o período prolongado de cicatrização do tendão. Na vigência de infecção ou contaminação, esses materiais podem potencializar uma infecção ou pode formar-se um trato fistuloso crônico. Apesar disso, o reparo do tendão pode estar indicado para aproximar as extremidades e facilitar a cicatrização. Isso é válido particularmente em equinos, nos quais é frequente ocorrer laceração traumática dos tendões flexores. A pesquisa sugere que, quando possível, a tenorrafia melhora muito o prognóstico do animal em termos de retorno às corridas. Se um tendão for suturado, será necessária alguma forma de suporte externo para minimizar forças extremas sobre o reparo.

### Sutura de Tendão em Alça

Baseado na cirurgia de tendão em humanos, o padrão de sutura tradicional para o reparo de tendões lesados no equino foi o de Bunnell ou suas variações. Devido às cargas extremas impostas sobre os tendões dos equinos, esse padrão era propenso a falhas. A sutura lacerava os feixes de fibras ao cortar ou empurrar através de conexões interfibrosas. Também se acreditava que comprometia a vascularização frágil dentro do tendão. Assim, foram então desenvolvidos padrões de sutura melhores. Um dos mais usados é aquele em alça (padrão de Kessler modificado), mostrado na Fig. 6.20. É uma sutura forte, causa interferência mínima no suprimento sanguíneo para o tendão e expõe pouco do material de sutura.[7]

A agulha é inserida na extremidade lesada do tendão e emerge da superfície do mesmo (Fig. 6.20*A*), sendo passada em seguida transversalmente através dele, logo superficial à parte longitudinal da sutura (Fig. 6.20*B*).

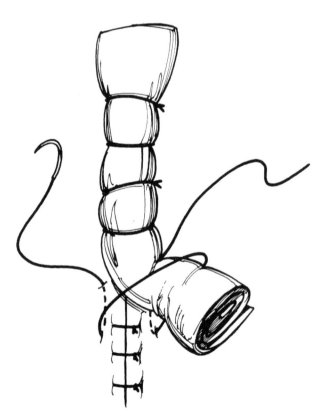

**Fig. 6.19** Dreno suturado.

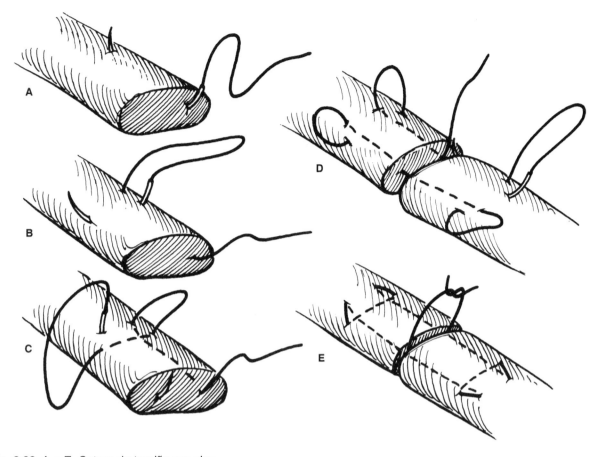

**Fig. 6.20** A a E, Sutura de tendão em alça.

Isso resulta em uma alça de sutura em torno de um pequeno feixe de fibras tendinosas. Quando se aplica mais tensão ao local do reparo, a alça de sutura que prende esses feixes de fibras fica mais apertada. A agulha é então reinserida em direção longitudinal e passa sob a parte transversa do material de sutura (Fig. 6.20C); esse processo é repetido no outro pedaço do tendão (Fig. 6.20D). Após feita a sutura, todas as alças devem ser apertadas uma de cada vez e a sutura toda amarrada, formando uma espécie de pequeno "ramalhete" na junção (Fig. 6.20E).

O material de sutura recomendado para esse padrão é náilon ou polipropileno monofilamentar. Materiais de superfície áspera (trançada ou torcida) não deslizam ou não têm elasticidade suficiente para permitir que o estiramento longitudinal seja transmitido para as alças, proporcionando tensão. Fios metálicos não têm flexibilidade suficiente para esse padrão de sutura e portanto não são recomendados.[7] Deve-se usar o fio monofilamentar inabsorvível de maior diâmetro. No momento, o material de sutura desse tipo mais largo disponível no comércio é o náilon n.º 2. Um padrão de sutura de alça única com esse material nos tendões de equinos não é suficiente para evitar a formação de um espaço durante a sustentação de peso, mesmo quando a área é imobilizada com gesso. Estudos biomecânicos *in vitro* mostraram que se deve usar um padrão de alça dupla, por ter o dobro da resistência à formação de espaço e a falhas com relação ao padrão de alça simples. Podem ser usados padrões de alça tripla, cuja execução pode ser tecnicamente difícil e demorada.[3]

A fibra de carbono não é recomendada para esse padrão de sutura. Apesar de algum entusiasmo inicial por ela para o reparo de tendões de equinos, a pesquisa mostrou que a sutura de náilon é superior ao carbono no restabelecimento da capacidade de resistir à tensão.[5]

Outro padrão de sutura bom para o reparo de tendão é o de alça tripla em talha (Fig. 6.21). O fio é inserido através do diâmetro do tendão lesado (Fig. 6.21A) e em seguida movido para a outra parte do tendão e inserido no mesmo plano (Fig. 6.21B). Isso é repetido mais duas vezes, dividindo o tendão em três planos (Fig. 6.21C). Os pontos são então apertados e o nó é atado (Fig. 6.21D). Devem ser usados materiais similares e coaptação externa semelhante aos do padrão em alça.

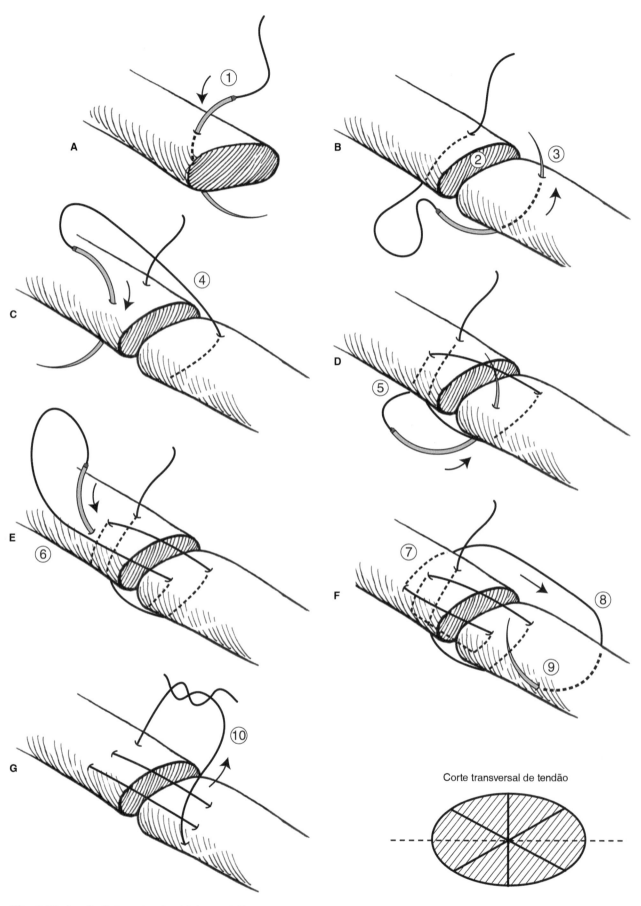

**Fig. 6.21** A a G, Sutura de alça tripla em talha.

Corte transversal de tendão

# Referências

1. Dean, P.W., and Robertson, J.T.: Comparison of three suture techniques for anastomosis of the small intestine in the horse. Am. J. Vet. Res., *46:*1282, 1985.
2. Donawick, W.J., Christie, B.A., and Stewart, J.V.: Resection of diseased ileum in the horse. J. Am. Vet. Med. Assoc., *159:*1146, 1971.
3. Easley, K.J., Stashak, T.S., Smith, F.W., and Van Slyke, G.: Mechanical properties of four suture patterns for transected equine tendon repair. Vet. Surg., *Mar–Apr;19(2):*102–106, 1990.
4. McIlwraith, C.W., and Robertson, J.T.: McIlwraith's and Turner's Equine Surgery: Advanced Techniques, 2nd Ed. Baltimore, Williams & Wilkins, 1998.
5. Nixon, A.J., et al.: Comparison of carbon fiber and nylon suture for repair of transected flexor tendons in the horse. Equine Vet. J., *16:*93, 1984.
6. Owen, R.R., et al.: Jejuno or ileocecal anastomosis performed in seven horses exhibiting colic. Can. Vet. J., *16:*164, 1975.
7. Pennington, D.G.: The locking-loop tendon suture. Plast. Reconstr. Surg., *63:*648, 1979.
8. Reinertson, E.L.: Comparison of three techniques for intestinal anastomosis in equidae. J. Am. Vet. Med. Assoc., *169:*208, 1976.
9. Vaughan, J.T.: Surgical management of abdominal crisis in the horse. J. Am. Vet. Med. Assoc., *161:*1199, 1972.

# Capítulo 7

# PRINCÍPIOS DO TRATAMENTO DE FERIDAS E USO DE DRENOS

**Objetivos**

1. Descrever os princípios fundamentais do tratamento e da cicatrização de feridas em grandes animais.
2. Discutir os fatores que causam impacto na cicatrização de feridas e como podem ser usados para se prever o ambiente da ferida.
3. Descrever técnicas de exploração e debridamento de feridas.
4. Descrever as indicações para terapia antimicrobiana no tratamento de feridas.
5. Descrever os princípios básicos de feridas apropriadas para fechamento primário, cicatrização por segunda intenção e fechamento primário tardio.
6. Fornecer as indicações e aplicações para o uso de drenos no tratamento de feridas.

## Tratamento da Ferida

Existem três métodos principais de tratamento e cicatrização de feridas: fechamento primário, cicatrização por segunda intenção e fechamento primário tardio (intenção terciária). Fechamento primário descreve o fechamento inicial de feridas. Cicatrização por segunda intenção refere-se às feridas deixadas cicatrizar sem correção cirúrgica, via contração da ferida e epitelialização. A contração da ferida é um processo ativo, que se caracteriza pelo movimento centrípeto de toda a espessura da pele circundante, resultando na diminuição do tamanho da ferida. É o principal processo para o restabelecimento da continuidade cutânea na cicatrização da

ferida por intenção secundária, com exceção da parte distal dos membros, em que a epitelialização desempenha o principal papel no fechamento cutâneo; o epitélio resultante é frágil e desprovido de folículos pilosos e glândulas sudoríparas. Por fim, o fechamento primário tardio abrange um período de tratamento da ferida aberta para estabelecer um leito sadio na ferida até que suas bordas possam ser aproximadas. O entendimento dos processos fisiológicos básicos envolvidos na cicatrização de feridas ajuda o veterinário a elaborar o melhor esquema de tratamento para feridas traumáticas.

A maioria da discussão neste capítulo está voltada para equinos, porque a incidência de ferimentos traumáticos é maior nessa espécie, mas os princípios básicos são os mesmos para ruminantes e suínos. Dá-se ênfase às feridas na parte distal dos membros, onde a cicatrização de feridas pode ser um processo difícil e frustrante.

## Avaliação de Feridas Traumáticas

A avaliação inicial de uma ferida traumática capacita o veterinário a avaliar o suprimento sanguíneo para a ferida, a viabilidade dos tecidos circundantes e quaisquer outros fatores que possam inibir ou retardar a cicatrização ou aumentar sua suscetibilidade à infecção. As características da ferida — inclusive o tipo, o grau de contaminação, a localização, o tamanho e o suprimento vascular circundante — podem ser avaliadas prontamente à apresentação. O tipo de ferida — laceração, abrasão, punção etc. — é uma boa indicação do suprimento sanguíneo da ferida e de contaminação, bem como da viabilidade do tecido em torno dela. As feridas também podem ser categorizadas, pelo seu grau de contaminação, como limpas, limpas-contaminadas, contaminadas ou infectadas. As limpas e limpas-contaminadas são passíveis de fechamento primário ou tardio. As contaminadas e infectadas podem ser convertidas em feridas limpas e submetidas a fechamento primário após debridamento e lavagem, ou deixadas cicatrizar por via secundária ou intenção terciária.

É importante considerar a localização de uma ferida, porque certas áreas têm vantagens ou desvantagens fisiológicas que afetam a sua cicatrização, bem como as estruturas anatômicas. Em equinos, as feridas no corpo cicatrizam bem por segunda intenção, enquanto aquelas na parte distal dos membros são propensas a desenvolver tecido de granulação exuberante, cicatriz hipertrófica e transformações celulares.[5] A pesquisa mostrou que o ambiente das feridas na parte distal dos membros é muito diferente daquele de feridas no corpo, havendo expressão de fator de crescimento pró-fibrótico e proliferação de fibroblastos prolongada, maior síntese de colágeno, falha na organização dos miofibroblastos, como ocorre nas feridas corporais, e menor degradação do colágeno.[6,7,9,12,13] Esses estudos coincidem com as observações *in vivo* de que feridas na parte distal dos membros exibem inflamação persistente, maior retração, epitelialização prolongada e menor contração, dificultando a cicatrização e sendo frustrantes em muitos casos.[4,11] A parte distal dos membros não tem a musculatura subjacente e o suprimento vascular do tronco, o que sem dúvida é responsável por muitas dessas limitações fisiológicas na cicatrização de feridas. Outras considerações anatômicas associadas à localização da ferida incluem o envolvimento estrutural, a importância estética, o movimento (feridas sobre articulações *versus* o tronco) e proeminências ósseas subjacentes. Tudo isso tem implicações sobre o suprimento vascular da ferida, os fatores fisiológicos associados à cicatrização da ferida e, subsequentemente, o melhor método de tratamento para ela.

As informações prestadas pelo cliente, como o mecanismo e o momento da lesão e qualquer tratamento prévio que possa ter sido administrado, ajudam a determinar o ambiente da ferida e identificar quaisquer fatores subjacentes passíveis de comprometer a cicatrização. Por exemplo, muitas pomadas tópicas e tratamentos sistêmicos inibem ou retardam a cicatrização de feridas. Lesões por cisalhamento, ao contrário daquelas por esmagamento, em geral têm um suprimento vascular circundante melhor e são mais fáceis de fechar. Os cuidados iniciais com ferimentos traumáticos têm um grande impacto sobre o resultado; portanto, vale a pena ensinar aos clientes os primeiros socorros e o uso de soluções de limpeza não irritantes, curativos estéreis e ataduras compressivas.

## Preparação da Ferida

Graças ao ambiente em que os grandes animais residem, a contaminação pode ser tão extensa que alguns pacientes com traumatismo vão precisar ser confinados, especialmente no inverno e na primavera, quando as baias e currais estão lamacentos. Em tais casos, água potável é a única resposta prática, embora sua aplicação diretamente na ferida deva ser minimizada.

Para preparar a ferida, sua bordas devem ser cortadas e, na maioria dos casos, tricotomizadas. Deve-se tricotomizar uma área ampla em torno da ferida no caso de ser necessária exposição adicional de partes mais profundas. Para evitar a introdução de pelos na ferida, pode-se usar um lubrificante estéril hidrossolúvel em forma de gel, como o K-Y, para protegê-la. Assim que tiver sido feita a tricotomia, pode-se passar o gel diluído em solução salina estéril ou em água.

A limpeza da ferida deve causar traumatismo mínimo, e os agentes usados devem ser relativamente não citotóxicos. O agente de limpeza pode ser aplicado por gravidade ou baixa pressão, com o auxílio de uma seringa com bulbo. As feridas podem ser limpas esfregando-as com gaze trançada ou lisa ou lavando-as. A escovação causa traumatismo mecânico significativo, daí a importância de considerar os benefícios de tal método com relação ao traumatismo que causa no leito da ferida. Unidades de lavagem sob alta pressão são mais efetivas para remover bactérias que as técnicas convencionais, não forçando as bactérias para as profundezas da ferida, conforme se pensava, nem causando lesão tecidual significativa,[1] podendo ser igualmente traumáticas se não se tomar cuidado para manter a pressão abaixo de 15 libras por polegada quadrada (psi, do inglês *pounds per square inch*). Para se manter a pressão em 15 psi, mostrou-se que é possível usar uma seringa de 35 ml com agulha de calibres 25, 21 e 19. Quando se usa uma seringa de 6 ou 12 ml, a pressão ultrapassa 15 psi. Lavagens sob baixa pressão podem ser feitas fazendo-se furos em um frasco de soro fisiológico com uma agulha de calibre 16. A salina normal ou isotônica é um agente efetivo para ferimentos pouco contaminados e pode ser usada para lavagem ou como agente de limpeza. A água potável é suficiente para feridas com contaminação visível, embora seja hipotônica e cause edema dos tecidos. O microambiente da ferida em geral é ácido, de modo que um enxágue final com bicarbonato de sódio fisiológico após a limpeza da ferida é recomendável, na tentativa de restaurar o pH normal do tecido.[2] Isso pode ajudar a assegurar a eficácia máxima dos antibióticos tópicos e as respostas imunes locais do hospedeiro.

Agentes antissépticos são usados na preparação da pele, na limpeza da ferida e na lavagem, mas não são efetivos contra bactérias nas profundezas do tecido da ferida e a maioria é citotóxica. É melhor reservá-los para a pele em torno da ferida, e, em alguns casos, estão indicados para remover restos necróticos ou tecido na ferida. A escovação com iodo com povidona ou clorexidina pode ser feita no tecido em volta da ferida, enquanto peróxido de hidrogênio, ácido acético e solução de Dakin são reservados apenas para feridas visivelmente contaminadas. Uma solução de gliconato de clorexidina a 0,05% e uma de iodo com povidona a 1% são recomendadas porque se demonstrou que são menos citotóxicas que as demais alternativas e ainda efetivas no sentido de reduzir as cargas bacterianas.[2,8] O peróxido de hidrogênio (solução a 3%) pode ser útil por sua ação efervescente, que pode retirar restos da ferida, mas não é muito bactericida e é relativamente citotóxico.[2] Soluções de sabão também devem ser evitadas porque são irritantes para os tecidos. No entanto, se a contaminação da ferida for maciça, as vantagens da ação do sabão podem superar a desvantagem da irritação tecidual. Mostrou-se que agentes de limpeza mais modernos à base de surfactante são muito efetivos em feridas pouco contaminadas.

## Exploração da Ferida

Feridas traumáticas devem ser sempre totalmente exploradas para que seja excluída a possibilidade de um corpo estranho. Deixar um corpo estranho despercebido em uma ferida reduz o número de organismos necessários para desencadear uma infecção, inibe ou prolonga a cicatrização da ferida e pode resultar em desfecho antiestético. Dependendo do temperamento do equino, pode ser necessária contenção química. No caso de feridas mais traumáticas em que pode haver perda sanguínea significativa, devem ser evitados tranquilizantes, por causa de seus efeitos vasodilatadores, que podem acentuar a hipovolemia ou desencadear choque.[14] A xilazina e a detomidina são recomendadas para permitir a avaliação básica da ferida. Pode-se acrescentar morfina ou butorfanol à injeção caso se queira mais analgesia.[14] Se possível, deve-se evitar a infiltração direta na ferida com um anestésico local ao longo de suas margens. Tal método de dessensibilização da ferida aprofunda a contaminação, podendo até abrir novos planos teciduais; portanto, é preferível a analgesia regional. A anestesia geral está indicada se a lesão for muito extensa a ponto de a local ser impraticável ou se o animal for muito irascível. Também está indicada quando se tem de fazer debridamento extenso e aplicar gesso. O leitor deve ver os detalhes sobre anestesia e contenção no Cap. 2.

A exploração da ferida pode ser feita por palpação manual da área, exploração cirúrgica, ultrassom e radiografia. Agentes de contraste podem ser úteis para identificar e acompanhar trajetos fistulosos até sua fonte. Ao explorar feridas que poderiam envolver estruturas sinoviais, o tórax ou o abdome, é fundamental o veterinário usar técnica asséptica estrita. Caso suspeite que a ferida pode estar se comunicando com uma estrutura sinovial, pode inserir uma agulha na cavidade sinovial em um local distante e retirar líquido para citologia, cultura e teste de sensibilidade. Deve-se injetar solução salina estéril na cavidade para verificar se ela se comunica com a ferida e determinar se de fato houve penetração da cápsula articular ou da bainha do tendão.

## Excisão e Debridamento da Ferida

Em algumas circunstâncias, feridas traumáticas contaminadas e infectadas podem ser convertidas em feridas limpas mediante debridamento, que promove contração

e epitelialização; é usado para remover tecido necrótico e material estranho, reduzir o número de bactérias que potencializam infecção e excisar o excesso de tecido de granulação para facilitar o fechamento. Os equinos são particularmente suscetíveis ao desenvolvimento de tecido de granulação exuberante em feridas na parte distal dos membros. O debridamento pode ser feito de diversas maneiras, inclusive por métodos mecânicos, químicos e naturais. Métodos mecânicos como excisão radical, aplicação de curativos úmidos e secos, hidroterapia e escovação da ferida são comuns na prática com equinos. A excisão radical com bisturi ou tesouras, como as Metzenbaum, é o método menos traumático e mais empregado, daí ser o único discutido aqui em detalhes. O tecido morto (fáscia, tecido adiposo, músculo) deve ser excisado de maneira seletiva da ferida, bem como pequenos fragmentos destacados de osso, bordas cutâneas contaminadas e tecido edematoso. Se possível, nervos, vasos sanguíneos e tendões que pareçam viáveis devem ser deixados. Se a ferida estiver muito contaminada, após a preparação inicial e o debridamento pode ser feita uma segunda preparação e novo debridamento, com troca de luvas e instrumentos.

## Terapia Antimicrobiana

Está indicada para reduzir a carga bacteriana em feridas traumáticas, especialmente aquelas na parte distal dos membros, onde o grau de contaminação em geral é alto e fatores anatômicos impedem as defesas imunes locais. Contudo, as desvantagens de seu uso incluem superinfecção, reações adversas no paciente e resistência bacteriana. O veterinário deve considerar a localização e o tipo de ferida, o tecido envolvido e o nível da estrutura envolvida ao determinar se a terapia antimicrobiana é necessária para uma ferida e se o esquema é o mais apropriado.[2,3] A profilaxia antitetânica está sempre indicada em equinos.

O uso de antibióticos tópicos ou agentes antibacterianos tem sido motivo de controvérsia. O exsudato na ferida pode impedir o contato efetivo do agente com os micro-organismos, e muitos antibacterianos tópicos podem inibir a cicatrização da ferida. Entretanto, há evidência de que os antibióticos tópicos, quando usados corretamente, podem ser efetivos no sentido de reduzir a quantidade de bactérias nas feridas. Os antibióticos tópicos não devem ser aplicados por mais de 2 semanas.

Uma cultura e um teste de sensibilidade revelam o(s) micro-organismo(s) que esteja(m) infectando uma ferida e, em conjunto com o aspecto da ferida e a resposta do animal, permitem ao veterinário certificar-se da necessidade da terapia antimicrobiana. Espécies de aeróbicos entéricos Gram-negativos, bactérias anaeróbicas, *S. aureus* e *S. pyogenes* são os micro-organismos mais comuns encontrados em feridas traumáticas.[2] Também se pode recorrer à bacteriologia quantitativa para determinar a necessidade de terapia antimicrobiana. A cicatrização da ferida pode não ser afetada de maneira adversa pelas bactérias se houver menos de $10^5$ micro-organismos por grama de tecido. Se houver um corpo estranho na ferida, esse nível cai para $10^4$ micro-organismos por grama de tecido.

É comum usar antibióticos sistêmicos durante o tratamento de ferimentos traumáticos visivelmente contaminados em grandes animais. Para que seja efetiva, a administração de antibióticos precisa ser iniciada o mais cedo possível, mantendo-se as dosagens adequadas. Não se deve fazer uso tópico de antibióticos sistêmicos para reduzir o risco de resistência bacteriana.

## Outros Tratamentos

Além de antibióticos e profilaxia antitetânica, deve-se considerar o uso criterioso de anti-inflamatórios não esteroides. Fármacos como a fenilbutazona em geral estão indicados, especialmente para equinos. Ao contrário das altas doses de corticosteroides, tais fármacos exercem pouco ou nenhum efeito sobre a evolução da cicatrização da ferida. Eles diminuem a dor da inflamação, melhoram o bem-estar geral do equino e estimulam a deambulação, e, portanto a circulação sistêmica, em particular nos membros. Os corticosteroides não costumam ser usados no tratamento de ferimentos traumáticos, a menos que o cirurgião esteja tratando de outro problema.

## Referências

1. Brown, L.L., et al.: Evaluation of wound irrigation by pulsatile jet and conventional methods. Am. J. Surg., *187*:170, 1978.
2. Brumbaugh, G.W.: Use of antimicrobials in wound management. Vet. Clin. Eq., *21*:63–75, 2005.
3. Brumbaugh, G.W.: Antimicrobial therapy of adult horses with emergency conditions. Vet. Clin. Eq., *10*:527–534, 1994.
4. Cochrane, C.A., Pain, R., and Knottenbelt, D.C.: In-vitro wound contraction in the horse: differences between body and limb wounds. Wounds, *15*:175–181, 2003.
5. Knottenbelt, D.C.: Equine wound management: are there significant differences in healing at different sites on the body? Vet. Dermatol., *8*:273–290, 1997.
6. Schwartz, A.J., Wilson, D.A., Keegan, K.G., Ganjam, V.K., et al.: Factors regulating collagen synthesis and degradation during second-intention healing of wounds in the thoracic region and the distal aspect of the forelimb of horses. Am. J. Vet. Res., *63*:1564–1570, 2002.
7. Theoret, C.L., Barber, S.M., Moyana, T.N., and Gordon, J.R.: Expression of transforming growth factor beta (1), beta (2), beta (3), and basic fibroblast growth factor in full-thickness skin wounds of equine limbs and thorax. Vet. Surg., *30*:269–277, 2001.
8. Van den Boom, R., Wilmink, J.M., O'Kane, S., et al.: Transforming growth factor-β levels during second intention healing are related to the different course of wound con-traction in horses and ponies. Wound Rep. Regen., *10*:188–194, 2002.
9. Viljanto, J.: Disinfection of surgical wounds without inhibition of normal wound healing. Arch. Surg., *115*:253, 1980.
10. Wilmink, J.M., Nederbragt, H., Van Weeren, P.R., Stolk, P.W.T., and Barneveld, A.: Differences in wound contraction between horses and ponies: the in vitro contraction capacity of fibroblasts. Eq. Vet. J., *33*:499–505, 2001.
11. Wilmink, J.M., Stolk, P.W.Th., Van Weeren, P.R., and Barneveld, A.: Differences in second intention wound healing between horses and ponies: macroscopic aspects. Eq. Vet. J., *31*:53–60, 1999.
12. Wilmink, J.M., Van Weeren, P.R., Stolk, P.W.Th., Van Mil, F.N., and Barneveld, A.: differences in second intention wound healing between horses and ponies: histological aspects, Eq. Vet. J., *31*:61–67, 1999.
13. Wilmink, J.M., and Van Weeren, P.R.: Second-intention repair in the horse and pony and management of exuberant granulation tissue. Vet. Clin. Eq., *21*:15–32, 2005.
14. Wilson, D.A.: Principles of early wound management. Vet. Clin. Eq., *21*:45–62, 2005.

## Métodos de Fechamento e Cicatrização

## Fechamento Primário

### Feridas Apropriadas

O fechamento primário de uma ferida só se justifica naquelas com tecido circundante suficiente, de modo que as bordas cutâneas possam ser aproximadas com tensão mínima. Ferimentos visivelmente contaminados ou infectados ou com material estranho não devem ser submetidos ao fechamento primário. Deve-se considerar o tempo decorrido desde a lesão, além do "período de ouro" para o fechamento primário, em geral 6 a 8 horas após a lesão, porém este não é necessariamente um indicador confiável para excluir o fechamento primário. Os fatores mais importantes a considerar são os já comentados: o suprimento vascular para a ferida, as considerações anatômicas, as características do ferimento e o grau de contaminação. Por exemplo, uma ferida na cabeça pode cicatrizar por primeira intenção mesmo após uma demora de 24 horas, enquanto um ferimento na parte distal de um membro pode não responder ao fechamento primário depois de várias horas.

### Sutura de Ferimentos Traumáticos

Um fator importante ao determinar se uma ferida deve ser submetida a fechamento primário é a tensão criada à aproximação de suas bordas. A ferida precisa ser fechada sem tensão indevida. É preferível deixar alguma borda à parte que fazer suturas sob tensão, porque elas causarão isquemia das bordas da ferida e um defeito maior do que antes. Padrões de sutura que aliviam a tensão, como os de colchoeiro vertical e horizontal, podem ser usados em combinação com curativos suturados para minimizar a isquemia local nas bordas da ferida. Nas próprias margens cutâneas, o autor prefere usar o padrão perto-longe-longe-perto (ver Cap. 6).

O espaço morto deve ser fechado sempre que possível, o que se consegue mediante o fechamento profundo com material de sutura absorvível ou usando um padrão que puxe a pele para baixo do defeito. Materiais sintéticos trançados devem ser evitados nas camadas mais profundas. Quando usados na vigência de contaminação, podem ficar infectados e abrigar a infecção até serem removidos pelo cirurgião ou expelidos pelo animal. Fios sintéticos absorvíveis como o poligliconato (Maxon), o glicômero 631 (Caprosyn) e o lactômero 9-1 (Polysorb) (ver Cap. 4), são úteis para essa finalidade; caso surja infecção, eles manterão a força tênsil por mais tempo que um material como o categute. Material sintético não capilar e não reativo como o náilon ou o polipropileno deve ser usado em suturas para aliviar a tensão que possa ser aplicada às bordas da ferida. Os pontos devem estar ajustados o suficiente para manter o tecido unido, de maneira a reduzir a quantidade de material estranho na ferida.

Os drenos estão indicados no tratamento de ferimentos traumáticos em que há espaço morto não obliterado ou possibilidade de acúmulo de líquido. O uso de drenos é detalhado adiante neste capítulo.

## Cicatrização por Segunda Intenção

### Feridas Apropriadas

Feridas visivelmente contaminadas, com perda tecidual extensa ou quantidade significativa de restos ou tecido necrótico, devem cicatrizar por segunda intenção. Aquelas no corpo cicatrizam bem, com estética satisfatória, por intenção secundária. No entanto, ferimentos na parte distal dos membros de equinos nem sempre são adequadas para cicatrização por segunda intenção por serem particularmente propensas a desenvolver excesso de tecido de granulação, cicatrização hipertrófica e transformações celulares.

### Cicatrização de Feridas Úmidas

Hoje sabe-se que um ambiente úmido em uma ferida constitui o ideal para sua cicatrização e minimiza a dor. A cicatrização de ferimentos úmidos permite que o exsudato permaneça em contato com a ferida, acentuando a resposta imune do hospedeiro e acelerando a cicatrização. O líquido da ferida contém enzimas, fatores de crescimento e várias quimiocinas e citocinas que promovem o influxo de fagócitos e leucócitos para a ferida, de maneira que ocorra o debridamento natural do tecido necrótico e dos restos celulares. Fatores de crescimento e citocinas também estimulam fibroblastos, células epiteliais e a angiogênese, promovendo o crescimento de novo tecido.

Durante a cicatrização por segunda intenção, o objetivo é manter um ambiente úmido na ferida, sem deixar que o exsudato se torne abundante a ponto de macerar o tecido em seu entorno. Avanços recentes nos produtos veterinários para cuidar de feridas possibilitaram adaptar o esquema de curativo e atadura para satisfazer melhor as necessidades das feridas nos vários estágios do processo de cicatrização.

A cicatrização de feridas por esse processo requer atenção constante para que se obtenham os melhores resultados funcionais e estéticos. Embora a ferida esteja "em granulação", deve ser limpa regularmente com um agente minimamente tóxico à base de surfactante. A pele íntegra ventral à ferida deve ser protegida do contato com o soro pelo uso de uma pomada suave, como vaselina. Assim que o leito de granulação esteja estabelecido, antibióticos tópicos não são recomendados, por causa da resistência inata desse tecido à infecção. Antibióticos parenterais só são usados nos estágios iniciais de cicatrização, a menos que surjam sinais de infecção difusa.

### Outras Considerações

No caso de feridas na parte distal de um membro que tenham cicatrizado por segunda intenção, o excesso de tecido de granulação pode tornar-se um problema sério. A prevenção consiste em evitar pomadas irritantes e à base de óleo, minimizar a movimentação do animal e manter a ferida sob uma atadura compressiva ou gesso. Se houver excesso de tecido de granulação, terá de ser removido até aproximar-se do nível da pele circundante, do contrário a migração de epitélio será muito demorada. O melhor tratamento é a excisão do tecido de granulação com um bisturi afiado, com cuidado para não romper o epitélio que avança na margem da ferida. Cáusticos e adstringentes ainda são populares, mas sua ação não é seletiva, removendo o epitélio delicado ao longo do tecido de granulação.

Caso um tendão ou osso esteja exposto, conforme é comum em ferimentos traumáticos em grandes animais, precisa ser coberto pelo tecido de granulação antes que o epitélio cubra o defeito. Em geral ocorre sequestro ósseo se o periósteo ficar ressecado ou a lesão inicial tiver esfacelado um pedaço de osso. Assim que seja identificado, o sequestro deve ser removido, o que pode ser feito mediante incisão através do leito de tecido de granulação já formado. Está indicado enxerto cutâneo nas feridas com um grande defeito ou em que se espera uma cicatrização cutânea lenta. Isso é discutido em detalhes no Cap. 8, "Cirurgia Reconstrutora de Feridas".

## Cicatrização por Intenção Terciária

### Feridas Apropriadas

O fechamento tardio primário (cicatrização por intenção terciária) é usado em feridas que não podem ser fechadas imediatamente em decorrência de edema ou contaminação excessivos. Costuma ser apropriado para feridas na parte distal dos membros de equinos, para reduzir o tempo de cicatrização e se conseguir um resultado estético melhor. Deixa-se a ferida cicatrizar até certo ponto por intenção secundária. Pode-se permitir a formação de tecido de granulação excessivo, de modo que a pele se expanda sobre o defeito. Após excisão radical do tecido de granulação, haverá pele adequada para fechar a ferida sem tensão excessiva.

## Cuidados com a Ferida e Técnicas de Fechamento

Antes do fechamento, a ferida é cuidada como descrito na seção prévia sobre cicatrização por segunda intenção. Ela deve ser limpa, debridada se necessário e tratada com curativos adequados. Após ter-se estabelecido um leito sadio na ferida e se as bordas puderem ser aproximadas sem tensão indevida, ela é preparada para ser fechada com sutura. As bordas da ferida devem ser bem excisadas para que haja tecido novo e debridadas para facilitar o fechamento. O debridamento das camadas mais superficiais do tecido de granulação que cobre a ferida está sempre indicado porque reduz muito a carga bacteriana e o risco de infecção. Entretanto, o debridamento excessivo compromete o suprimento sanguíneo para a ferida, causa necrose isquêmica local e pode ocasionar deiscência. A ferida é suturada da mesma forma que na intenção primária. O espaço morto e a tensão devem ser minimizados o máximo possível, podendo haver indicação para drenos.

## Uso de Drenos

### Indicações

O objetivo básico da drenagem é facilitar a cicatrização obliterando o espaço morto ou removendo o material indesejável de determinado local. O método mais simples de drenagem da ferida é a técnica aberta, em que a pele não é suturada. É comum o uso dessa técnica na cirurgia de grandes animais quando não se pode fazer um fechamento primário.

Quando se faz o fechamento primário e a drenagem da incisão é recomendável, é necessária alguma forma de drenagem artificial. Os drenos artificiais podem ser classificados como *passivos* ou *ativos*. Os passivos, como o de Penrose, baseiam-se nas ações capilar e da gravidade para remover líquido, enquanto os ativos são sistemas de aspiração fechada que removem líquido por pressão negativa.

As indicações para drenagem não podem ser definidas com exatidão e na verdade são motivo de controvérsia. Os drenos são benéficos em situações pós-operatórias nas quais a formação de seroma é um problema potencial ou quando a obliteração completa do espaço morto

não é possível, o que pode ocorrer após a fixação interna de fraturas, por exemplo. Ferimentos contaminados, em especial na cavidade torácica e na peritoneal, ou circunstâncias em que a contaminação dessas cavidades é um problema potencial também são indicações comuns para drenagem. Todavia, a filosofia geral de que "em caso de dúvida, ponha um dreno" originou uma abordagem mais cautelosa, com análise cuidadosa dos benefícios e desvantagens.

O uso disseminado de drenos gerou complicações tanto em pacientes humanos como veterinários. Demonstrou-se a potencialização de infecções em feridas na parede abdominal tanto em casos clínicos como em situações experimentais.[5,7] Tanto os drenos de látex (Penrose) como os de Silastic têm o potencial de desencadear infecção. Os problemas causados pelo uso de drenos de Penrose para drenagem peritoneal após cirurgia abdominal também foram enfatizados.[10] Ainda há muitas indicações válidas para o uso de drenos, mas é preciso que sejamos mais críticos quanto ao tipo de dreno a usar, o número de vezes em que deve ser usado, por quanto tempo e como usá-lo. Com relação a qualquer dreno, deve-se estar atento para a técnica asséptica no momento de colocá-lo e os cuidados pós-operatórios com eles. A drenagem não deve substituir o debridamento meticuloso ou o fechamento cuidadoso de uma ferida.

### Drenos Passivos

Os drenos passivos, como o Penrose e os feitos com ataduras, estão indicados para feridas que não podem ser fechadas sem a criação de um espaço morto subcutâneo. No momento, os drenos Penrose de látex e os tubos perfurados de plástico ou Silastic (Redi-Vacette Perforated Tubing) para drenagem são os de uso mais comum na cirurgia de grandes animais. O Penrose é um tubo de látex fino, em geral com 7 a 12 mm de diâmetro (também há drenos com 2,5 cm de diâmetro), que funciona por ação capilar e fluxo da gravidade, com a drenagem ocorrendo mais em torno do dreno que através de seu lúmen. A fenestração desses drenos para drenagem passiva está contraindicada, porque diminui sua área de superfície.

As vantagens do uso dos drenos Penrose são sua facilidade de inserção e a necessidade de menos manutenção que os drenos de aspiração. Em muitos casos, o uso de um dreno Penrose numa ferida é suficiente para minimizar o acúmulo pós-operatório de sangue ou líquido. Contudo, esses drenos se desprendem, com muita rapidez da parede, o que diminui sua eficácia, e também predispõem as profundezas da ferida à infecção retrógrada por via aerógena e contaminação cutânea. Além disso, não estão indicados para a drenagem da cavidade peritoneal porque podem potencializar infecção, devendo ficar restritos a feridas e à obliteração de espaço morto subcutâneo.

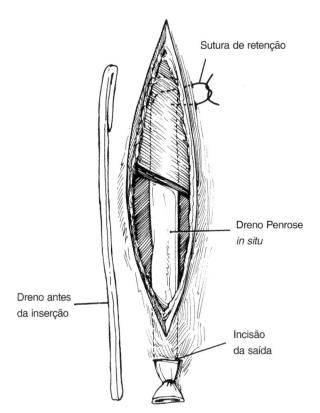

**Fig. 7.1** Dreno Penrose com uma extremidade emergindo da ferida. A sutura de retenção pode ser removida mais tarde e o dreno extraído pela incisão de saída.

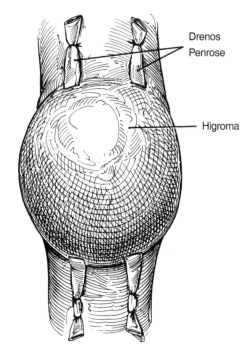

**Fig. 7.2** Dreno Penrose usado no tratamento de higroma.

No fechamento típico de uma ferida, insere-se um dreno com as extremidades saindo na localização remota mais pendente da incisão, suturando-a. A extremidade pendente do dreno é suturada à pele. A incisão pela qual sai o dreno deve ser de tamanho suficiente para que haja drenagem em torno dela. O dreno deve ser inserido de maneira que apenas uma extremidade saia pela ferida, enquanto a extremidade profunda fica retida dentro da ferida por uma sutura que possa ser removida depois (Fig. 7.1). Deve-se escolher uma região dependente para a saída de pelo menos uma extremidade do dreno, que não deve ser trazido pela incisão primária, porque isso estimularia a drenagem através dela. Deve-se limpar o dreno diariamente e, se possível, cobri-lo com atadura, para minimizar a ocorrência de infecção retrógrada. Além disso, a infecção retrógrada tem relação com o tempo, devendo-se retirar o dreno tão logo seja considerado não funcional. O próprio dreno age como um corpo estranho, com uma drenagem diária de pouco mais de 50 ml/dia podendo ser puramente induzida por ele.[3]

### Drenos Penrose no Tratamento de Higromas

Os drenos Penrose podem ser efetivos no tratamento de higromas, nos quais a remoção de líquido pelos drenos pode facilitar a obliteração da cavidade por tecido de granulação. Também se acredita que o efeito de corpo estranho dos drenos pode ser vantajoso no sentido de estimular uma resposta de granulação nesses casos. Incisões cortantes são feitas dorsal e ventralmente no higroma, com técnica asséptica. A fibrina e os restos celulares dentro da cavidade são removidos, e os drenos são inseridos (Fig. 7.2). Os drenos podem ficar no lugar por 10 dias a 2 semanas.

## Drenos Ativos

Em geral estão indicados apenas para ferimentos traumáticos profundos, quando há necessidade de uma drenagem maior do que por hiperfluxo. Quando esses drenos podem ser cuidados da maneira correta e é possível manter o aparelho de pressão negativa sobre o animal, a drenagem por aspiração contínua vedada é definitivamente superior aos drenos Penrose,[2] que não devem ser usados como substitutos do controle hemostático e da técnica atraumática durante a cirurgia.

### Tubo de Drenagem Fenestrado

Coloca-se um tubo de drenagem fenestrado na ferida, saindo através da pele mediante o uso de um trocarte (Fig. 7.3A) para formar uma vedação segura em torno do dreno (Fig. 7.3B). Em seguida é possível aplicar aspiração constante externamente, e o líquido pode ser evacuado a partir de um espaço tecidual profundo. É importante que o fechamento da ferida seja feito sem entrada de ar. Há vários evacuadores no comércio, mas uma técnica simples e econômica consiste em usar uma

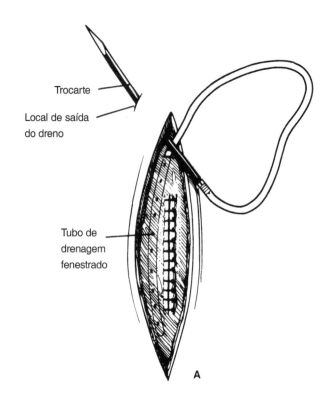

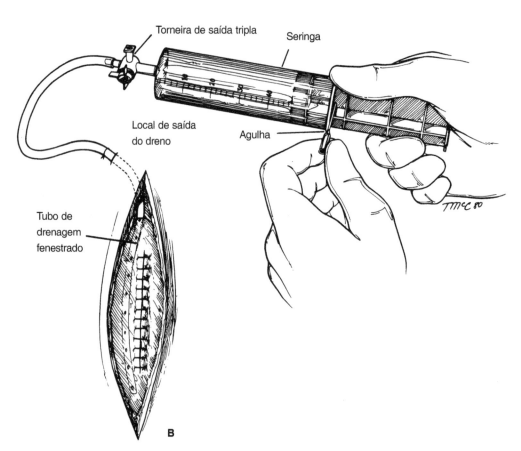

**Fig. 7.3** A, Uso de trocarte para fazer a saída de um dreno fenestrado. B, Técnica da seringa para drenagem por aspiração.

seringa, conforme ilustrado na Fig. 7.3. Usa-se a torneira de saída tripla para reduzir ainda mais a possibilidade de infecção retrógrada quando a seringa é esvaziada e a aspiração reaplicada. Os drenos são heparinizados antes de sua inserção, mas a aspiração puxa o tecido para os orifícios no dreno, às vezes resultando em coagulação. Geralmente os drenos são efetivos por tempo suficiente para eliminar o acúmulo agudo de soro após cirurgia ortopédica e em outros procedimentos nos quais não é possível obliterar completamente o espaço morto. A patência dos drenos tubulares de aspiração pode ser prolongada inserindo-se uma parte de borracha macia no sistema de drenagem e espremendo-se regularmente o cateter.[7]

## Drenagem Peritoneal

A drenagem peritoneal após laparotomia em grandes animais pode estar indicada em casos como peritonite, abscessos intra-abdominais, hemorragia e para remover extravasamento de anastomose ou líquido de lavagem após cirurgia abdominal em equinos.[4,9] Quando empregada em conjunto com lavagem, a drenagem abdominal pode reduzir a incidência de aderência abdominais removendo o excesso de fibrina e células inflamatórias e facilitando a separação mecânica dos intestinos.[4,9]

Os autores fazem drenagem peritoneal poucas horas após cirurgia abdominal em equinos se qualquer quantidade de líquido de lavagem tiver sido deixada no abdome ao fechamento. Nesse caso, coloca-se um tubo de drenagem fenestrado centralmente, com as extremidades não fenestradas e saídas cranial e caudalmente. O dreno é retirado depois de 12 horas. Para drenagem peritoneal mais prolongada, as fenestrações do tubo de drenagem ficam ocluídas por coágulos de fibrina, aderência do omento ou de vísceras. O método ideal de drenagem peritoneal é com uma combinação de tubo coletor com dreno Penrose. Tal tipo de dreno é um tubo fenestrado de lúmen duplo com um pequeno ventilador incorporado, que permite a entrada de ar na região drenada, com o objetivo de deslocar o líquido para o dreno (um exemplo é o dreno de Shirley).[10] Ao se colocar esse dreno com um Penrose (Fig. 7.4), a oclusão das fenestrações do tubo de drenagem central demora mais, aumentando a eficiência da drenagem. A colocação de gaze em torno do dreno coletor antes da inserção com um Penrose é outra modificação que parece aumentar a eficiência.[11]

Drenos coletores intra-abdominais sofisticados, que também permitem irrigação estéril, foram desenvolvidos para humanos.[1,5] Sempre que se usam sistemas de entrada de ar ou líquido, é indispensável uma técnica cuidadosa para evitar introduzir infecção. Devem ser usados filtros bacterianos com o canal de ar dos tubos coletores. Se algum sistema de irrigação for combinado com a drenagem, é recomendável fazer a irrigação por meio de um tubo separado, posicionado em outro local de entrada.

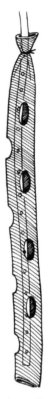

**Fig. 7.4** Combinação de dreno Penrose com tubo coletor.

## Referências

1. Formeister, J.F., and Elias, E.G.: Safe intra-abdominal and efficient wound drainage. Surg. Gynecol. Obstet., *142*:415, 1976.
2. Fox, J.W., and Golden, G.T.: The use of drains in subcutaneous surgical procedures. Am. J. Surg., *132*:673, 1976.
3. Golovsky, D., and Connolly, W.B.: Observations on wound drainage with a review of the literature. Med. J. Aust., *1*:289, 1976.
4. Hague, B.A., Honnas, C.M., Berridge, B.R., et al.: Evaluation of postoperative peritoneal lavage in standing horses for prevention of experimentally induced abdominal adhesions. Vet. Surg., *27*:122–126, 1998.
5. Hanna, E.A.: Efficiency of peritoneal drainage. Surg. Gynecol. Obstet., *131*:983, 1970.
6. Higson, R.H., and Kettlewell, M.G.W.: Parietal wound drainage in abdominal surgery. Br. J. Surg., *65*:326, 1978.
7. Jochimsen, P.R.: Method to prevent suction catheter drainage obstruction. Surg. Gynecol. Obstet., *142*:748, 1976.
8. Magee, C., et al.: Wound infection by surgical drains. Am. J. Surg., *131*:547, 1976.
9. Nieto, J.E., Snyder, J.R., Vatistas, N.J., Spier, S.J., and Hoogmoed, L.V.: Use of an active intra-abdominal drain in 67 horses. Vet. Surg., *32*:1–7, 2003.
10. Parks, J.: Peritoneal drainage. J. Am. Anim. Hosp., *10*:289, 1974.
11. Ranson, J.H.C.: Safer intraperitoneal sump drainage. Surg. Gynecol. Obstet., *137*:841, 1973.
12. Stone, H.H., Hooper, C.A., and Millikan, W.J.: Abdominal drainage following appendectomy and cholecystectomy. Ann. Surg., *187*:606, 1978.
13. Zacarski, L.R., et al.: Mechanism of obstruction of closed-wound suction tubing. Arch. Surg., *114*:614, 1979.

# Capítulo 8

# CIRURGIA RECONSTRUTORA DE FERIDAS

## Objetivos

1. Dar uma visão global de alguns procedimentos reconstrutores usados para aliviar a tensão em feridas grandes, facilitar o fechamento primário ou melhorar o resultado estético na ferida.
2. Descrever como fazer as incisões para rebater a pele e aliviar a tensão ao fechar feridas grandes que não podem ser fechadas primariamente sem criar tensão excessiva.
3. Descrever as indicações para zetaplastia e sua aplicação como procedimento de relaxamento para defeitos elípticos e como revisão da cicatriz.
4. Descrever técnicas de enxerto cutâneo e procedimentos com retalhos cutâneos deslizantes de espessura total.

## Excisão Elíptica sob a Pele para Reparo de um Defeito Alongado

Em alguns casos, um defeito alongado será muito largo para que suas bordas sejam suturadas sem tensão excessiva. Com tesoura, o cirurgião rebate uma elipse da pele adjacente, usando uma combinação de dissecção cortante e romba (Fig. 8.1*A*). Os retalhos cutâneos mobilizados podem então ser movidos um em direção ao outro para que se faça o fechamento primário (Fig. 8.1*B*). Podem estar indicadas suturas de tensão, além da fileira de pontos interrompidos simples.

## Fechamento da Ferida com Incisões que Aliviam a Tensão

Também conhecida como *técnica de expansão da malha*, nesse procedimento são feitas incisões cutâneas pequenas que aliviam a tensão, adjacentes à ferida para facilitar seu fechamento ou, pelo menos, diminuir o tempo de cicatrização do defeito primário.[1,2]

A pele adjacente ao defeito é rebatida a uma profundidade de acordo com o suprimento vascular do local da ferida.[1] Ferimentos no tronco devem ser dissecados até o panículo muscular, para reter a vasculatura cutânea, ao passo que feridas na parte distal dos membros só devem ser rebatidas ao longo do plano entre o tecido subcutâneo e a fáscia profunda.[1] Após isso, faz-se uma série de incisões pequenas paralelas, a aproximadamente 1 cm da margem cutânea (Fig. 8.2*A*). São feitas três fileiras de incisões curtas de cada lado da ferida em etapas, com um espaço aproximado de 1 cm entre as fileiras adjacentes (Fig. 8.2*A*). O tamanho dessas incisões curtas varia. Na descrição inicial da técnica, incisões de 10 mm proporcionaram expansão suficiente em feridas recentes e resultaram em cicatrização mais rápida que quando foram feitas incisões de 7 mm para aliviar a tensão. No entanto, em feridas mais antigas, com fibrose e espessamento da pele circundante, são recomendadas incisões mais longas (de aproximadamente 15 mm). Depois que as incisões curtas tiverem sido feitas, as bordas originais da ferida são trazidas em aposição e suturadas (Fig. 8.2*B*). As suturas de alívio da tensão como o padrão perto-longe-longe-perto com fios de diâmetro largo são recomendadas para o fechamento.[1] Pode ser útil aproximar as margens da ferida para assegurar que as incisões de alívio de tensão sejam feitas na localização correta.

No pós-operatório, as feridas são mantidas sob ataduras ou gesso, dependendo do caso. A necessidade de suporte pós-operatório adequado da linha de sutura deve ser reconhecida. Com base em trabalho prévio,

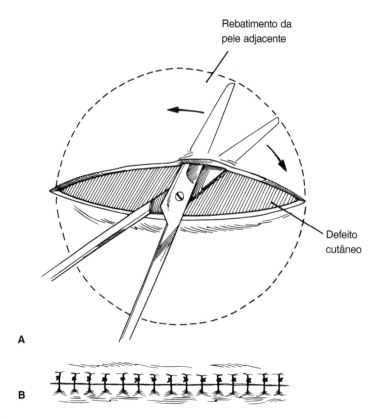

**Fig. 8.1** A e B, Rebatimento por excisão elíptica para reparo de um defeito alongado.

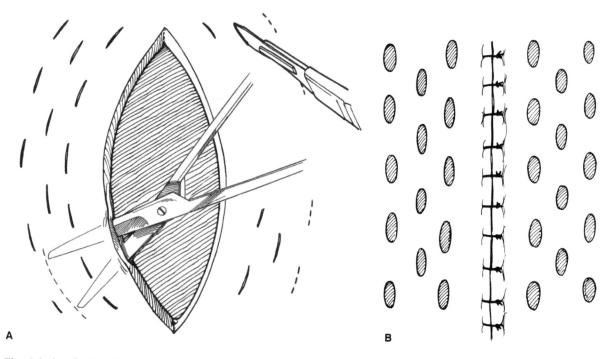

**Fig. 8.2** A e B, Incisões de alívio da tensão para facilitar o fechamento da ferida.

pode-se fazer o rebatimento da pele por pelo menos 4 cm de cada lado da ferida, sem efeitos prejudiciais.[2] A liberação de sangue e exsudato pelas incisões pode facilitar o sucesso da técnica ao ajudar na revascularização e prevenir a formação de hematoma e seroma.

## Retalho Deslizante em Forma de H

É uma técnica usada para o reparo de defeitos retangulares ou quadrados. Conforme ilustrado na Fig. 8.3A, em geral são criados dois retalhos, mas se não houver pele disponível de ambos os lados, pode-se recorrer à metade da plastia em H.[12] O defeito real serve como a ponte da letra *H*, enquanto os dois braços são criados (Fig. 8.3A). Os triângulos são cortados nas extremidades de cada braço, para evitar que a pele enrugue quando os retalhos dentro do H forem rebatidos e deslizados (Fig. 8.3A). São feitas *suturas* perto-longe-longe-perto ou de *colchoeiro vertical* nos retalhos rebatidos, para que funcionem como suturas de tensão. Os dois retalhos são então unidos e suturados com pontos interrompidos simples (Fig. 8.3B). Se feito corretamente, o deslizamento dos retalhos juntos fecha o defeito triangular. Essas linhas de incisão também são suturadas com pontos interrompidos simples (Fig. 8.3B).

## Zetaplastia

A zetaplastia tem duas indicações principais, podendo ser usada como procedimento de relaxamento para defeitos elípticos e para revisão de cicatriz da pálpebra quando a formação de escara tiver causado ectrópio adquirido.

O uso da zetaplastia como um procedimento de relaxamento para incisões elípticas está ilustrado na Fig. 8.4. Faz-se uma incisão em forma de Z, adjacente ao defeito elíptico (Fig. 8.4A). A incisão central do Z (AB) deve ser perpendicular ao defeito elíptico e centralizada sobre a área de maior tensão. Os dois triângulos criados pela incisão devem ser equiláteros, ou seja, ter ângulos de 60°, sendo rebatidos para se criarem dois retalhos cutâneos que são então intercambiados (Fig. 8.4B) e suturados no lugar (Fig. 8.4C). O princípio dessa técnica é de que o intercâmbio dos dois retalhos alonga 50% a linha original (AB).

Na segunda situação, ilustrada na Fig. 8.5, uma cicatriz linear (AB) tem tensão excessiva ao longo de seu eixo longitudinal, o que resulta em um ectrópio adquirido da pálpebra superior (Fig. 8.5A). Caso seja realizada uma zetaplastia da maneira descrita, com AB como o braço central do Z, a tensão será aliviada e a pálpebra superior ficará relaxada (Fig. 8.5B).

## Remoção do Excesso de Tecido Cicatricial

Um corte transversal de uma situação típica em que coexiste tecido de granulação cicatricial exuberante com fechamento cutâneo incompleto está ilustrado na Fig. 8.6A. Uma linha pontilhada indica a incisão para remoção do excesso de tecido, retirado com dissecção cortante (Fig. 8.6B), o que permite o fechamento primário da pele sobre o espaço morto (Fig. 8.6C). A colocação de um dreno subcutâneo é apropriada em tal situação.

## Enxerto Cutâneo

Está indicado para feridas que não sejam passíveis de fechamento ou não venham a cicatrizar de forma satisfatória por segunda intenção. Na prática com equinos, o enxerto cutâneo é mais benéfico em ferimentos que cicatrizam com perda extensa de tecido ou em áreas de importância estética, locais onde a cicatrização de feridas é mais difícil, como a parte distal dos membros, ou onde a contratura cicatricial interfere na função, como perto do olho.

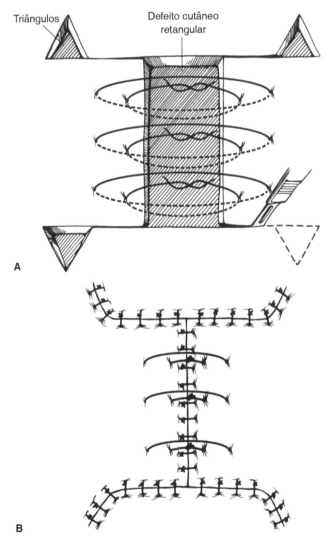

**Fig. 8.3** A e B, Retalho deslizante em H.

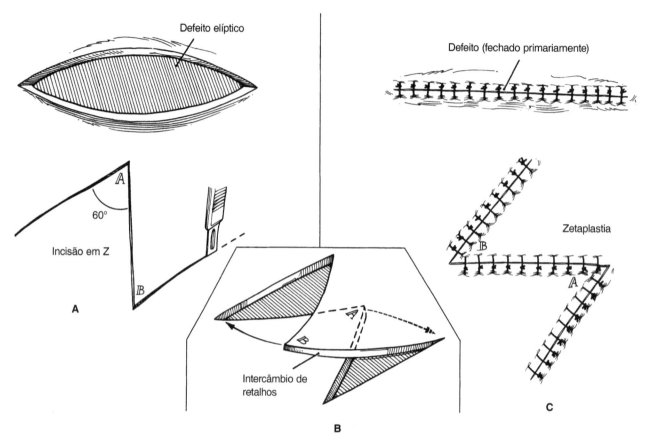

Fig. 8.4 A a C, Zetaplastia como procedimento de relaxamento.

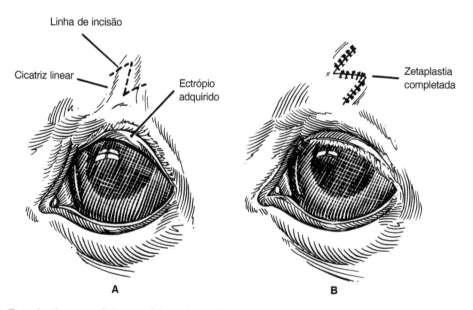

Fig. 8.5 A e B, Zetaplastia para aliviar ectrópio palpebral.

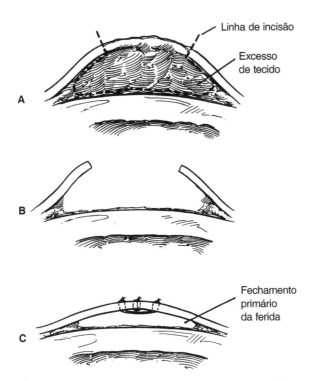

**Fig. 8.6** Remoção do excesso de tecido cicatricial para permitir o fechamento primário de uma ferida.

Há vários métodos para se obter um enxerto livre de pele, inclusive de espessura total ou parcial e bainhas.[3,9,11] Os enxertos de espessura total são constituídos por derme e epiderme, enquanto os de espessura parcial incluem apenas uma parte da derme. Os últimos tendem a ser mais bem-sucedidos que os de espessura total, mas o procedimento é complicado e requer equipamento adicional, como um dermátono, e não será abordado aqui. Enxertos de malhas são considerados superiores aos de bainha por causa de sua maior tolerância ao movimento e menos incidência de formação de seroma. É raro utilizar enxertos sem malha em equinos, embora aqueles de bainha possam ser efetivos em feridas recentes sem tecido de granulação. Não é comum o uso de enxerto de pedículo em equinos.

Mostrou-se que os enxertos de espessura parcial e total em malha para expansão proporcionam cicatrização mais estética e epitelização rápida nos ferimentos em membros de equinos. Contudo, em geral tais procedimentos não são praticáveis no campo, requerendo instrumentos especializados e anestesia geral, restringindo-se a certos ferimentos. Enxertos mínimos (*pinch*), seguidos por maiores obtidos por punção (*punch*), apresentam as taxas de epitelização mais lentas e resultam em cicatrização significativamente menos estética que os de expansão em malha.[7] Essas feridas tendem a cicatrizar com um aspecto de paralelepípedo e podem ter padrões aleatórios de crescimento piloso. No entanto, as técnicas de enxerto *pinch* e *punch* aqui descritas são a opção mais econômica para o paciente equino porque não requerem anestesia, podem ser executadas no campo e não precisam de equipamento especial, podendo ser bem-sucedidas na presença de um leito hostil ao enxerto e quando não é indispensável impedir a movimentação do membro.[10] Mesmo que o enxerto não "pegue", sua presença parece estimular a epitelização a partir da periferia. Entretanto, antes de fazer um procedimento desses, é importante informar o cliente a respeito do resultado estético deles, que pode não ser satisfatório para um equino de exposição.

O último procedimento de enxerto discutido nesta seção é o tunelizado, que pode ser empregado em áreas de alta mobilidade, como nos membros, onde outros enxertos podem não "pegar" por causa da movimentação excessiva. Esse procedimento pode ser executado com tiras de enxerto de espessura total ou parcial. Para as finalidades deste livro, é descrito o uso de enxertos de espessura total porque podem ser obtidos no campo e não precisam de equipamento adicional.

### Preparação do Leito Receptor

Para assegurar a aceitação do enxerto, é indispensável que o leito receptor tenha um bom suprimento sanguíneo e tecido sadio, e a área possa ser mobilizada de forma efetiva. Uma tala pode estar indicada para feridas localizadas em articulações ou perto delas, e ser incorporada na atadura após o procedimento de enxertia. Também pode ser necessário fazer o debridamento do leito doador antes de colocar o enxerto. O ideal é que o leito de granulação seja saudável, sem infecção e nivelado com as margens cutâneas antes de se proceder à enxertia.

### Enxerto Cutâneo Mínimo (Pinch)

Esses enxertos cutâneos podem ser retirados de vários locais no equino, mas por motivos estéticos em geral são obtidos do abdome ventral ou sob a crina, no pescoço. No equino sedado em estação, o local doador do enxerto em geral é o pescoço. A área é anestesiada mediante a administração subcutânea de solução analgésica local, na forma de um *L* invertido. Como o tecido de granulação é desprovido de nervos, não é necessária infiltração analgésica do local receptor, que é preparado com solução de iodo com povidona diluída (Betadine) em soro fisiológico (solução salina) estéril e aplicada com esponjas.

Após o preparo tanto da ferida como do local doador, o autor prefere primeiro obter os enxertos do local doador elevando pequenos pedaços de pele (de 7 × 7 mm) com uma agulha ou pinça, excisando-os com uma lâmina de bisturi (Fig. 8.7C). Os pedaços excisados de pele são transferidos para uma gaze umedecida de soro fisiológico ou sangue. O leito receptor é preparado fazendo-se uma série de pequenas "bolsas" no leito de tecido de granulação com lâmina de bisturi nº 15 ou 11. As aberturas das bolsas devem apontar proximalmente, enquanto sua parte mais profunda é mais distal. As bolsas devem ser feitas em fileiras paralelas,

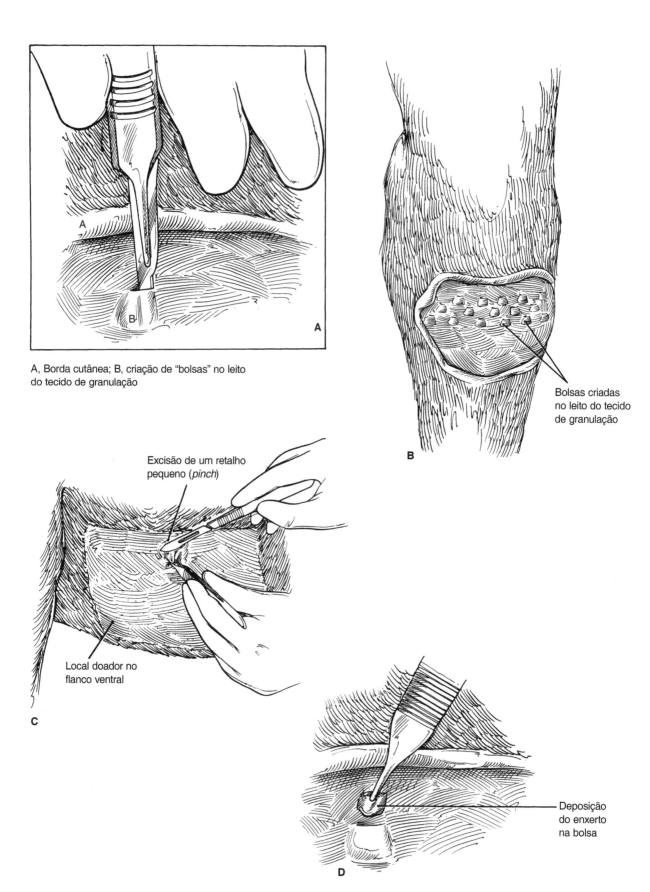

**Fig. 8.7** A a D, Enxerto cutâneo por *pinch*.

1 a 2 mm abaixo da superfície da ferida (Fig. 8.7*A*), com aproximadamente 1 cm entre cada uma sobre todo o leito de granulação (Fig. 8.7*B*). Depois que todas as bolsas tiverem sido feitas, é bom aplicar pressão sobre a ferida por 3 a 4 minutos, para reduzir a hemorragia proveniente das bolsas recém-criadas no leito de granulação.

Os pequenos pedaços de pele são achatados conforme necessário e inseridos em cada bolsa do leito de granulação, como se colocaria uma moeda no lugar do vidro de um relógio de pulso redondo (Fig. 8.7*D*).[10] Naturalmente, o enxerto é inserido com o lado epitelial para fora. Tal procedimento é repetido até que todas as bolsas tenham sido preenchidas. Seca-se com cuidado a ferida, assegurando que os enxertos não se exteriorizem das bolsas, e coloca-se uma atadura.

### Enxertos Maiores de Pele (Punch)

Sua obtenção é semelhante à dos menores, exceto pelo fato de serem retirados pedaços cilíndricos de pele fazendo-se orifícios nesse formato no tecido de granulação.[13] As vantagens desse tipo de enxerto são similares às dos menores, mas alguns clínicos dão preferência a ele. A técnica pode ser aplicada a um leito de tecido de granulação mais fino que o usado para enxertos menores, o que requer uma certa profundidade para a criação das bolsas no tecido.[13] Também se acredita que seja possível obter um resultado mais estético.

Os princípios gerais de preparação dos locais receptor e doador são os mesmos aplicados para enxertos menores. Depois que o local receptor já tiver sido preparado assepticamente, são feitos pequenos orifícios circulares no leito de granulação com um instrumento (*punch*) para biópsia de 6 mm de diâmetro (Fig. 8.8*A*). O espaço entre esses orifícios deve ser de 7 mm em cada direção sobre toda a superfície da ferida. Os coágulos sanguíneos que se formam nas áreas receptoras são removidos antes de se colocarem os enxertos ou sua formação é prevenida preenchendo-se os orifícios receptores com pedaços de algodão.[13]

A área doadora é a abdominal ventrolateral, obtendo-se os enxertos com um *punch* de biópsia de 8 mm (Fig. 8.8*B*) e colocando-os um de cada vez no leito receptor (Fig. 8.8*C*). Esses enxertos de 8 mm tendem a contrair-se e portanto adaptam-se bem nos orifícios de 6 mm de diâmetro. O tecido subcutâneo deve ser removido dos orifícios antes da inserção dos enxertos. Coloca-se um curativo estéril não aderente na ferida após a cirurgia e em seguida ataduras.

### Enxerto Tunelizado

Procedimento em que são colocadas tiras de enxerto de espessura total dentro de túneis criados no tecido de granulação do leito receptor (Fig. 8.9). As tiras podem ser excisadas fazendo-se incisões paralelas no tecido subcutâneo do local doador ou cortadas de uma bainha de espessura total que já tenha sido obtida do leito doador, que é fechado primariamente após a remoção do enxerto. As tiras em geral têm 2 a 3 mm de largura e devem ser um pouco mais longas que a ferida, para facilitar a sutura dos enxertos na extremidade de cada túnel. Usam-se pontos simples interrompidos para manter os enxertos no lugar. Pode-se deixar o tecido de granulação do leito receptor estender-se um pouco sobre o nível da pele circundante, de modo que, quando os enxertos forem colocados através dos túneis, que são excisados aproximadamente 5 mm abaixo da superfície do tecido de granulação, sejam irrigados com a pele circundante. Podem ser usados agulha cortante, fio metálico de Kirschner achatado com ponta de trocarte, lâmina de teto reta ou pinça jacaré maleável para formar um túnel no leito de granulação.[6] Deve haver um intervalo de 1 a 2 cm entre os túneis formados, para evitar ruptura potencial de túneis adjacentes, onde o enxerto poderia falhar. Usam-se pinças pequenas para empurrar o enxerto através do túnel. Foi descrito um método alternativo que usa fita adesiva a qual deve ser aplicada na porção pilosa da pele do enxerto para facilitar a colocação da tira no túnel. A tira de enxerto e a fita são passadas através do furo de uma agulha cortante em meia curva ou reta (10 a 12 cm), usada para direcionar a tira através do túnel, com o lado piloso do enxerto para fora.[6] Com essa técnica, podem ser dadas múltiplas passadas da agulha através do túnel ou usadas tiras menores de enxerto quando a ferida ultrapassar o comprimento da agulha. Após 6 a 10 dias, o tecido de granulação deve ser excisado do topo e entre os enxertos. Em comparação com os enxertos *pinch* e *punch*, os tunelizados oferecem maior volume de pele à ferida, sem necessidade de equipamento adicional especializado.

### Ataduras e Cuidados Após o Enxerto

Os autores preferem cobrir a área enxertada com um curativo de espuma semioclusivo, fixado por meio de gaze antimicrobiana. Pode-se usar um curativo adesivo elástico para manter a pressão sobre o local do enxerto, embora seja preciso cuidado para não impedir o suprimento sanguíneo para a área. Também se aplica gesso ou atadura compressiva para minimizar a movimentação. É recomendável ainda que o equino fique confinado em uma baia para garantir movimentação mínima no local da cirurgia. A primeira atadura deve ser deixada por uma semana e as trocas subsequentes feitas conforme necessário. Quanto menor o número de troca das ataduras, há menos deslocamento dos enxertos e menos bactérias são introduzidas no local do enxerto. Durante a troca das ataduras, quaisquer exsudatos no local do enxerto devem ser retirados com cuidado, com compressas estéreis embebidas em soro fisiológico. Em geral os enxertos podem ser identificados em 2 a 3 semanas; o fato de não identificar os enxertos nessa época não implica necessariamente falha do procedi-

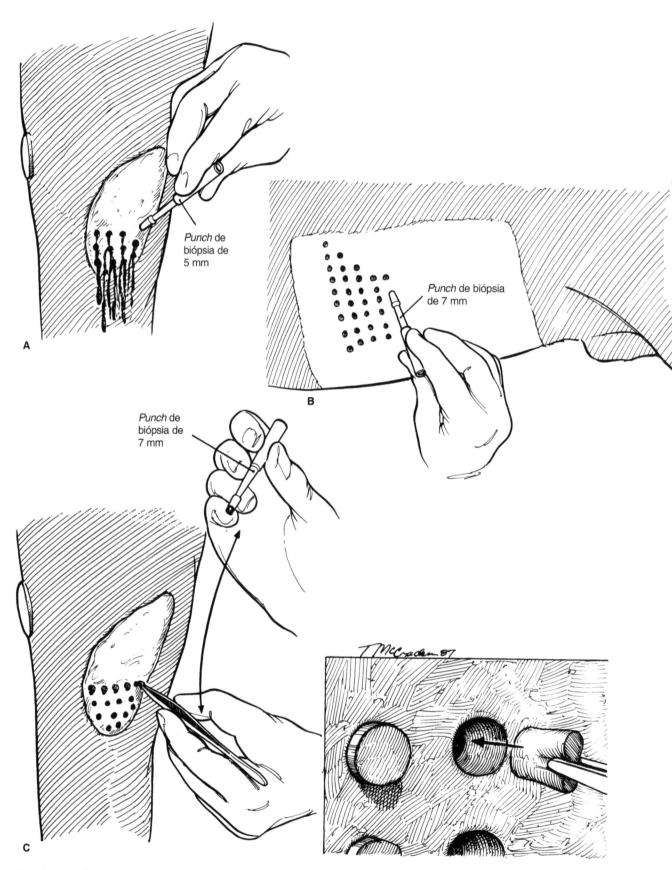

**Fig. 8.8** A a C, Enxerto cutâneo por *punch*.

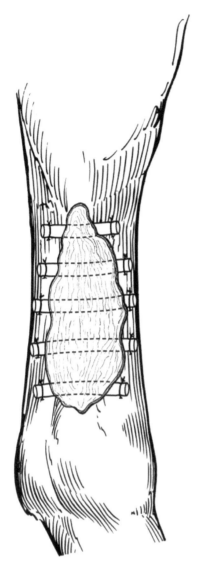

**Fig. 8.9** Enxerto por tunelização.

mento. Conforme observado antes, é comum o procedimento acelerar a taxa de epitelialização na periferia da ferida e reduzir o tempo de cicatrização.

### Enxertos de Padrão Aleatório

Na prática com equinos, são usados mais comumente que os de padrão axial, devido à perfusão cutânea superior e à melhor resposta à tensão.[4,5] O método sugerido de elevação do retalho é a dissecção cortante, porque a pesquisa indica que, embora leve mais tempo que outras modalidades, proporciona o fechamento mais satisfatório do defeito. Há relatos de que os retalhos dissecados de forma cortante têm maior resistência à ruptura, apresentam menos drenagem pós-operatória, maior conteúdo de colágeno e mais infiltração de fibroblastos e menor infiltração de leucócitos polimorfonucleares.[4,8]

## Referências

1. Bailey, J.V.: Repair of large skin defects on the limbs of horses. Wien. Tierarztl. Mschr. *78:*277–278, 280–282, 1991.
2. Bailey, J.V., and Jacobs, K.A.: The mesh expansion method of suturing wounds on the legs of horses. Vet. Surg., *12:*78, 1983.
3. Boyd, C.L.: Equine skin autotransplants for wound healing. J. Am. Vet. Med. Assoc., *151:*1618, 1967.
4. Bristol, D.G.: Skin grafts and skin flaps in the horse. Vet. Clin. Eq., *21:*125–144, 2005.
5. Bristol, D.G.: The effect of tension on perfusion of axial and random pattern flaps in foals. Vet. Surg., *21:*223–227, 1992.
6. Carson-Dunkerley, S.A., and Hanson, R.R.: Equine skin grafting: principles and field applications. The Compendium, *19:*872–882, 1997.
7. French, D.A., and Fretz, P.B.: Treatment of equine leg wounds using skin grafts: thirty-five cases, 1975–1988. Can. Vet. J., *31:*761–765.
8. Gelman, C.L., Barroso, E.G., Britton, C.T., et al.: The effects of lasers, electocautery and sharp dissection on cutaneous flaps. Plast. Reconstr. Surg., *94:*829–833, 1994.
9. Hanselka, D.V.: Use of autogenous mesh grafts in equine wound management. J. Am. Vet. Med. Assoc., *164:*35, 1974.
10. Mackay-Smith, M.P., and Marks, D.: A skin-grafting technique for horses. J. Am. Vet. Med. Assoc., *152:*1633, 1968.
11. Meagher, D.M.: Split-thickness autologous skin transplantation in horses. J. Am. Vet. Med. Assoc., *159:*55, 1971.
12. Stashak, T.S.: Reconstructive surgery in the horse. J. Am. Vet. Med. Assoc., *170:*143, 1977.
13. Stashak, T.S.: Skin grafting in horses. Vet. Clin. North Am. (Large Anim. Pract.), *6:*215, 1984.

# Capítulo 9

# CIRURGIA ORTOPÉDICA EM EQUINOS

**Objetivos**

1. Discutir as indicações, técnicas e complicações dos procedimentos ortopédicos comuns em equinos, inclusive os seguintes:
   - Desmotomia patelar medial
   - Tenectomia cuneana
   - Tenotomia do extensor digital lateral
   - Desmotomia do ligamento acessório inferior
   - Desmotomia do ligamento acessório superior (de Bramlage)
   - Tenotomia do flexor digital superficial
   - Tenotomia do flexor digital profundo
   - Secção do ligamento anular palmar do boleto
   - Neurectomia digital palmar
   - Amputação dos pequenos metacarpianos e metatarsianos
   - Artrotomia da articulação mesocarpiana
   - Artrotomia da articulação do boleto

## Desmotomia Patelar Medial

### Indicações

A fixação da patela para cima ocorre quando a fibrocartilagem patelar e o ligamento patelar medial fixam-se sobre a crista troclear medial do fêmur, inibindo a flexão do jarrete e da soldra. Alguns fatores predisponentes são conhecidos, como pouco tônus muscular e condições gerais precárias, a conformação do membro posterior, traumatismo da soldra e fatores hereditários.[4] Também se observa maior incidência de fixação da patela para cima em equinos jovens e pôneis, particularmente pôneis da raça Shetland, e em equinos com conformação retilínea do trem posterior.[1,4] São necessárias radiografias de boa qualidade da articulação da soldra para excluir osteocondrite dissecante, especialmente em equinos jovens. Tal condição pode simular os sinais de fixação intermitente para cima da patela e estar associada a uma conformação retilínea do membro e distensão da articulação femoropatelar.

Deve-se considerar a desmotomia do ligamento patelar medial como um "último recurso" em termos de tratamento da fixação recorrente da patela para cima. Dependendo da duração e da gravidade da condição, muitos casos respondem a um tratamento mais conservador, em especial equinos jovens que melhoram após condicionamento apropriado e desenvolvimento do tônus muscular do quadríceps mediante treinamento. A desmotomia patelar medial induz espessamento sobre toda a extensão do ligamento patelar medial após a cicatrização, o que idealmente deve permitir que o ligamento se desprenda da incisura na crista medial da tróclea femoral, impedindo que trave. Anti-irritantes injetados no ligamento patelar medial e em torno dele também têm sido usados com sucesso clínico para tratar casos mais persistentes.[3]

### Anestesia e Preparação Cirúrgica

O procedimento cirúrgico é realizado com o animal em estação. Dependendo do temperamento do animal, pode estar indicada tranquilização. A área dos ligamentos patelares médio e medial é tricotomizada e preparada para a cirurgia. A cauda é amarrada para se evitar contaminação do campo cirúrgico. São injetados 2 ml de anestésico local por via subcutânea sobre a borda medial do ligamento patelar medial. Em seguida, insere-se uma agulha de calibre 20 e com 2,5 cm através dessa bolha, e infiltra-se o anestésico local na área subcutânea em torno da parte distal do ligamento patelar medial.

## Instrumentação

Bandeja para cirurgia geral
Bisturi com lâmina de extremidade romba (para tenotomia)
Pinças de Kelly curvas

## Técnica Cirúrgica

Faz-se uma incisão de 1 cm sobre a borda medial do ligamento patelar médio, perto de sua inserção na tuberosidade tibial. (O local da incisão cutânea com relação ao ligamento patelar está ilustrado na Fig. 9.1A.) Pinças

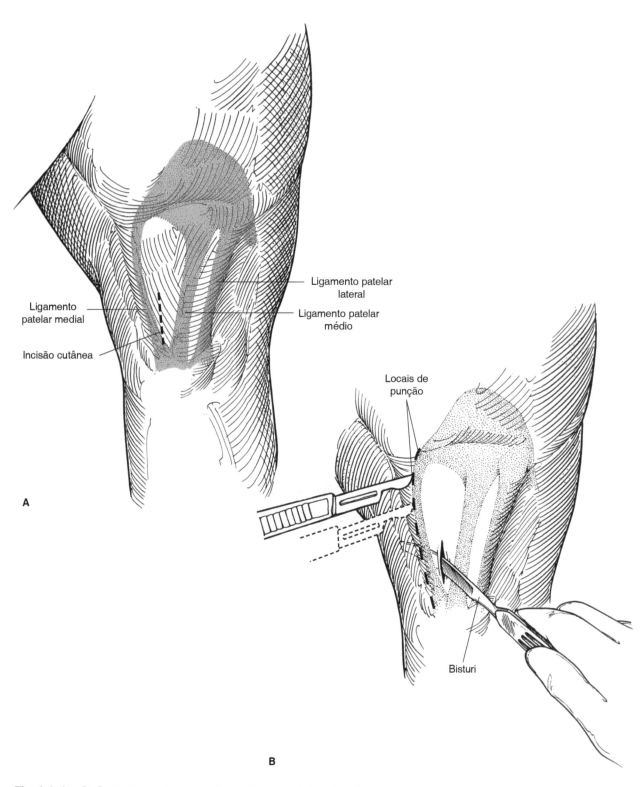

**Fig. 9.1** A a D, Desmotomia/fenestração patelar medial. (*continua*)

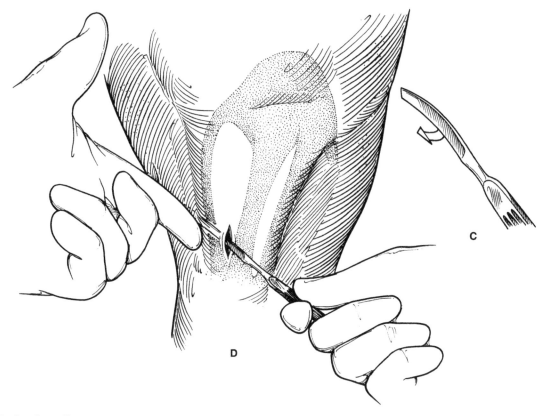

**Fig. 9.1** *Continuação.*

de Kelly curvas são então forçadas através da fáscia resistente e passadas sob o ligamento patelar medial, criando um canal para a inserção de um bisturi abaixo do ligamento patelar medial (Fig. 9.1B). O bisturi é inserido de modo que sua lateral plana fique abaixo do ligamento patelar. Quando o bisturi é posicionado, a margem de corte é então virada para cima (Fig. 9.1C). Com o indicador esquerdo palpando a extremidade do bisturi através da pele para certificar-se da posição correta, o cirurgião corta o ligamento com um movimento de serrar (Fig. 9.1D). É preciso ter certeza de que a lâmina do bisturi esteja abrangendo completamente o ligamento patelar medial antes de incisá-lo, pois, uma vez incisado, o tendão do músculo sartório é sentido como uma faixa tensa medialmente e pode levar o cirurgião inexperiente a acreditar que o ligamento patelar medial não foi incisado totalmente. Fecha-se a incisão cutânea com um ou dois pontos de fio inabsorvível.

Foi descrito um procedimento alternativo em que se consegue o mesmo efeito da desmotomia, com o espessamento do ligamento patelar medial, dividindo-o por via percutânea com lâmina de bisturi nº 15. O terço proximal de ligamento patelar medial é fenestrado, mas a fibrocartilagem não é dividida (Fig. 9.1B). O procedimento é feito sob orientação do ultrassom e com o paciente sob anestesia geral e em decúbito dorsal. A separação do ligamento patelar medial é descrita em detalhes em outro texto.[4] Outra abordagem em que se usa uma agulha de calibre 16 para fenestrar o ligamento patelar medial também foi descrita.[3] Ambas as abordagens são preferíveis ao corte do ligamento patelar medial.

## Conduta Pós-operatória

Não se usam antibióticos de forma rotineira. É válido o animal andar com ajuda para controlar o edema local. O equino deve ficar em repouso e caminhar com ajuda por no mínimo 2 semanas e de preferência por 4 a 6 semanas. Mesmo com cirurgiões experientes, ocasionalmente ocorrem edema grave e claudicação de duração variável.

## Complicações e Prognóstico

As complicações que podem surgir durante a cirurgia incluem incisão do ligamento errado ou penetração inadvertida do bisturi na articulação femoropatelar (o que pode acontecer se a desmotomia for feita muito proximalmente). Complicações que podem ser vistas no pós-operatório são a deiscência da incisão cutânea e celulite (fleimão) do membro, que podem ser evitadas mediante técnica asséptica estrita durante o procedimento.

Quando realizada da forma adequada, o prognóstico da desmotomia do ligamento patelar medial costuma ser favorável, desde que feita antes de surgir gonite secundária. Infelizmente, o procedimento é feito com frequência em equinos com claudicação que não foi diagnosticada e nos quais a fixação superior da patela não é um problema. Nesses casos, os resultados são menos satisfatórios.

Em nossa clínica, temos observado uma condição que lembra a condromalacia da patela humana e associada à desmotomia do ligamento patelar medial.[2] Nas radiografias, são vistos esporões ou fragmentação da parte distal da patela. À artroscopia, as lesões de cartilagem variam de amolecimento e fibrilação a dissecção e fragmentação da cartilagem articular. Há indícios de que as lesões possam ser causadas por desalinhamento da patela no sulco troclear, ocasionando seu posicionamento mais lateral, o que resulta da perda da força tênsil do ligamento patelar medial. No entanto, ainda não se comprovou que a desmotomia desse ligamento seja a causa do problema.

## Referências

1. Dugdale, D.: Intermittent upward fixation of the patella and disorders of the patellar ligaments. *In* Current Therapy in Equine Medicine. Edited by N.E. Robinson. Philadelphia, W.B. Saunders, 2006.
2. McIlwraith, C.W.: Osteochondral fragmentation of the distal aspect of the patella in horses. Eq. Vet. J., *22*:157, 1990.
3. Reiners, S.R., May, K., DiGrassie, W., and Moore, T. How to perform a standing medial patellar ligament splitting. *In* 51 Annual Convention of the American Association of Equine Practitioners, AAEP, 2005, Seattle, WA, USA. Ithaca: International Veterinary Information Service (www.ivis.org), 2006; Document No. P2684.1205.
4. Tnibar, M.A.: Medial patellar ligament splitting for the treatment of upward fixation of the patella in 7 equids. Vet. Surg., *31*:462–467, 2002.

## Tenectomia Cuneana

### Anatomia Relevante

O músculo tibial cranial origina-se no côndilo e na tuberosidade laterais da tíbia e segue distalmente até acima do jarrete, onde começa seu tendão de inserção, que passa através do fibular terceiro e então divide-se em um grande ramo dorsal e um medial menor. O tendão cuneano é o ramo medial, que passa obliquamente sobre as articulações intertarsiana distal e tarsometatarsiana, onde fica uma pequena bolsa interposta entre o tendão e o osso.

### Indicações

A tenectomia cuneana é um dos tratamentos para o esparavão ósseo (doença articular degenerativa das articulações intertarsiana distal e tarsometatarsiana),[3]

a bursite cuneana (condição que ocorre com frequência em cavalos de corrida) e a osteoartrite do tarso distal. Essa operação também é empregada como uma abordagem cirúrgica às articulações intertarsiana distal e tarsometatarsiana como parte da artrodese cirúrgica de ambas. Acredita-se que essa cirurgia possa beneficiar equinos com esparavão ósseo ao diminuir a dor causada pela pressão exercida pelo tendão sobre a região do esparavão.[6] Na opinião de quem já fez muitas tenectomias cuneanas, é uma operação essencialmente de "alongamento do tendão". Se o local da cirurgia for examinado à necropsia meses depois, as extremidades lesadas terão restabelecido a continuidade.

A tenectomia cuneana em geral é realizada nos casos em que não há resposta ao tratamento mais conservador. Outras técnicas cirúrgicas geralmente têm um prognóstico mais favorável. Por exemplo, tem-se recorrido à artrodese cirúrgica para tratar casos de esparavão refratários a tratamentos mais conservadores, com um resultado melhor do que o da tenectomia cuneana. A artrodese cirúrgica dessas articulações está além do âmbito deste livro, mas é descrita naqueles sobre técnicas mais avançadas.[4]

As vantagens desse procedimento são de não requerer anestesia geral na maioria das vezes, ser relativamente simples e barato, além de permitir recuperação rápida. Entretanto, pode resultar em aumento do tecido mole no local da cirurgia e ainda não teve seus benefícios comprovados. Embora o procedimento cirúrgico seja descrito aqui, não é usado pelo autor na prática cirúrgica.

### Anestesia e Preparação Cirúrgica

O procedimento cirúrgico pode ser feito com o animal em decúbito sob anestesia geral ou em estação sob anestesia local. No último caso, o membro é tricotomizado, limpo e lavado, além de preparado para infusão do anestésico local, geralmente feita em padrão de "U" invertido, dorsalmente ao local proposto da incisão. Uma alternativa é infundir o anestésico acima e abaixo do tendão e na bolsa cuneana, para distendê-la. Pode ser necessário cachimbo ou tranquilização. O campo cirúrgico é preparado para cirurgia asséptica após a infiltração do anestésico local.

### Instrumentação

Bandeja para cirurgia geral

### Técnica Cirúrgica

A incisão para tenectomia cuneana pode ser vertical, quase perpendicular à direção do tendão cuneano, ou paralela à direção das fibras desse tendão. Se o cirurgião estiver tentando fazer a operação pala primeira vez, recomendamos uma incisão *vertical*, que permite certa margem de erro se for muito distal ou proximal.

Se for escolhido o segundo método e a incisão for feita na direção das fibras, o cirurgião precisa ter certeza de que ela está diretamente sobre o meio do tendão. Para ajudar a localizar a incisão, faz-se palpação digital firme do tendão no aspecto medial do jarrete; o limite distal da castanha é um bom marco (Fig. 9.2A). Se a incisão for muito proximal ou distal, não poderá ser modificada para uma vertical. Na técnica descrita aqui, a incisão segue a direção do tendão cuneano.

A incisão é feita através da pele, dos tecidos subcutâneos e sobre o tendão cuneano, ponto em que ele fica visível. Um par de pinças é direcionado sob o tendão cuneano e para a bolsa cuneana, emergindo pela borda proximal do tendão (Fig. 9.2B). O tendão é então incisado na sua extremidade proximal (Fig. 9.2C) e a parte distal é agarrada com a pinça (Fig. 9.2D), removendo-se o máximo possível do tendão cuneano, incisado na extremidade distal, perto da castanha (Fig. 9.2E).

Após a remoção de parte do tendão, a pele é fechada com pontos interrompidos simples ou sutura vertical de colchoeiro, usando-se fio sintético monofilamentar

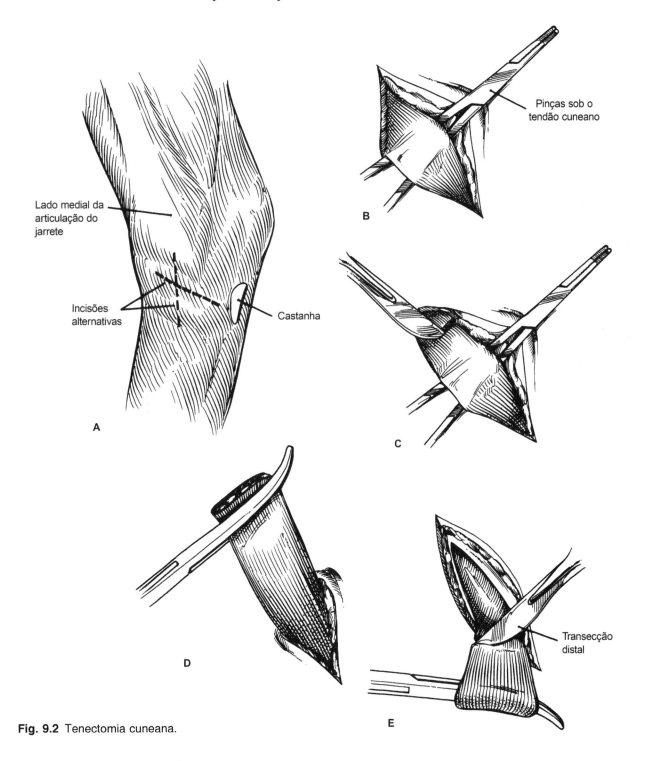

**Fig. 9.2** Tenectomia cuneana.

inabsorvível (náilon ou polipropileno). Se o animal estiver sob anestesia geral, o cirurgião pode escolher fechar os tecidos subcutâneos com um fio absorvível antes de fechar a pele. O membro é envolto em ataduras com um curativo não aderente combinado com uma atadura elástica aderente que não se estenda acima da articulação do jarrete.

## Conduta Pós-operatória

Administra-se profilaxia para o tétano, mas não antibióticos de forma rotineira. A atadura é mantida no lugar por aproximadamente 10 dias, depois do que ela e as suturas são retiradas. Em geral o animal volta a exercitar-se assim que os pontos são retirados.

## Complicações e Prognóstico

A eficácia desse procedimento no tratamento das condições mencionadas antes é discutível. Foram feitas tenectomias cuneanas em equinos com osteoartrite distal do tarso, obtendo-se resultados satisfatórios.[1] Um grupo de proprietários de equinos submetidos a essa cirurgia para o tratamento de esparavão ósseo afirmou que 83% deles achavam que ela melhorou a claudicação nos animais e solicitariam o procedimento outra vez.[2] Em contrapartida, uma análise estatística de casos tratados por esse procedimento cirúrgico e de outras formas revelou que a operação teve vantagem limitada sobre métodos conservadores.[3] O benefício dessa operação no sentido de o animal voltar a ter o desempenho anterior também é questionado.[1,5] O aumento do tecido mole no local da cirurgia é uma complicação.

## Referências

1. Baxter, G.M.: Review of methods to manage horses with advanced distal tarsal osteoarthritis. *In* 50th Annual Convention of the American Association of Equine Practitioners, 2004, Denver, CO.
2. Eastman, T.G., Bohanon, T.G., Beeman, G.M., et al.: Owner survey on cunean tenectomy as a treatment for bone spavin in performance horses. *In* Proceedings of the 43rd Annual American Association for Equine Practitioners Convention 1997, pp. 121–122.
3. Gabel, A.A.: Treatment and prognosis for cunean tendon bursitis-tarsitis of Standardbred horses. J. Am. Vet. Med. Assoc., *175:*1086, 1979.
4. McIlwraith, C.W., and Robertson, J.: McIlwraith's and Turner's Equine Surgery: Advanced Techniques, 2nd Ed. Philadelphia, Lippincott Williams & Wilkins, 1998.
5. Platt, D.: Review of current methods available for the treatment of bone spavin. Eq. Vet. Edu., *9:*258–264, 1997.
6. Stashak, T.S. (Ed.): Adams' Lameness in Horses, 4th Ed. Philadelphia, Lea & Febiger, 1987.

## Tenotomia do Extensor Digital Lateral

## Anatomia Relevante

O músculo extensor digital lateral origina-se no ligamento colateral da soldra, na fíbula e na tíbia proximal, prosseguindo em direção distal, lateral à tíbia, e entrando na bainha tendinosa logo caudal ao maléolo lateral da tíbia. A bainha do tendão não é palpável onde fica coberta pela fáscia e pelo retináculo extensor do jarrete. O tendão então continua distal e é palpável à medida que emerge da bainha tendinosa no nível do terço proximal do metatarso (Fig. 9.3*A*).

## Indicações

A tenotomia (miotomia) do extensor digital lateral tem sido usada no tratamento do mal de cadeiras equino, condição que se caracteriza por marcha anormal e hiperflexão involuntária do trem posterior,[7] tendo sido definida como uma axonopatia distal.[3] Uma causa proposta da hiperflexão exagerada do trem posterior é o dano a grandes fibras nervosas, mais vulneráveis, dos fusos musculares no trem posterior. O agente etiológico do mal de cadeiras é desconhecido, mas foram distinguidas duas formas gerais da doença. A australiana está associada à ingestão de certas toxinas vegetais, sendo distinguida por padrões geográficos e sazonais de ocorrência, e pode ser bilateral. Além disso, há relatos de resolução espontânea e que pode ser acompanhada por anormalidades nos membros anteriores e na laringe.[4,5] A forma convencional ou "clássica" não está associada à ingestão de toxina vegetal e ocorre esporadicamente, tendo sido subsequente à lesão da soldra ou do jarrete, em particular traumatismo no dorso do metatarso, fixação superior da patela, doenças dolorosas dos pés e doença da medula espinhal.[2,4]

Embora a causa exata do mal de cadeiras seja desconhecida, a ressecção do tendão e do ventre muscular (miotenectomia) em alguns casos levou ao alívio parcial ou até mesmo completo da condição.[6] Os benefícios desse procedimento são a possibilidade de realizá-lo com o equino em estação e anestesia local, além de serem necessárias apenas duas incisões, com comprimento aproximado de 2 e 6 cm cada uma.[1] A técnica seguinte abrange a ressecção do tendão mais grande parte do ventre muscular do tendão extensor digital lateral. Essa técnica modificada foi elaborada para melhorar a taxa de sucesso cirúrgico.

## Anestesia e Preparação Cirúrgica

É preferível executar a técnica de tenotomia do extensor digital lateral com o paciente sob anestesia geral porque se pode dar mais atenção à assepsia e à hemostasia. Se for retirada apenas pequena parte do músculo,

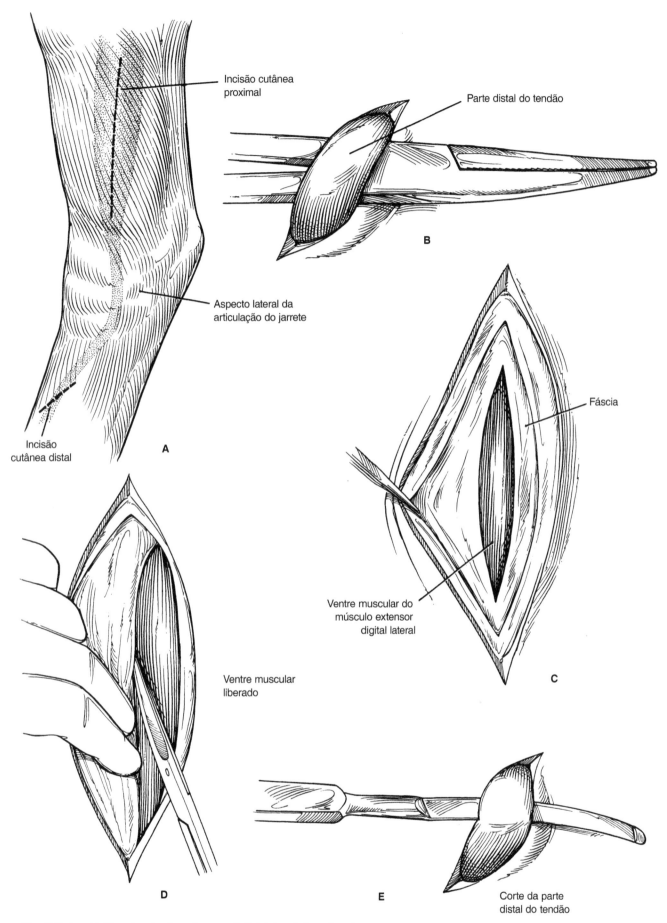

**Fig. 9.3** A a H, Tenotomia do extensor digital lateral. (*continua*)

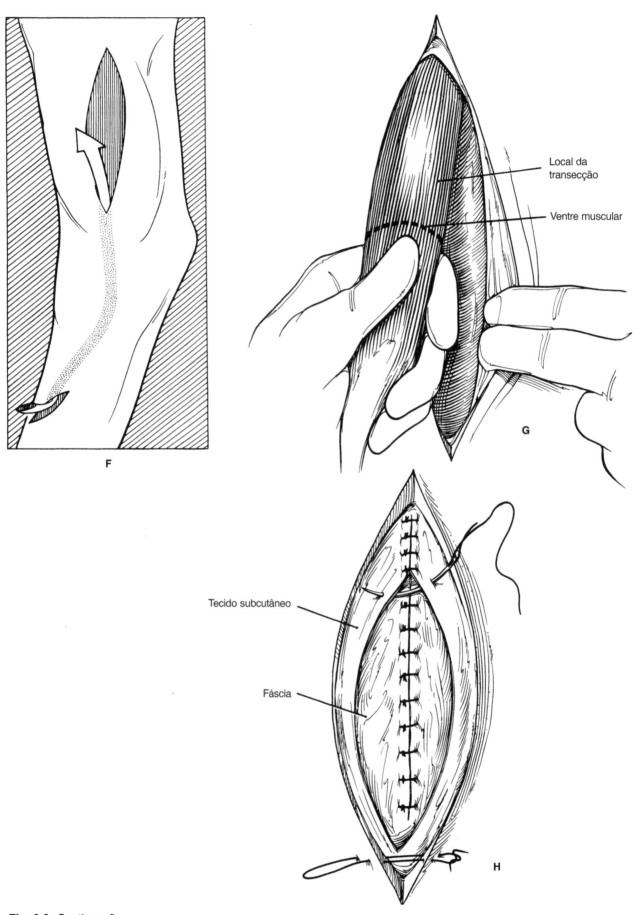

**Fig. 9.3** *Continuação.*

a cirurgia pode ser feita com anestesia local e o animal em estação, situação em que o anestésico local deve ser injetado cerca de 2 cm acima do maléolo lateral da tíbia, diretamente no ventre muscular do extensor digital lateral. A segunda injeção de anestésico local deve ser aplicada na área abaixo do jarrete e acima do tendão extensor digital lateral, logo antes de sua junção com o tendão extensor digital longo.

A área sobre o local da cirurgia é limpa e tricotomizada. Dois campos cirúrgicos são preparados: o primeiro é uma grande área sobre o ventre muscular, acima do jarrete, e o segundo uma área menor sobre a extremidade distal do tendão, onde ele emerge com o tendão extensor digital longo (Fig. 9.3A).

## Instrumentação

Bandeja para cirurgia geral
Bisturi com lâmina de extremidade romba (para tenotomia)

## Técnica Cirúrgica

A incisão distal é feita sobre o tendão extensor digital lateral, imediatamente proximal à sua junção com o tendão extensor digital longo. Faz-se uma incisão diretamente sobre o tendão, que é exposto e isolado mediante dissecção romba, elevando-o com pinças curvas de Kelly ou Ochsner (Fig. 9.3B). O ato de puxar o tendão nesse estágio revela movimento do ventre muscular correspondente do tendão extensor digital lateral, o que ajuda o cirurgião a localizar a incisão sobre o ventre muscular.

A segunda incisão é feita sobre o ventre muscular, paralela à direção das fibras musculares. A incisão deve continuar através da fáscia sobrejacente, até que a parte carnosa do ventre muscular seja visível (Fig. 9.3C). A fáscia sobrejacente do ventre muscular é espessa e as fibras estão direcionadas diagonalmente. Assim que o ventre muscular é liberado (Fig. 9.3D), o cirurgião volta à primeira incisão sobre o aspecto distal do tendão extensor digital lateral e o divide (Fig. 9.3E). Antes de fazê-lo, deve assegurar-se de que o tendão na incisão distal corresponde ao músculo na incisão proximal. Em seguida, coloca um par de pinças Ochsner sobre a junção musculotendinosa; ao exercer tração sobre ela, todo o tendão é retirado de sua bainha, que fica sobre o aspecto lateral do jarrete (Fig. 9.3F). O ventre muscular é então elevado da incisão e incisado em ângulo oblíquo (Fig. 9.3G).

O cirurgião deve tentar ver o coto muscular, o que pode ser difícil por causa da tensão excessiva, mas acreditamos que reduz a formação pós-operatória de seroma. O coto do músculo é visto quando se agarra a fáscia que circunda o ventre muscular de um lado e em aposição à fáscia do lado oposto do ventre muscular. São feitos pontos simples horizontais com fio sintético

absorvível. A fáscia é fechada com sutura interrompida simples ou contínua de fio absorvível, seguindo-se o fechamento dos tecidos subcutâneos também com pontos simples interrompidos ou contínuos de material semelhante (Fig. 9.3H). A pele é fechada com fio sintético monofilamentar inabsorvível com pontos interrompidos simples. A incisão distal é fechada em uma camada com material semelhante na pele. As feridas são cobertas com curativos não aderentes e todo o membro é envolto em atadura.

Se a condição for bilateral, vira-se o equino para o outro lado (se estiver sob anestesia geral) e executa-se o procedimento idêntico no outro membro pélvico.

Com a técnica original, em que apenas uma pequena parte do ventre muscular é incisada, o uso pós-operatório de ataduras é menos crítico. Contudo, com essa técnica modificada de cortar o ventre muscular, o uso de atadura é essencial para minimizar a formação de seroma causada pela hemorragia do coto muscular. Uma atadura com essa finalidade consiste em algodão macio e estende-se desde a tíbia proximal, em direção distal, até a quartela.

## Conduta Pós-operatória

As ataduras em geral são necessárias por 2 a 3 semanas, e as suturas são removidas nesse mesmo tempo de pós-operatório. O repouso em baia está indicado até que as incisões cirúrgicas tenham cicatrizado. Quando isso ocorre, o animal pode recomeçar a caminhar com ajuda por cerca de 2 semanas. Depois desse período, ele volta ao treinamento normal.

## Complicações e Prognóstico

Às vezes ocorre deiscência das suturas cutâneas por causa da natureza da marcha no mal de cadeiras; pode-se sugerir ainda nova sutura das feridas,[6] embora seja preferível deixar que ocorra cicatrização por intenção secundária. Outras complicações incluem a persistência de sinais clínicos, a formação de seroma e hemorragia.

Os resultados desse procedimento para tratar o mal de cadeiras têm sido inconsistentes; embora muitos estudos mostrem que é benéfico pelo menos por aliviar parte da hiperflexão no trem posterior,[2] a flexão da articulação crural do tarso envolve outros músculos, inclusive o extensor digital lateral, o extensor digital longo e o músculo tibial cranial.[5] Em um estudo recente, relatou-se recuperação excelente em longo prazo dos equinos acometidos com mal de cadeiras bilateral (australiano) submetidos a miotenectomias digitais laterais.[7] Outros tratamentos para o mal de cadeiras variam de repouso e retirada do animal do pasto a tratamentos clínicos que incluem a administração de fenitoína, mefenesina ou baclofeno.[7] Os clientes são informados a esse respeito quando chegam ao clínico com um equino para cirurgia. Se o cliente quiser, faz-se a cirurgia, pois, apesar da patogenia incerta, a operação constitui o único tratamento real possível para equinos que não respondem ao tratamento conservador.

## Referências

1. Adams, S.P., and Fessler, J.F. (Ed.): Atlas of Equine Surgery, Philadelphia, W.B. Saunders, 2000, pp. 381–383.
2. Cahill, J., and Goulden, B.E.: Stringhalt—current thoughts on aetiology and pathogenesis. Eq. Vet. J., 24:161–162, 1992.
3. Cahill, J.I., Goulden, B.E., and Jolly, R.D.: Stringhalt in horses: a distal axonopathy. Neuropathol. Appl. Neurobiol., 12:459, 1986.
4. Crabill, M.R., Honnas, C.H., Taylor, D.S., Schumacher, J., et al.: Stringhalt secondary to the dorsoproximal region of the metatarsus in horses: 10 cases (1986–1991). J. Am. Vet. Med. Assoc., 205:867–869, 1994.
5. Slocombe, R.F., Huntington, P.J., Friend, S.C.E., Jeffcott, L.B., et al.: Pathological aspects of Australian stringhalt. Eq. Vet. J., 24:174–183, 1992.
6. Stashak, T.S. (Ed.): Adams' Lameness in Horses, 4th Ed. Philadelphia, Lea & Febiger, 1987, p. 723.
7. Torre, F.: Clinical diagnosis and results of surgical treatment of 13 cases of acquired bilateral stringhalt (1991–2003). Eq. Vet. J., 37:181–183, 2005.

## Desmotomia do Ligamento Acessório do Flexor Digital Profundo

### Anatomia Relevante

O ligamento acessório do flexor digital profundo, também conhecido como *ligamento flexor digital profundo acessório*, origina-se do ligamento palmar do carpo e une-se ao tendão flexor digital profundo na região do metacarpo. Como descrito anteriormente, o ligamento inferior funciona como parte do aparelho de parada (estação) no equino, para prevenir o hiperestiramento do tendão flexor e limitar a quantidade de hiperextensão possível na articulação metacarpofalangiana.

### Indicações

A desmotomia do ligamento acessório inferior (ligamento flexor digital profundo acessório) foi descrita como tratamento para a desmite crônica desse ligamento e a claudicação crônica associada a dor no talão em equinos.[7,8] Mais comumente, esse procedimento está indicado como tratamento de casos de deformidade flexural da articulação interfalangiana distal ou da metacarpofalangiana (do boleto) que envolve a contratura do tendão flexor digital profundo (TFDP).[3,4] Isso inclui condições como pé torto e algumas claudicações caudais do pé.[8,10] O tratamento cirúrgico de

deformidades flexurais está indicado apenas nos casos em que não há resposta aos métodos conservadores, descritos em detalhes em outros textos. Se após 1 a 2 meses os métodos de tratamento conservador não tiverem êxito, a desmotomia do ligamento inferior pode estar indicada.[2]

As deformidades flexurais podem ser congênitas ou adquiridas em equinos de qualquer idade. Os fatores causais sugeridos de deformidades flexurais adquiridas incluem nutricionais, genéticos e dor.[2] Alguns autores sugeriram que a alimentação excessiva em algumas raças de crescimento rápido pode resultar em crescimento ósseo que excede a taxa de alongamento dos tendões associados. Especula-se que outra causa potencial dessa doença seja a dor e a sustentação de peso alterada associadas a doença ortopédica, especialmente displasia fisária.[2]

Em termos de função e estética, a desmotomia inferior é uma técnica melhor do que a tenotomia do flexor profundo no tratamento de deformidades flexurais interfalangianas distais, exceto quando a superfície dorsal do casco está além da vertical.[5]

Também foi descrita uma técnica orientada pelo ultrassom para desmotomia do ligamento inferior.[10] As vantagens sugeridas desse procedimento incluem a escolha do local de incisão, uma incisão menor, inexistência de sutura subcutânea e menos edema tecidual após a cirurgia.[10]

### Anestesia e Preparação Cirúrgica

A cirurgia é feita com o paciente sob anestesia geral e em decúbito lateral. Pode-se usar uma abordagem lateral ou medial, mas a lateral evita a artéria palmar média (digital comum) que fica no lado medial, sendo mais fácil e recomendada para o cirurgião inexperiente. Todavia, a abordagem medial tem uma vantagem, a de estar no lado medial do membro caso deixe marca, que ali não seria tão visível. Se apenas uma perna estiver acometida, posiciona-se o animal com o lado a ser operado para cima. Se ambas as pernas estiverem acometidas, coloca-se o equino em decúbito dorsal, com as pernas suspensas no teto. Em seguida a área carpometacarpiana é tricotomizada e preparada para a cirurgia.

### Instrumentação

Bandeja para cirurgia geral

### Técnica Cirúrgica

Faz-se uma incisão de 3 a 4 cm sobre a borda cranial do tendão flexor digital profundo, centrada na junção do terço proximal com os dois terços distais do osso da canela. A posição da incisão está ilustrada na Fig. 9.4*A*, e a anatomia relevante, na Fig. 9.4*B*. Após a incisão cutânea, o tecido conjuntivo frouxo sobre os tendões

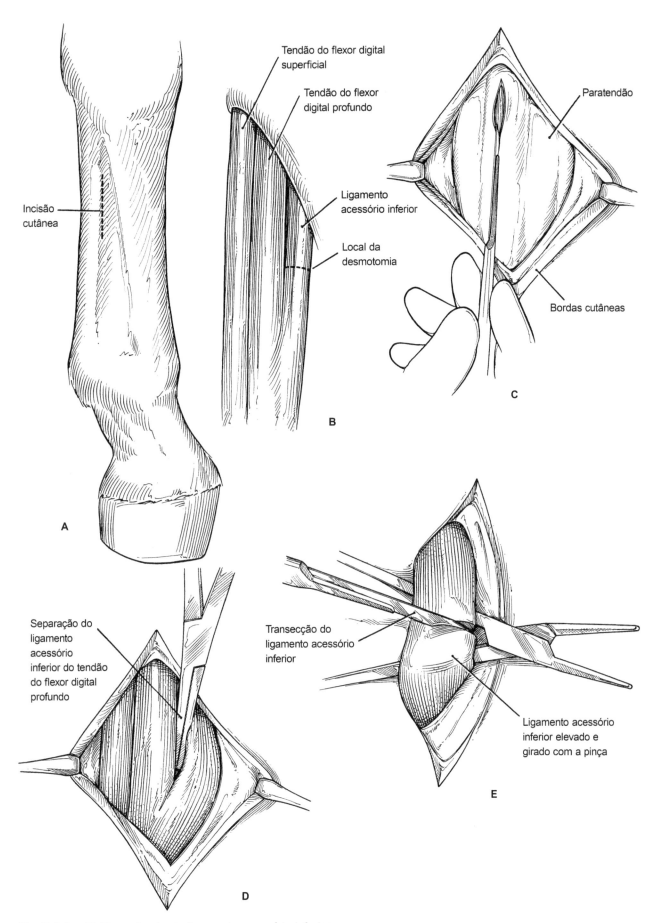

**Fig. 9.4** A a E, Desmotomia do ligamento acessório inferior.

flexores é submetido a dissecção romba, incisando-se o paratendão (Fig. 9.4C). É preciso identificar os tendões flexores superficial e profundo, mas não é necessário separá-los. A dissecção romba é direcionada cranialmente, para expor o ligamento acessório inferior, e identifica-se um plano de clivagem entre a parte proximal do TFDP e o ligamento inferior. Esse plano de clivagem é usado para separar o último ligamento do TFDP (Fig. 9.4D). Introduz-se uma pinça entre esse ligamento e o TFDP para separar as estruturas; em seguida, o ligamento inferior é levantado a partir da incisão e incisado com bisturi (Fig. 9.4E). O autor prefere remover um segmento de 1 cm do ligamento inferior. Às vezes, essa manipulação cirúrgica rompe a bainha sinovial do canal do carpo, cuja extremidade distal estende-se pela maior parte do trajeto dentro do plano de clivagem. No entanto, esse evento parece ter pouca consequência. O pé do paciente é então estendido manualmente. As extremidades do ligamento inferior se separam, podendo-se confirmar o corte completo de todas as suas partes.

O paratendão e a fáscia superficial são fechados em camada única com pontos contínuos simples de fio sintético absorvível. A pele é fechada com fio inabsorvível no padrão da preferência do cirurgião.

## Conduta Pós-operatória

Coloca-se um curativo estéril sobre a incisão e envolve-se o membro em atadura desde a parte proximal do metacarpo até a faixa coronária. Para obter mais pressão sobre o local da cirurgia (na tentativa de minimizar o edema e reduzir a cicatriz potencial), usa-se um rolo de atadura de 10 cm de largura sobre a incisão, mantendo-a na posição com a pressão de uma atadura sobreposta. O casco é debridado, dando-se uma conformação normal. Administra-se fenilbutazona (1 a 2 g) por via intravenosa, para reduzir a dor pós-operatória e facilitar o abaixamento do talão. Antibióticos não são administrados como parte da rotina. Extensão da parte anterior do casco pode estar indicada nos casos mais graves. Os pontos são retirados em 12 a 14 dias, mas a atadura pode continuar por mais 3 a 4 dias.

## Complicações e Prognóstico

Fibrose no local da incisão é uma complicação comum das desmotomias do ligamento inferior. Os proponentes da técnica orientada pelo ultrassom relataram menos fibrose com esse método.[10] O espessamento normal do ligamento acessório inferior ocorre após desmotomia, mas não mostrou afetar a função de maneira adversa após a cicatrização. Estudos de biomecânica mostraram que, após a transecção do ligamento acessório, a carga é redistribuída para o tendão flexor superficial e desviada para o tendão flexor digital profundo no fim da fase de estação.[1] A transferência da carga para o membro con-

tralateral não foi observada, ocorrendo apenas hiperflexão mínima da articulação metacarpofalangiana submetida a desmotomia.[1] A sobrecarga do tendão flexor durante a locomoção não foi considerada uma preocupação, desde que se evitem situações de excesso de carga após cirurgia, como saltos.

Os resultados do desempenho atlético em equinos com deformidades flexurais após a cirurgia são favoráveis. Um estudo retrospectivo feito com 42 equinos que receberam tratamento para deformidades flexurais interfalangianas distais revelou que, 9 meses a 4 anos após a cirurgia, 35 equinos não estavam mais claudicando e eram usados como atletas.[9] Dos outros 7 equinos, 6 tiveram complicações relacionadas com a deformidade e 1 teve complicações resultantes da cirurgia.[9] Outro estudo revelou que a desmotomia do ligamento acessório inferior orientada pelo ultrassom corrigiu 40 de 42 casos de pé torto e ambos os casos de deformidades no boleto (2 equinos). Sugeriu-se que o prognóstico no sentido do retorno dos equinos à função atlética tenha correlação com a idade do animal na época do tratamento cirúrgico; potros de raças diversas submetidos à desmotomia em uma idade mais avançada tiveram menos chance de participar de corridas e treinamento.[6]

Em geral, o prognóstico é ruim para equinos com desmite do ligamento acessório do flexor digital profundo acessório associada a aderências ou tendinite do tendão flexor superficial. Mostrou-se que a desmotomia do ligamento acessório faz com que a maioria desses equinos volte à atividade normal ou sirvam como animais de lazer ou estimação.[7]

## Referências

1. Buchner, H.H.F., Savelberg, H.H.C.M., and Becker, C.K.: Load redistribution after desmotomy of the accessory ligament of the deep digital flexor tendon in adult horses. Vet. Quarterly, *18 Suppl*:70–74, 1996.
2. Hunt, R.J.: Flexural limb deformities. *In* Current Techniques in Equine Lameness and Surgery, 2nd Ed. Edited by N.A. White, J.N. Moore. Philadelphia, W.B. Saunders Co., 1998, pp. 326–328.
3. McIlwraith, C.W.: Diseases of joints, tendons, ligaments and related structures. *In* Adams' Lameness in Horses, 4th Ed. Edited by T.S. Stashak. Philadelphia, Lea & Febiger, 1987.
4. McIlwraith, C.W.: Tendon disorders of young horses. In Equine Medicine and Surgery, 3rd Ed. Edited by R.A. Mansmann and E.S. McAllister. Santa Barbara, CA, American Veterinary Publications, 1982.
5. McIlwraith, C.W., and Fessler, J.F.: Evaluation of inferior check ligament desmotomy for treatment of acquired flexor tension contracture. J. Am. Vet. Med. Assoc., *172*:293, 1978.
6. Stick, J.A., Nickels, F.A., and Williams, A.: Long-term effects of desmotomy of the accessory ligament of the deep

digital flexor muscle in Standardbreds: 23 cases (1979–1989). J. Am. Vet. Med. Assoc., *8*:1131–1132, 1992.

7. Todhunter, P.G., Schumacher, J., and Finn-Bodner, S.T.: Desmotomy for treatment of chronic desmitis of the accessory ligament of the deep digital flexor tendon in a horse. Can. Vet. J., *38*:637–639, 1997.

8. Turner, T.A., and Rosenstein, D.S.: Inferior check desmotomy as a treatment for caudal hoof lameness. *In* Proceedings of the 88th Annual Meeting of the American Association of Equine Practitioners 1992, pp. 157–163.

9. Wagner, D.C., et al.: Long-term results of desmotomy of the accessory ligament of the deep digital flexor tendon (distal check ligament) in horses. J. Am. Vet. Med. Assoc., *187*:1351, 1985.

10. White, N.: Ultrasound-guided transection of the accessory ligament of the deep digital flexor muscle (distal check ligament desmotomy) in horses. Vet. Surg., *24*:373–378, 1995.

## Desmotomia do Ligamento Acessório do Flexor Digital Superficial (segundo Bramlage)

### Anatomia Relevante

O ventre do músculo flexor digital superficial está localizado entre o do músculo flexor digital profundo e o flexor ulnar do carpo, no aspecto caudal do membro anterior. O ligamento superior (ligamento acessório do músculo flexor digital superficial), que se insere na superfície caudal do rádio, funciona no aparelho que mantém o equino em estação.[4] Junto com o ligamento inferior (o ligamento acessório do músculo flexor digital profundo), impede a hiperextensão do boleto durante a sustentação do peso. A veia cefálica passa superficialmente até o antebraço e é usada para localizar o ponto de incisão nesse procedimento. Pode ser preciso fazer a ligadura dos ramos que surgem dessa veia. A artéria braquial segue para baixo no aspecto medial do úmero e emite vários ramos. No cotovelo, torna-se a artéria mediana, que acompanha o nervo mediano e segue sob o flexor carporradial, originando a artéria interóssea comum.[4] Bem proximal ao carpo, a artéria mediana divide-se em três ramos: o palmar, a artéria radial e o ramo principal, que segue através do canal do carpo com os tendões flexores e torna-se a artéria palmar medial. O nervo mediano também se divide proximal à articulação radiocarpiana, originando os nervos palmares medial e palmar. Há uma artéria nutridora que segue perto do aspecto proximal do ligamento superior e deve, se possível, ser evitada.

### Indicações

De início, a desmotomia do ligamento acessório superior foi descrita como tratamento cirúrgico para deformidades flexurais metacarpofalangianas em equinos jovens,[5,13] mas agora sabe-se que o tendão flexor digital superficial (FDS) não é necessariamente a unidade primária nas anormalidades flexurais metacarpofalangianas.[6] Nos casos em que o FDS parece ser a estrutura mais envolvida, a desmotomia do ligamento superior pode estar indicada.

Há relatos de que essa cirurgia foi empregada para tratar a tendinite do FDS em equinos de corrida.[7] A justificativa para usá-la é o fato de interromper a transferência do peso sobre o tendão para a parte distal do rádio, fazendo com que o músculo e o tendão proximal para o ligamento superior (e portanto aumentando a elasticidade da unidade funcional) sejam usados durante a sustentação de peso.[3]

A técnica descrita é uma modificação daquela descrita antes.[8] A abordagem é mais caudal, e os limites do ligamento acessório superior são definidos com mais facilidade. Além disso, o fechamento da parede medial da bainha do flexor carporradial facilita a eliminação do espaço morto e minimiza o potencial de formação de hematoma e aderências.

### Anestesia e Preparação da Cirurgia

A cirurgia é feita com o paciente sob anestesia geral e em decúbito lateral com a perna acometida abaixada ou em decúbito dorsal com a perna suspensa. A última posição é preferível em termos de hemostasia. A perna é tricotomizada desde o meio do rádio até o meio do metacarpo. O lado medial do antebraço é preparado para a cirurgia.

### Instrumentação

Bandeja para cirurgia geral

### Técnica Cirúrgica

Faz-se uma incisão de 10 cm cranial à veia cefálica, sobre o tendão flexor carporradial e estendendo-se do nível distal da castanha para o proximal. A incisão continua através do tecido subcutâneo e da fáscia antebraquial (Fig. 9.5A). Pode ser necessário ligar um ramo transverso da veia cefálica (em geral a incisão pode continuar sob ele). A bainha fascial do flexor carporradial é incisada (Fig. 9.5B), colocando-se afastadores de Gelpi para expor a parede medial da bainha, que adere ao ligamento superior. Faz-se uma incisão firme através da parede craniolateral da bainha e do ligamento superior (Fig. 9.5C), que continua proximal e distal ao ligamento completamente cortado. A incisão total através do ligamento superior é evidenciada visualizando-se a parte muscular da cabeça radial do tendão flexor digital superficial embaixo e com a separação do músculo flexor digital superficial palmar (Fig. 9.5D). Uma artéria (nutridora para o tendão flexor digital superficial) pode estar presente na borda proximal do ligamento acessório. Após transecção completa do ligamento, o teto membranoso da bainha sinovial do carpo é visto

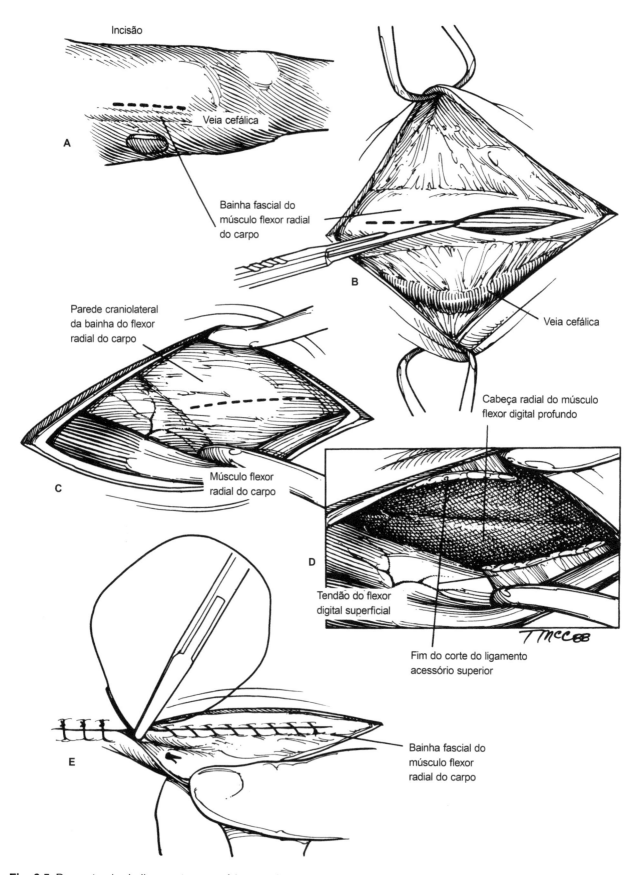

**Fig. 9.5** Desmotomia do ligamento acessório superior.

distalmente, e o ventre muscular da cabeça radial do tendão do flexor digital profundo é visto nas áreas central e proximal da incisão.

A incisão na bainha do flexor carporradial é fechada com pontos contínuos simples de fio sintético absorvível 2-0. A fáscia antebraquial e o tecido subcutâneo também são fechados com pontos contínuos de fio sintético absorvível 2-0 (Fig. 9.5E). A pele é fechada com pontos interrompidos de fio inabsorvível 2-0.

## Conduta Pós-operatória

Coloca-se um curativo estéril sobre a incisão, cobrindo com bandagem compressiva. Administra-se fenilbutazona no pós-operatório, mas antibióticos não são usados como parte da rotina. As suturas são retiradas em 12 a 14 dias e as ataduras podem continuar por mais 3 a 4 dias.

## Complicações e Prognóstico

Estudos biomecânicos sugeriram que a desmotomia do ligamento acessório superior para tratar equinos com tendinite do flexor superficial pode predispor esses animais ao desenvolvimento de desmite do suspensor. O ligamento acessório superior desempenha um papel vital na manutenção dos ângulos apropriados das articulações metacarpofalangiana e do boleto no equino. Após desmotomia do ligamento acessório superior, esses ângulos ficam menores, o que subsequentemente aumenta o estiramento sobre o tendão flexor digital superficial e o ligamento suspensor, podendo predispor o animal a outras lesões.[1] Em um estudo, mostrou-se que equinos de corrida puros-sangues submetidos a esse procedimento tinham 5,5 vezes mais probabilidade de desenvolver desmite do suspensor que os tratados de forma conservadora.[6]

A eficácia desse procedimento no sentido da recuperação do pleno desempenho atlético em equinos de corrida com tendinite é discutível.[11] A maioria dos estudos clínicos sobre a desmotomia do ligamento acessório superior foi feita com equinos puros-sangues e outra raças usadas nessa atividade, embora a tendinite do flexor superficial seja comum em todos os equinos usados em esportes, especialmente de salto e eventos de 3 dias.[11] O prognóstico nos mestiços parece ser um pouco melhor no sentido do retorno ao desempenho atlético do que nos puros-sangues, embora os resultados sejam altamente variáveis. Um estudo mostrou que 50 de 61 mestiços, 83%, voltaram a correr após o tratamento de tendinite.[7] No entanto, apenas 57% dos 61 completaram 20 ou mais corridas. Resultados semelhantes foram encontrados em outro estudo, que revelou que 35 de 38 (92%) equinos voltaram a correr e 71% iniciaram 5 ou mais corridas sem retorno da tendinite.[11] O prognóstico para puros-sangues de corrida em geral é menos favorável na literatura. As porcentagens relatadas

de equinos que voltam a correr e completar várias corridas vão de 53% a 73%.[10,11] Em alguns estudos, essas porcentagens não ultrapassaram substancialmente as calculadas para puros-sangues de corrida tratados com exercício mínimo e reabilitação.[6,11] Foi descrita uma técnica minimamente invasiva usando um artroscópio e abordagem lateral.[12] Tal técnica proporciona um resultado estético melhor e menos cuidados pós-operatórios do que a abordagem aberta tradicional.

## Referências

1. Alexander, G.R., Gibson, K.T., Day, R.E., and Robertson, I.D.: Effects of superior check desmotomy on flexor tendon and suspensory ligament strain in equine cadaver limbs. Vet. Surg., 30:522–527, 2001.
2. Bramlage, L.R.: Personal communication, 1987.
3. Bramlage, L.R.: Superior check ligament desmotomy as a treatment for superficial digital flexor tendonitis: initial report. In Proceedings of the 32nd Annual Convention of the American Association of Equine Practitioners in 1986:1987, p. 365.
4. Dyce, K.M., Sack, W.O., and Wensing, C.J.G.: Textbook of Veterinary Anatomy, 2nd Ed. Philadelphia, W.B. Saunders, 1996.
5. Fackelman, G.E.: Flexure deformity of the metacarpophalangeal joints in growing horses. Compend. Contin. Educ., 9:51, 1979.
6. Gibson, K.T., Burbidge, H.M., and Pfeiffer, D.U.: Superficial digital flexor tendonitis in Thoroughbred racehorses: outcome following non-surgical treatment and superior check desmotomy. Aust. Vet. J., 75:631–635, 1997.
7. Hogan, P.M., and Bramlage, L.R.: Transection of the accessory ligament of the superficial digital flexor tendon for treatment of tendinitis: long term results in 61 Standardbred racehorses (1985–1992). Eq. Vet. J., 27:221–226, 1995.
8. Jann, H.W., Beroza, G.A., and Fackelman, G.E.: Surgical anatomy for desmotomy of the accessory ligament of the superficial flexor tendon (proximal check ligament) in horses. Vet. Surg., 15:378, 1986.
9. McIlwraith, C.W.: Diseases of joints, tendons, ligaments, and related structures. In Lameness in Horses, 4th Ed. Edited by T.S. Stashak. Lea & Febiger, Philadelphia, 1987, p. 339.
10. Ordidge, R.M.: Comparison of three methods of treating superficial digital flexor tendinitis in the racing Thoroughbred by transection of its accessory ligament alone (proximal check ligament desmotomy) or in combination with either intra-lesional injections of hyaluronidase or tendon splitting. Proceedings of the American Association of Equine Practitioners, 42:164, 1996.
11. Ross, M.W.: Surgical management of superficial flexor tendonitis. In Diagnosis and Management of Lameness in the Horse. Edited by M.W. Ross and S.J. Dyson. Philadelphia, W.B. Saunders, 2003.
12. Southwood, L.L., Stashak, T.S., Kainer, R.A., and Wrigley, R.H.: Desmotomy of the accessory ligament of the superficial digital flexor tendon in the horse with use of a teno-

scopic approach to the carpal sheath. Vet. Surg., *28*:99–105, 1999.

13. Wagner, P.C., et al.: Management of acquired flexural deformity of the metacarpophalangeal joint in Equidae. J. Am. Vet. Med. Assoc., *187*:915, 1985.

## Tenotomia do Flexor Digital Superficial

### Anatomia Relevante

Os tendões dos flexores digitais profundo e superficial compartilham uma bainha tendinosa à medida que passam através do canal do carpo. O tendão do flexor digital superficial permanece superficial até o boleto, onde se aprofunda até inserir-se nos tubérculos distais da primeira falange e na fibrocartilagem da segunda falange.[1] No nível da primeira falange, o tendão flexor digital superficial forma uma luva através da qual o tendão do flexor digital profundo passa a inserir-se na terceira falange. Espessamentos locais da fáscia profunda e os ligamentos anulares mantêm os tendões flexores no lugar no boleto.[1]

Os principais vasos e nervos da parte distal do membro saem na superfície palmar da parte distal e seguem superficialmente entre as bordas do ligamento suspensor e dos tendões flexores. A artéria palmar medial, que passa através do canal do carpo, é o principal suprimento sanguíneo para a parte distal do membro. Artérias metacarpianas menores que surgem da artéria mediana também seguem com o ligamento suspensor. A artéria medial palmar ramifica-se nas artérias digitais medial e lateral, que suprem o dedo, logo proximais aos sesamoides. Os nervos medial e lateral (ramos do nervo mediano) e os ramos palmar e dorsal do nervo ulnar inervam a parte distal do membro. Os nervos palmares medial e lateral seguem superficialmente no sulco entre o ligamento suspensor e os tendões flexores até meio caminho abaixo do metacarpo, onde o ramo medial forma uma anastomose com o nervo palmar lateral.[1] Como as artérias, continuam até o dedo, assim como os nervos digitais medial e lateral.

### Indicações

A tenotomia do flexor digital superficial está indicada no tratamento de casos selecionados de deformidade flexural da articulação metacarpofalangiana (do boleto), condição descrita antes como contratura do tendão FDS, mas como tornou-se evidente, na maioria dos casos, não somente o tendão do FDS está envolvido.[4] É comum o acometimento do tendão flexor digital profundo e, em um caso crônico, o ligamento suspensor também pode estar envolvido. Contudo, no paciente apropriado, a tenotomia do tendão flexor superficial pode fazer com que o alinhamento do boleto volte ao normal.

A técnica de desmotomia do ligamento acessório superior (acessório do FDS) foi defendida como um tratamento alternativo para a deformidade flexural da articulação metacarpofalangiana.[2] Entretanto, a divisão efetiva do ligamento superior é mais difícil que a do inferior, e o valor da operação no tratamento da deformidade flexural da articulação metacarpofalangiana é discutível.[2,3,5]

### Anestesia e Preparação Cirúrgica

A técnica pode ser executada com o paciente sob analgesia local ou em decúbito lateral ou dorsal sob anestesia geral. A área mesometacarpiana é preparada para a cirurgia.

### Instrumentação

Bandeja para cirurgia geral
Bisturi com lâmina de tenotomia de extremidade romba

### Técnica Cirúrgica

A tenotomia pode ser feita às cegas através de uma incisão firme com a lâmina de tenotomia ou sob visualização direta por uma incisão cutânea maior. A última técnica é ilustrada aqui.

Faz-se uma incisão cutânea de 2 cm sobre a junção dos tendões flexores digitais superficial e profundo no nível do metacarpo (Fig. 9.6*A*). O paratendão é incisado e usam-se pinças para separar o tendão FDS do tendão flexor digital profundo. Um plano de clivagem fica óbvio (Fig. 9.6*B*). Quando o tendão FDS é separado, é incisado com bisturi (Fig. 9.6*C*). Após a tenotomia, a pele é suturada com fio inabsorvível.

Quando o cirurgião já está familiarizado com a técnica sob visualização direta, é fácil introduzir às cegas um bisturi com lâmina de tenotomia através de uma pequena incisão cutânea, manipulando-o entre os tendões flexores digitais superficial e profundo, girando-o 90° e então cortando o tendão. A incisão é fechada com um único ponto.

### Conduta Pós-operatória

Coloca-se um curativo estéril sobre a incisão e passa-se atadura na perna desde o metacarpo proximal em direção distal. Administram-se 1 a 2 g de fenilbutazona para facilitar o retorno à função, e o animal é colocado em um esquema de exercício imediatamente. As suturas são retiradas 10 a 12 dias após a cirurgia, bem como as ataduras. Se essa técnica não corrigir a deformidade, pode ser preciso recorrer a outros procedimentos, como a desmotomia do ligamento acessório inferior. Além disso, em alguns casos, a desmotomia do ligamento acessório inferior é o tratamento inicial de escolha em pacientes com deformidades flexurais da articulação metacarpofalangiana.[3,4]

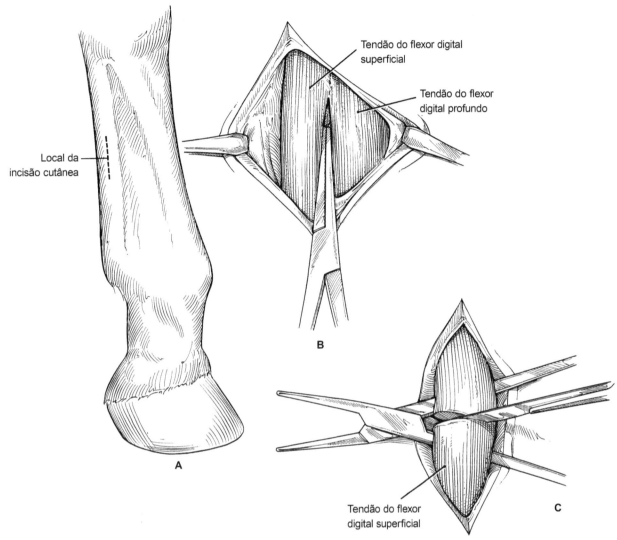

**Fig. 9.6** A a C, Tenotomia do flexor digital superficial.

## Complicações e Prognóstico

O procedimento em geral é recomendado para os casos de deformidade da articulação metacarpofalangiana que não respondem, no esforço de salvar o equino como um animal de estimação no pasto ou com fins reprodutivos.[4] O prognóstico geralmente é reservado, a cicatrização é antiestética e o procedimento todo é doloroso. A artrodese da articulação metacarpofalangiana também pode ser feita nos casos graves de deformidades flexurais que não respondem a outros tratamentos.

## Referências

1. Dyce, K.M., Sack, W.O., and Wensing, C.J.G.: Textbook of Veterinary Anatomy, 2nd ed. Philadelphia, W.B. Saunders, 1996, pp. 585–610.
2. Fackelman, G.E.: Flexure deformity of the metacarpophalangeal joints in growing horses. Compend. Contin. Educ., *1*:S1, 1979.
3. McIlwraith, C.W.: Diseases of joints, tendons, ligaments, and related structures. *In* Adams' Lameness in Horses, 4th Ed. Edited by T.S. Stashak. Philadelphia, Lea & Febiger, 1987, p. 339.
4. McIlwraith, C.W.: Tendon disorders of young horses. *In* Equine Medicine and Surgery, 3rd Ed. Edited by R.A. Mansmann and E.S. McAllister. Santa Barbara, CA, American Veterinary Publications, 1982.
5. Wagner, P.C., et al.: Management of acquired flexural deformity of the metacarpophalangeal joint in Equidae. J. Am. Vet. Med. Assoc., *187*:915, 1985.
6. Wagner, P.C.: Flexure deformity of the metacarpophalangeal joint (contracture of the superficial digital flexure tendon). *In* Current Practice of Equine Surgery, Edited by N.A. White and J.N. Moore. Philadelphia, J.B. Lippincott Co., 1990, pp. 476–480.

## Tenotomia do Flexor Digital Profundo

### Anatomia Relevante

Ver, na seção anterior sobre tenotomia do flexor digital superficial, a descrição das estruturas relevantes para esse procedimento.

## Indicações

A tenotomia do flexor digital profundo (TFDP) está indicada no tratamento de casos graves de deformidade flexural da articulação interfalangiana distal e também como complementar no tratamento da laminite refratária crônica.[4,6] Se a deformidade flexural da articulação interfalangiana distal tiver progredido a ponto de a superfície dorsal da falange distal passar a vertical, a contração secundária da cápsula articular e das inserções peritendinosas do segmento distal do tendão flexor profundo pode travar o dedo na posição fixa. Em tais casos, não se pode esperar uma boa resposta à desmotomia do ligamento inferior, mas o paciente pode responder à tenotomia do flexor digital profundo.

A explicação mais comum para a rotação da 3ª falange em equinos com laminite grave é a separação das lâminas interdigitantes sensíveis e insensíveis no aspecto dorsal da parede do casco e o empuxe contínuo do flexor digital profundo no aspecto palmar da falange distal.[2] A justificativa para a tenotomia do flexor digital profundo em casos de laminite grave é diminuir as forças dinâmicas que favorecem a rotação e a pressão da falange distal sobre o cório da sola.[1] Os resultados de um estudo prospectivo confirmam a efetividade da técnica como procedimento de salvamento em equinos com laminite refratária crônica.[1]

A tenotomia do tendão do flexor digital profundo pode ser feita no nível do metacarpo ou da região média da quartela.[4,6] Preocupações com aderências peritendinosas distais podem orientar o cirurgião para a tenotomia da região média da quartela.

## Anestesia e Preparação Cirúrgica

A cirurgia na região média da quartela é feita com o paciente sob anestesia geral e em decúbito lateral. Um torniquete pneumático e atadura de Esmarch facilitam a hemostasia. Na cirurgia da região média do metacarpo, o procedimento pode ser feito com o animal em estação. Faz-se a tricotomia na perna desde acima do boleto até embaixo, incluindo a faixa coronária. O aspecto palmar da quartela também é tricotomizado e a área é preparada para a cirurgia.

## Instrumentação

Bandeja para cirurgia geral
Bisturi com lâmina de extremidade romba para tenotomia

## Técnica Cirúrgica

Para a abordagem à região média da quartela, faz-se uma incisão cutânea de 3 cm na linha média do aspecto palmar da quartela, iniciando 1 cm proximal aos bulbos do talão e estendendo-a em direção proximal (Fig. 9.7A). A dissecção prossegue através do tecido subcutâneo, para expor a bainha do tendão flexor digital, que é incisada na mesma linha e com os mesmos limites da incisão cutânea para expor o tendão do flexor digital profundo (Fig. 9.7B). São colocadas pinças curvas sob o tendão, que é transeccionado com bisturi (Fig. 9.7C). As extremidades do tendão se retraem.

A incisão na bainha do tendão é fechada com pontos contínuos simples de fio absorvível 2-0 (Fig. 9.7D). O tecido subcutâneo também pode ser fechado com pontos simples contínuos (opcionais), e a pele, com pontos interrompidos de fio sintético inabsorvível.

Tanto o fechamento como a ressecção da bainha sinovial têm sido recomendados por vários autores.[1,4] Recomendamos o fechamento da bainha sinovial com base no achado em um estudo de que aparentemente o fechamento não prejudica a cicatrização do tendão.[1] A abordagem cirúrgica preferida na região mesometacarpiana é feita como descrito para a tenotomia do flexor digital superficial na mesma área, transeccionando-se o flexor digital profundo em vez do superficial. Isso pode ser feito com facilidade com o equino em estação e sedado mais bloqueio local.

## Conduta Pós-operatória

Colocam-se um curativo estéril sobre a incisão e atadura do casco até o carpo. Administra-se fenilbutazona, conforme necessário. Nos casos de deformidade flexural, o casco é debridado, encurtando-se os talões o máximo possível. Isso pode ser feito de forma gradual. O equino deve caminhar com ajuda. Também pode ser necessário corrigir as ferraduras. Caso ocorra dorsoflexão pós-operatória, devem ser colocadas ferraduras com ramos caudais estendidos.

Em equinos com laminite, o cuidado com as ferraduras é um tratamento complementar importante. Antigamente eram recomendadas ferraduras com o talão invertido e estendido, substituídas depois por ferraduras planas e acolchoadas.[1]

## Complicações e Prognóstico

Os resultados de um estudo retrospectivo confirmam a efetividade da técnica como procedimento de salvamento em equinos com laminite refratária crônica.[1] A transecção do tendão flexor digital profundo também diminui a dor associada ao estágio agudo refratário da laminite, mas não reverte as alterações patológicas dentro da lâmina digital.[5] Dentre os equinos tratados com tenotomias do flexor digital profundo por causa de laminite crônica, 77% sobreviveram por mais de 6 meses e 59% por mais de 2 anos.[3]

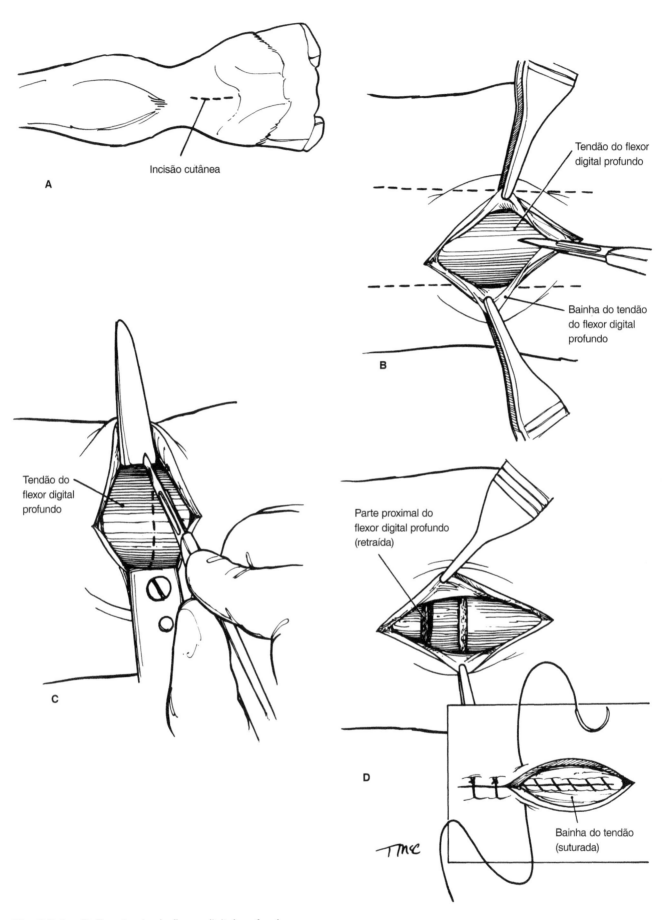

**Fig. 9.7** A a D, Tenotomia do flexor digital profundo.

## Referências

1. Allen, D., et al.: Surgical management of chronic laminitis in horses: 13 cases (1983–1985). J. Am. Vet. Med. Assoc., *189*:1605, 1986.
2. Coffman, J.R.: Biomechanics of pedal rotation in equine laminitis. J. Am. Vet. Med. Assoc., *156*:219, 1970.
3. Eastman, T.G., Honnas, C.M., Hague, B.A., Moyer, W., and von der Rosen, H.D.: Deep digital flexor tenotomy as a treatment for chronic laminitis in horses: 35 cases (1998–1997). J. Am. Vet. Med. Assoc., *214*:517–519, 1999.
4. Fackleman, G.E., et al.: Surgical treatment of severe flexural deformity of the distal interphalangeal joint in young horses. J. Am. Vet. Med. Assoc., *182*:949, 1987.
5. Hunt, R.J., Allen, D., Baxter, G.M., Jackman, B.R., and Parks, A.H.: Mid-metacarpal deep digital flexor tenotomy in the management of refractory laminitis in horses. Vet. Surg., *20*:15–20, 1991.
6. McIlwraith, C.W.: Diseases of joints, tendons, ligaments, and related structures. In Adams' Lameness in Horses, 4th Ed. Edited by T.S. Stashak. Philadelphia, Lea & Febiger, 1987, p. 339.

## Secção do Ligamento Anular Palmar (ou Plantar) do Boleto

### Anatomia Relevante

Há três ligamentos anulares do boleto: o palmar, o digital proximal e o digital distal. O ligamento anular palmar do boleto segue da superfície abaxial dos ossos sesamoides proximais e atravessa o aspecto palmar da articulação do boleto. Com o ligamento intersesamóideo, cria um canal através do qual passam os tendões flexores digitais superficial e profundo (Fig. 9.8*A*).

### Indicações

Este procedimento cirúrgico está indicado para tratar a constrição do ligamento anular palmar ou plantar ou causada por ele; tendinite na bainha digital ou aderências pós-traumáticas da bainha digital.[1,3] O problema está associado a lesão ou infecção, e a condição pode desenvolver-se de várias formas. Lesão direta do ligamento anular com inflamação subsequente pode causar fibrose, cicatrização e uma constrição primária do ligamento; na última situação, o ligamento, por sua vez, exerce pressão sobre o flexor digital superficial e/ou o profundo. Uma lesão primária do flexor digital superficial e/ou do profundo com tendinite subsequente ("tendão encurvado") pode ter o mesmo resultado, porque está associada a edema do tendão flexor digital superficial contra o ligamento anular inelástico. Em algumas situações, ambos os tipos de lesão podem estar envolvidos.

A restrição ao movimento livre do tendão e a tenossinovite resultam em dor e claudicação persistente, podendo acabar em dano prolongado permanente. A síndrome também pode surgir como uma sinovite primária crônica da bainha digital de causa desconhecida, com produção excessiva de líquido sinovial sobre os tendões flexores.[2] Alguns autores têm considerado essa patogenia a mais comum (a causa da sinovite continua obscura).[2] A distensão por líquido da bainha do flexor digital acima e abaixo do ligamento anular constrito causa o aspecto característico de um "afundamento" no aspecto palmar (ou plantar) do boleto.[1]

### Anestesia e Preparação Cirúrgica

O paciente é colocado sob anestesia geral, com a perna acometida o mais levantada possível. O uso de uma atadura de Esmarch e torniquete pneumático facilita a cirurgia. Faz-se a preparação rotineira para cirurgia asséptica a partir da parte distal do metacarpo.

### Instrumentação

Bandeja para cirurgia geral
Bisturi com lâmina de extremidade romba para tenotomia

### Técnica Cirúrgica

Há muitas técnicas descritas para a desmotomia do ligamento anular. A abordagem aberta perdeu lugar para outras técnicas, inclusive a fechada com tesoura, a fechada com bisturi de tenotomia e a orientada por endoscopia. Apenas a abordagem fechada será descrita aqui.

Essa versão simplificada da cirurgia pode ser executada com o paciente anestesiado (de preferência) ou em estação. Embora não permita a visualização completa do conteúdo da bainha do tendão, evidencia problemas potenciais de deiscência da ferida e fistulização sinovial que tivemos com a técnica aberta.

Faz-se uma incisão cutânea de 2 cm sobre a bolsa externa proximal da bainha do flexor digital e, com tesoura de Mayo, cria-se um túnel subcutâneo distal à extremidade distal do ligamento anular (Fig. 9.8*B*). A tesoura de Mayo é então posicionada de forma que uma de suas lâminas fique no túnel subcutâneo e a outra dentro da bainha; com o devido cuidado para evitar os vasos e nervos palmares ou plantares, incisa-se o ligamento anular (Fig. 9.8*C*). Também é preciso atenção para não lesar o tecido tendinoso dentro da bainha, devendo-se conhecer os limites do ligamento anular. Além disso, a bainha digital pode ser distendida com solução fisiológica, sendo possível fazer uma incisão através da pele e na bainha. Pode-se inserir um bisturi com lâmina romba na bainha e girá-lo 90° para o ligamento anular, para facilitar a transecção (Fig. 9.8*A*). Sutura-se só a pele com fio sintético inabsorvível 2-0.

### Conduta Pós-operatória

Coloca-se um curativo estéril sobre a incisão e passa-se atadura compressiva. Não são usados antibióticos na

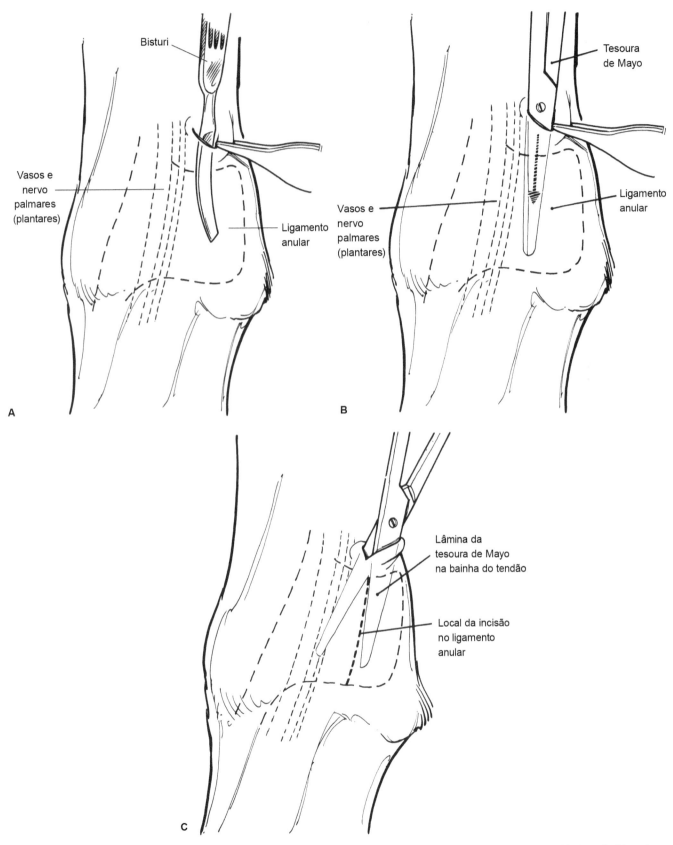

**Fig. 9.8** A, Desenho mostrando a localização da transecção do ligamento anular palmar/plantar com lâmina de bisturi romba. B e C, Técnica fechada com tesoura.

prática rotineira. O equino começa a caminhar com ajuda em 3 dias e é mantido sobre um plano inclinado para excluir a formação de aderências. Os pontos são retirados em 14 dias e as ataduras são mantidas por 3 semanas. Se a cicatrização não tiver complicações, o principal critério para que o equino volte ao trabalho é o tempo necessário para a cicatrização da tendinite no tendão flexor superficial.

## Complicações e Prognóstico

A deiscência da incisão e o desenvolvimento de fistulização sinovial são complicações raras da técnica aberta. Tais pacientes recebem antibióticos, além de cuidados com a ferida e a atadura. O uso da técnica fechada praticamente evidencia essa complicação.

Se não ocorrerem alterações extensas nos tendões flexores superficial ou profundo, o prognóstico é bom, mas a presença de aderências ou alterações patológicas macroscópicas diminui a probabilidade de sucesso. Injeções intrassinoviais de hialuronato de sódio de alto peso molecular podem ajudar a reduzir a formação de aderências. A fisioterapia agressiva é útil para reduzir as aderências patológicas.

## Referências

1. Adams, O.R.: Constriction of the palmar (volar) or plantar annular ligament in the fetlock in the horse. VM/SAC, *70*:327, 1974.
2. Gerring, E.L., and Webbon, P.M.: Fetlock annular ligament desmotomy: a report of 24 cases. Eq. Vet. J., *16*:113, 1984.
3. McIlwraith, C.W.: Diseases of joints, tendons, ligaments, and related structures. *In* Adams' Lameness in Horses, 4th Ed. Edited by T.S. Stashak. Philadelphia, Lea & Febiger, 1987, p. 339.

## Neurectomia Digital Palmar

## Anatomia Relevante

Os nervos digitais palmares lateral e medial são continuações dos nervos palmares lateral e medial. O nervo digital palmar é identificado próximo à artéria digital, aproximadamente a 0,5 cm abaixo da superfície cutânea e profundo ao ligamento do esporão. No boleto, os nervos palmares medial e lateral originam ramos dorsais.

## Indicações

Usa-se a neurectomia digital palmar ou posterior para aliviar a dor crônica nos talões. A indicação mais comum é doença do navicular que não responde à correção com ferradura e ao tratamento clínico, mas também é empregada em equinos com fratura do osso navicular, certas fraturas da asa lateral da falange distal

e calcificação das cartilagens colaterais da falange distal.[4,5] Esse procedimento cirúrgico não é benigno, nem uma panaceia; várias complicações potenciais devem ser explicadas ao proprietário antes da cirurgia. No entanto, nas mãos de um bom cirurgião, a neurectomia digital palmar é uma forma de alívio prolongado da dor das condições mencionadas.

## Anestesia e Preparação Cirúrgica

A neurectomia pode ser feita sob analgesia local com o animal em estação ou sob anestesia geral. Se a cirurgia for feita com o animal em estação, é preferível injetar o analgésico local sobre os nervos palmares no nível da superfície abaxial dos ossos sesamoides. Os nervos podem ser palpados nessa área, e a infiltração nela evita traumatismo adicional e irritação no local da cirurgia. Entretanto, se a neurectomia for feita em uma situação de campo imediatamente após o uso de bloqueio diagnóstico do nervo digital palmar, pode-se usar o mesmo bloqueio para o procedimento cirúrgico. Todavia, o autor em geral recomenda aguardar 10 dias após um bloqueio do nervo digital palmar antes de fazer uma neurectomia, para reduzir a inflamação na região. A anestesia geral é conveniente e, para a técnica mais envolvida de recapeamento epineural, certamente está indicada.

A área da incisão cirúrgica é limpa, tricotomizada e preparada para a cirurgia da maneira rotineira. Curativos adesivos de plástico são úteis para excluir o casco como fonte de contaminação.

## Instrumentação

Bandeja para cirurgia geral
Espátula para íris (técnica de revestimento epineural)
*Laser* de $CO_2$

## Técnica Cirúrgica

Tanto no método simples da guilhotina como na técnica de recapeamento epineural, a abordagem ao nervo é a mesma. No caso da primeira, faz-se uma incisão de 2 cm sobre a borda dorsal dos tendões flexores (Fig. 9.9*A*). Quando se pretende fazer o recapeamento epineural, em geral é feita uma incisão de 3 a 4 cm de comprimento que prossegue através do tecido subcutâneo. É importante que os tecidos sejam submetidos a traumatismo mínimo. Uma incisão sobre a borda dorsal dos tendões flexores geralmente traz o nervo digital palmar para mais perto do operador. Há variação, mas a relação entre veia, artéria, nervo e o ligamento do esporão ajuda a orientar o cirurgião (Fig. 9.9*B*). Nesse estágio da dissecção, o cirurgião vê os ramos acessórios do nervo digital palmar. Esses ramos são encontrados comumente perto do ligamento do esporão. Se for encontrado um ramo acessório, remove-se uma parte de 2 cm com bisturi.

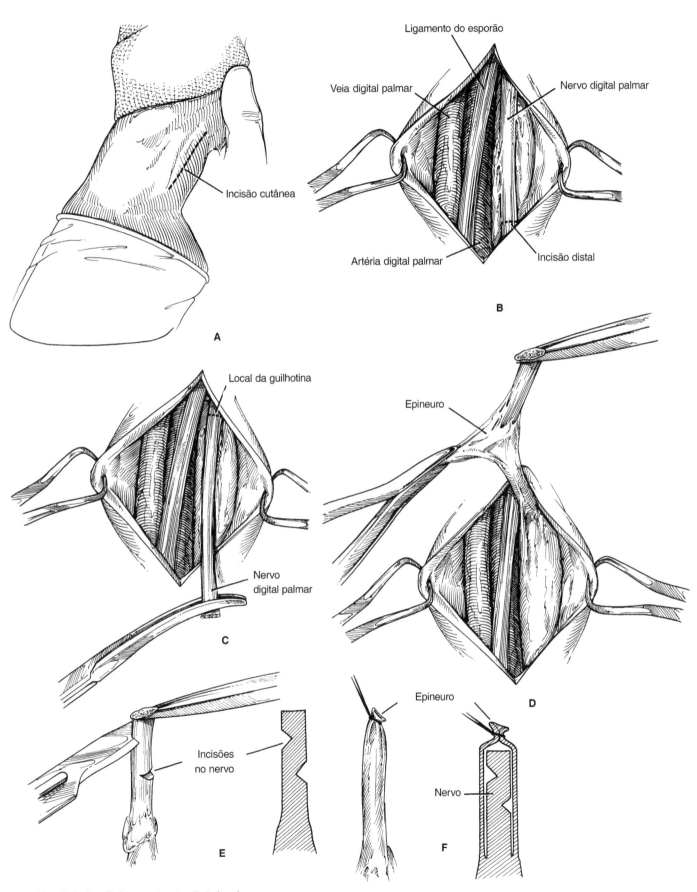

**Fig. 9.9** A a F, Neurectomia digital palmar.

## Técnica da Guilhotina

O nervo é identificado e dissecado, liberando-o do tecido subcutâneo. A estrutura pode ser identificada como nervo se enrugar após ser esticado, revelar as estrias longitudinais de axônios ao se raspar sua superfície ou se uma pequena incisão no corpo do nervo revelar superfícies de corte transversais de feixes de fibras nervosas. O nervo é cortado na extremidade distal da incisão. Em seguida coloca-se uma pinça hemostática nele, esticando-o ao cortá-lo com bisturi ou *laser* de $CO_2$ no limite proximal da incisão (Fig. 9.9C). Essa incisão aguda é feita de tal maneira que a parte proximal do nervo salta como uma mola nos planos teciduais e para fora do campo de visão. Acredita-se que a separação do nervo não traumatizado e sua retração para os planos teciduais ajuda a reduzir os problemas de neuromas dolorosos. O conceito que justifica o uso do *laser* de $CO_2$ é o de que ele veda a terminação venosa, reduzindo ainda mais a possibilidade de um neuroma doloroso.

A pele é suturada com pontos interrompidos de fio inabsorvível.

## Recapeamento Epineural

A técnica de recapeamento epineural é um procedimento adicional destinado a reduzir a incidência de neuroma doloroso,[2] mas faltam estudos controlados com um número adequado de casos comparando-a com outras técnicas. Vários outros procedimentos descritos para reduzir a formação de neuroma incluem eletrocoagulação, congelamento, recapeamento do coto nervoso com materiais exógenos, injeção de neurotoxinas no coto proximal do axônio e transecção incompleta do coto nervoso proximal.[3] Entretanto, apenas a técnica de recapeamento epineural será descrita aqui. É importante notar também que o recapeamento epineural feito por um cirurgião inexperiente com traumatismo indevido pode ter mais complicações que o método mais rápido da guilhotina feito de forma atraumática.

A dissecção cirúrgica e a exposição do nervo são conseguidas como na técnica da guilhotina, exceto pela incisão mais longa. É feito um corte de 3 a 4 cm de comprimento, expondo e liberando o nervo de toda a fáscia e do tecido conjuntivo. O nervo é seccionado o mais distalmente possível e levantado da incisão. A extremidade do nervo é então segurada com pinça, e o epineuro é rebatido com cuidado (Fig. 9.9D). O epineuro é rebatido por 2 a 3 cm e são feitas duas incisões através da metade do nervo de cada lado (Fig. 9.9E). O nervo é então seccionado distal a esses cortes, e o epineuro puxado para trás sobre a extremidade cortada e ligado com fio monofilamentar absorvível 2-0 ou 3-0 (Fig. 9.9F). A pele é suturada conforme descrito na técnica da guilhotina.

Também foi desenvolvida uma técnica modificada de recapeamento epineural envolvendo criocirurgia.[6]

Após o rebatimento do epineuro, coloca-se uma criossonda estéril na parte proximal do nervo, e o tecido é congelado a −30°, mediante um ciclo duplo de congelamento e descongelamento. O tecido nervoso é então transeccionado, deixando-se 5 mm de tecido congelado para retrair-se proximalmente para dentro da bainha epineural. Esse método é uma tentativa de minimizar a formação de neuroma.

## Conduta Pós-operatória

Antibióticos não são usados rotineiramente. Coloca-se um curativo estéril sobre a incisão e mantém-se a perna do animal envolta em atadura compressiva por pelo menos 21 dias. Para minimizar a inflamação pós-operatória, administram-se 2 g de fenilbutazona diariamente após a cirurgia, por 5 a 7 dias. Os pontos são retirados 10 dias após a operação, e o equino fica em repouso por 60 dias.

## Complicações e Prognóstico

As complicações da neurectomia incluem a formação de neuroma doloroso, ruptura do tendão flexor digital profundo, reinervação, persistência da sensação por causa da falha em identificar e cortar ramos acessórios do nervo e perda da parede do casco.[5] Os neuromas são a complicação mais comum e podem surgir quando os axônios no coto proximal se regeneram, originando brotos de novos axônios, que causam dor e hipersensibilidade.[1] De acordo com um estudo retrospectivo feito com 50 equinos submetidos a neurectomias digitais palmares, a maioria por transecção e eletrocoagulação, 17 animais (34%) tiveram complicações, com o retorno da dor no talão sendo a mais comum.[3] Apenas 3 dos 17 equinos desenvolveram neuromas, embora esse número possa ter sido maior devido aos neuromas indetectáveis que não puderam ser palpados. Em 2 anos, 63% de todos os equinos submetidos a neurectomia ainda estavam sadios. Não houve complicações pós-operatórias em um estudo mais recente feito com 24 equinos submetidos a neurectomias pela técnica da guilhotina. A maioria desses últimos equinos (22 dos 24) recebeu tratamento para claudicação associada a achados radiográficos anormais no osso navicular e em estruturas associadas, as cartilagens colaterais do casco ou, em um caso, osteíte podálica. Dentre esses animais, 22 recuperaram seu pleno desempenho atlético, inclusive em saltos, exibições artísticas, tração, acrobacias e competições de resistência.

## Referências

1. Cummings, J.F., Fubini, S.L., and Todhunter, R.J.: Attempts to prevent equine post neurectomy neuroma formation through retrograde transport of two neurotoxins, doxorubicin and ricin. Eq. Vet. J., *20*:451–456, 1988.

2. Evans, L.H.: Procedures used to prevent painful neuromas. *In* Proceedings of the 16th Annual Convention of the American Association of Equine Practitioners in 1970:1971, p. 103.
3. Jackman, B.R., Baxter, G.M., Doran, R.E., Allen, D., and Parks, A.H.: Palmar digital neurectomy in horses: 57 cases (1984–1990). Vet. Surg., *22:*285–288, 1993.
4. Mathews, S., Dart, A.J., and Dowling, B.A.: Palmar digital neurectomy in 24 horses using the guillotine technique. Aust. Vet. J., *81:*402–405, 2003.
5. Stashak, T.S. (Ed.): Adams' Lameness in Horses, 4th Ed. Philadelphia, Lea & Febiger, 1987.
6. Tate, L.P., and Evans, L.H.: Cryoneurectomy in the horse. J. Am. Vet. Med. Assoc., *177:*423, 1980.

## Amputação dos Pequenos Metacarpianos e Metatarsianos (II e IV Ossos do Metacarpo e do Metatarso)

### Anatomia Relevante

O segundo e o quarto ossos do metacarpo, ou matacarpianos, estão inseridos na superfície abaxial dos sesamoides proximais medial e lateral por faixas fibrosas.[3] Portanto, a hiperextensão frequente do boleto que resulta em estiramento dessas faixas pode ser um fator predisponente à fratura dos metacarpianos e metatarsianos.[3] Em geral, a fratura ocorre no terço mais distal desses ossos.

### Indicações

A amputação dos pequenos metacarpianos ou metatarsianos está indicada quando esses ossos sofrem fratura. Equinos que saltam obstáculos e raças de trabalho parecem ser mais suscetíveis a esse tipo de lesão.[3] Nos últimos, essas fraturas também costumam estar associadas a desmite do suspensor.

A claudicação causada por tais fraturas em geral é leve e pode ser um achado incidental em uma radiografia. Se tiver ocorrido ruptura da pele, pode resultar osteíte ou osteomielite no local da fratura. Esses casos são acompanhados por maior presença de edema do tecido mole e claudicação do que as fraturas fechadas dos mesmos ossos.[5]

Ocasionalmente, fraturas sem luxação desses ossos cicatrizam após repouso adequado, mas a movimentação constante no local da fratura costuma resultar em desunião, com formação de calo.[5] A decisão de remover a extremidade distal fraturada de um osso desses em geral é motivo de controvérsia. Pode ser suficiente tratar a desmite do suspensor apenas, sem necessidade de remover a parte distal do osso em questão.[9]

Se houver infecção e osteomielite, podem ser necessários desbridamento e curetagem ou sequestrectomia para resolver o processo infeccioso, mesmo que o ligamento suspensor esteja íntegro.

## Anestesia e Preparação Cirúrgica

É recomendável anestesia geral para essa operação. O equino é colocado em decúbito lateral com o osso acometido para cima ou em decúbito dorsal com a perna acometida suspensa. O último método é mais vantajoso se for preciso operar mais de um osso, além de proporcionar hemostasia natural durante o procedimento.

Um torniquete facilita a cirurgia se o animal estiver em decúbito lateral. Faz-se a tricotomia do campo cirúrgico, preparando-o com técnica asséptica.

## Instrumentação

Bandeja para cirurgia geral
Osteótomo curvo
Cinzel
Martelo
Elevador de periósteo

## Técnica Cirúrgica

Faz-se uma incisão de comprimento variável sobre o osso a ser operado, estendendo-se desde aproximadamente 1 cm distal à extremidade distal do mesmo até aproximadamente 2 cm proximais ao local proposto da amputação (Fig. 9.10*A*). A fáscia subcutânea é incisada ao longo da mesma linha da incisão, através do periósteo, que é elevado da parte acometida do osso. A extremidade distal do osso é submetida a dissecção cortante e liberada da fáscia circundante (Fig. 9.10*B*). Em seguida agarra-se com firmeza a extremidade com pinça, como a de Ochsner. Mediante mais dissecção cortante, o osso é separado de suas inserções no terceiro metacarpiano ou metatarsiano, podendo ser necessário cortar algumas delas com a ajuda de um cinzel (Fig. 9.10*C*). Também se pode usar um osteótomo curvo para cortar essas inserções.

O osso deve ser amputado acima do local da fratura ou da área de infecção, com a ajuda de um cinzel ou do osteótomo. O osso deve ser removido (às vezes é necessária uma cureta grande para fazer isso de forma adequada).[1] A extremidade proximal do osso deve ser desbastada para evitar deixar uma borda cortante (Fig. 9.10*C*), removendo-se também quaisquer fragmentos ou irrigando-se o campo cirúrgico. O periósteo deve ser bem excisado para reduzir as chances de proliferação perióstea. Se houver infecção, é preciso excisar o tecido cicatricial que não esteja sadio com dissecção cortante e remover todos os sequestros. Qualquer sangramento deve ser controlado nesse momento. Na vigência de infecção, em geral a região está vascularizada, por causa da inflamação aguda e crônica.

Se a fratura não estiver infectada, e for muito proximal, deve-se repará-la usando uma pequena placa óssea com parafusos colocados apenas no osso fraturado (Fig. 9.10*D*). Se a fratura estiver infectada e for proximal, deve-se remover a extremidade distal e o segmento proximal ancorado, usando uma placa óssea fixa con-

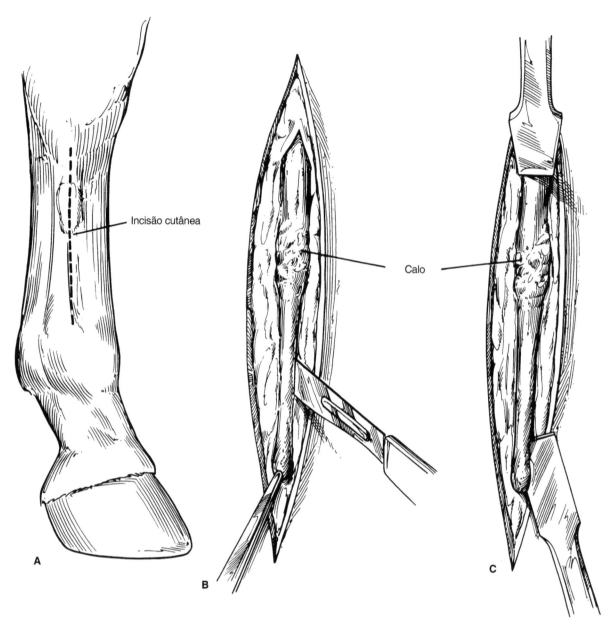

**Fig. 9.10** A a C, Amputação dos pequenos metacarpianos e metatarsianos. D e E, Fixação de placa óssea em fraturas proximais desses ossos. (*continua*)

tornada externa no osso fraturado e no da canela (Fig. 9.10E).[1,8] Quando se usam apenas parafusos ósseos, eles ficam mais propensos a girar e quebrar. Se isso não for feito, o fragmento proximal pode deslocar-se por causa da quantidade inadequada de ligamento interósseo para mantê-lo no lugar.

Ao amputar um pequeno metatarsiano lateral, é preciso cuidado para não incisar a III grande artéria metatarsiana dorsal (grande artéria do metatarso), que fica acima e entre o terceiro e o quarto metatarsiano no espaço interósseo.[6] Se houver grande quantidade de tecido fibroso por causa de um processo infeccioso, pode ser difícil dissecar a artéria do componente de tecido mole. Caso ela seja cortada inadvertidamente, pode ser ligada sem problemas associados a perda sanguínea na parte distal do membro.

Após a remoção do pequeno metatarsiano, o tecido subcutâneo deve ser suturado com fio sintético absorvível. Pode resultar espaço morto considerável ao se remover o osso, especialmente se havia muito osso e tecido fibroso reacional. Em alguns pacientes com um processo infeccioso grave ou muito espaço morto, é preciso um dreno Penrose por alguns dias (ver Cap. 7, "Princípios do Tratamento de Ferida e Uso de Drenos"). No entanto, uma boa atadura compressiva costuma ser adequada para reduzir o espaço morto. Apenas em raros casos está indicado um sistema de irrigação. A pele deve ser suturada com pontos simples interrompidos de fio monofilamentar inabsorvível. A incisão é coberta com um curativo antimicrobiano e coloca-se uma atadura para exercer pressão.

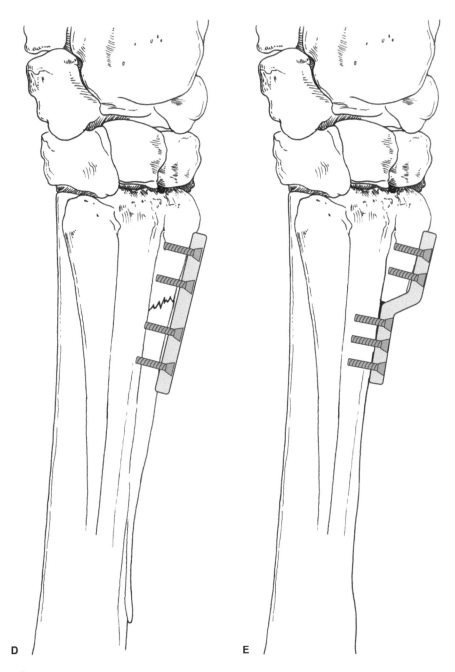

**Fig. 9.10** *Continuação.*

## Conduta Pós-operatória

Administra-se profilaxia para o tétano. São usados antibióticos nos casos de osteíte aguda (ativa) ou osteomielite, embora com a conduta pré-operatória adequada com a ferida e seu desbridamento abrangente a infecção em geral se resolva sem necessidade de terapia antimicrobiana pré-operatória.[1] O membro deve ser mantido com atadura compressiva por 3 a 4 semanas. Apesar da hemostasia meticulosa, o procedimento cirúrgico costuma ser acompanhado por alguma hemorragia. Portanto, é aconselhável trocar a atadura nos primeiros 1 ou 2 dias de pós-operatório. Depois disso, ela é trocada a cada 5 a 7 dias ou menos, se for o caso. Se tiverem sido colocados drenos, em geral devem ser retirados no segundo ou terceiro dia de pós-operatório. A sutura cutânea deve ser removida 10 a 14 dias após a cirurgia.

## Complicações e Prognóstico

Nas raças mais comuns, a desmite do suspensor pode limitar mais o prognóstico em termos do retorno ao desempenho atlético que a fratura dos pequenos metacarpianos ou metatarsianos.[2,9]

## Referências

1. Allen, D., and White, N.A.: Management of fractures and exostosis of the metacarpals II and IV in 25 horses. Eq. Vet. J., *19*:326, 1987.
2. Bowman, K.F., Evans, L.H., and Herring, M.E.: Evaluation of surgical removal of fractured distal splint bones in the horse. Vet. Surg., *11*:116, 1982.
3. Dyson, S.J.: The metacarpal region. *In* Diagnosis and Management of Lameness in the Horse. Edited by M.W. Ross and S.J. Dyson, Philadelphia, W.B. Saunders, 2003, pp. 362–375.
4. Harrison, L.J., May, S.A., and Edwards, G.B.: Surgical treatment of open splint bone fractures in 26 horses. Vet. Rec., *128*:606–610, 1991.
5. Haynes, P.F.: Diseases of the metacarpophalangeal joint and the metacarpus. *In* Symposium on Equine Lameness. Vet. Clin. North Am. (Large Anim. Pract.), *2*:33, 1980.
6. Milne, D.W., and Turner, A.S.: An Atlas of Surgical Approaches to the Bones of the Horse. Philadelphia, W.B. Saunders, 1979.
7. Peterson, P.R., Pascoe, J.R., and Wheat, J.D.: Surgical management of proximal splint bone fractures in the horse. Vet. Surg., *16*:367–372, 1987.
8. Stashak, T.S. (Ed.): Adams' Lameness in Horses, 4th Ed. Philadelphia, Lea & Febiger, 1987.
9. Verschooten, F., Gasthuys, F., and De Moor, A.: Distal splint bone fractures in the horse: an experimental and clinical study. Equine Vet. J., *16*:532, 1984.

## Artrotomia da Articulação Mesocarpiana

### Anatomia Relevante

Há três articulações dentro da articulação do carpo: a radiocarpiana, a mesocarpiana e a carpometacarpiana. A primeira é razoavelmente móvel e proporciona 90 a 100° de flexão, enquanto a mesocarpiana, aproximadamente, só 45° de flexão.[2] As articulações carpometacarpiana e intercarpiana não exercem movimento significativo. Todas as articulações compartilham uma cápsula fibrosa comum, mas a camada sinovial é distinta para cada uma delas, com exceção das cavidades articulares metacarpiana e mesocarpiana, que se comunicam entre si.[2]

### Indicações

A artrotomia da articulação intercarpiana está indicada para a excisão cirúrgica de fragmentos osteocondrais e osteófitos. O uso da artrotomia para remover fragmentos osteocondrais do carpo em geral substituiu a técnica de cirurgia artroscópica, com diversas vantagens.[4] A artroscopia requer equipamento especializado, além de aprendizado e experiência consideráveis, mas acreditamos que a artrotomia ainda seja uma técnica válida, desde que não se disponha de outros recursos.

A técnica descrita aqui detalha uma das cinco abordagens possíveis aos vários ossos da articulação do carpo,[5] sendo a abordagem mais comum por causa da alta incidência de lesões na parte distal do rádio e na proximal do carpo em equinos de marcha rápida, em particular os de corrida.[7] Durante o exercício em alta velocidade, esses ossos ficam especialmente propensos a lesão devido ao atrito repetitivo de um contra o outro, atribuído em parte à ínfima quantidade de peso que força os ligamentos intra-articulares de sustentação.[1,10] Essa abordagem para artrotomia também é usada para o reparo de fraturas em bloco do terceiro osso do carpo, sendo apresentada em *Equine Surgery: Advanced Techniques.*[3]

Deve-se ter certeza da localização exata da lesão por meio de radiografias pré-operatórias do membro acometido. Como em todos os procedimentos cirúrgicos eletivos em membros de equinos, a presença de quaisquer outros problemas deve ser verificada antes da cirurgia.

### Anestesia e Preparação Cirúrgica

A cirurgia é realizada sob anestesia geral com o equino em decúbito lateral e o membro acometido abaixado. Alguns cirurgiões preferem operar com o equino em decúbito dorsal e o membro elevado, para contarem com a vantagem da hemostasia natural. Antes da indução anestésica, faz-se uma tricotomia prévia na perna do animal desde a faixa coronária até o meio do rádio, em toda a volta do membro. Após a indução anestésica, a área da excisão cirúrgica é bem tricotomizada e feita a preparação rotineira para a cirurgia. Ao preparar o membro antes da cirurgia, o tempo de anestesia diminui.

### Instrumentação

Bandeja para cirurgia geral
Curetas
Afastadores
Elevadores de periósteo
Seringa com bulbo

### Técnica Cirúrgica

Depois de colocar os panos de campo (recomenda-se o uso de plástico estéril aderente para esse procedimento), as seguintes estruturas devem ser identificadas: a inserção tendinosa do músculo extensor radial do carpo, o tendão do músculo extensor oblíquo do carpo, a articulação antebraquial e a articulação mesocarpiana. A identificação dessas estruturas é facilitada quando se flexiona e estende a articulação do carpo. Faz-se então uma incisão de 3 cm que se estende do meio da face do osso radial do carpo até o meio da face do terceiro osso do carpo e por 5 a 8 mm medial ao tendão do extensor radial do carpo (Fig. 9.11*A*).

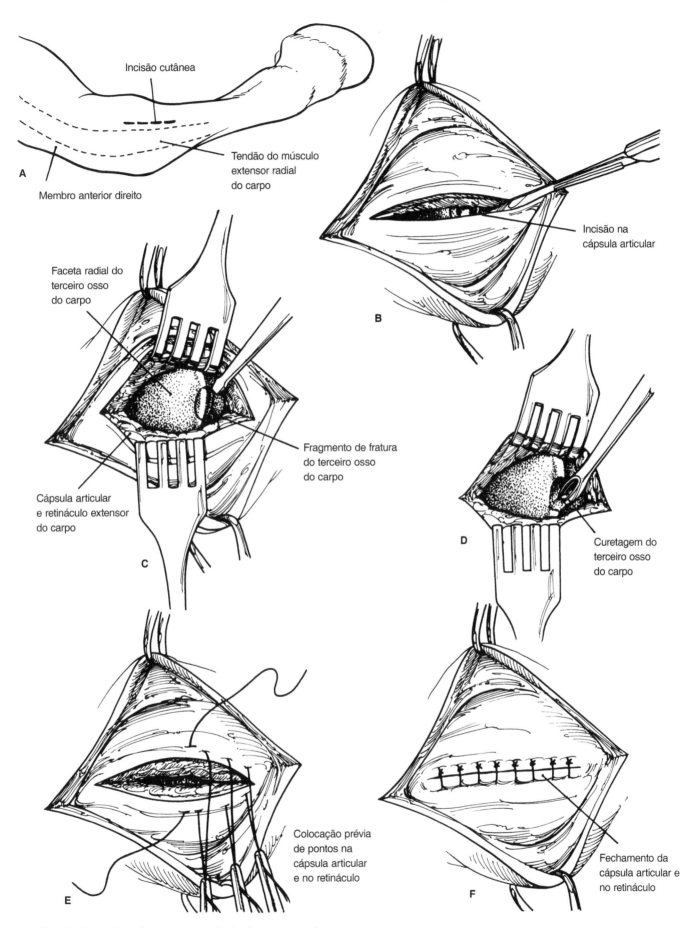

**Fig. 9.11** A a F, Artrotomia da articulação mesocarpiana.

A incisão prossegue através da fáscia subcutânea, do retináculo extensor do carpo e da cápsula articular. O líquido sinovial irá fluir pela incisão ao se encontrar a articulação (Fig. 9.11B). Quaisquer vasos sanguíneos ou seus lumens visíveis devem ser cauterizados nesse momento. Com afastadores adequados, o cirurgião afasta com cuidado as bordas da incisão no retináculo extensor do carpo e na cápsula articular, expondo a superfície proximal do terceiro osso do carpo e a superfície distal do osso radial do carpo.

Se os fragmentos osteocondrais não forem visíveis imediatamente, pode-se usar um par de pinças curvas para afastar delicadamente as margens articulares do terceiro osso do carpo e do radial do carpo. Deve-se verificar a ocorrência de qualquer movimento ou instabilidade ao longo dessas margens, porque em geral são a localização dos fragmentos de fratura que estão causando problema.

Pode ser difícil identificar pequenos fragmentos de fratura porque eles podem estar embebidos em tecido fibroso. Raras vezes estão completamente soltos e deslocados. Para retirá-los de suas inserções, basta prendê-los com pinça e dissecá-los com lâmina de bisturi nº 15. Outro método consiste em usar um pequeno elevador de periósteo afiado e prender o fragmento solto (Fig. 9.11C). O defeito resultante é então curetado para baixo até o osso subcondral (Fig. 9.11D). Essa curetagem tem sido recomendada para assegurar o enchimento do defeito com fibrocartilagem. Alega-se que a curetagem diminui a probabilidade de formação de exostose no pós-operatório. Devem ser obtidas radiografias durante a operação para se confirmar a remoção completa e fazer uma lavagem abundante para retirar apenas pequenos fragmentos de osso.

O fechamento é feito em três camadas. A cápsula articular e o retináculo são suturados com uma camada de pontos simples contínuos ou interrompidos de fio sintético absorvível. Os pontos não devem penetrar na membrana sinovial. A colocação prévia de pontos na cápsula articular e no retináculo extensor assegura uma aposição acurada e boa vedação (Fig. 9.11E e F), mas não é necessário um padrão contínuo.

Após o fechamento da cápsula articular, irriga-se a articulação com 4 a 5 ml de solução de Ringer com 1 milhão de unidades de penicilina potássica por meio de agulha de calibre 20. A fáscia subcutânea é suturada com pontos simples contínuos de fio sintético absorvível e a pele com pontos simples interrompidos cruzados ou no padrão perto-longe-longe-perto de fio monofilamentar sintético, envolvendo-se o membro em atadura bem ajustada. O controle de sangramento capilar diminuto é possível se o torniquete for liberado quando a atadura compressiva já tiver sido colocada.

## Conduta Pós-operatória

O membro fica envolto em atadura com pressão firme por 3 semanas, tempo durante o qual ela é trocada várias vezes. A sutura cutânea é retirada em 10 a 12 dias. É preciso cuidado ao passar a atadura pela articulação do carpo, para evitar a formação de uma úlcera de pressão no osso acessório do carpo. Durante a convalescença, o equino é mantido na baia. A convalescença e os cuidados posteriores dependem do caso em questão e da gravidade da lesão no osso do carpo. Em geral, são necessários 3 a 6 meses até que o animal possa retornar a suas atividades atléticas.

## Complicações e Prognóstico

Em um estudo retrospectivo feito com puros-sangues de corrida, os equinos cuja lesão do carpo foi tratada com cirurgia (em 81% a articulação mesocarpiana estava envolvida) tiveram um prognóstico significativamente melhor no sentido do retorno às corridas, e apresentaram melhor desempenho do que os animais não submetidos à cirurgia.[7] Dos equinos submetidos à cirurgia, 76% voltaram a correr e 48% venceram pelo menos uma corrida. Os estudos também mostram que diagnóstico e tratamento cirúrgico precoces das lesões da articulação mesocarpiana aumentam muito a chance do equino de retornar às corridas, impedindo a progressão do defeito para uma fratura em bloco do terceiro osso do carpo, que exacerbaria ainda mais o dano articular.[6,10]

## Referências

1. Bramlage, L.R., Schneider, R.K., and Gabel, A.A.: A clinical prospective on lameness originates in the carpus. Eq. Vet. J., 6 Suppl:12–18, 1988.
2. Budras, K.D., Sack, W.O., and Rock, S.: Anatomy of the Horse, 3rd Ed. Hannover, Germany, Schlutersche, 2001, pp. 12–13.
3. McIlwraith, C.W., and Robertson, J.: McIlwraith's and Turner's Equine Surgery: Advanced Techniques, 2nd Ed. Philadelphia, Lippincott Williams & Wilkins, 1998.
4. McIlwraith, C.W., Yovich, J.V., and Martin, G.S.: Arthroscopic surgery for the treatment of osteochondral chip fractures in the equine carpus. J. Am. Vet. Med. Assoc., 191:531, 1987.
5. Milne, D.W., and Turner, A.S.: An Atlas of Surgical Approaches to the Bones of the Horse. Philadelphia, W.B. Saunders, 1979.
6. Pool, R.R.: Joint disease in the athletic horse: a review of pathological findings and pathogenesis. In Proceedings of the 41st Annual AAEP Convention. 1995, pp. 20–34.
7. Raidal, S.L., and Wright, J.D.: A retrospective evaluation of the surgical management of equine carpal therapy. Aust. Vet. J., 74:198–202, 1996.
8. Raker, C.W., Baker, R.H., and Wheat, J.D.: Pathophysiology of equine degenerative joint disease and lameness. In Proceedings of the 12th Annual Convention of the American Association of Equine Practitioners in 1965:1966, p. 229.
9. Riddle, W.E.: Healing of articular cartilage in the horse. J. Am. Vet. Med. Assoc., 157:1471, 1970.

10. Scheider, R.K.: Diagnostic arthroscopy in occult carpal lesions. *In* Current Techniques in Equine Surgery and Lameness, 2nd Ed. Edited by N.A. White and J.N. Moore. Philadelphia, W.B. Saunders, 1998

## Artrotomia da Articulação do Boleto e Remoção de Fragmento de Fratura Apical do Sesamoide

### Anatomia Relevante

O aparelho suspensor no equino — que inclui os ossos sesamoides proximais, os ligamentos sesamoides distais e o ligamento suspensor — tem duas funções importantes: impedir a hiperextensão da articulação do boleto e armazenar e redistribuir parte da força de sustentação de peso da articulação para o membro. A lesão do aparelho suspensor é comum em equinos, particularmente nas raças de alto desempenho como puros-sangues e outras, em geral manifestando-se por fratura nos sesamoides proximais, sendo mais comuns as apicais.[1,5]

### Indicações

A artrotomia e a remoção do fragmento de osso fraturado é o melhor tratamento para uma fratura apical fragmentada do sesamoide proximal.[2] Isso pode ser feito via artroscopia ou artrotomia. Se não se fizer a cirurgia, o resultado será uma união fibrosa ou o deslocamento proximal do fragmento, o que, por sua vez, pode acarretar a formação de exostose e irregularidade da superfície articular.[6]

### Anestesia e Preparação Cirúrgica

O procedimento cirúrgico é feito com o equino sob anestesia geral e, dependendo da preferência do cirurgião, em decúbito lateral ou dorsal. No último caso e com a perna suspensa, consegue-se hemostasia natural. Quando a cirurgia é feita com o animal em decúbito lateral, geralmente usam-se uma atadura de Esmarch e torniquete. Antes da indução anestésica, cortam-se os pelos da perna do animal, desde a parte proximal da canela até a faixa coronária e em torno de todo o membro. Após a indução anestésica, faz-se a tricotomia da área da incisão cirúrgica e procede-se à preparação cirúrgica de rotina. Os panos de campos podem ser de plástico aderente.

### Instrumentação

Bandeja para cirurgia geral
Afastador Weitlaner
Cureta óssea
Ruginas
Elevador de periósteo

## Técnica Cirúrgica

O membro é mantido em uma posição estendida durante a penetração cirúrgica na articulação. Com a perna nessa posição, é mais fácil identificar o ramo do ligamento suspensor. Faz-se uma incisão de aproximadamente 5 cm de comprimento sobre o recesso palmar ou plantar (bolsa volar) da articulação metacarpo (metatarso) falangiana, imediatamente dorsal e paralela ao ramo do ligamento suspensor palmar ou plantar ao aspecto distal do metacarpo ou metatarso (Fig. 9.12*A*). A incisão estende-se de aproximadamente 1 cm abaixo da extremidade distal do metacarpo ou metatarso até a borda proximal do ligamento sesamóideo colateral e continua através do tecido conjuntivo areolar subcutâneo na mesma linha, colocando-se afastadores Weitlaner para facilitar a exposição da cápsula articular. Pode ser mais fácil identificar a cápsula articular se a articulação for distendida com solução fisiológica antes de se fazer a incisão. Faz-se uma incisão de 3 cm através da cápsula articular (cápsula articular fibrosa mais membrana sinovial) para entrar na articulação (Fig. 9.12*B*). Toma-se cuidado para evitar o ligamento sesamóideo colateral distalmente e o plexo vascular no aspecto palmar (ou plantar) da parte distal do metacarpo ou metatarso proximalmente. Após entrar na articulação, o boleto é flexionado e as bordas da cápsula articular são afastadas para expor a superfície articular palmar do terceiro metacarpo e a superfície articular do sesamoide proximal.[3]

Identifica-se o fragmento apical a ser removido, incisando-o do ligamento suspensor com lâmina nº 15 montada em bisturi ou elevador de periósteo (Fig. 9.12*C*). Minimiza-se o traumatismo ao ligamento suspensor mediante dissecção cortante cuidadosa. À medida que as inserções de tecido mole são cortadas, o fragmento é removido com pinça Ochsner ou pequenas ruginas (Fig. 9.12*D*). Faz-se a curetagem delicada do local da fratura e irriga-se bem a articulação com solução de Ringer estéril. Devem ser obtidas radiografias intraoperatórias para confirmar a remoção completa. A membrana sinovial hipertrófica também é removida.

A cápsula articular fibrosa é suturada com uma camada de pontos simples interrompidos ou contínuos de fio sintético absorvível. Os pontos na cápsula articular não devem penetrar a membrana sinovial. A colocação prévia de suturas na cápsula articular facilita a aposição acurada e proporciona boa vedação, mas não é necessária quando se utilizam pontos simples contínuos. Após o fechamento da cápsula articular, irriga-se a articulação com 8 a 10 ml de solução de Ringer (à qual pode-se acrescentar 1 milhão de unidades de penicilina potássica) por meio de agulha de calibre 20 (Fig. 9.12*E*). A fáscia subcutânea é suturada com pontos simples contínuos de fio sintético absorvível, e a pele, com pontos simples interrompidos ou perto-longe-longe-perto de fio monofilamentar inab-

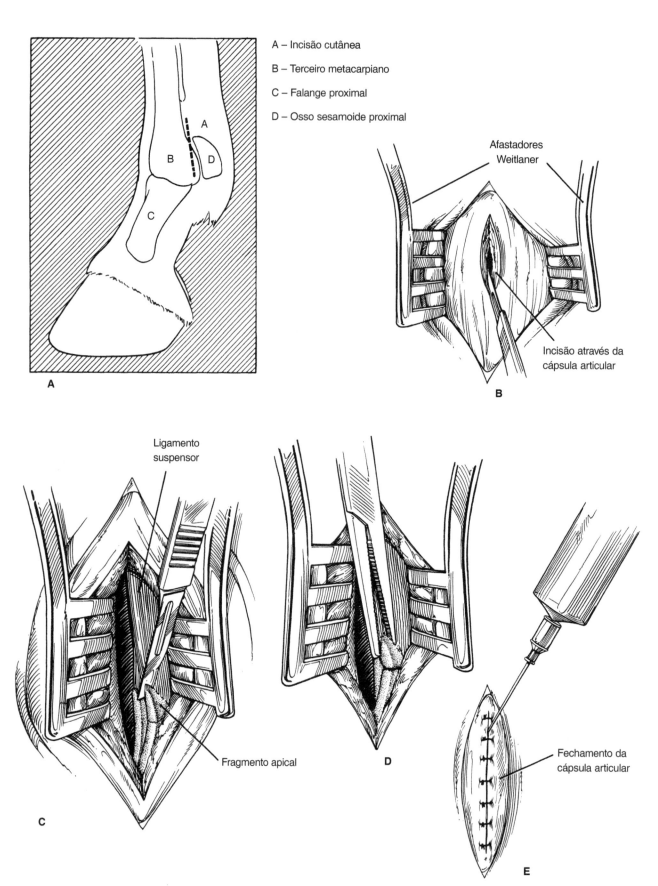

**Fig. 9.12** A a E, Artrotomia da articulação do boleto para remoção de fratura apical do sesamoide.

sorvível. O torniquete é retirado, coloca-se um curativo sobre a incisão e envolve-se a perna com atadura firme.

## Conduta Pós-operatória

O uso de antibióticos é opcional. Os pontos cutâneos são retirados em 10 a 12 dias e a atadura é mantida na perna por mais 10 dias. O tempo de convalescença após a retirada de um fragmento apical de sesamoide deve ser de pelo menos 4 meses, mas varia, dependendo da magnitude da lesão atual no ligamento suspensor e em outros tecidos moles.

## Complicações e Prognóstico

O prognóstico depende em grande parte do tamanho do fragmento de fratura e da presença e do grau de desmite do ligamento suspensor.[4] Equinos desportivos com grandes fragmentos apicais acompanhados por lesão do ramo suspensor podem precisar de 6 a 12 meses para se recuperar e o prognóstico não é bom. Equinos que não participam de esportes sem lesão preexistente em geral têm um prognóstico mais favorável. A remoção cirúrgica tem melhor prognóstico nos equinos de corrida quando são operados até 30 dias após a lesão e sem evidência de desmite do suspensor ou osteoartrite; o prognóstico em termos de retorno às corridas foi de 65% no caso dos animais que já haviam corrido antes da lesão.[6] Naqueles de outras raças, o tratamento conservador reduziu bastante o desempenho em corridas quando os valores antes da lesão foram comparados com aqueles observados após a lesão.

## Referências

1. Bukowiecki, C.F., Bramlage, L.R., and Gabel, A.A.: In vitro strength of the suspensory apparatus in training and resting horses. Vet. Surg., *16*:126–130, 1987.
2. Churchill, E.A.: Surgical removal of fractured fragments of the proximal sesamoid bone. J. Am. Vet. Med. Assoc., *128*:581, 1956.
3. Milne, D.W., and Turner, A.S.: An Atlas of Surgical Approaches to the Bones of the Horse. Philadelphia, W.B. Saunders, 1979.
4. Richardson, D.W.: The metacarpophalangeal joint. *In* Diagnosis and Management of Lameness in the Horse. Edited by M.W. Ross and S.J. Dyson. Philadelphia, W.B. Saunders Co., 2003, pp. 348–362.
5. Ruggles, A.J., and Gabel, A.A.: Injuries of the proximal sesamoid bones. *In* Current Techniques in Equine Surgery and Lameness. Edited by N.A. White and J.N. Moore. Philadelphia, W.B. Saunders Co., 1998, pp. 403–408.
6. Spurlock, G.H., and Gabel, A.A.: Apical fractures of the proximal sesamoid bones in 109 Standardbred horses. J. Am. Vet. Med. Assoc., *183*:76, 1983.

# Capítulo 10

# CIRURGIA UROGENITAL EM EQUINOS

## Objetivos

1. Descrever uma técnica para a castração rotineira e discutir as complicações sérias potenciais.
2. Discutir várias abordagens para realizar uma criptorquidectomia.
3. Descrever as técnicas comuns para cirurgia urogenital na égua, inclusive a operação de Caslick para pneumovagina, a uretroplastia, a cesariana e o reparo de lacerações perineais de terceiro grau.
4. Descrever técnicas para circuncisão e amputação peniana no macho.

## Castração

### Anatomia Relevante

No equino macho, o escroto está localizado entre os membros posteriores, na parte ventral do abdome caudal. O testículo esquerdo costuma ser maior e mais caudal do que o direito.[6] Externamente, a rafe mediana ou escrotal divide o escroto em metades esquerda e direita mais ou menos iguais.

O escroto contém os testículos, os componentes distais do cordão espermático, os músculos cremastéricos e o epidídimo. O escroto é dividido em quatro camadas primárias: a pele mais externa com o tecido conjuntivo associado, as fibras de músculo liso da túnica dartos, o tecido conjuntivo frouxo da fáscia escrotal e a túnica vaginal parietal mais interna.[6] Os testículos são constituídos por parênquima encapsulado em uma camada fibrosa, a túnica albugínea. A maior parte do parênquima consiste em túbulos seminíferos.[6] Os tecidos intersticiais restantes são as células de Leydig, vasos sanguíneos, linfáticos e células imu-

nes.[6] A cabeça do epidídimo está inserida na superfície dorsolateral do testículo e termina em uma cauda enrolada na extremidade posterior. O ducto deferente continua a partir do epidídimo com o cordão espermático, que segue dos testículos para os anéis vaginais. Os cordões espermáticos contêm o ducto deferente, a artéria testicular, o plexo pampiniforme, vasos linfáticos, nervos e músculo liso, todos envoltos pela camada parietal da túnica vaginal.

### Indicações

Em geral a castração é feita para facilitar o manejo de determinado animal quando ele fica na companhia de fêmeas ou outros machos. Pode-se fazê-la a qualquer momento, mas geralmente deixa-se o potro inteiro até os 12 a 18 meses, para permitir o desenvolvimento de certas características físicas desejáveis. Outros animais podem ser castrados em uma idade mais avançada, quando não se quer mais mantê-los como garanhões. Antes da castração, deve-se ter certeza de que o animal está saudável e ambos os testículos desceram. Se um equino for anestesiado e apenas um dos testículos tiver descido, a cirurgia deve ser abortada, a menos que o cirurgião tenha experiência em retirar um testículo criptorquídico.

Dispõe-se de muitos métodos de castração. Nesta seção, vamos descrever uma emasculação em duas fases, precedida pela dissecção separada da túnica comum, porque os autores acreditam que seja a melhor técnica para a prevenção de sequelas indesejáveis. Na técnica da castração "fechada", a túnica vaginal comum é dissecada, mas não aberta, e faz-se a emasculação de todo o cordão espermático dentro dela em um único procedimento. Como várias estruturas são atingidas pelas lâminas do emasculador, há maior chance de emascular o vaso de forma inadequada. Essa técnica deve ser restrita a pacientes com testículos pequenos. Em uma técnica fechada modificada, faz-se uma incisão cortante na túnica vaginal sobre o cordão espermático, exteriorizando e emasculando as estruturas vasculares, seguindo-se a emasculação de todo o cordão.

Na técnica "aberta", a túnica comum é aberta com a incisão cutânea inicial, não se fazendo a dissecção prévia da túnica do tecido subcutâneo. Esse método é comumente usado sem problemas, porém as chances de remoção inadequada da túnica com hidrocele resultante são maiores.

Foi descrita uma técnica de fechamento primário em múltiplas camadas com ablação ventral do escroto.[1] Os testículos são removidos por emasculação combinada com ligaduras de transfixação. Pode ser necessário remover pele adicional, de forma que há ablação total do escroto quando as margens cutâneas ficam em aposição. O fechamento dos tecidos subcutâneos e subcuticulares é feito em três ou quatro camadas. Sem dúvida esse método consome mais tempo, porém o edema escrotal pós-operatório em geral é eliminado.[1]

## Anestesia e Preparação Cirúrgica

A castração pode ser feita com o animal em estação sob analgesia local ou em decúbito sob anestesia geral. A escolha da técnica depende do temperamento do animal, da experiência do cirurgião e, em algumas situações, da tradição e do ambiente em que o cavalo é castrado.

Para castrar um animal em estação, pode-se administrar um tranquilizante ou sedativo e fazer a infiltração de analgésico local. É comum usar uma combinação de cloridrato de detomidina (20 a 40 µg/kg) ou xilazina (0,3 a 0,5 mg/kg) e tartarato de butorfanol (0,01 a 0,05 mg/kg), obtendo-se sedação confiável.[8,9] Após a preparação cirúrgica da área, a pele é infiltrada em uma linha de cerca de 1 cm de largura a partir da rafe mediana com 10 ml de solução analgésica local; essa infiltração continua no tecido subcutâneo. A analgesia local pode ser injetada diretamente no testículo. Também é importante infiltrar o cordão espermático na região da emasculação com uma agulha longa de calibre 18 a 20.

Para castrar um animal em decúbito, dispõe-se de vários esquemas anestésicos adequados. A anestesia pode ser induzida pela administração intravenosa de uma mistura de cloridrato de xilazina (1 mg/kg) e cetamina (2,2 mg/kg).[12] Se o procedimento for prolongado, pode-se dar uma segunda dose intravenosa, de acordo com o tempo desejado de anestesia. Uma alternativa é combinar guaifenesina com tiamilal sódico ou, caso se queira uma indução rápida, usar apenas tiamilal sódico ou tiopental sódico.

No caso de operador destro, o equino é colocado com o lado esquerdo para cima. A parte superior do membro posterior é amarrada cranialmente e o local da cirurgia é preparado, sem necessidade de cortar ou raspar os pelos. Pode ficar mais fácil posicionar o equino em decúbito dorsal usando fardos para mantê-lo no lugar.

## Instrumentação

Bandeja para cirurgia geral
Emasculadores
Grampeador LDS (US Surgical)

## Técnica Cirúrgica

Essa técnica de castração está ilustrada aqui com o animal em decúbito. Antes de fazer a primeira incisão, é útil injetar anestésico local no testículo e no cordão espermático, pois isso diminui a movimentação durante o procedimento e prolonga o tempo efetivo do anestésico geral. A castração é feita através de incisões separadas em cada testículo, localizadas a aproximadamente 1 cm da rafe mediana (Fig. 10.1A). Segura-se a parte inferior do testículo entre o polegar e o indicador, fazendo a primeira incisão no comprimento do testículo (Fig. 10.1B). A incisão prossegue através da túnica dartos e da fáscia escrotal, deixando a túnica comum (a vaginal parietal) intacta. Ao mesmo tempo, o testículo ainda dentro da túnica comum é exteriorizado graças à pressão exercida pelo polegar e pelo indicador (Fig. 10.1C). Em seguida, ele é preso pela mão esquerda (no caso de operador destro) e o tecido subcutâneo é retirado da túnica vaginal comum o mais proximalmente possível (Fig. 10.1D). O uso de uma compressa de gaze pode facilitar a retirada do tecido subcutâneo da túnica comum. Nesse ponto, pode-se recorrer a uma técnica fechada, fechada modificada ou aberta. No caso de usar a última, o cirurgião incisa a túnica comum sobre o polo cranial do testículo (Fig. 10.1E) e, introduzindo um dedo em forma de gancho na túnica para manter a tensão, continua a incisão em sentido proximal (Fig. 10.1F).

O testículo é então liberado de dentro da túnica comum. O mesórquio é penetrado digitalmente para separar o cordão espermático vascular do ducto deferente, da túnica comum e do músculo cremáster externo (Fig. 10.1G). As últimas estruturas são cortadas, com atenção para retirar o máximo possível da túnica comum (Fig. 10.1G). O corte dessa parte musculofibrosa do cordão espermático pode ser feito de forma conveniente com emasculadores e o esmagamento necessário só pode ser aplicado por pouco tempo. O testículo é então segurado e os vasos espermáticos são emasculados (Fig. 10.1H).

Sempre é preciso cuidado para usar corretamente o emasculador sem incorporar pele entre suas lâminas e evitar esticar o cordão espermático no momento da emasculação. Um procedimento opcional preliminar à emasculação consiste em colocar pinças proximalmente no cordão para maior segurança contra perda se houver falha durante a emasculação. O emasculador fica na posição por 1 a 2 minutos, dependendo do tamanho do cordão, sendo em seguida liberado.

Outra técnica que pode minimizar a hemorragia após a castração consiste em usar um grampeador LDS

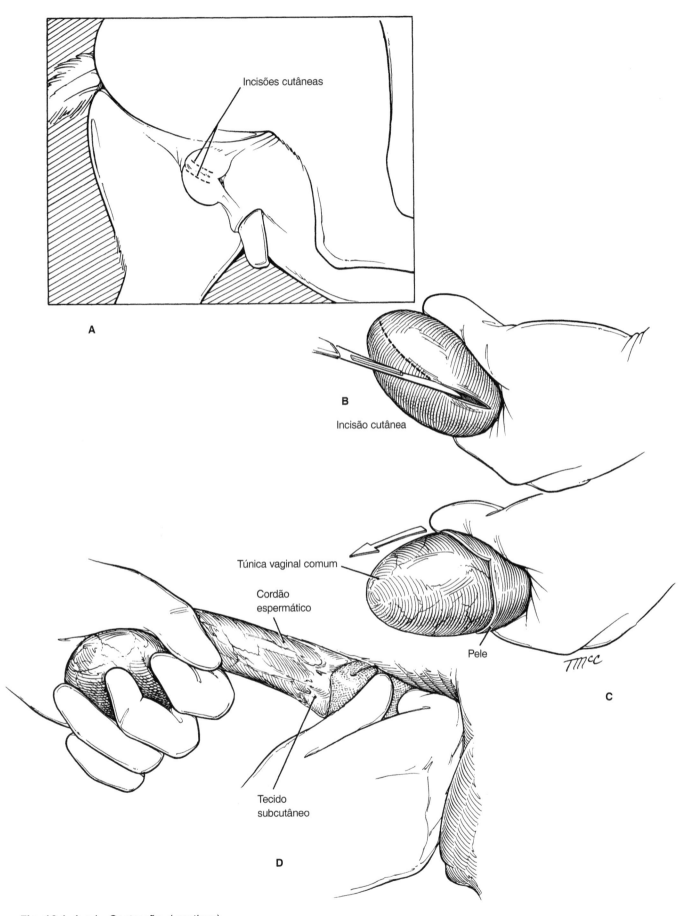

**Fig. 10.1** A a L, Castração. (*continua*)

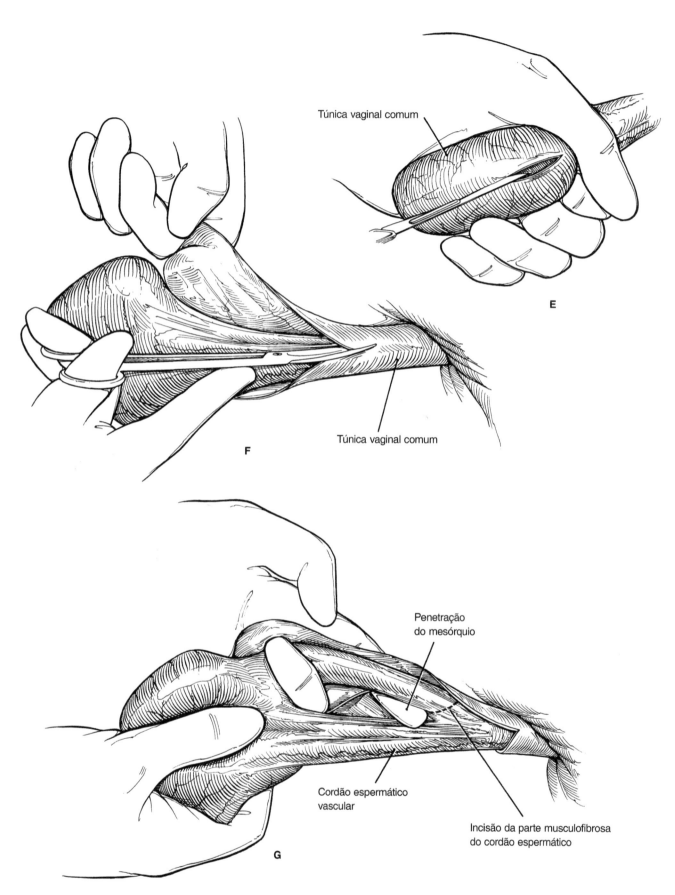

**Fig. 10.1** *Continuação.*

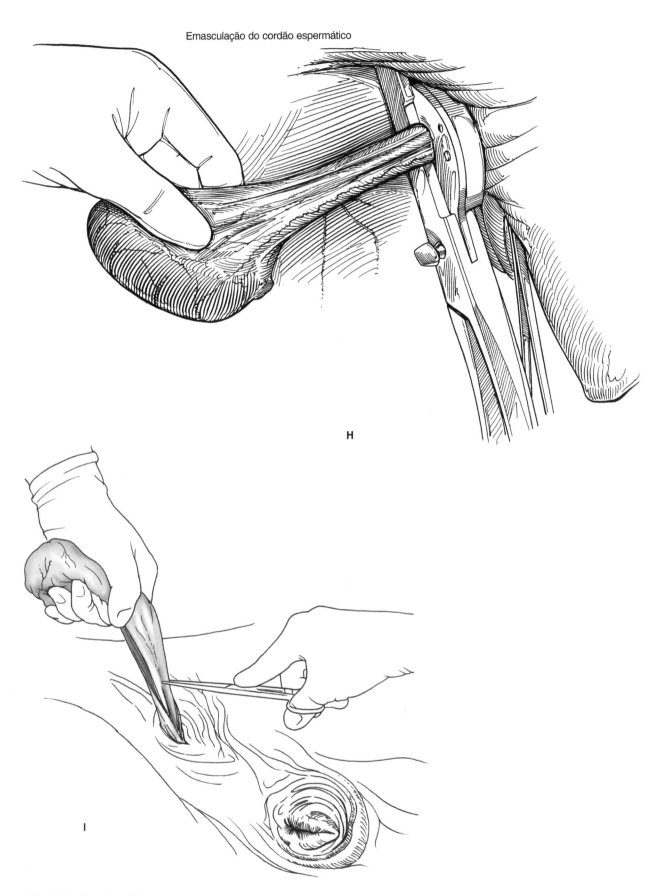

Fig. 10.1 *Continuação.*

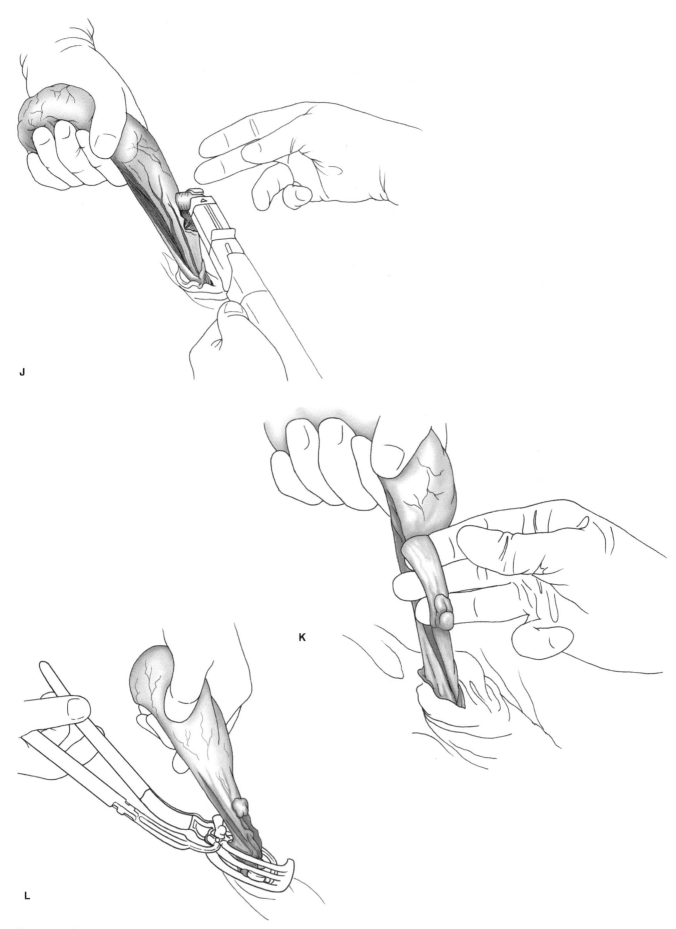

**Fig. 10.1** *Continuação.*

para fazer a ligadura da vasculatura espermática. O testículo é abordado da forma já descrita até o ponto logo após o corte da fáscia subcutânea (Fig. 10.2*A* a *D*). Nesse ponto, faz-se uma pequena incisão na túnica vaginal sobre o cordão espermático (Fig. 10.1*I*). A parte vascular do cordão espermático é exteriorizada. Usa-se um grampeador LDS (US Surgical/Tyco Healthcare) com a lâmina divisória removida para fazer duas ligaduras em torno da vasculatura (Fig. 10.1*J*). Os vasos são transeccionados distais aos grampos (Fig. 10.1*K*) e o emasculador é colocado sobre a túnica, removendo-se o testículo (Fig. 10.1*L*).

As incisões cutâneas são aumentadas puxando-as separadamente com os dedos até obter-se uma abertura de 10 cm. A rafe mediana também pode ser removida, para facilitar ainda mais a drenagem. No entanto, isso pode causar mais hemorragia. Também se deve remover qualquer tecido adiposo ou fáscia redundantes.

## Conduta Pós-operatória

Administra-se profilaxia contra o tétano, mas em geral antibióticos não estão indicados. O equino deve ficar sob observação estrita por várias horas após a castração, para se ter certeza de que não há hemorragia, e sob observação geral nas primeiras 24 horas para detectar outras complicações, bem como periodicamente na primeira semana após a cirurgia. Durante as primeiras 24 horas, o equino deve ficar confinado, com exercício limitado. Com boa drenagem e exercício satisfatório, o resultado habitual é uma cicatrização sem surpresas. O animal deve ser levado a exercitar-se duas vezes ao dia a partir do dia seguinte ao da cirurgia até que a cicatrização se complete. Ele também deve ficar separado de éguas por uma semana pelo menos, para assegurar que não ocorra prenhez.[11] Há indícios de que um cavalo castrado pode fecundar uma égua até 60 dias após a castração.

## Complicações e Prognóstico

As complicações da castração em cavalos são incomuns, mas podem ser potencialmente fatais e preocupantes para o cirurgião. Para minimizá-las, é necessária boa comunicação com o cliente.

Podem ocorrer várias complicações após a castração: (1) hemorragia grave em geral associada a emasculação inadequada da artéria testicular do cordão espermático, mas pode ocorrer hemorragia considerável de um dos ramos da veia pudenda externa na parede ou no septo escrotal se ela sofrer ruptura acidental[15] ou no músculo cremáster externo transeccionado; (2) o edema pode ser excessivo do local da cirurgia por causa de drenagem ou exercício inadequado, ou formar-se uma hidrocele por acúmulo do líquido em uma túnica comum ressecada de forma inadequada; (3) pode ocorrer evisceração através de uma hérnia inguinal; (4) podem ocorrer infecção aguda da ferida e septicemia, com formação de cordão cirrótico decorrente de infecção crônica e em geral podendo estar relacionada com técnica imprópria e exercício ou drenagem inadequados; (5) comportamento masculino persistente após a remoção de dois testículos normais; e/ou (6) paralisia peniana.

### *Hemorragia*

Pode ocorrer hemorragia mínima por várias horas, mas hemorragia significativa por mais de cerca de 12 horas pode exigir intervenção cirúrgica. Se a fonte da hemorragia for a artéria testicular, pode ser necessária sua ligadura com fio sintético absorvível, procedimento que pode requerer anestesia geral se houver dificuldade para manipular o equino. Pinças curvas, como a hemostática Mixter, são úteis. Pode-se recorrer à laparoscopia em estação para verificar se há sangramento intra-abdominal.

### *Edema*

O edema do escroto e do prepúcio é a complicação mais comum da castração; em geral começa no terceiro ou quarto dia do pós-operatório e costuma estar associado a exercício inadequado. Simplesmente retirar o animal do pasto e não o forçar a exercitar-se por causa de dor pós-operatória não costuma ser suficiente. Deve-se verificar a temperatura de equinos com edema excessivo do escroto e do prepúcio, porque ela pode indicar a iminência de infecção. Para ajudar a restabelecer a drenagem, abre-se com cuidado a incisão escrotal com a mão enluvada. Podem estar indicados antibióticos parenterais, como penicilina G procaína, bem como um programa consciente de exercício forçado. Também pode estar indicada fenilbutazona para reduzir a dor e estimular o movimento livre. Infecções crônicas duradouras com formação de abscesso no canal inguinal podem exigir exploração cirúrgica e drenagem do abscesso.

### *Prolapso Visceral*

O prolapso visceral através do canal inguinal e do escroto aberto é a complicação potencial mais séria da castração. Pode ocorrer eventração do intestino ou omento nas primeiras horas após a castração, antes que o edema tenha fechado o canal inguinal, mas já foi observada até 6 dias depois.[2] A incidência de herniação após castração rotineira é razoavelmente baixa; em um estudo, foi relatada evisceração do intestino delgado em 4,8% de 568 potros castrados.[12] Além disso, não se observou associação entre as técnicas aberta e fechada de castração e a incidência de herniação ou evisceração nesses equinos.[12] Alguns autores acreditam que a técnica de castração meio fechada, que abrange a abertura da cavidade vaginal e a ligadura tanto da túnica vaginal parietal como do cordão espermático, minimiza o risco de herniação e evisceração.[14] Sugeriu-se que em raças como as de tração, de corrida comuns,

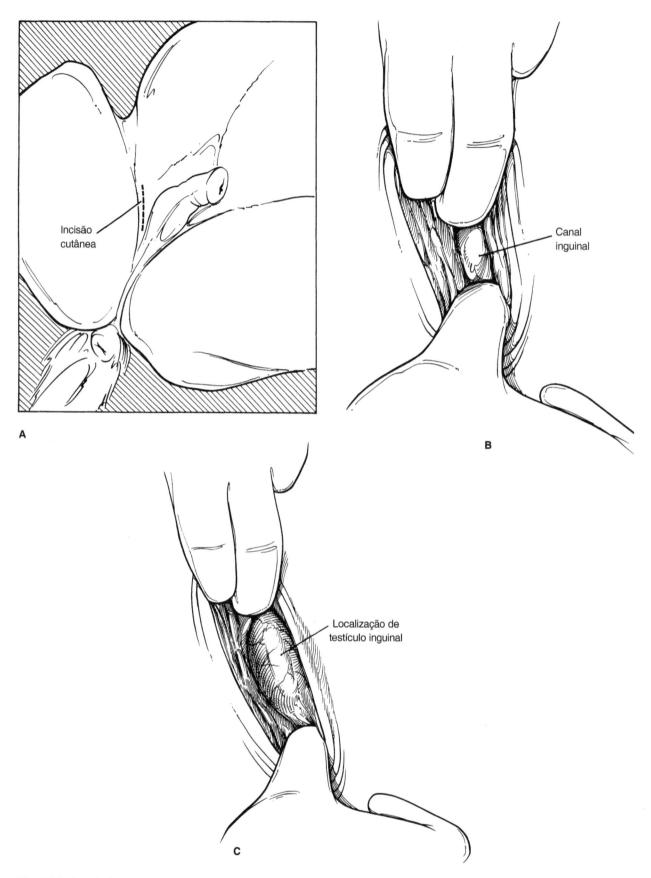

**Fig. 10.2** A a S, Criptorquidectomia. (*continua*)

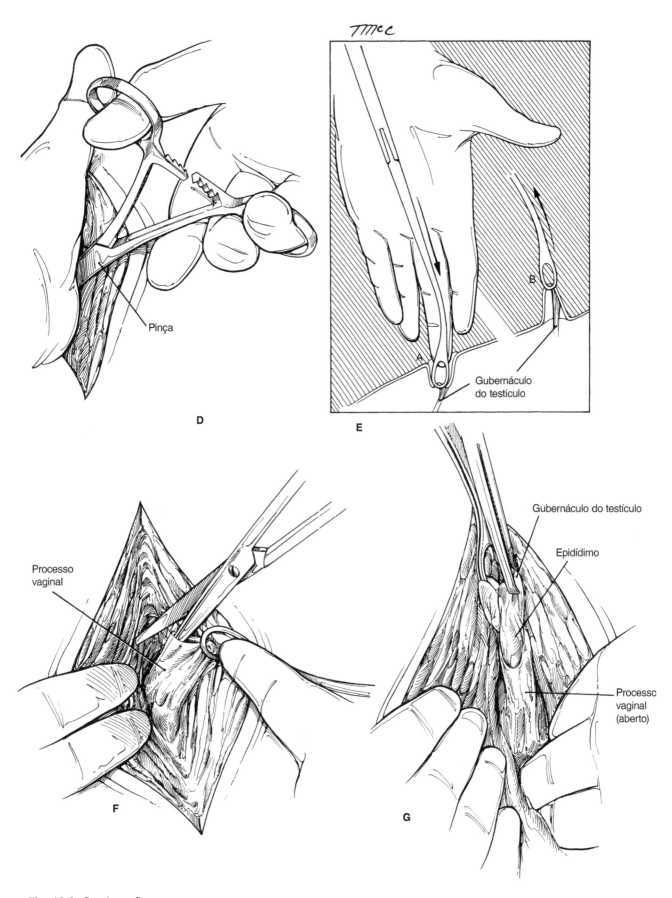

**Fig. 10.2** *Continuação.*

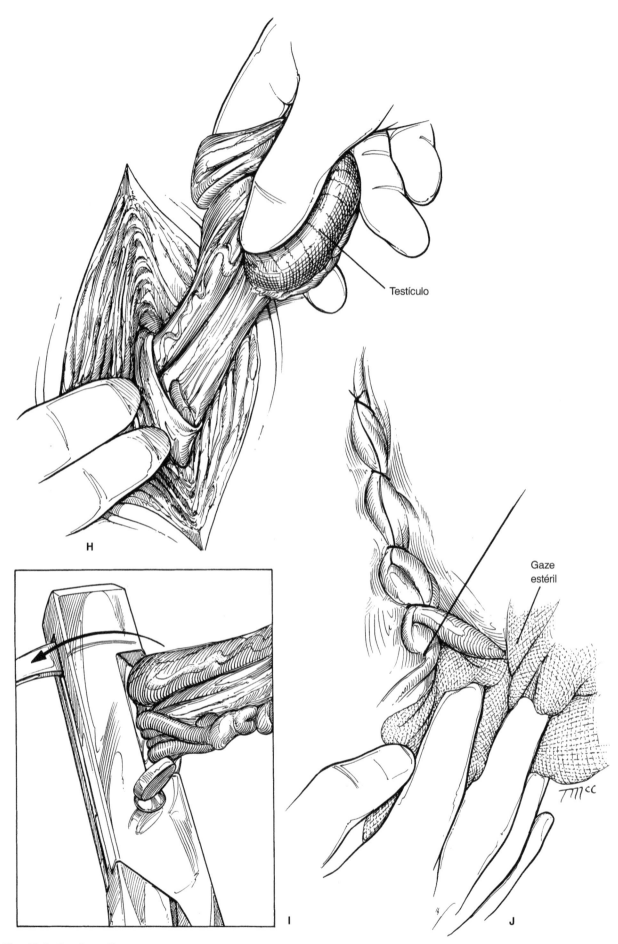

**Fig. 10.2** *Continuação.*

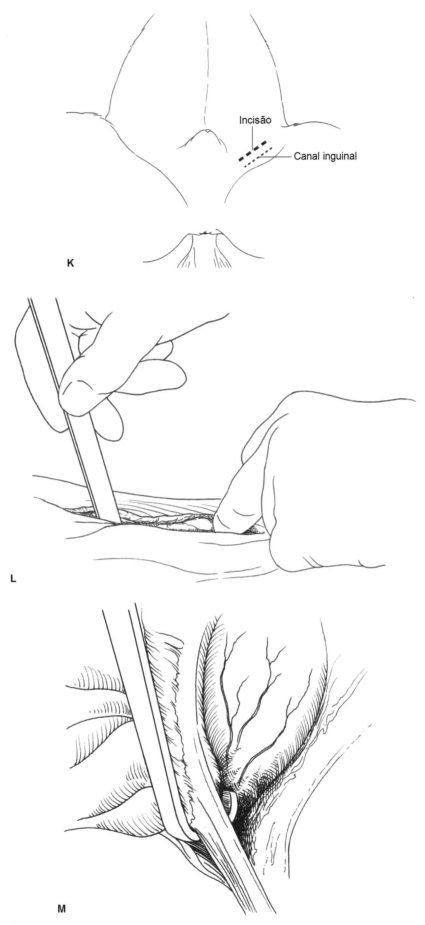

**Fig. 10.2** *Continuação.*

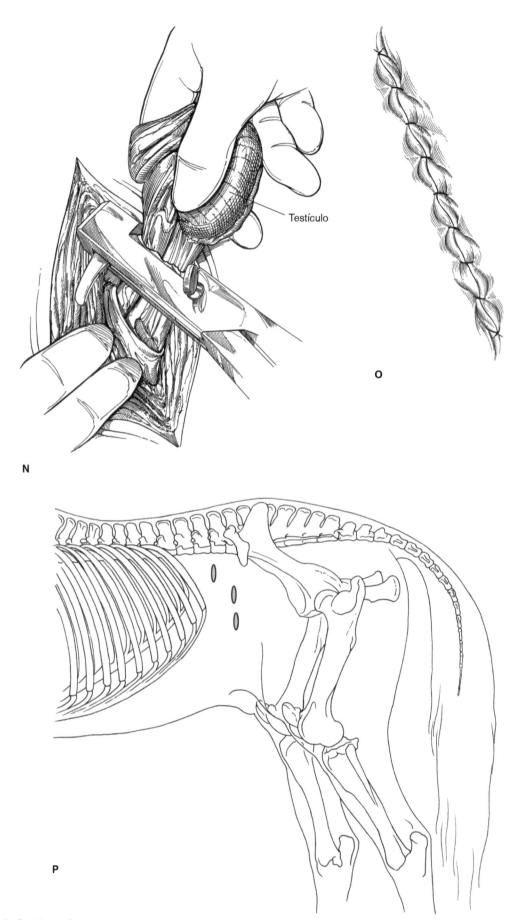

**Fig. 10.2** *Continuação.*

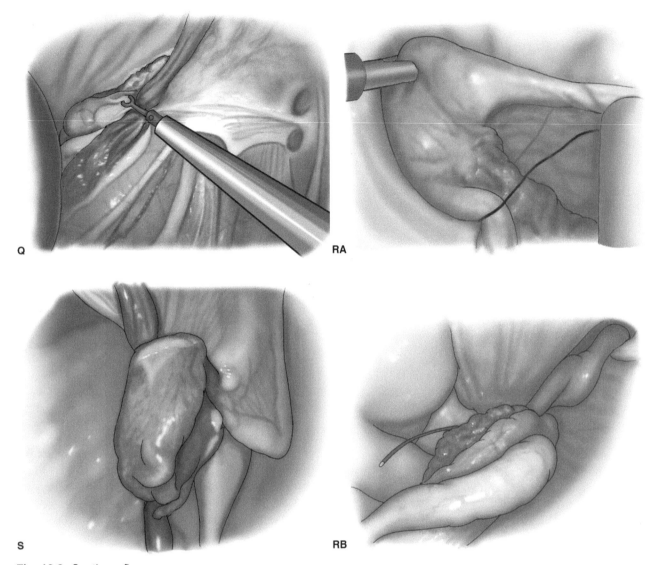

**Fig. 10.2** *Continuação.*

temperamento sanguíneo e alguns cavalos selvagens (Mustang) a incidência de eventração seja maior e se deva fazer à ligadura em torno do cordão espermático durante o procedimento de castração.

A taxa de complicação pós-operatória do reparo de prolapso intestinal é alta e a condição requer atenção imediata.[12] Se o tratamento da eventração estiver além da capacidade do cirurgião, a víscera em questão, a menos que seja extensa, pode ser recolocada no escroto, que deve ser coberto com compressas de gaze estéreis e suturado temporariamente com pontos simples interrompidos; após terapia hídrica apropriada e administração parenteral de antibióticos, o animal pode ser encaminhado para uma instituição cirúrgica com instalações e equipamentos para atender equinos.

Se a eventração for tratada onde o animal foi castrado porque o encaminhamento está fora de questão, é essencial um planejamento pré-operatório. É preciso conseguir o instrumental apropriado e soluções isotônicas para lavagem, iniciando a antibioticoterapia pré-operatória de amplo espectro. Também se deve planejar a anestesia geral balanceada e de total imobilidade.

Com o animal sob anestesia geral e em decúbito dorsal, limpa-se a víscera exteriorizada lavando-a com soluções eletrolíticas balanceadas. A incisão e a área escrotal são preparadas para cirurgia asséptica da maneira mais abrangente possível. Nos primeiros estágios de preparação para a cirurgia, pode ser preciso remover manualmente do intestino restos celulares, como estrias ou coágulos sanguíneos. Pequenos segmentos de intestino, se viáveis e relativamente sem contaminação, podem ser recolocados no abdome. Pode ser necessário aumentar um pouco o anel inguinal se o intestino estiver congestionado e edematoso. Partes mais longas de intestino podem estar suficientemente contaminadas ou desvitalizadas a ponto de haver necessidade de ressecção e anastomose. Pode ser preciso aumentar o anel interno e exteriorizar parte do intestino normal para fazer a anastomose. Caso uma parte de omento seja o único conteúdo abdominal envolvido, pode ser excisada e o omento sadio restante ser recolocado no abdome.

A sutura do anel interno em geral é impossível, mas a do anel externo com pontos interrompidos simples de fio sintético absorvível é necessária, conforme descrito na próxima seção deste capítulo sobre criptorquidectomia.

Faz-se então a recolocação no canal, como mostrado na Fig. 10.2J. Deve-se instituir a terapia hídrica, bem como outro tratamento adjuvante para choque, como flunixina meglumina. O prognóstico após eventração é sempre reservado. Uma complicação de longo prazo pode ser a aderência do intestino ao anel inguinal (discutida adiante neste capítulo).

### Persistência do Comportamento Masculino

Muitos profissionais e tratadores acreditam que o cavalo continuará exibindo comportamento de garanhão se uma pequena quantidade de epidídimo não tiver sido removida durante a cirurgia. O fato de a remoção de tecido epididimário identificável ou outro pedaço do cordão espermático ter resolvido o problema em alguns casos confirma essa ideia.[15] Entretanto, não se demonstrou a presença de tecido testicular ou adrenal nesses segmentos removidos, tendo-se proposto que o problema seja psicológico.[5] Caso se suspeite que ainda há tecido testicular em um cavalo castrado, sugerimos medir os níveis de testosterona 30 a 100 minutos após a injeção de 6.000 a 12.000 UI de gonadotropina coriônica humana (HCG).[4]

### Infecção da Ferida

A infecção da ferida pode ser aguda ou crônica. A infecção aguda pode ser tratada aumentando-se as incisões escrotais para permitir a drenagem e aumentar o exercício. Antibióticos podem ser úteis. A infecção crônica, ou formação de cordão cirrótico, em geral requer uma segunda cirurgia para retirada do tecido anormal. Tal procedimento costuma ser demorado, devendo ser planejado.

### Paralisia Peniana

A paralisia peniana (parafimose) é uma complicação rara, geralmente observada quando são usados tranquilizantes fenotiazínicos. Se o pênis estiver flácido e não retrair em 4 a 8 horas, está indicado suporte mecânico. O *priapismo* é uma ereção anormalmente prolongada do pênis, não associada a desejo sexual.[7] Também foi associado ao uso de tranquilizantes fenotiazínicos, mas felizmente é uma complicação mais rara da castração. O tratamento clínico do priapismo consiste na administração de um agente anticolinérgico, o mesilato de benzotropina.[10] A condição também foi tratada por drenagem e irrigação do corpo cavernoso do pênis, junto com a criação de um desvio (*shunt*) vascular entre a estrutura e o corpo esponjoso do pênis.[5] A descrição desse procedimento está além do âmbito deste capítulo, devendo ser consultadas as referências para mais detalhes.[7]

### Aderências

Outras complicações de longo prazo da castração são incomuns, mas sérias e exigem tratamento cirúrgico. Pode ocorrer aderência de intestino delgado após infecção ascendente.[3] Temos observado essa condição causando cólica leve crônica por obstrução incompleta do lúmen do intestino delgado. Em geral resultam hipertrofia muscular, fibrose e espessamento da parede intestinal aboral à aderência. Pode ser necessária uma celiotomia na linha média ventral, combinada com uma abordagem inguinal, para tratar uma aderência nessa região. Após a identificação do intestino exteriorizado e da extensão da aderência, esta é rompida separando-se com cuidado o intestino da região inguinal. Se a aderência estiver ali há muito tempo, pode ser necessária sua transecção cega com tesoura. A laparoscopia em estação pode ser útil para diagnosticar e tratar aderências. Seja qual for o método, o risco de lacerar a parede intestinal e contaminar o conteúdo da cavidade abdominal é real e pode ser fatal. Tem-se tido sucesso ao separar o intestino da aderência, embora isso deixe uma borda cruenta e hemorrágica que por si só é propensa à futura formação de aderência. Se o tamanho e o temperamento do equino permitirem, exames retais diários permitem que o cirurgião retire com cuidado qualquer aderência intestinal potencial dessas superfícies cruentas.

## Referências

1. Barber, S.M.: Castration of horses with primary closure and scrotal ablation. Vet. Surg., *14*:2, 1985.
2. Boussauw, B., and Wilderjans, H.: Inguinal herniation 12 days after a unilateral castration with primary wound closure. Eq. Vet. Educ., *8*:248–250, 1996.
3. Crouch, G.M., Snyder, J.R., and Harmon, B.G.: Adhesion of the ileum to the inguinal ring in a gelding. Eq. Pract., *5*:32, 1983.
4. Cox, J.E.: Experiences with a diagnostic test for equine cryptorchidism. Eq. Vet. J., *7*:179, 1975.
5. Pickett, B.W., et al.: Factors affecting sexual behavior of the equine male. *In* Proceedings of the 25th Annual Convention of the American Association of Equine Practitioners in 1979:1980, p. 61.
6. Riegel, R.J., and Hakola, S.E.: Illustrated atlas of equine anatomy and common disorders of the horse, volume II. Marysville, Equistar Publications, 2000.
7. Schumacher, J., and Hardin, D.K.: Surgical treatment of priapism in a stallion. Vet. Surg., *16*:193, 1987.
8. Schumacher, J.: Testis. *In* Equine Surgery. Edited by J.A. Auer and J.A. Stick. St. Louis, Saunders, pp. 775–810, 2006.

9. Searle, D., Dart, A.J., Dart, C.M., and Hodgson, D.R.: Equine castration: review of anatomy, approaches, techniques and complications in normal, cryptorchid and monorchid testes. Aust. Vet. J., *77*:428–434, 1999.
10. Sharrock, A.G.: Reversal of drug induced priapism in a gelding by medication. Aust. Vet. J., *58*:39, 1982.
11. Shideler, R.K., Squires, E.L., and Pickett, B.W.: Disappearance of spermatozoa from the ejaculate of geldings. J. Reprod. Fertil., *27(Suppl.)*:25, 1979.
12. Shoemaker, R., Bailey, J., Janzen, E., and Wilson, D.G.: Routine castration in 568 draught colts: incidence of evisceration and omental herniation. Eq. Vet. J., *36*:336–340, 2004.
13. Thomas, H.L., Zaruby, J.F., Smith, C.L., and Livesey, M.A.: Postcastration eventration in 18 horses: the prognostic indicators for long-term survival (1985–1995). Can. Vet. J., *39*:764–768, 1998.
14. Van Der Velden, M.A., and Rutgers, L.J.E.: Visceral prolapse after castration in the horse: a review of 18 cases. Eq. Vet. J., *22*:9–12, 1990.
15. Walker, D.F., and Vaughan, J.T.: Bovine and Equine Urogenital Surgery. Philadelphia, Lea & Febiger, 1980.

## Criptorquidectomia por Abordagem Inguinal e Parainguinal

### Anatomia Relevante

No feto equino, os testículos descem da cavidade abdominal através do canal inguinal para o escroto pouco antes do nascimento ou até 2 semanas depois.[4] A entrada do canal a partir da cavidade abdominal, o anel inguinal profundo, está localizada na borda caudal do músculo oblíquo abdominal interno. O canal termina externamente em uma abertura na aponeurose do músculo oblíquo abdominal externo, chamada *anel inguinal superficial*. Se um ou ambos os testículos não alcançarem o escroto, podem ficar dentro do abdome ou no próprio canal, resultando em criptorquidismo. Quando os testículos passam pelo anel vaginal mas não chegam ao escroto, a condição é considerada criptorquidismo inguinal. Quando os testículos não passam pelo anel vaginal nem descem pelo canal inguinal, o criptorquidismo é abdominal. Nesse caso, o processo vaginal geralmente se desenvolve com o gubernáculo aderido e pode ser invertido na cavidade abdominal ou descer para o canal.[4] O criptorquidismo também pode ser uni ou bilateral e, nos casos inguinais, pode resolver-se espontaneamente depois de um ano ou mais após o nascimento. Equinos com testículo(s) abdominal(is) não apresentam resolução espontânea. Se a condição não se resolver, então é necessária a remoção do(s) testículo(s) retido(s).

A seção anterior contém mais detalhes sobre a anatomia pertinente a essa técnica. Tanto com relação à abordagem inguinal como à parainguinal, é fundamental um bom conhecimento da orientação das estruturas gonádicas para localizar corretamente os testículos. O cirurgião baseia-se principalmente na inserção entre a cauda do epidídimo e o processo vaginal.

## Indicações

A criptorquidectomia pode ser feita por meio de várias técnicas, usadas para remover tanto testículos retidos no abdome como no canal inguinal. As mais comuns são as técnicas inguinal, parainguinal e laparoscópica em estação, todas descritas a seguir.

Um exame retal no paciente criptorquídico pode revelar se o(s) testículo(s) está(ão) retido(s) na cavidade abdominal ou no canal inguinal. Testículos inguinais podem não ser palpáveis ao exame externo do canal inguinal. A palpação retal do ducto deferente através do anel inguinal indica se o testículo está ou não no canal inguinal.[1,3] Se o ducto deferente não puder ser palpado passando através do anel vaginal, considera-se que o testículo está dentro do abdome.[6] O exame retal não faz parte de nossa rotina antes da criptorquidectomia. Por causa da frequente alteração no comportamento nesses casos, os equinos costumam ficar irascíveis e, portanto, o risco de perfuração retal é maior. Ao contrário das éguas matrizes, esses animais não estão acostumados à palpação retal rotineira, o que aumenta ainda mais o risco. Cavalos da raça Árabe, por causa do ânus e do reto menores, podem ficar particularmente predispostos a esse problema.[2] Pode-se recorrer ao ultrassom transretal para diagnosticar um testículo intra-abdominal, mas mesmo assim nem sempre é possível encontrar o testículo.

## Anestesia e Preparação Cirúrgica

Coloca-se o animal em decúbito dorsal sob anestesia geral, que pode ser induzida com xilazina e cetamina e mantida com "gotejamento triplo" (ver Cap. 2). A área inguinal é preparada para cirurgia asséptica da forma rotineira e os campos cirúrgicos são colocados.

## Instrumentação

Bandeja para cirurgia geral
Pinça com gancho na ponta
Emasculador
Gancho de castração (abordagem parainguinal)

## Técnica Cirúrgica

### Abordagem Inguinal

Faz-se uma incisão de 12 a 15 cm sobre o anel inguinal externo, continuando através da fáscia superficial (o local da incisão está ilustrado na Fig. 10.2*A*). A dissecção cortante então é abandonada em favor da romba com as pontas dos dedos para separar a fáscia inguinal subcutânea e expor o anel inguinal externo. Grandes ramos da veia pudenda estão nessa região, devendo-se evitar traumatizar esses vasos. A dissecção prossegue além do anel inguinal externo e através do canal inguinal até o anel vaginal ser localizado com o dedo (Fig.

10.2B). No caso de criptorquidismo inguinal, o testículo contido dentro da túnica vaginal comum estaria localizado no canal nesse momento (Fig. 10.2C). Isola-se a túnica comum e retira-se o testículo conforme descrito antes para a castração normal. Em geral usa-se uma técnica de castração fechada.

Entretanto, no caso de criptorquidismo abdominal, o testículo pode não ser óbvio. Nessa situação, o anel vaginal é localizado introduzindo-se cuidadosamente pinças com gancho através do canal inguinal, com as lâminas posicionadas através do anel vaginal no processo vaginal (Fig. 10.2D). Pressiona-se a pinça parcialmente aberta contra o processo vaginal, fechando-a (Fig. 10.2E). A pinça prende o processo vaginal e o gubernáculo do testículo associado, e então ela é retirada (Fig. 10.2E). Essa é a parte crítica da técnica e a mais difícil para o cirurgião inexperiente, porque se for feita força excessiva o processo vaginal é rompido. O gubernáculo em forma de cordão pode então ser palpado dentro do processo vaginal evertido, rolando-o entre o polegar e o indicador. Quando se identifica o gubernáculo, abre-se o processo vaginal com tesoura de Metzenbaum (Fig. 10.2F) e o gubernáculo é agarrado com pinça Ochsner. A tração sobre o gubernáculo faz com que a cauda do epidídimo apareça (Fig. 10.2G). Em geral, a tração suave sobre o epidídimo puxa o testículo através do anel vaginal. Empurrar em torno do anel vaginal com os dedos ao mesmo tempo costuma ser suficiente para liberar o testículo, mas em alguns casos é necessário dilatar o anel vaginal.

Nesse momento, o testículo é identificado definitivamente (Fig. 10.2H) e emasculado (Fig. 10.2I). Às vezes, não é possível retrair o testículo suficientemente para fazer a emasculação, de modo que o cordão é ligado e o testículo, amputado. Se a abertura feita no processo vaginal para liberar o testículo for considerável e houver possibilidade de herniação intestinal, sutura-se o anel inguinal externo com fio sintético absorvível de diâmetro grosso com pontos simples interrompidos ou contínuos. A forte aponeurose do músculo oblíquo abdominal externo fica oposta à fáscia no lado oposto do anel. Fecha-se então o espaço morto com sutura de fio sintético absorvível 2-0. Também podem ser colocadas compressas de gaze estéreis sobre o anel inguinal externo (Fig. 10.2J) para prevenir herniação enquanto o edema normal oblitera o canal inguinal. Por fim, a pele é suturada com fio sintético absorvível, com pontos simples contínuos ou interrompidos, deixando-se pontas longas (Fig. 10.2J). Se a abertura no processo vaginal for pequena (apenas o suficiente para espremer o testículo trazendo-o através dela), em geral não é necessário pôr compressas de gaze. Com base em critérios cirúrgicos e alguma experiência, decide-se fazer isso ou não.

Essa técnica não pode ser empregada em certas situações, como quando a ruptura acidental do processo vaginal, do anel vaginal ou da parede medial do canal inguinal resulta na perda dos marcos vitais para o cirurgião ou o equino já tenha sido submetido a uma tentativa prévia de cirurgia. Em tais circunstâncias, a primeira alternativa é a exploração digital dos limites do anel vaginal para localizar o gubernáculo e o ducto deferente ou o epidídimo. Ocasionalmente, os testículos são encontrados durante essa exploração digital. Se esses métodos falharem em localizar os testículos, pode ser necessária a exploração manual do abdome com toda a mão, que pode entrar através de um anel vaginal dilatado (rompido) ou do músculo oblíquo abdominal interno, que forma a parede medial do canal inguinal e é fino e fácil de penetrar nessa localização. Caso não se encontre testículo ou epidídimo imediatamente, deve-se tentar localizar as ampolas no aspecto dorsal da bexiga e seguir cranialmente até o ducto deferente e o testículo. O término do ducto deferente sem epidídimo ou testículo sugere a ausência de um testículo.

### Abordagem Parainguinal

O equino é anestesiado e colocado em decúbito dorsal como descrito na abordagem inguinal. O abdome ventral é preparado assepticamente e os panos de campo são colocados deixando acesso às áreas inguinais, obtido mediante uma incisão de 10 cm através da pele paralela ao canal inguinal e a 4 cm axial dele (Fig. 10.2K). O canal inguinal é explorado como na abordagem inguinal (Fig. 10.2B) para se avaliar a presença de um testículo inguinal. Caso haja, é removido como descrito antes. Se não houver, faz-se uma incisão de comprimento semelhante na bainha do reto externo com lâmina montada em bisturi. É importante não fazer a incisão mais profundamente que a bainha. O reto abdominal é dividido por dissecção romba e a bainha do reto interno é penetrada da mesma forma junto com o peritônio. Coloca-se um gancho de castração através da incisão no espaço peritoneal, passando-se sua extremidade por toda a região do anel vaginal para pegar o gubernáculo (Fig. 10.2L e M), que é retirado do abdome fazendo-se tração até o testículo também ser removido do abdome e emasculado (Fig. 10.2N). Sutura-se a bainha do reto externo com pontos simples contínuos de poligliconato n° 1 (Fig. 10.2O). O tecido subcutâneo e a pele são suturados com pontos simples contínuos de fio sintético absorvível 2-0.

## Conduta Pós-operatória

Administra-se profilaxia para o tétano. Se tiverem sido usadas compressas de gaze, são removidas em 24 horas. Os pontos e a gaze são removidos, o equino tem alta e o proprietário recebe instruções para a rotina de manejo após castração. Se o canal inguinal tiver sido suturado, preferimos deixar o animal hospitalizado por 72 horas. Os equinos podem voltar a fazer exercício em duas semanas.

## Complicações e Prognóstico

As complicações pós-operatórias potenciais após essa cirurgia são as mesmas já descritas para a castração. Seu tratamento também é idêntico, devendo o leitor consultar o mesmo tópico na seção anterior deste capítulo, intitulada "Castração". As abordagens não invasivas aqui descritas são consideradas superiores à técnica invasiva, cujas complicações podem ser graves, ao passo que a complicação mais comum da técnica não invasiva é a falha em identificar o processo ou o anel inguinal. Apesar disso, há riscos inerentes associados à abordagem não invasiva, como traumatismo de estruturas abdominais ou clampeamento inadvertido do intestino em vez do processo vaginal. Pode ocorrer edema grave, mas que se resolve com hidroterapia. Ambas as técnicas resultam em prognóstico muito favorável. O autor prefere a abordagem parainguinal porque com ela é mais fácil aproximar-se da bainha externa do reto que do anel inguinal externo. A ablação escrotal e as técnicas de fechamento primário foram descritas aparentemente com poucas complicações, melhores resultados estéticos (menos edema no pós-operatório) e menos desconforto pós-operatório. Dispõe-se de mais detalhes sobre esses métodos, que podem ser vistos nos trabalhos 3 e 5 listados nas referências.

## Referências

1.  Adams, O.R.: An improved method of diagnosis and castration of cryptorchid horses. J. Am. Vet. Med. Assoc., *145:*439, 1964.
2.  Arnold, J.S., Meagher, D.M., and Loshe, C.L.: Rectal tears in the horse. J. Eq. Med. Surg., *2:*55, 1978.
3.  Barber, S.M.: Castration of horses with primary closure and scrotal ablation. Vet. Surg., *14:*2, 1985.
4.  Dyce, K.M., Sack, W.O., and Wensing, C.J.G.: Textbook of Veterinary Anatomy, 2nd Ed., Philadelphia, W.B. Saunders, 1996, pp. 565–567.
5.  Palmer, S.E., and Passmore, J.L.: Midline scrotal ablation for unilateral cryptorchid castration in horses. J. Am. Vet. Med. Assoc., *190:*283, 1987.
6.  Stickle, R.L., and Fessler, J.F.: Retrospective study of 350 cases of equine cryptorchidism. J. Am. Vet. Med. Assoc., *172:*343, 1978.

## Criptorquidectomia Laparoscópica

### Anatomia Relevante

As estruturas anatômicas relevantes nesse procedimento são as mesmas discutidas nas seções anteriores. No entanto, a perspectiva é diferente, devido à abordagem pelo flanco. O testículo irá pender da parede corporal dorsal na inserção do mesórquio e é muito fácil localizá-lo e identificá-lo, mesmo que tenham sido feitas tentativas cirúrgicas prévias.

## Indicações

A técnica é um método efetivo e menos invasivo de remoção de testículos criptorquídicos que a abordagem pelo flanco ou a inguinal. Os benefícios da laparoscopia em equinos incluem um tempo mais curto de convalescença, melhor visualização e exploração mais completa da cavidade abdominal. A técnica abrange o uso de ligaduras pré-atadas para facilitar a amputação intra-abdominal dos testículos criptorquídicos no equino em estação.

## Anestesia e Preparação Cirúrgica

Para procedimentos laparoscópicos no equino, o animal deve ficar em jejum antes da cirurgia para evitar que o conteúdo intestinal interfira na visualização do abdome. Em geral a cirurgia é feita com o animal preso e a cauda amarrada e fixada. Faz-se a preparação asséptica do flanco em questão ou de ambos para a cirurgia, dependendo da localização dos testículos retidos na cavidade abdominal. Nos animais com criptorquidismo bilateral ou quando a história de castração é incerta, ambos os flancos devem sempre ser preparados. Consegue-se a sedação com a administração intravenosa de xilazina (0,5 mg/kg) combinada com butorfanol (0,05 mg/kg). Obtém-se mais sedação com a infusão IV contínua de detomidina (20 mg em 1 l de líquidos poli-iônicos de reposição) por um cateter jugular ou com detomidina injetada no espaço epidural (40 g/kg de detomidina em um volume total de 10 a 12 ml com solução fisiológica estéril). A pele e a musculatura do flanco esquerdo é dessensibilizada com bloqueios locais (Fig. 10.2P) ou com um L invertido com substâncias, como lidocaína a 2% ou mepivacaína a 2% (ver Cap. 2).

## Instrumentação

Bandeja para cirurgia geral
3 a 4 curativos cirúrgicos
Pinças de campo adicionais
Telescópio (ver Cap. 3, "Instrumental Cirúrgico")
Fonte de luz com fio
Cateter urinário para éguas
Agulha Veress, cânula de teto ou cateter-trocarte
Trocartes rombos e pontiagudos
3 a 6 cânulas com 10 mm de diâmetro e 15 a 20 cm de comprimento
Tesoura laparoscópica serrilhada de 10 mm
1 a 2 pegadores com garras de 10 mm
Agulha para injeção laparoscópica
Passador de nó
Materiais para sutura endoscópica
Câmera de vídeo laparoscópica (opcional)

## Técnica Cirúrgica

Após a colocação dos panos de campo, faz-se uma incisão de 1 cm no flanco apropriado (no esquerdo em animais criptorquídicos do lado esquerdo, no direito naqueles com criptorquidismo do lado direito ou bilateral) na base da tuberosidade coxal, a meio caminho entre ela e a última costela. A incisão deve incluir a pele e a fáscia do músculo oblíquo abdominal externo. Introduz-se um cateter urinário para éguas ou uma cânula com 10 mm de diâmetro e 20 cm de comprimento com trocarte rombo através da incisão, direcionada para cima para a soldra oposta, através da parede corporal, em um movimento contínuo.[4] Confirma-se a presença no espaço peritoneal ouvindo-se o ar saindo do abdome. Adapta-se um tubo de insuflação à cânula e inicia-se a insuflação de $CO_2$. Caso se use uma cânula laparoscópica, pode-se inserir o laparoscópio para confirmar a presença no espaço peritoneal. O abdome é insuflado a uma pressão de 12 a 15 mm Hg.[2] São estabelecidos um segundo e um terceiro portais a 10 cm dorsal e ligeiramente rostrais a 10 cm ventral, respectivamente ao primeiro portal (Fig. 10.2P). O laparoscópio é colocado no portal mais dorsal, explorando-se o abdome. Os instrumentos podem ser colocados nos portais médio ou ventral para elevar o cólon menor, para se observar a área inguinal oposta e determinar a localização dos testículos. Identifica-se o testículo ipsolateral (Fig. 10.2Q), agarrando-o e infiltrando lidocaína a 2% no mesórquio com a agulha de injeção laparoscópica. Dá-se um nó corrediço laparoscópico (com poligliconato nº 1) com um passador de nó colocado em uma cânula redutora de 5 mm inserida na cânula média.[1,3] A alça é avançada no abdome e uma das garras do pegador é colocada na cânula ventral, através da alça, agarrando o testículo. A alça é colocada sobre o testículo no mesórquio e apertada (Fig. 10.2R). A extremidade longa da sutura é cortada e o mesórquio é transeccionado distal ao nó. Observa-se o pedículo para ver se há sangramento (Fig. 10.2S).

Em geral uma única ligadura é suficiente, mas se necessário pode-se fazer uma segunda. Nos casos de criptorquidismo bilateral, geralmente é possível remover o testículo direito pelo lado esquerdo depois de colocar uma cânula nº 4 no flanco esquerdo e levantar o cólon menor.[4] Após amputar o testículo, aumenta-se a incisão mais ventral e retira-se o testículo. A fáscia do oblíquo abdominal externo é suturada com pontos simples contínuos de poligliconato nº 0 e a pele com fio sintético inabsorvível.

## Conduta Pós-operatória

Em geral, o tempo de convalescença de procedimentos laparoscópicos é mais curto que com outras abordagens. O equino deve ficar em confinamento por 3 dias e em seguida pode voltar à plena atividade em termos de exercícios. Se apenas um testículo estava na cavidade abdominal e o outro foi removido pela castração padrão, o animal deve começar a caminhar com ajuda 24 horas após a cirurgia.

## Complicações e Prognóstico

As complicações que têm sido encontradas com esse procedimento incluem peritonite, infecção da ferida, perfuração intestinal e hemorragia. Nas mãos de um cirurgião habilidoso, o prognóstico da criptorquidectomia laparoscópica é muito bom, porque a técnica geralmente é considerada menos invasiva que outras abordagens. O tempo de recuperação e a contaminação são menores com essa técnica, e os testículos abdominais podem ser vistos e extraídos com mais facilidade.

## Referências

1. Carpenter, E.M., Hendrickson, D.A., James, S., Franke, C., Frisbie, D., Trostle, S., and Wilson, D.: A mechanical study of ligature security of commercially available pre-tied ligatures versus hand tied ligatures for use in equine laparoscopy. Vet. Surg., 35:55–59, 2006.
2. Fischer, A.T.: Equine Diagnostic & Surgical Laparoscopy. Philadelphia, W.B. Saunders, 2001.
3. Shettko, D.L, Frisbie, D.D., and Henrickson, D.A.: A comparison of knot security of commonly used hand-tied laparoscopic slipknots. Vet. Surg., 33:521–524, 2004.
4. Trumble, T., and Hendrickson, D.A.: Standing male equine urogenital endoscopic surgery. Vet. Clin. North Am.: Eq. Pract., 16:269–284, 2000.

## Operação de Caslick para Pneumovagina na Égua

## Anatomia Relevante

A genitália externa da égua compreende o períneo e a vulva. O períneo corresponde à área que se estende da base da cauda até a comissura ventral da vulva.[3] Entre o ânus e a vulva está o corpo perineal, formado por fibras musculares do esfíncter anal externo e do músculo constritor da vulva.[3] A vulva consiste em dois lábios, que se encontram nas comissuras ventral e dorsal, e clitóris. Normalmente, os lábios são mantidos unidos na fenda vulvar pelo par de músculos constritores da vulva. Na maioria das éguas, a maior parte da vulva está localizada ventral ao assoalho pélvico. Algumas éguas, em particular de raças de puro-sangue, terão a vulva em uma orientação ligeiramente mais dorsal, o que pode interferir no fechamento da fenda vulvar e resultar em aspiração de ar, endometrite e esterilidade.

O vestíbulo é o término do trato genital interno e conecta a vulva à vagina. Normalmente, o vestíbulo faz um declive dorsal em direção cranial e estende-se até a prega transversa, que é o remanescente do hímen na junção da vagina com o vestíbulo.[5] Identifica-se a prega transversa de mucosa aproximadamente 5 a 10 cm cranial à margem da pelve no assoalho da vagina (Fig.

10.4*B*). O orifício uretral abre-se logo caudal à prega transversa e sob ela. Cranial à prega transversa, a vagina continua no fórnix da cérvix. A maior parte da vagina é retroperitoneal, com exceção da parte cranial, que fica encoberta pelo peritônio.

## Indicações

A operação de pneumovagina na égua visa prevenir a aspiração involuntária de ar para a vagina. A pneumovagina é causada pelo fechamento defeituoso dos lábios vulvares como resultado de má conformação ou lesão. Éguas com os lábios vulvares na direção do ânus são propensas a vaginite, cervicite, metrite e infertilidade devido à contaminação do material aspirado através da vulva. Éguas idosas, magras, debilitadas e com o ânus encolhido em geral são mais propensas a pneumovagina. Pelo menos 80% dos lábios vulvares devem estar localizados em posição ventral ao assoalho pélvico, e a vedação vulvar deve ter pelo menos 2,5 cm de profundidade e ser resistente à ruptura. Além disso, os lábios devem estar em um ângulo de pelo menos 80° ou quase perpendiculares à horizontal.[1] Lesões ocorridas durante a monta ou o parto também podem resultar em pneumovagina porque a pele e a mucosa dos lábios ficam deformadas, resultando em má vedação. Algumas éguas, especialmente em corridas, podem aspirar ar mesmo tendo uma boa conformação vulvar, enquanto outras podem ter os lábios vulvares sobrepostos, com conformação relativamente boa. Tais éguas também são candidatas à operação de Caslick, que é feita ainda combinada com outra cirurgia do períneo da égua, como o reparo de lacerações perineais de primeiro, segundo e terceiro graus.[4]

## Anestesia e Preparação Cirúrgica

A operação da Caslick é feita com anestesia local mediante infiltração direta da margem labial vulvar. É melhor fazê-la com o animal preso, caso em que o perigo para a égua e o operador são mínimos; em algumas éguas é preciso usar o cachimbo e ocasionalmente tranquilização. Antes da cirurgia, as fezes devem ser removidas manualmente do reto e a cauda deve ser envolta em atadura e fixada afastada do campo cirúrgico. Deve-se fazer uma limpeza abrangente da região perineal com uma solução desinfetante suave, removendo-se todos os traços da solução enxaguando bem com bastante água. São recomendadas toalhas de algodão ou papel, em vez de escova. Usam-se aproximadamente 5 ml de anestésico para infiltração de cada lado (Fig. 10.3*A* e *B*).

Após dessensibilização da extensão necessária de junção mucocutânea da vulva com os lábios, faz-se a preparação final do campo cirúrgico com antisséptico adequado, não irritante, aplicado com algodão ou compressas de gaze.

## Instrumentação

Bandeja para cirurgia geral

## Técnica Cirúrgica

Com tesoura, o cirurgião remove uma tira de mucosa de aproximadamente 3 mm de largura de cada lábio vulvar (Fig. 10.3*C*). Para facilitar a retirada do tecido, usa-se pinça para pegar a tira de tecido e fazer pressão para baixo para esticar a área. Um erro comum é remover muito tecido. Por isso, muitos profissionais agora usam uma lâmina de bisturi para criar uma borda lisa (Fig. 10.3*E*). Na maioria das éguas, essa operação tem de ser feita por anos sucessivos e, se for removido tecido em excesso, os reparos subsequentes serão mais difíceis. A extensão de vulva e lábios a suturar varia, e depende da conformação da égua, podendo ser a metade superior da vulva até 70% de seu comprimento. Assim que o tecido é removido com tesoura, ou feita a incisão com bisturi, em geral a superfície cruenta é mais larga que se esperava porque as bordas do tecido sob tensão se retraem (Fig. 10.3*D*). Essa tensão deve-se ao edema causado pela infiltração local do anestésico. O sangramento em geral é mínimo nessas margens.

Após remover a tira de tecido com tesoura ou bisturi, as margens cruentas são colocadas em aposição com pontos contínuos simples (Fig. 10.3*F*), dando-se preferência a um fio não capilar inabsorvível como náilon 2-0 ou polipropileno 2-0. Sutura de colchoeiro vertical, interrompida simples e contínua entrelaçada e clipes de Michel também têm sido usados com sucesso. O tipo de sutura depende da preferência individual, mas as bordas cruentas devem estar em boa aposição, qualquer que seja o tipo de sutura empregado (Fig. 10.3*G*). Grampos na pele também têm sido usados com sucesso sem remoção prévia da mucosa.[2]

Para evitar estresse excessivo na linha de sutura em sua extremidade ventral durante a monta ou o exame com espéculo, pode-se fazer um ponto ventral ao fechamento de Caslick.

A área onde o ponto é feito é dessensibilizada e infiltrada até 2 cm em todas as direções a partir de onde ficará a sutura (Fig. 10.3*G*). Com fita umbilical estéril, o cirurgião faz o único ponto interrompido na parte mais ventral da operação de Caslick (Fig. 10.3*H*). O ponto não deve ser tão ventral de maneira que venha a interferir na monta, nem tão frouxo que possa lacerar o pênis do garanhão (Fig. 10.3*I*). Pode-se evitar a penetração excessiva do pênis do garanhão durante a cobertura natural em éguas com operação de Caslick usando uma proteção no mesmo.[1]

## Conduta Pós-operatória

Em geral, não estão indicados antibióticos tópicos ou sistêmicos no pós-operatório. Os pontos são retirados em 7 a 10 dias.

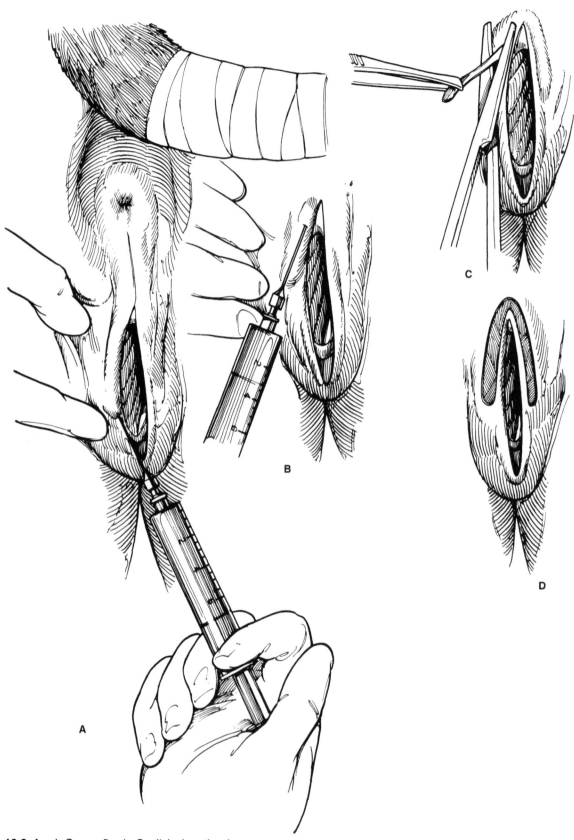

**Fig. 10.3** A a I, Operação de Caslick. (*continua*)

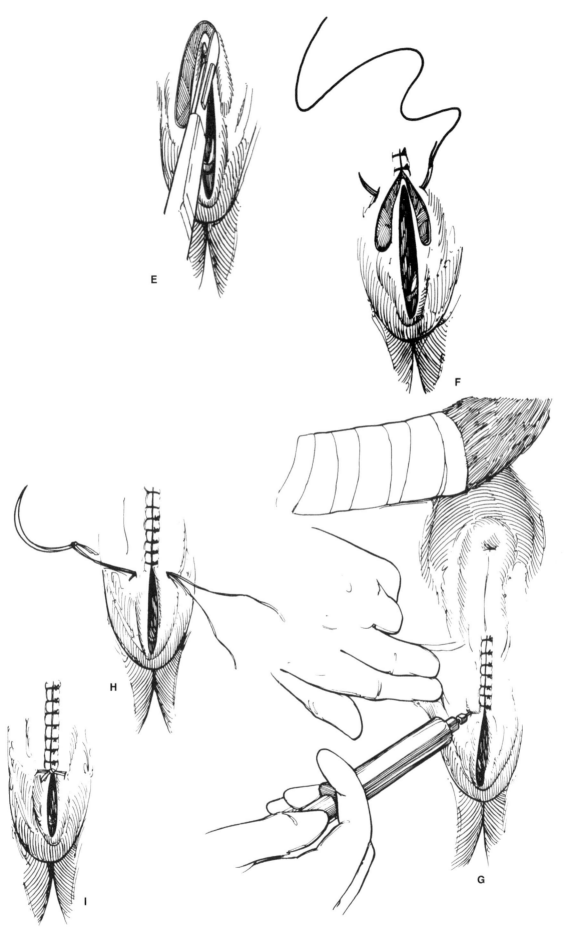

**Fig. 10.3** Continuação.

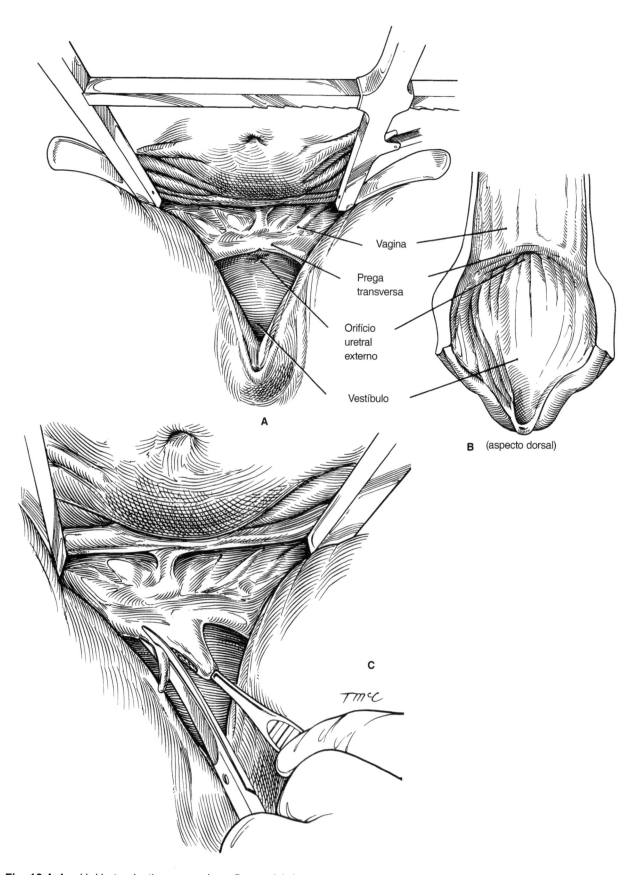

**Fig. 10.4** A a H, Uretroplastia por recolocação caudal da prega transversa. (*continua*)

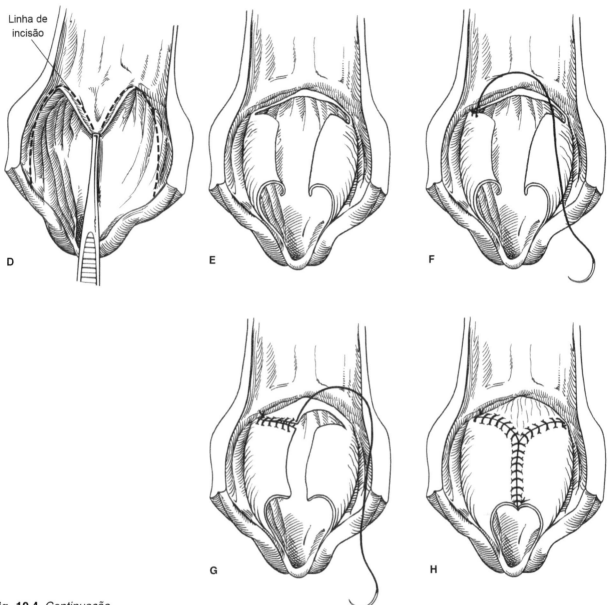

**Fig. 10.4** *Continuação.*

Para evitar dano desnecessário durante o parto, os lábios vulvares devem ser separados cirurgicamente (episiotomia) e a operação de Caslick feita 1 ou 2 dias depois do parto. Também pode ser necessário separar os lábios durante cobertura natural ou manipulações do trato reprodutivo para exame ou tratamento. Se os lábios forem separados por alguma razão, a operação de Caslick deve ser refeita na primeira oportunidade, para evitar pneumovagina.

## Complicações e Prognóstico

As complicações desse procedimento incluem a recorrência de pneumovagina e deiscência da ferida. Certas éguas podem ser candidatas a outros procedimentos, como episioplastia e cirurgia para acúmulo de urina, a fim de se obter o máximo de fertilidade.[4] Uma égua que ainda tenha aerofagia vaginal após a operação de Caslick deve ser considerada candidata a outra cirurgia. Animais com a região perineal encolhida abaixo da tuberosidade isquiática em que a comissura dorsal da vulva fica horizontal, com deslocamento rostral do ânus, podem não melhorar só com a cirurgia de Caslick. Éguas mais velhas multíparas parecem mais propensas a essa condição, especialmente se estiverem debilitadas.

### Referências

1. Ansari, M.M.: The Caslick operation in mares. Compend. Contin. Educ. Pract. Vet., 5:107, 1983.
2. Candle, A.B., et al.: Skin staples for non-scarified Caslick procedures. Vet. Med., 78:782, 1983.

3. Dyce, K.M., Sack, W.O., and Wensing, C.J.G.: Textbook of Veterinary Anatomy, 2nd Ed. Philadelphia, W.B. Saunders, 1996, pp. 551–572.
4. McIlwraith, C.W., and Turner, A.S.: Equine Surgery: Advanced Techniques, 2nd Ed. Baltimore, Williams & Wilkins, 1998.
5. Woodie, B.: Vulva, vestibule, vagina, and cervix. *In* Equine Surgery, 3rd Edition. Edited by J.A. Auer and J.A. Stick. St. Louis, Saunders, 2006, p. 835.

## Uretroplastia por Relocalização Caudal da Prega Transversa

### Anatomia Relevante

O orifício uretral abre-se na porção caudal debaixo da prega transversa (o remanescente do hímen na junção da vagina com o vestíbulo). A prega transversa de mucosa é identificada a aproximadamente 5 a 10 cm cranial à margem da pelve, no assoalho da vagina (Fig. 10.4B). Outras partes da anatomia relevante já foram discutidas em outras seções neste capítulo.

### Indicações

Essa técnica reconstrutora está indicada para o tratamento do acúmulo de urina na vagina, também conhecido como *refluxo vesicovaginal*. Esse problema é mais comum em éguas idosas multíparas quando a vagina delas encolhe. O assoalho ventral da vagina se inclina em direção cranioventral e o líquido uterino e a urina se acumulam no fórnix da vagina, em torno da cérvix, podendo resultar em vaginite, cervicite, endometrite e esterilidade permanente ou temporária. O objetivo dessa operação é promover a evacuação caudal da urina e evitar seu acúmulo na vagina.

### Anestesia e Preparação da Cirurgia

A cirurgia é feita com a égua em estação e contida. Usam-se tranquilização e anestesia epidural. Se os anestésicos epidurais não fizerem efeito, pode-se proceder à infiltração do campo cirúrgico. A cauda é envolta em atadura e afastada do campo cirúrgico. O vestíbulo e a vagina são irrigados com solução diluída de iodo com povidona (isso não faz parte da rotina de todos os cirurgiões), e a área perineal é preparada para cirurgia asséptica. A bexiga deve ser esvaziada com cateter de Foley. O cirurgião pode escolher deixar o cateter no lugar durante a cirurgia para ajudar a identificar a incisão e assegurar-se de que dispõe de tecido adequado para o fechamento.

### Instrumentação

Instrumental cirúrgico de cabos longos
Afastador autorretentor (Glasser)
Cateter de Foley

## Técnica Cirúrgica

Coloca-se um afastador autorretentor (Glasser) na vulva para expor a área cirúrgica (Fig. 10.4A). Instrumentos de cabos longos facilitam o desempenho nesse procedimento. A prega transversa é agarrada no seu centro com um par de pinças e retraída em direção caudal, aproximadamente 5 cm, com tensão moderada (Fig. 10.4C e D). A linha pontilhada na figura indica a linha de ressecção da mucosa. Com tesoura curva ou bisturi, o cirurgião remove a borda lateral ou faz a transecção, respectivamente, da prega transversa retraída a partir do ponto de inserção da pinça na junção da prega com a parede vestibular (Fig. 10.4C e D).[1] Usa-se então lâmina montada no bisturi para alongar a incisão da junção da prega e da parede vestibular em uma linha horizontal aos lábios vulvares. É preciso que a incisão seja dorsal o bastante para que os dois retalhos laterais possam ser suturados juntos sem tensão. Faz-se uma incisão semelhante do lado direito (Fig. 10.4E). A linha de sutura é iniciada no canto lateral esquerdo da incisão (Fig. 10.4F). A mucosa é invertida no ponto médio da prega uretral. Uma segunda linha de sutura é iniciada na parede lateral direita e fechada da mesma forma à esquerda. Quando a segunda linha de sutura encontra a primeira, é levada através da extremidade das pregas dissecadas para formar um fechamento em forma de "Y" (Fig. 10.4H).[1]

É importante que a prega transversa fique com o mínimo de tensão ao ser suturada nessa nova posição, pois, do contrário, a cirurgia irá falhar, por causa da necrose por pressão nos pontos. Além disso, a sutura da prega transversa não deve ultrapassar 2 cm do assoalho do vestíbulo ou a prega pode rasgar durante a cópula. Também é importante que a nova abertura uretral tenha tamanho suficiente para não restringir o fluxo de urina normal.

## Conduta Pós-operatória

Providencia-se a profilaxia para o tétano e institui-se um esquema de antibióticos sistêmicos. A operação de Caslick é feita ao mesmo tempo que a uretroplastia. A vagina não pode sofrer interferência por 2 semanas. Após a cirurgia, as éguas não devem ter atividade sexual por 30 a 60 dias, tempo durante o qual qualquer infecção uterina deve ser tratada. Quando possível, deve-se recorrer à inseminação artificial.

## Complicações e Prognóstico

As complicações desse procedimento incluem falha em acabar com o acúmulo de urina secundário à falha da linha de sutura.

Em geral essa técnica é eficaz no sentido de eliminar o acúmulo de urina em éguas com uma inclinação vaginal de 5 a 30°.[2] Em éguas com uma inclinação maior, o prognóstico é menos favorável.

## Referências

1. McKinnon, A.O., and Beldon, J.O.: A urethral extension technique to correct urine pooling (vesicovaginal reflux) in mares. J. Am. Vet. Med. Assoc., *192*:647–650, 1988.
2. Monin, T.: Vaginoplasty: A surgical treatment for urine pooling in the mare. *In* Proceedings of the 18th Annual Convention of the American Association of Equine Practitioners in 1972:1973, p. 99.

## Cesariana na Égua

### Anatomia Relevante

O comprimento do corpo uterino na égua varia de 18 a 20 cm e ele ocupa tanto o espaço retroperitoneal como o peritoneal.[15] A cérvix, cujo comprimento varia de 5 a 8 cm, está dentro da cavidade pélvica, dorsal à bexiga e à uretra. O lúmen do canal cervical é revestido por pregas longitudinais de mucosa que emergem com as pregas endometriais no corpo do útero.[15] Os cornos uterinos têm aproximadamente 20 a 25 cm de comprimento e estão suspensos pelo mesométrio, ou ligamento largo. A placenta equina tem uma inserção difusa, e a margem de corte do útero é propensa a sangramento.

A parede uterina é constituída por três camadas principais: a túnica mucosa, a muscular e a serosa, conhecidas como *endométrio*, *miométrio* e *perimétrio*, respectivamente.[15] O endométrio mais interno reveste o lúmen e consiste principalmente em tecido epitelial e glandular. O miométrio contém uma camada altamente vascularizada e uma fina longitudinal de músculo liso. A serosa é a camada mais externa, composta por peritônio visceral e duas bainhas peritoneais do mesométrio.

A artéria uterina, ramo uterino da artéria ovariana, e o ramo uterino da artéria vaginal suprem o útero de sangue e estão contidos dentro do ligamento largo.

### Indicações

Essa operação está indicada para o tratamento de vários tipos de distocias na égua; as indicações mais comuns são apresentação transversa,[12,13] alguns casos de torção uterina,[11,13] ruptura uterina[3] e a produção de potros gnotobióticos.[1] Embora o melhor tratamento para a torção uterina seja a laparoscopia pelo flanco com a égua em estação com o reposicionamento manual do útero grávido, uma celiotomia na linha média ventral está indicada se a égua for irascível, o útero estiver rompido ou a torção não puder ser corrigida com o animal em estação. Em tais casos, faz-se primeiro a histerotomia, o que facilita a correção da torção.[11]

Em muitos casos de distocia também se recorre à manipulação fetal com a égua sob anestesia geral ou fetotomia, se o feto for considerado inviável. O método usado para cuidar do problema em geral depende da experiência e da preferência do clínico. Manipulações e tentativas repetidas de fetotomia podem lesar a mucosa sensível que reveste a vagina e a cérvix, resultando em lacerações do trato genital, e comprometer a futura saúde reprodutiva da égua.[4] Se o cirurgião não tiver o equipamento, não estiver familiarizado com a técnica ou não contar com a ajuda de um anestesista, uma cesariana pode ser a melhor opção, mas não deve ser considerada o último recurso em éguas.

### Anestesia e Preparação Cirúrgica

Vários esquemas anestésicos têm sido defendidos, no esforço de minimizar a depressão fetal. A anestesia epidural combinada com hidrato de cloral e guaifenesina e uma abordagem cirúrgica oblíqua baixa pelo flanco têm sido usadas com sucesso na Europa.[12,13] Preferimos uma abordagem pela linha média ventral do abdome, feita com a égua sob anestesia geral. Embora uma incisão no flanco seja adequada para corrigir a torção do útero, a pequena fossa paralombar a torna má escolha para a cesariana.

A indução anestésica com guaifenesina, com ou sem tiamilal sódico, é preferida àquela com tiobarbitúrico. O meto-hexital sódico como agente indutor é superior ao tiopental sódico por proporcionar a obtenção de potros gnotobióticos vivos à cesariana.[1] A indução com xilazina (0,8 mg/kg IV), seguida por uma injeção de solução de cetamina (2,2 mg/kg IV) com diazepam (0,04 mg/kg IV) e a manutenção com halotano e oxigênio tem dado resultados consistentes e satisfatórios.[1,8] O nível de halotano necessário para manutenção da anestesia pode ser minimizado com a infiltração local na incisão da linha média ventral. Muitas vezes o potro já está morto por causa da distocia protraída e da involução avançada do útero quando é feita a cesariana, mesmo que o esquema anestésico seja considerado o melhor para a égua.

O uso de halotano como agente anestésico tem sido associado a maior sangramento pela incisão uterina, associado por sua vez à congestão dos vasos do miométrio e mais significativo nas espécies com placentação difusa. Em um estudo experimental de cesarianas em éguas, aquelas anestesiadas com halotano tiveram maior sangramento do que as anestesiadas com metoxiflurano.[7] No entanto, caso se faça uma sutura circular da margem da incisão, os problemas de sangramento são evitados e o halotano continua sendo um anestésico seguro.

Caso se use a abordagem pela linha média ventral, a égua é colocada em decúbito dorsal e preparada com tricotomia para cirurgia asséptica da forma rotineira. De acordo com o estado sistêmico da paciente, administram-se terapia hídrica e medicação apropriadas.

### Instrumentação

Bandeja para cirurgia geral

## Técnica Cirúrgica

Penetra-se no abdome através de uma incisão na linha média ventral, usada para laparotomia na linha média ventral descrita no Cap. 12, "Cirurgia Dentária e Gastrintestinal em Equinos". Localiza-se o útero contendo o feto e escolhe-se um local para a incisão sobre um dos membros, como na cesariana em vacas. Exterioriza-se ao máximo essa área para minimizar a contaminação da cavidade peritoneal. Deve-se escolher um membro mais cranial, do contrário pode ser difícil aproximar a incisão da histerotomia por causa da retração caudal do útero assim que o feto for removido. O útero é incisado com bisturi e o potro é retirado. A menos que o alantocórion já esteja separado ou tenha se soltado com facilidade, deve ser deixado no útero.

Antes de fechar o útero após uma cesariana, quaisquer grandes vasos sangrantes devem ser ligados. O alantocórion é separado por uma distância de 2 a 5 cm da margem da incisão uterina e faz-se uma sutura contínua com fio sintético de absorção rápida (Caprosyn) em torno de toda a margem da incisão uterina para obter-se hemostasia (Fig. 10.5, detalhe).[8] A técnica consiste em pontos simples contínuos que penetram todas as camadas do útero, o que é necessário porque o endométrio equino está inserido apenas frouxamente no miométrio, havendo pouca hemostasia natural no caso das grandes veias subendometriais. Além disso, o halotano pode causar congestão dessas veias. É praticamente impossível controlar o sangramento com pinçamento e ligadura. Se tiver ocorrido ruptura uterina, pode ser desnecessária uma sutura contínua para cessar o sangramento porque a hemorragia pode ter acabado.[3] Fecha-se o útero com uma sutura invertida de pontos duplos de poligliconato n° 1 (Maxon) ou lactômero 9-1 n° 2 (Polysorb) (Fig. 10.5). Embora no passado tenham sido defendidas suturas hemostáticas para reduzir a hemorragia em locais de histerotomia, estudos recentes sugerem que essa prática não diminui a incidência de anemia, e o tempo para fazer essas suturas pode sobrepujar quaisquer benefícios,[2,5] mas o autor continua a usá-las.

O abdome é suturado como na laparotomia ventral em equinos, descrita no Cap. 12. Deve-se ter muito cuidado ao separar o alantocórion na margem da incisão uterina e evitar sua inclusão nas linhas de sutura. Se tiver ocorrido ruptura, está indicada lavagem abundante do abdome com solução fisiológica morna durante a cirurgia, por causa do maior risco de contaminação proveniente do conteúdo uterino.[3]

## Conduta Pós-operatória

Profilaxia contra o tétano, antibióticos e ocitocina são administrados. A terapia hídrica apropriada prossegue ou é instituída se a paciente tiver comprometimento sistêmico.

Assim que a égua fique em estação e seja seguro ordenhá-la, deve-se obter colostro para dar ao potro, que deve ser levado até ela logo que esteja estável o suficiente sobre os pés, sem oferecer perigo para o potro. Nos 5 a 7 dias subsequentes, está indicado um

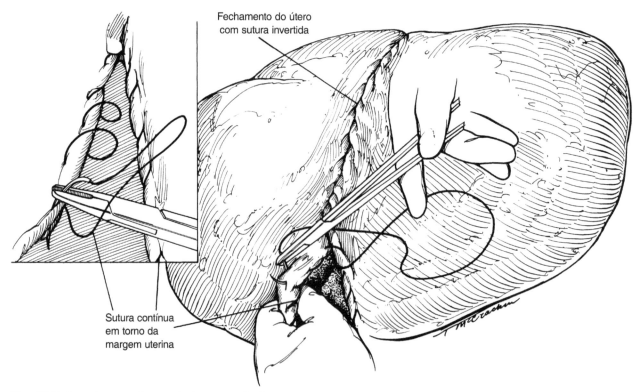

**Fig. 10.5** Cesariana na égua e fechamento do útero.

exame retal ou vaginal para avaliar o tamanho do útero.

A retenção prolongada da placenta é preocupante na égua, que deve ser monitorada e receber tratamento para retenção das membranas fetais se necessário. A tração forçada imediata da placenta deve ser evitada caso o útero esteja virado, especialmente em éguas com ruptura uterina. Em geral a placenta é eliminada espontaneamente. Se não for, a remoção manual delicada separando-a da parede uterina pode estar indicada.[3]

## Complicações e Prognóstico

Nas mulheres, a infecção pós-operatória pode ser reduzida com antibióticos profiláticos, mesmo quando esses fármacos são administrados no período pós-operatório imediato, em vez de no pré-operatório.[9] Embora a transferência indesejável de antibióticos para os lactentes seja preocupante, não vemos razão para não começar a administrá-los a éguas no pré-operatório. Anemia e sangramento no local da histerotomia são complicações comuns e sérias após cesarianas. Um estudo mostrou uma taxa de prevalência de 22% dessa complicação.[6] Embora não seja comum, sangramento de artérias uterinas pode também ocorrer e ser fatal. Retenção da placenta, metrite, lacerações uterinas, vaginais ou cervicais, colite, peritonite, queda da fertilidade e deiscência da ferida estão entre algumas das outras complicações relatadas possíveis após cesariana.[5,14] Delas, provavelmente a retenção da placenta e a queda da fertilidade são as mais comuns.

O prognóstico em termos de sobrevida da égua após cesariana eletiva é muito bom e próximo de 100% na literatura.[5,14] Foi relatada uma taxa de 85% de sobrevida em éguas submetidas a cesariana para correção de distocia. As taxas de sobrevida de potros nascidos por cesariana para a correção de distocia é menos promissora; a maior parte da literatura registra uma taxa aproximada de 30%, bastante influenciada pela duração e pela gravidade da distocia. A separação prematura da placenta pode causar asfixia e morte fetal,[14] o que se evidencia pela taxa de sobrevida muito maior de potros nascidos por cesariana eletiva.[14]

Embora se use com sucesso uma abordagem de laparotomia oblíqua baixa pelo flanco na Europa,[12,13] acreditamos que a abordagem pela linha ventral proporciona melhor exposição e menos complicações durante a cicatrização da incisão. Como discutido no Cap. 12 sobre laparotomia, o temor de deiscência ou herniação após o uso dessa abordagem é infundado.

## Referências

1. Edwards, G.B., Allen, W.D., and Newcomb, J.R.: Elective caesarean section in the mare for the production of gnotobiotic foals. Eq. Vet. J., 6:122, 1974.

2. Embertoson, R.M.: The indications and surgical techniques for cesarean section in the mare. Eq. Vet. Educ., 4:31–39, 1992.
3. Fischer, A.T., and Phillips, T.N.: Surgical repair of a ruptured uterus in five mares. Eq. Vet. J., 18:153, 1986.
4. Frazor, G.S.: Fetotomy technique in the mare. Eq. Vet. Educ., 13:151–159, 2001.
5. Freeman, D.E., Hungerford, L.L., Schaeffer, D., Lock, T.F., et al.: Caesarean section and other methods for assisted delivery: comparison of effects on mare mortality and complications. Eq. Vet. J., 31:203–207, 1999.
6. Freeman, D.E., Johnston, J.K., Baker, G.J., Hungerford, L.L., and Lock, T.F.: An evaluation of the haemostatic suture in hysterotomy closure in the mare. Eq. Vet. J., 31:208–211, 1999.
7. Heath, R.B.: Personal communication, 1980.
8. Hopper, S.A.: Equine cesarean section for acute dystocia. In Proceedings of the 11th Annual American College of Veterinary Surgeons in 2001, pp. 183–188.
9. Itskovitz, J., Paldi, E., and Katz, M.: The effect of prophylactic antibiotics on febrile morbidity following cesarean section. Obstet. Gynecol., 53:162, 1979.
10. Juzwiak, J.S., Slone, D.E., Santschi, E.M., and Moll, H.D.: Cesarean section in 19 mares: results and postoperative fertility. Vet. Surg., 19:50–52, 1990.
11. Pascoe, J.R., Meagher, D.M., and Wheat, J.D.: Surgical management of uterine torsion in the mare: a review of 26 cases. J. Am. Vet. Med. Assoc., 179:351, 1981.
12. Vandeplassche, M., et al.: Caesarean section in the mare. In Proceedings of the 23rd Annual Convention of the American Association of Equine Practitioners in 1977:1978, p. 75.
13. Vandeplassche, M., et al.: Some aspects of equine obstetrics. Eq. Vet. J., 4:105, 1972.
14. Watkins, J.P., Taylor, T.S., Day, W.C., and Varner, D.D.: Elective cesarean section in mares: eight cases (1980–1989). J. Am. Vet. Med. Assoc., 197:1639–1645, 1990.
15. Wenzel, J.G.W.: Anatomy of the uterus, ovaries, and adnexa. In Large Animal Urogenital Surgery, 2nd Ed. Edited by D.F. Wolfe and D.H. Moll. Baltimore, Williams & Wilkins, 1999.

## Circuncisão do Pênis

## Anatomia Relevante

O pênis do equino é musculocavernoso e pode aumentar até três vezes de tamanho durante a ereção. Há dois espaços cavernosos na haste: o corpo cavernoso, formado pela união dos dois pilares, e o corpo esponjoso, que dá origem à glande peniana cranialmente. Esses corpos eréteis estão encapsulados em uma camada fibroelástica espessa chamada *túnica albugínea*.

O pênis está inserido caudalmente no arco isquiático da pelve por um par de pilares (*crura*). O processo uretral está localizado na fossa da glande, a depressão ventral do aspecto cranial da glande. A entrada para a bainha interna do prepúcio denomina-se *anel prepucial*, na borda cranial da prega prepucial.

## Indicações

Essa operação está indicada para a extirpar neoplasias, granulomas (inclusive aqueles associados a infestação repetida por habronema) e tecido cicatricial ou espessamento crônico da membrana prepucial que impeça a retração do pênis.[1,2] Lesões circunscritas do anel prepucial podem requerer apenas a mera remoção cirúrgica e sutura das margens cutâneas. Lesões mais extensas podem causar deformidade e, consequentemente, remove-se um anel inteiro de tecido.

## Anestesia e Preparação Cirúrgica

O equino é posicionado em decúbito dorsal sob anestesia geral, o pênis é mantido em extensão com pinças de campo ou um chumaço de gaze em torno do colo da glande e a área cirúrgica é preparada e coberta para cirurgia asséptica. O cateterismo da uretra e o uso de um torniquete são opcionais.

## Instrumentação

Bandeja para cirurgia geral
Cateter para garanhão
Torniquete

## Técnica Cirúrgica

A Fig. 10.6A mostra uma lesão na membrana prepucial interna com as linhas de incisão demarcadas. Se a lesão envolver a borda cranial do prepúcio internamente, a retração do revestimento interno será essencial antes de fazer as incisões. A colocação de um torniquete proximalmente melhora a visualização no momento da cirurgia. São feitas duas incisões cutâneas circunferenciais, uma cranial e uma caudal à lesão (Fig. 10.6B), e a membrana prepucial é tensionada com uma pinça de campo. Um plano de dissecção superficial à fáscia profunda do pênis é encontrado, e o tecido entre as duas incisões circunferenciais é removido. Uma terceira incisão longitudinal conectando as duas circunferenciais facilita a dissecção. É preciso cuidado para não cortar os grandes vasos subcutâneos em torno do pênis durante a dissecção romba. É necessário ligar uma veia subcutânea de cada lado do pênis. Assim que o tecido entre as duas incisões circunferenciais é removido, são deixadas duas margens cutâneas saudáveis proximal e distalmente, prontas para aposição (Fig. 10.6C). As bordas são unidas e suturadas com uma camada de pontos interrompidos simples de glicômero 631 nº 2 (Biosyn) (Fig. 10.6D). Caso se use uma camada subcutânea, não se tenta fixá-la à túnica albugínea subjacente.

## Conduta Pós-operatória

Administra-se profilaxia contra o tétano e antibióticos são recomendados no pós-operatório. O equino caminha com auxílio para ajudar a minimizar o edema prepucial, podendo-se retirar os pontos em 14 dias. Se a cirurgia for feita em um garanhão, o animal deve ficar isolado das éguas por 3 a 4 semanas.[2]

## Complicações e Prognóstico

A complicação primária que pode ocorrer durante esse procedimento é hemorragia leve, que em geral pode ser evitada pela ligadura dos vasos maiores e a cauterização dos menores. Podem ocorrer infecção e deiscência da sutura se o garanhão não for impedido de ter atividade sexual no período pós-operatório. O prognóstico do procedimento costuma ser bom, desde que a lesão não tenha envolvido as túnicas subjacentes.

### Referências

1. Walker, D.F., and Vaughan, J.T.: Bovine and Equine Urogenital Surgery. Philadelphia, Lea & Febiger, 1980.
2. Vaughan, J.T.: Surgery of the male equine reproductive system. *In* The Practice of Large Animal Surgery. Edited by P. Jennings. Philadelphia, W.B. Saunders, 1984, p. 1088.

### Amputação do Pênis

## Anatomia Relevante

A anatomia relevante para esse procedimento foi descrita na última seção.

## Indicações

As indicações para amputação do pênis no equino são lesões neoplásicas invasivas, granulomas associados a habronemíase e paralisia intratável ou priapismo. O procedimento está ilustrado como seria feito para retirar um carcinoma escamocelular da glande peniana. Em tal situação, o pênis é amputado em um ponto distal ao necessário para paralisia peniana e, portanto, a cirurgia é mais fácil. Amputações proximais são mais difíceis por causa do diâmetro maior do pênis e das reflexões do prepúcio.[3] A amputação em bloco, a amputação do pênis com ablação da bainha e a retroversão peniana envolvem ressecção extensa e foram descritas para o tratamento de neoplasia que se estende aos tecidos subcutâneos ou linfonodos regionais.[1,2]

## Anestesia e Preparação Cirúrgica

O paciente é posicionado em decúbito dorsal sob anestesia geral. O pênis é preparado para cirurgia asséptica da forma rotineira, e um cateter estéril é passado para identificar a uretra. Coloca-se um torniquete de tubo de borracha proximal ao local da

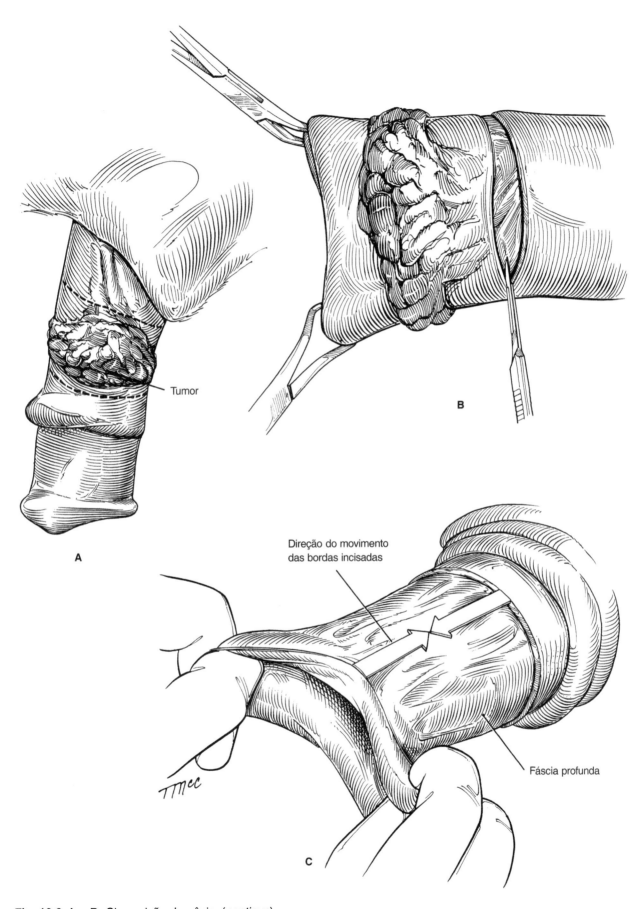

Fig. 10.6 A a D, Circuncisão do pênis. (*continua*)

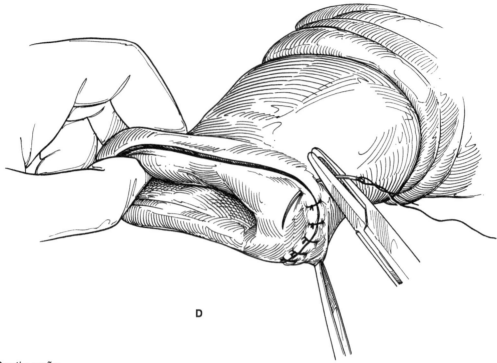

**Fig. 10.6** *Continuação.*

amputação (Fig. 10.7A). O pênis também é estendido e estabilizado com uma gaze em volta do colo da glande (não ilustrado).

### Instrumentação

Bandeja para cirurgia geral

### Técnica Cirúrgica

Faz-se uma incisão triangular no aspecto ventral do pênis, e a incisão continua através da fáscia e do corpo esponjoso (Fig. 10.7B). O ápice do triângulo está localizado na linha média em direção caudal. A base do triângulo tem 3 cm e os lados aproximadamente 4 cm de comprimento. Essas incisões devem estender-se para baixo na mucosa uretral e o tecido conjuntivo dentro do triângulo é removido e descartado. Com o cateter servindo de guia, a mucosa uretral é separada longitudinalmente na linha média da base ao ápice do defeito triangular. Em seguida retira-se o cateter.

As bordas da uretra são suturadas às margens cutâneas ao longo dos lados do defeito triangular com pontos interrompidos simples de glicômero 631 nº 2-0 (Caprosyn) (Fig. 10.7C). A uretra e o pênis são então transeccionados. A incisão estende-se da base do triângulo em um ângulo ligeiramente oblíquo cranial na direção da superfície dorsal do pênis (Fig. 10.7D). Os principais vasos sanguíneos encontrados são os ramos das artérias e veias dorsais do pênis que ficam entre a fáscia profunda e a túnica albugínea. Pode ser preciso ligar outros vasos no tecido conjuntivo frouxo abaixo da fáscia superficial.

A túnica albugínea é suturada sobre o corpo cavernoso do pênis transeccionado com pontos interrompidos simples de poligliconato nº 0 (Maxon) (Fig. 10.7E). O primeiro ponto é dado na linha média e os dois seguintes bisseccionam essas metades. Em geral, são dados sete pontos, e a sutura prévia para minimizar a tensão excessiva é preferível. A base transeccionada da mucosa uretral é então suturada com pontos interrompidos simples de glicômero 631 nº 2-0 (Caprosyn); esses pontos devem passar através do coto subjacente (Fig. 10.7F). Uma alternativa é a sutura em uma camada com pontos interrompidos simples, com quatro pontos através da mucosa uretral, da túnica albugínea ventral e dorsal e da pele. Nesse ponto, retira-se o torniquete.

### Conduta Pós-operatória

Administra-se profilaxia contra o tétano, e antibióticos sistêmicos podem ser usados por 4 a 5 dias. Os pontos devem ser retirados em 14 dias. O equino não deve ficar exposto a éguas por 4 semanas.

### Complicações e Prognóstico

As complicações incluem edema do prepúcio, hemorragia, deiscência, formação de granuloma, recorrência de neoplasia e estenose uretral.[1,2] Poderá haver alguma hemorragia após a retirada do torniquete, mas hemorragia excessiva pode causar um hematoma dissecante e

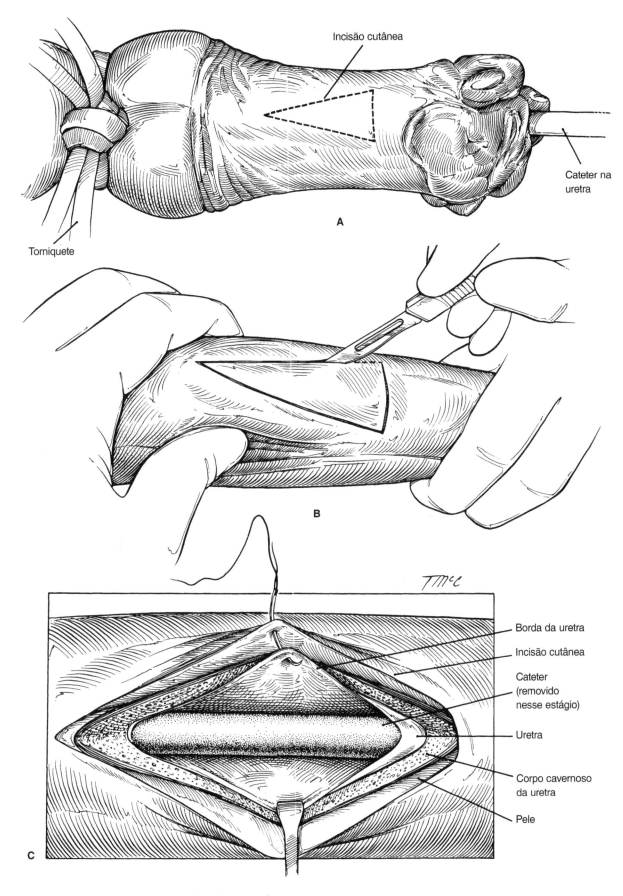

**Fig. 10.7** A a F, Amputação do pênis. (*continua*)

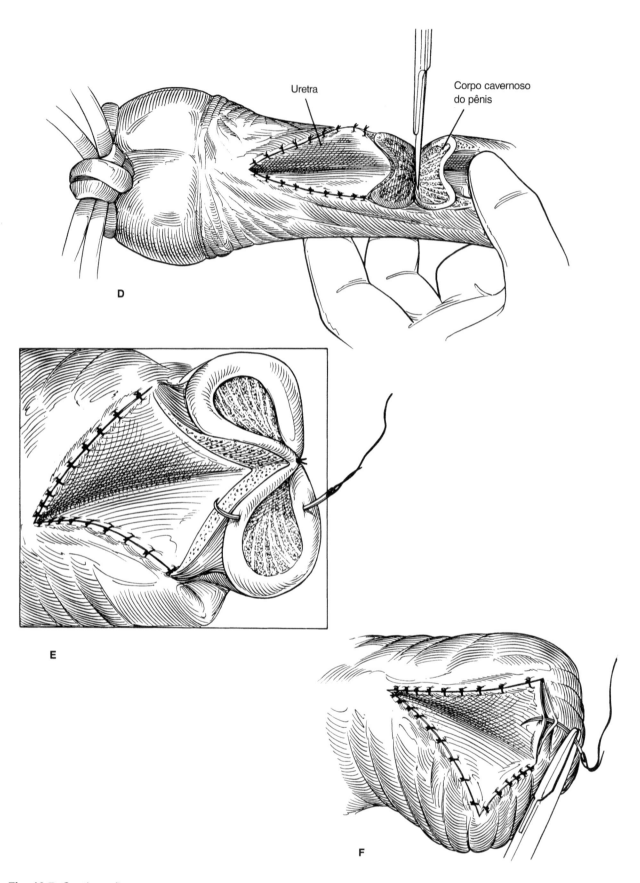

**Fig. 10.7** *Continuação.*

ruptura da ferida. Se ocorrer deiscência mínima da linha de sutura, não será um grande problema; ocorrem granulação e epitelialização. A estenose uretral não deve ser um problema se tiver sido usada a técnica da triangulação. Contudo, caso a deiscência da ferida seja extensa, pode resultar em estenose secundária.

Os equinos tratados com amputação peniana para carcinoma escamocelular têm um prognóstico favorável. Um estudo revelou taxa de mortalidade de 17% devida a recorrência.[2]

## Referências

1. Doles, J., Williams, J.W., and Yarbrough, T.B.: Penile amputation and sheath ablation in the horse. Vet. Surg., *30*:327–331, 2001.
2. Mair, T.S., Walmsley, J.P., and Phillips, T.J.: Surgical treatment of 45 horses affected by squamous cell carcinoma of the penis and prepuce. Eq. Vet. J., *32*:406–410, 2000.
3. Walker, D.F., and Vaughan, J.T.: Bovine and Equine Urogenital Surgery. Philadelphia, Lea & Febiger, 1980.

## Método de Aanes para Reparo de Laceração Perineal de Terceiro Grau

### Anatomia Relevante

A anatomia relevante para esse procedimento foi discutida nas seções anteriores deste capítulo.

### Indicações

Ocorrem lacerações perineais na égua durante o parto quando um ou ambos os membros ou a cabeça do potro são forçados em direção caudal e dorsal.

A lesão é observada predominantemente em éguas primíparas e em geral deve-se a esforços violentos expulsivos por parte da égua, combinados com algum grau de mau posicionamento do feto, como posição dorsopúbica ou postura com os pés na nuca. A lesão também é observada após a extração forçada de um feto grande ou antes da dilatação completa do canal de parto.[4]

Ocorrem lacerações de primeiro grau quando apenas a mucosa da vagina e a da vulva estão envolvidas. Ocorrem lacerações de segundo grau quando a submucosa e a muscular da vulva, o esfíncter e o corpo perineal estão envolvidos, mas a mucosa retal não está danificada. Ocorrem lacerações perineais de terceiro grau quando há ruptura através do septo retovaginal, da musculatura do reto e da vagina, bem como do corpo perineal (Fig. 10.8*A*).[2] A reconstrução de lacerações perineais de terceiro grau é necessária para que a égua recupere a saúde reprodutiva. A comunicação entre o reto e a vagina resulta na presença constante de material fecal na vagina. Ocasionalmente a reconstrução é feita em cavalos de corrida para eliminar o som desagradável emitido pelo ar aspirado pela vagina.

Em geral, a cirurgia não é feita em situações de emergência. Os tecidos lacerados ficam edematosos, necróticos e visivelmente contaminados, sendo aconselhável aguardar no mínimo 4 a 6 semanas antes de se tentar o reparo. Reparos tentados antes disso em geral não são bem-sucedidos. Enquanto se aguarda o reparo, a égua deve permanecer sob observação estrita. O estiramento excessivo causado pela lesão podem ocasionar prolapso das vísceras, inclusive eversão da bexiga.[5]

A cérvix também deve ser examinada em busca de lacerações antes do reparo porque lacerações dela resultam em um prognóstico desfavorável em termos de retorno à atividade reprodutiva. Éguas com lacerações da cérvix são mais suscetíveis a endometrite e aborto precoce.[1] Ao se detectar lesão, deve-se administrar profilaxia contra o tétano. Em alguns casos pode ser necessário um esquema de antibióticos. Uma dieta pré-operatória à base de feno e alfafa deve ser iniciada para manter a consistência fecal apropriada. Dietas pouco volumosas, completas e altamente digeríveis, como Buckeye Maturity Senior, podem reduzir o volume fecal e assim minimizar o estresse durante o reparo.

A técnica seguinte é executada em dois estágios: na primeira operação, é feita uma espécie de plataforma entre o reto e a vagina; a segunda operação abrange a reconstrução do corpo perineal. O objetivo do reparo em dois estágios é baixar a incidência de estiramento e ruptura subsequente das suturas. A reconstrução tardia do corpo perineal evita ter de reduzir o tamanho do lúmen retal, minimiza o acúmulo de fezes e diminui o número de contrações musculares necessárias para eliminar as fezes. Além disso, evita-se suturar a mucosa retal nessa técnica, que diminui o estiramento por causa da irritação da sutura.[3] Entretanto, muitos cirurgiões vão preferir completar a reconstrução em um estágio, com as mesmas técnicas. Se as fezes estiverem moles como devem, isso terá sucesso.

### Anestesia e Preparação Cirúrgica

A égua é tranquilizada, devidamente contida e a seguir é administrado um anestésico epidural (consultar no Cap. 2 os detalhes sobre anestesia epidural em equinos). A cauda é envolta em atadura e amarrada em direção cranial para evitar interferência durante a cirurgia. As fezes no reto e na vagina são removidas manualmente e esfrega-se a região perineal com água e sabão suave. O reto e a vagina são então limpos com solução de iodo com povidona (Betadine) e o excesso de líquidos é absorvido com algodão umedecido.

Durante a primeira fase da cirurgia, são dados dois pontos de retenção temporários de cada lado da laceração, um no nível do esfíncter anal e outro perto da

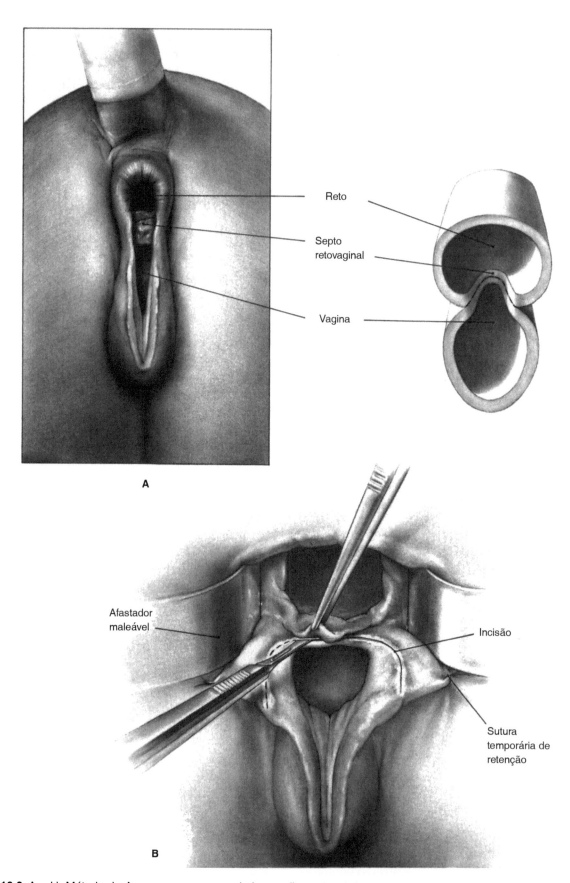

**Fig. 10.8** A a H, Método de Aanes para o reparo de laceração perineal de terceiro grau. (*continua*)

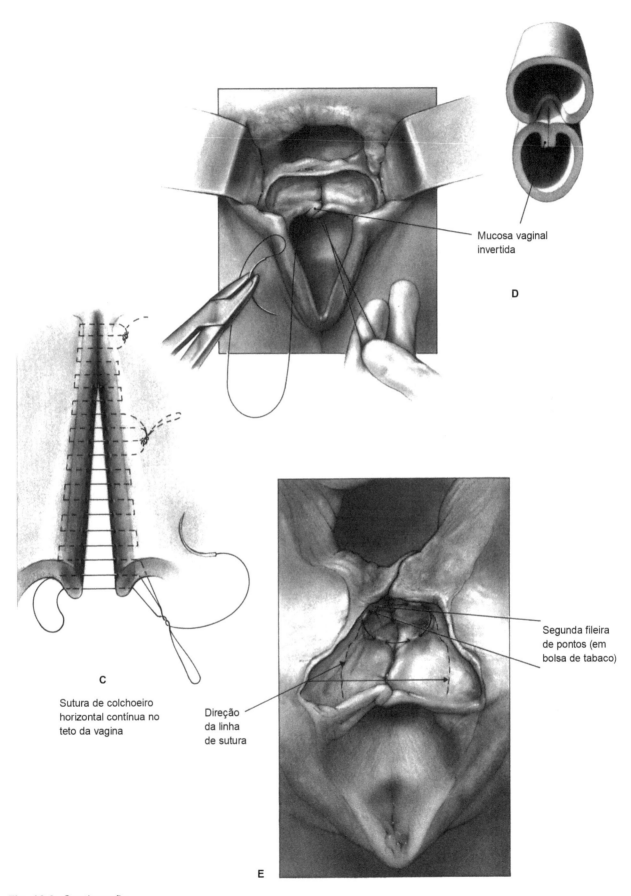

Fig. 10.8 *Continuação.*

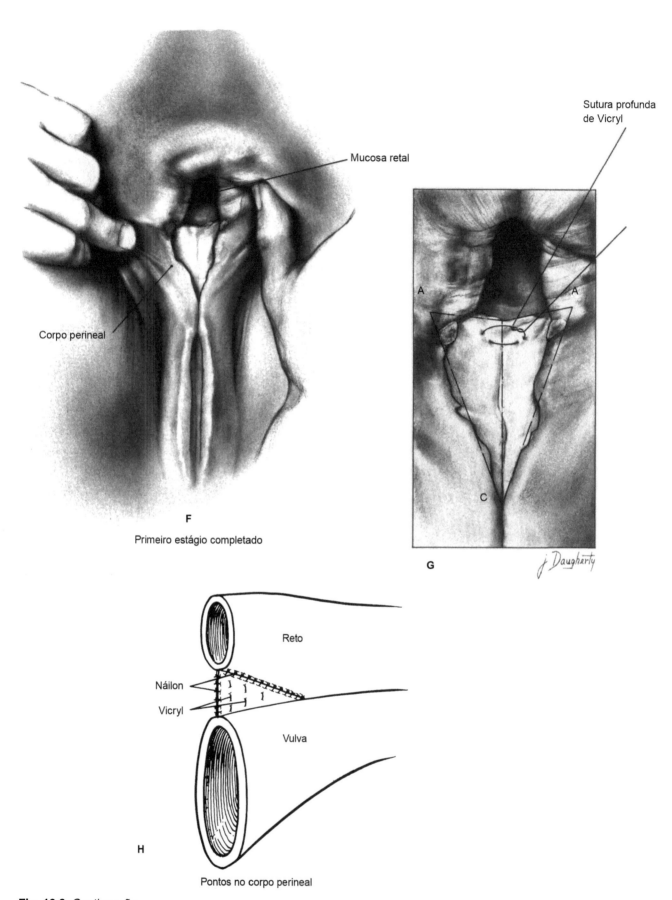

**Fig. 10.8** *Continuação.*

# Cirurgia Urogenital em Equinos

comissura vulvar. Esses pontos são atados à pele, 8 a 10 cm laterais à posição normal do ânus e da vulva. Caso se disponha de assistentes durante a cirurgia, eles podem usar um par de afastadores maleáveis para melhorar a visualização do campo cirúrgico (Fig. 10.8*B*).

## Instrumentação

Bandeja para cirurgia geral
Afastadores maleáveis
Porta-agulha, pinças e bisturi de cabos longos

## Técnica Cirúrgica

### Primeiro Estágio

Faz-se uma incisão ao longo do tecido cicatricial na junção da mucosa retal com a vaginal, começando na extremidade cranial da "plataforma" e seguindo caudalmente na direção do operador. A incisão completa deve estender-se da plataforma formada pelo reto e pela vagina intactos, ao longo da margem de tecido cicatricial, até o nível da comissura dorsal da vulva (Fig. 10.8*B*).

A mucosa e a submucosa vaginais são rebatidas ventralmente a partir da linha de incisão, formando um retalho de tecido de aproximadamente 2,5 cm de largura. Na plataforma, a mucosa do reto e a da vagina são separadas cranialmente a uma distância de 2 a 3 cm. A hemorragia na incisão em geral é mínima e não causa problema.

Nesse ponto, o cirurgião deve determinar se há necessidade de mais dissecção, avaliando a facilidade com que a mucosa vaginal pode ser trazida em aposição. A mucosa deve formar o teto da vagina com tensão mínima do material de sutura.

O fechamento da plataforma começa com a aposição do teto da vagina com poligliconato nº 0 amarrado na linha média do teto vaginal, cranial ao defeito. O nó torna-se a extremidade cranial de uma sutura contínua de colchoeiro horizontal, invertendo a mucosa vaginal e formando a primeira camada do teto reparado da vagina (Fig. 10.8*C* e *D*).

A sutura deve penetrar nas margens da mucosa vaginal e continuar em direção caudal por um terço à metade da laceração. Os nós são amarrados e sepultados na vagina enquanto for necessário até o fim do reparo (Fig. 10.8*C*).

Faz-se uma segunda fileira de pontos de poligliconato nº 0 ou 1 (Maxon) entre o reto e a parede vaginal, essencialmente em bolsa de tabaco, passando através da submucosa retal, do tecido perivaginal e da submucosa vaginal de ambos os lados da abóbada comum. Cada ponto é amarrado imediatamente após ser feito (Fig. 10.8*E*).

Quando se usam pontos interrompidos muito caudais, à medida que o novo teto da vagina é suturado, reassume-se o padrão de colchoeiro horizontal contínuo com poligliconato e a mucosa vaginal é suturada em direção caudal à comissura dorsal da vulva (Fig. 10.8*C*). Os pontos interrompidos continuam em direção caudal à comissura dorsal da vulva; é preciso manter a direção dessa fileira horizontal. Esse método impede o estreitamento do lúmen retal. Os pontos não devem atingir a mucosa retal (Fig. 10.8*F*).

Após o primeiro estágio da operação, a égua deve receber antibióticos por cerca de 5 dias. Devem ser esperadas aproximadamente 2 semanas para a cicatrização antes de proceder ao segundo estágio da operação. Quaisquer pontos de poliglactina 910 expostos devem ser removidos poucos dias após a operação. Da mesma forma, o segundo estágio pode ser feito imediatamente. O autor prefere o reparo em um único estágio.

### Segundo Estágio

A preparação cirúrgica e a anestesia para o segundo estágio do procedimento são semelhantes às do primeiro estágio. Examina-se a plataforma retrovestibular para verificar a cicatrização e, se uma pequena fístula em granulação permanecer, deve-se adiar o segundo estágio até que cicatrize. Quando permanece uma fístula grande, a plataforma é convertida em uma laceração perineal de terceiro grau e repete-se o primeiro estágio. Pode-se infiltrar lidocaína no local, em vez de recorrer à anestesia epidural.

Para obter superfícies novas para reconstrução e cicatrização do corpo perineal, é preciso remover o tecido recém-formado epitelializado. Faz-se uma incisão que começa na margem cranial do corpo perineal e estende-se para a periferia ao longo da margem do tecido cicatricial e termina na comissura dorsal da vulva, formando os dois lados de um triângulo. Faz-se uma incisão do lado oposto, removendo-se uma camada de epitélio e criando duas superfícies cruentas triangulares. A pele do períneo é dissecada e rebatida lateralmente, para permitir o fechamento cutâneo subsequente sem tensão indevida (Fig. 10.8*G*). Essa etapa não é necessária se a reconstrução for feita em um único estágio.

O fechamento das camadas profundas do corpo perineal deve começar cranialmente com pontos interrompidos simples de poligliconato nº 0 ou 1 (Maxon). Esse fechamento é completado com pontos interrompidos simples de poligliconato 2-0 dentro das margens epiteliais do reto. Os pontos são feitos alternadamente até se completar a reconstrução do corpo perineal. Não se tentam localizar nem suturar as extremidades do músculo do esfíncter anal porque em geral estão circundadas por tecido cicatricial. A parte dorsal dos lábios vulvares é retirada como na operação de Caslick para pneumovagina. A pele do períneo e os lábios vulvares são fechados com pontos interrompidos de náilon 2-0 ou poligliconato (Fig. 10.8*H*).

## Conduta Pós-operatória

A égua volta a receber alimentos pouco volumosos, como Buckeye Maturity Senior, imediatamente após a operação, devendo-se administrar um emoliente fecal, como óleo mineral, durante pelo menos 1 semana. Antibióticos são administrados por 5 dias e os pontos inabsorvíveis no períneo e nos lábios vulvares são removidos 14 dias após a cirurgia.

Depois da cicatrização, deve-se examinar a égua para ver se há endometrite e, caso afirmativo, tratar de acordo. Uma biopsia uterina pode estar indicada. A monta natural deve ser adiada por 6 meses, para que toda a região adquira alguma resistência. Em certas éguas é necessária inseminação artificial por causa do tamanho reduzido da abertura vulvar.

## Complicações e Prognóstico

As complicações dessa cirurgia incluem deiscência, abscedação e celulite, constipação (prisão de ventre) e formação de fístula. O estiramento excessivo após a cirurgia pode resultar em cistite ou impactação fecal no reto,[6] que se deve tratar com analgesia epidural ou tranquilização. Pode ocorrer acúmulo de urina devido ao fechamento excessivo da fenda vulvar ou por má conformação perineal, podendo requerer uma das operações de extensão uretral descritas em outra parte deste capítulo.

Na maioria dos casos, o prognóstico em termos de prenhez futura após o reparo bem-sucedido de uma laceração perineal de terceiro grau é excelente, podendo-se esperar uma taxa de fertilidade de aproximadamente 75%.[4] A recorrência de lacerações perineais de terceiro grau em partos subsequentes varia de nenhuma lesão a outra laceração perineal de terceiro grau. É aconselhável ter alguém por perto durante partos futuros para minimizar a gravidade do dano caso ocorra distocia.[1]

## Referências

1. Aanes, W.A.: Personal communication, 1981.
2. Aanes, W.A.: Surgical repair of third-degree perineal laceration and rectovaginal fistula in the mare. J. Am. Vet. Med. Assoc., *144*:485, 1964.
3. Aanes, W.A.: Progress in rectovaginal surgery. *In* Proceedings of the 19th Annual Convention of the American Association of Equine Practitioners in 1973: 1974, p. 225.
4. Colbern, G.T., Aanes, W.A., and Stashak, T.S.: Surgical management of perineal lacerations and rectovestibular fistulae in the mare: a retrospective study of 47 cases. J. Am. Vet. Med. Assoc., *186*:265, 1985.
5. Haynes, P.F., and McClure, J.R.: Eversion of the urinary bladder: a sequel to third degree perineal laceration in the mare. Vet Surg., *9*:66, 1980.
6. Schumacher, J.: Perineal injuries of the horse. *In* Proceedings of the 6th Annual Convention of American College of Veterinary Surgeons in 1996, p. 205.

# Capítulo 11

# CIRURGIA DO TRATO RESPIRATÓRIO SUPERIOR EM EQUINOS

---

## Objetivos

1. Descrever as técnicas cirúrgicas comuns para o trato respiratório, inclusive traqueostomia, laringotomia, duas técnicas para ventriculectomia e ventriculocordectomia, ressecção parcial do palato mole e duas técnicas cirúrgicas para entrada nas bolsas guturais para facilitar a drenagem.
2. Discutir as indicações e os tratamentos alternativos para cada procedimento.

---

## Traqueostomia

### Anatomia Relevante

O local de incisão para esse procedimento segue a parte mediana ventral do terço proximal do pescoço, aproximadamente a 3 cm distais da cartilagem cricoide, ou no ponto onde os ventres dos músculos esternocefálico e omo-hióideo divergem e convergem, respectivamente. Para visualizar a traqueia, os ventres musculares do esternotireóideo e do esterno-hióideo, que ficam no aspecto ventral da traqueia, serão separados. A partir desse ponto, os anéis traqueais serão visíveis. Dorsolateralmente à metade proximal da traqueia estão a artéria carótida comum, o tronco vagossimpático e o nervo laríngeo recorrente, todos envoltos na bainha carotídea.[4]

### Indicações

A traqueostomia pode ser feita como um procedimento de emergência ou eletivo. Situações de emergência incluem obstruções da via respiratória superior, como as causadas por mordida de cobra, abscedação de linfonodo regional causada por infecção de *Streptococcus equi*, neoplasia nasofaríngea, distensão excessiva de bolsa gutural com pus espesso ou edema pós-cirúrgico. A traqueostomia eletiva pode ser feita após cirurgia nasal, como, por exemplo, ressecção do septo nasal ou cirurgia laríngea, ou sempre que se esperar obstrução respiratória pós-operatória. Também está indicada para faringoscopia retrógrada e intubação endotraqueal, para permitir aritenoidectomia ou cirurgia na cavidade oral,[1] bem como fornecer insuflação de oxigênio para a traqueia durante qualquer crise hipóxica.[3] Em situações eletivas, a traqueotomia também pode ser temporária ou permanente.

### Anestesia e Preparação Cirúrgica

A traqueostomia eletiva em geral é feita com o equino sedado em estação, de preferência em um brete, de modo que sua cabeça possa ser sustentada com o pescoço estendido. Faz-se a tricotomia de um retângulo de 7,5 × 15 cm sobre o terço médio do pescoço, seguida pela assepsia cirúrgica com escovação. O campo cirúrgico é anestesiado em uma linha de 10 cm ou um padrão em "U" invertido, começando na altura do quinto anel traqueal e estendendo-se dorsalmente sobre o segundo anel traqueal (Fig. 11.1A).

### Instrumentação

Bandeja para cirurgia geral
Tubo de traqueostomia

### Técnica Cirúrgica

O local da cirurgia varia, mas em geral é na junção do terço médio com o superior do pescoço (aproximadamente na altura do segundo ao quinto anel traqueal).

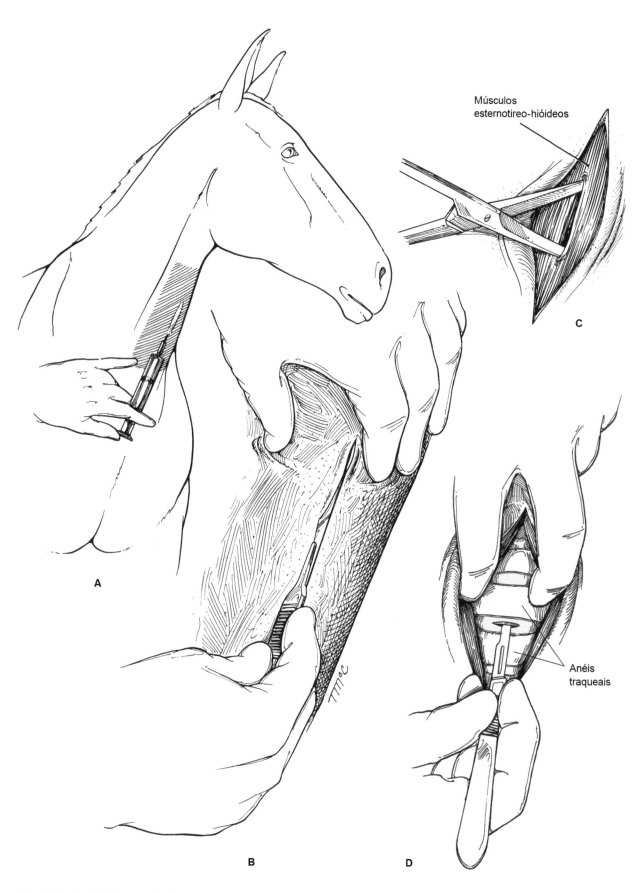

**Fig. 11.1** A a D, Traqueostomia.

Com o operador de pé à direita do equino (ou o inverso no caso de ser canhoto), é feita uma incisão de 10 cm na pele e através do tecido subcutâneo; o procedimento é facilitado tensionando-se a pele na extremidade distal da incisão com a mão esquerda, enquanto a incisão é feita com a mão direita (Fig. 11.1*B*). Após a incisão na pele e nos tecidos subcutâneos, os ventres dos músculos esternotireo-hióideos são visíveis. Esses ventres musculares são divididos por dissecção romba na linha média com tesoura ou a extremidade de bisturi (Fig. 11.1*C*). Em seguida, os anéis traqueais são identificados. O bisturi é introduzido a meio caminho entre dois dos anéis traqueais, com um movimento firme. Essa incisão é feita horizontal a cerca de 1 cm na direção da linha média (não mais que um terço da circunferência da traqueia) (Fig. 11.1*D*); quando a incisão é completada, pode-se inserir o tubo de traqueostomia. Usa-se esse método quando é preciso deixar um tubo de traqueostomia no lugar por algum tempo. Em geral, a incisão não é fechada e cicatriza bem por segunda intenção após a remoção do tubo de traqueostomia.

## Conduta Pós-operatória

O local da traqueostomia deve ser limpo diariamente com solução fisiológica estéril, como a salina. Pode-se manter um curativo adequado e não irritante na área, com pomada contendo três antibióticos. Quando o tubo de traqueostomia fica no lugar, deve ser retirado e limpo uma ou duas vezes por dia, dependendo da quantidade de secreções acumuladas. Geralmente o local cicatriza sem problemas por segunda intenção.

## Complicações e Prognóstico

Em uma situação de emergência, quando um animal está em risco de sufocação, o cirurgião pode ter de interromper a preparação asséptica, o que pode predispor o animal a infecção. Em alguns casos desenvolve-se enfisema subcutâneo, com o ar aprisionado entre as bordas da ferida e a parte dissecada ao longo dos planos fasciais. Em geral a condição é autolimitante e suas chances de ocorrência são minimizadas manipulando-se os tecidos com delicadeza, sem dissecção em torno de cada lado da traqueia. A estenose traqueal é uma complicação potencial dessa cirurgia, e sua probabilidade depende do comprimento do tubo de traqueostomia deixado no lugar e da largura da incisão entre os anéis traqueais.

## Referências

1. Gabel, A.A.: A method of surgical repair of the fractured mandible in the horse. J. Am. Vet. Med. Assoc., *155*:1831, 1969.
2. McClure, S.R., Taylor, T.S., Honnas, C.M., Schumacher, J., Chaffin, M.K., and Hoffman, A.G.: Permanent tracheos-

tomy in standing horses: technique and results. Vet. Surg., *24*:231–234, 1995.
3. Moore, J.N., et al.: Tracheostomy in the horse. Arch. Am. Coll. Vet. Surg., *7*:35, 1977.
4. Stick, J.A.: Trachea, *In* Equine Surgery, 3rd Ed. Edited by J.A. Auer and J.A. Stick. St. Louis, Saunders, pp. 608–615, 2006.

## Laringotomia, Ventriculectomia Laríngea e Ventriculocordectomia

### Anatomia Relevante

A laringe compreende as cartilagens cricoide, tireóidea e epiglótica, além do par de aritenoides. Estas últimas articulam-se com as superfícies laterais da cricoide, facilitando assim a rotação dorsolateral e axial das aritenoides durante a adução e a abdução. Isso permite que a glote feche-se completamente durante a deglutição e abra-se ao máximo durante exercício. Se esse movimento ficar prejudicado, a função da via respiratória durante o exercício pode ficar comprometida, resultando em ruído respiratório (ronco), baixo desempenho e intolerância ao exercício. As cartilagens aritenoides são particularmente suscetíveis a inflamação e lesão, o que pode resultar em ruído respiratório induzido pelo exercício, conhecido como *ronco*, ou paralisia em uma condição conhecida como *hemiplegia laríngea*.*

### Indicações

A ventriculectomia laríngea está indicada para o tratamento da hemiplegia laríngea, podendo ser feita isoladamente em alguns casos ou em conjunto com laringoplastia, descrita em *Equine Surgery: Advanced Techniques*.[9] Outros tratamentos cirúrgicos para hemiplegia laríngea incluem ventriculocordectomia, aritenoidectomia parcial ou completa e reinervação laríngea.[12] A magnitude do tratamento cirúrgico e a técnica mais apropriada necessária para se obter o resultado desejado no paciente dependem muito do uso do equino, de seu nível de desempenho e do grau de movimentos laríngeos.[12] Para os fins deste texto, vamos descrever a ventriculectomia e a ventriculocordectomia.

A ventriculectomia, ou saculectomia, consiste na remoção da mucosa que reveste o ventrículo laríngeo. A técnica é executada fazendo-se uma laringotomia através da membrana cricoide. A ventriculocordectomia é essencialmente uma saculectomia com a remoção adicional de uma pequena cunha de tecido da margem da corda vocal,[13] estando indicada para equinos com colapso da corda vocal e alguns de exibições e carga com hemiplegia laríngea. A técnica de laringotomia descrita aqui também é usada para ressecção parcial do palato mole,[1] aritenoidectomia[14] e tratamento cirúr-

---

*N.R.T.: No Brasil, costuma-se chamar de "cavalo roncador".

gico do aprisionamento da epiglote,[2] de cistos farín-geos[2] ou hiperplasia linfoide.[2]

A ventriculectomia e a ventriculocordectomia não estão indicadas apenas para o tratamento da hemiplegia laríngea em cavalos desportivos ou de corrida, porque não acarretam abdução das cartilagens aritenoides nem aliviam a obstrução nesses equinos.[12] No entanto, tais procedimentos são apropriados para animais em que a cartilagem aritenoide não é aduzida além da posição normal em repouso, de modo que a laringe parece simétrica nessa posição. No caso de alguns equinos de exibição, esses tratamentos proporcionam redução satisfatória do ruído respiratório ao diminuir o colapso de tecido mole durante o exercício.[12] Recorre-se à laringoplastia quando o exame endoscópico mostra que a cartilagem aritenoide está deslocada medialmente de sua posição em repouso. Em tais casos, apenas ventriculectomia não irá proporcionar abdução suficiente da corda vocal. A laringoplastia abrange a inserção adicional de uma prótese laríngea para abduzir a cartilagem aritenoide e a corda vocal, sendo frequentemente indicada nos casos graves de hemiplegia laríngea.[8]

A ventriculectomia e a ventriculocordectomia assistida a *laser*, isoladamente ou em conjunto com a laringoplastia, estão indicadas para o tratamento de casos específicos de hemiplegia laríngea, como já foi descrito. Embora técnicas cirúrgicas assistidas a *laser* sejam consideradas avançadas, serão discutidas aqui por serem alternativas importantes a muitas das técnicas cirúrgicas feitas tradicionalmente no trato respiratório superior. Em geral a técnica é executada com *laser* de neodímio: ítrio granada ou diodo por via transendoscópica mediante abordagem oral ou laringotomia. A técnica transendoscópica orientada a *laser* não requer laringotomia, portanto reduz o tempo de anestesia e de convalescença. A cordectomia vocal a *laser* foi descrita como um tratamento potencial para hemiplegia laríngea, mas não demonstrou diminuir o ruído respiratório de forma tão efetiva como a ventriculocordectomia.[3]

## Anestesia e Preparação Cirúrgica

A laringotomia e a ventriculectomia podem ser feitas com o equino sob anestesia geral e em decúbito dorsal ou em estação, sedado e sob analgesia local injetada no local da cirurgia. Antes da cirurgia (em geral 4 horas antes), administram-se 2 g de fenilbutazona por via intravenosa para minimizar o edema laríngeo pós-operatório. Faz-se a tricotomia da área cirúrgica do aspecto caudal da mandíbula, preparando-a de forma asséptica (Fig. 11.2A).

Para fazer a ventriculectomia orientada endoscopicamente, o equino é contido em brete e sedado com 0,3 mg de cloridrato de xilazina. Coloca-se um cateter jugular para infusão contínua de 20 mg de detomidina em 1 L de líquidos poli-iônicos para manter a sedação. Um endoscópio flexível é passado pelo nariz do animal, irrigando-se a área cirúrgica com 20 ml de carbocaína a 2%.

## Instrumentação

Bandeja para cirurgia geral
Afastador com autorretenção (de Gelpi, Weitlaner ou Hobday)
Broca laríngea
Tubo de traqueostomia
*Laser* com fibra (diodo *laser* de 980 nm com fibra de 3 m/600 m é preferível)
Óculos protetores

## Técnica Cirúrgica

### Ventriculectomia e Ventriculocordectomia

Faz-se uma incisão cutânea centrada no aspecto caudal da mandíbula, com aproximadamente 10 cm de comprimento, desde a superfície da cartilagem cricoide até além da junção das cartilagens tireóideas (Fig. 11.2A). Em alguns casos, a depressão triangular entre as cartilagens tireóideas e a cricoide pode ser sentida antes de se fazer a incisão cutânea. Quando isso não é possível, localiza-se a área central da incisão cutânea colocando-se uma linha horizontal através da área onde os ramos da mandíbula emergem com o pescoço. A incisão cutânea expõe a linha média entre os músculos esternotireo-hióideos, que são separados com tesoura para se expor a membrana cricotireóidea. Após a separação inicial com tesoura, os músculos podem ser rebatidos com os dedos por todo o comprimento da incisão cutânea. A membrana cricotireóidea é dissecada do tecido adiposo e, nesse estágio, pode ser necessário ligar uma pequena veia comumente presente no campo cirúrgico. A membrana cricotireóidea é então incisada, começando-se com uma incisão firme, para se penetrar na mucosa laríngea (Fig. 11.2B). A incisão é então estendida longitudinalmente, desde a cartilagem cricoide caudal à junção das cartilagens tireóideas cranialmente. As asas das cartilagens tireóideas são rebatidas com afastadores autorretentores (de Gelpi, Weitlaner ou Hobday).

Caso se use um tubo endotraqueal acolchoado de pequeno diâmetro, é possível fazer a ventriculectomia com ele no lugar, do contrário será necessário retirá-lo para identificar o sáculo laríngeo e o ventrículo laríngeo. O último é identificado deslizando-se o dedo indicador cranial à borda da corda vocal e girando-o lateralmente e para baixo, na direção da base da orelha para entrar no ventrículo. Passa-se a broca laríngea no ventrículo o mais profundamente possível, fazendo torção para agarrar a mucosa (Fig. 11.2C). Um corte sagital da laringe mostrando a localização do ventrículo laríngeo está ilustrado na Fig. 11.2D. Quando o operador acredita que a broca está na mucosa, retira-a com cuidado do ventrículo, evertendo a mucosa ventricular (Fig. 11.2E). Nesse estágio, é aconselhável colocar um par de pinças na mucosa evertida para evitar laceração ou deslizamento à medida que a mucosa é rebatida completamente. As pinças são presas

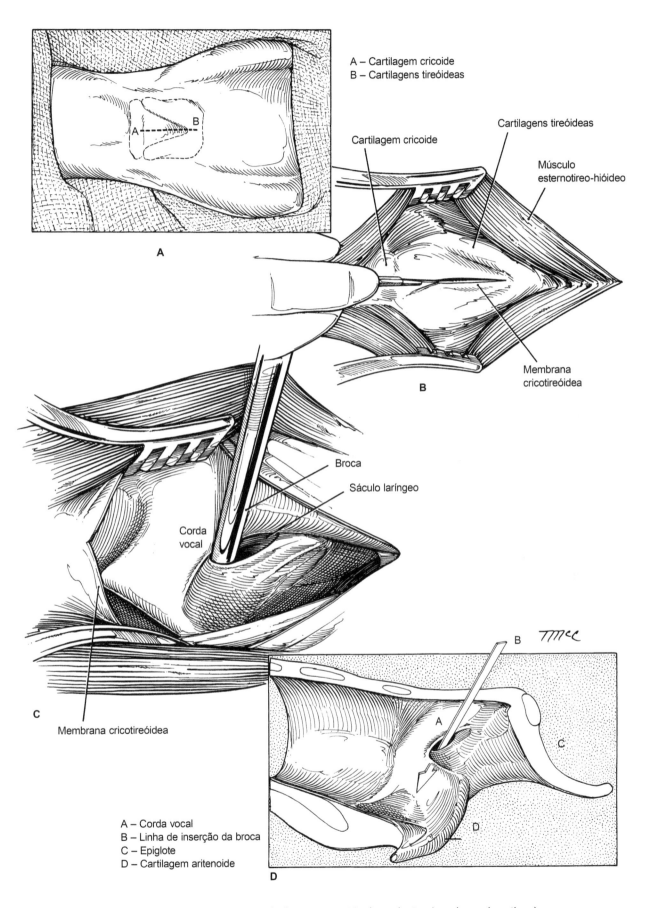

Fig. 11.2 A a H, Laringotomia, ventriculectomia laríngea e ventriculocordectomia a *laser*. (*continua*)

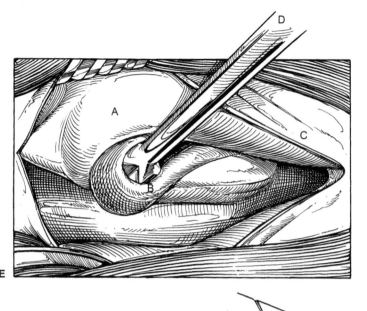

A – Corda vocal
B – Eversão do sáculo laríngeo
C – Membrana cricotireóidea
D – Broca

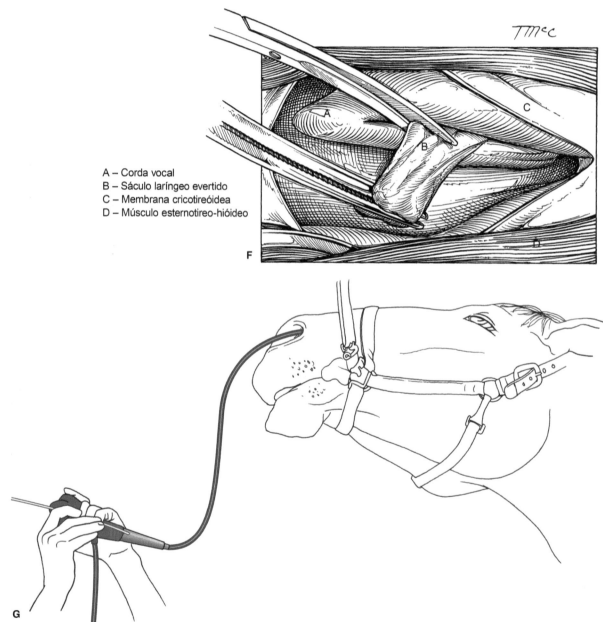

A – Corda vocal
B – Sáculo laríngeo evertido
C – Membrana cricotireóidea
D – Músculo esternotireo-hióideo

**Fig. 11.2** *Continuação.*

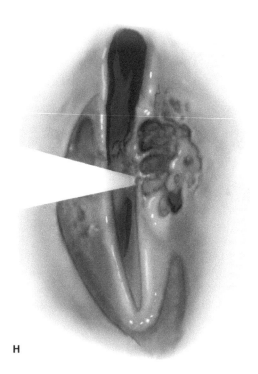

**Fig. 11.2** *Continuação.*

na mucosa, a broca é desenroscada e retirada e o sáculo ventricular é evertido totalmente mediante tração. Com a retração mantida pela pinça de Ochsner ou um instrumento semelhante colocado através do sáculo, a mucosa evertida é ressecada com tesoura o mais perto possível da base, sem lesar a cartilagem associada (Fig. 11.2*F*). É comum fazer a ventriculectomia bilateralmente, mas em geral o problema clínico está associado ao lado esquerdo. Após excisão do ventrículo, são removidos quaisquer pedaços de mucosa remanescentes. Para se fazer uma ventriculocordectomia, excisa-se uma cunha adicional em forma de crescente com 2 cm de comprimento e 2 mm de largura da borda da corda vocal adjacente após a ventriculectomia.[13] A borda abaxial da corda vocal e a borda axial do ventrículo podem ficar opostas e ser suturadas com PDS 2-0. Isso serve para limitar a hemorragia e amenizar a formação de cicatriz, além de reduzir pregas redundantes de tecido.[13] Muitos cirurgiões não fecham a mucosa.

A membrana cricotireóidea é fechada com poliglitona 6211 3-0 (Caprosyn). O restante da incisão de laringotomia não é suturado, ficando aberto, porque a mucosa do trato respiratório não pode ser preparada de forma asséptica, podendo ocorrer contaminação da incisão, com infecção e abscedação subsequentes como problemas potenciais. As feridas de laringotomia cicatrizam de forma satisfatória por segunda intenção, de modo que sua sutura não é considerada justificável, mas pode-se deixar um tubo de traqueostomia no local da laringotomia enquanto o equino se recupera da anestesia.

## *Ventriculectomia/Ventriculocordectomia a Laser*

A fibra de *laser* é colocada através do canal de biopsia do endoscópio flexível e este na passagem nasal do equino (Fig. 11.2*G*). O *laser* é ajustado em 15 watts, e sua fibra é estendida através da extremidade do instrumento. O *laser* nunca deve ser ativado se a extremidade da fibra não estiver sendo vista com facilidade no monitor. Como as fibras de *laser* causam dano colateral significativo, só a superfície mucosa precisa sofrer ablação (Fig. 11.2*H*). Muitas vezes, ambos os ventrículos sofrem ablação junto com as cordas vocais para minimizar ruído após a cirurgia. É preciso cuidado para evitar incidir o *laser* na comissura mais ventral das cordas vocais, de modo a diminuir a chance de formação de cicatriz. Com essa abordagem, não há incisão de laringotomia para cuidar.

## Conduta Pós-operatória

Não se administram antibióticos rotineiramente. A ferida da laringotomia é limpa duas vezes ao dia. O animal fica confinado por 2 a 3 semanas até que a ferida cicatrize, depois do que pode caminhar com ajuda, mas só pode voltar ao trabalho 8 semanas após a cirurgia.

Em geral o tubo de traqueostomia é deixado na abertura da laringotomia até que o paciente se recupere da anestesia. Se ocorrer traumatismo indevido durante a cirurgia — mais provável com alguns dos procedimentos mais envolvidos realizados por laringotomia —, pode ser aconselhável deixar o tubo de traqueostomia no lugar caso ocorra edema laríngeo. Não fazemos uma traqueostomia separada sem indicação crítica específica.

## Complicações e Prognóstico

A ventriculectomia ou a ventriculocordectomia realizada isoladamente implica menor risco de complicações do que quando feita em conjunto com laringoplastia, descrita em *Advanced Techniques of Equine Surgery*.[9] O índice global de sucesso e o prognóstico desse procedimento melhoraram nos últimos 30 anos, mas isso em geral ainda é subjetivo e varia com a definição individual de um resultado satisfatório. Um estudo de 1970 revelou melhora de 80% dos equinos submetidos a ventriculectomias, porém menos de 10% tiveram resultados em que a obstrução foi aliviada e deixaram o equino com uma respiração "audivelmente indistinguível, ao ouvido crítico, de um equino não acometido".[7] Outro estudo definiu o sucesso da operação pela capacidade de o equino realizar trabalho de maneira satisfatória para o proprietário; tal estudo revelou uma taxa de sucesso de 60 a 70%.[10] Estudos mais recentes revelam taxas maiores de sucesso; em equinos de carga, a ventriculectomia isoladamente melhorou de forma significativa o desempenho atlético até um nível considerado satisfatório pelos proprietários em 87% dos equinos estudados.[1] Complicações pós-operatórias são raras e, em geral, mínimas.[4] A complicação mais comum encontrada com a laringoplastia é a tosse, que pode limitar o desempenho de alguns animais.[5]

As complicações associadas à ventriculectomia e à ventriculocordectomia a *laser* em geral são pequenas, e os equinos costumam ingerir alimento e água sem desconforto aparente dentro de 6 horas após a operação.[6,11] No entanto, dano térmico ao tecido circundante, remoção inadequada da mucosa ventricular devido a má visualização, desprendimento excessivo de tecido, formação de mucocele, queimaduras pelo *laser* da corda vocal contralateral e necrose da cartilagem aritenoide foram documentados após ventriculocordectomia a *laser*.[6,11] A cicatrização completa da ferida cirúrgica foi confirmada por avaliação endoscópica aos 47 dias de pós-operatório.[6]

## Referências

1. Bohanon, T.C., Beard, W.L., and Robertson, J.T.: Laryngeal hemiplegia in draft horses. A review of 27 cases. Vet. Surg., *19*:456–459, 1990.
2. Boles, C.: Treatment of upper airway abnormalities. Vet. Clin. North Am. (Large Anim. Pract.), *1*:127, 1979.
3. Brown, J.A., Derksen, F.J., Stick, J.A., et al.: Laser vocal cordectomy fails to effectively reduce respiratory noise in horses with laryngeal hemiplegia. Vet. Surg., *34*:247–252, 2005.
4. Brown, J.A., Derksen, F.J., Stick, J.A., et al.: Ventriculocordectomy reduces respiratory noise in horses with laryngeal hemiplegia. Eq. Vet. J., *35*:570–574, 2003.
5. Davenport, C.L.M., Tulleners, E.P., and Parente, E.J.: The effect of recurrent laryngeal neurectomy in conjunction with laryngoplasty and unilateral ventriculocordectomy in Thoroughbred racehorses. Vet. Surg., *30*:417–421, 2001.
6. Hawkins, J.F., and Andrews-Jones, L.: Neodymium:yttrium aluminum garnet laser ventriculocordectomy in standing horses. Am. J. Vet. Res., *62*:531–537, 2001.
7. Marks, D., et al.: Observations on laryngeal hemiplegia in the horse and treatment by abductor muscle prosthesis. Eq. Vet. J., *2*:159, 1970.
8. Marks, D., et al.: Use of a prosthetic device for surgical correction of laryngeal hemiplegia in horses. J. Am. Vet. Med. Assoc., *157*:157, 1970.
9. McIlwraith, C.W., and Robertson, J.T.: McIlwraith & Turner's Equine Surgery: Advanced Techniques. Baltimore, Williams & Wilkins, 1998.
10. Raker, C.W.: Laryngotomy and laryngeal sacculectomy. 3rd Annual Surgical Forum: Chicago, 1975.
11. Shires, G.M.H., Adair, H.S., and Patton, S.: Preliminary study of laryngeal sacculectomy in horses, using a neodymium:yttrium aluminum garnet laser technique. Am. J. Vet. Res., *51*:1247–1249, 1990.
12. Stick, J.A.: Larynx. *In* Equine Surgery, 3rd Ed. Edited by J.A. Auer and J.A. Stick. St. Louis, Saunders, 2006, pp. 608–616.
13. Stick, J.A.: Ventriculocordectomy. Ninth Annual ACVS Veterinary Symposium. Sept. 30–Oct. 3, 1999.
14. White, N.A., and Blackwell, R.B.: Partial arytenoidectomy in the horse. Vet. Surg., *9*:5, 1980.

## Ressecção Parcial do Palato Mole

### Anatomia Relevante

O assoalho do palato mole forma a nasofaringe e estende-se da borda caudal do palato duro até a base da laringe. O próprio palato mole abrange as mucosas oral e nasofaríngea, a glândula palatina e aberturas associada do ducto, a aponeurose palatina e os músculos palatino e palatofaríngeo.[4] Em sua margem livre mais caudal, o palato mole continua dorsalmente para formar os dois pilares laterais que se unem, formando o arco palatofaríngeo, denominado de acordo com o músculo palatino do qual os pilares são compostos.[4] A posição do palato mole é controlada em grande parte pela musculatura intrínseca circundante, os músculos tensor do véu palatino, levantador do véu palatino, o próprio palatino e o palatofaríngeo. Todos são inervados pelo ramo faríngeo do nervo vago, exceto o tensor do véu palatino, suprido pelo ramo mandibular do nervo trigêmeo.[6]

### Indicações

A ressecção parcial do palato mole está indicada em certos casos de deslocamento dorsal do palato mole (DDPM) ou para ressecção de granulomas e cistos da margem livre caudal do palato.[4] A etiologia do DDPM não está completamente entendida, sendo provável que haja muitos fatores desencadeantes envolvidos. O DDPM pode surgir de uma neuropatia do ramo faríngeo do nervo vago[7] ou ser secundário a condições que envolvem os nervos vagos, como micose da bolsa gutural ou linfadenopatia retrofaríngea, e em associação a epiglotite hipoplásica. Entretanto, a forma de deslocamento do palato mole mais comum é intermitente e em geral associada a exercício.[1] Existe a impressão clínica de que a condição também pode acompanhar inflamação generalizada da faringe, casos em que o deslocamento do palato mole pode resolver-se sozinho com a resolução do processo inflamatório. Tanto paresia como alongamento foram postulados como causas, mas isso não foi comprovado. Alguns equinos com deslocamento dorsal intermitente do palato mole acima da epiglote respondem ao recurso de se segurar a língua, o que impede sua retração completa.[5] Cook postulou que a base da condição é uma subluxação temporária da laringe, que se desloca com relação ao palato mole.[3]

A ressecção parcial do palato mole não é uma panaceia para o deslocamento dorsal, mas tem sido descrita como um método de tratamento em equinos que não reagem ao tratamento conservador.[2] Os pacientes cirúrgicos devem ser selecionados com cuidado. Outras causas primárias do problema devem ser eliminadas, sendo indispensável cautela porque os tranquilizantes aumentam a tendência ao deslocamento do palato mole. Um endoscópio flexível na parte caudal da faringe pode interferir no ato normal da deglutição e levar a um diagnóstico errôneo. Quando a condição resulta de uma epiglotite hipoplásica ou de micose da bolsa gutural com acometimento nervoso, a cirurgia do palato mole não está indicada.

## Anestesia e Preparação Cirúrgica

O equino é preparado para laringotomia conforme já foi descrito. Nesse caso, a cirurgia sempre é feita com o animal sob anestesia geral e em decúbito dorsal.

## Instrumentação

Bandeja para cirurgia geral
Afastador com autorretenção, como os de Gelpi, Weitlaner ou Hobday

## Técnica Cirúrgica

A laringotomia é feita como anteriormente descrito. Às vezes, o corpo da cartilagem tireóidea pode ser seccionado para se estender a incisão da laringotomia e conseguir mais exposição. Se a cartilagem tireóidea for seccionada, deve-se ter cuidado para não incisar a epiglote, que fica muito perto dela. Esse procedimento não abrange a separação rotineira da cartilagem tireóidea.

Quando se completa a laringotomia, o tubo endotraqueal tem de ser retirado da boca para que se possa ver o palato mole. A borda côncava livre em forma de U do palato mole será observada rostralmente (Fig. 11.3*A*). Colocam-se pinças de Allis de cada lado do palato mole, aproximadamente a 1 cm da linha média, e verifica-se a simetria do posicionamento (Fig. 11.3*B*). Faz-se uma incisão no palato mole com tesoura de Metzenbaum no lado direito além da pinça; essa incisão é estendida na direção da linha média em forma de semicírculo, de maneira que, na linha média, fique a cerca de 1 cm da borda livre central do palato mole (Fig. 11.3*C*). Esse procedimento é repetido do lado esquerdo do palato mole, de modo que um pedaço de tecido com aproximadamente 2 cm × 1 cm seja removido da área livre central do palato mole. A hemorragia é desprezível, não se tentando suturar o palato mole. Uma alternativa é ressecar o tecido em forma de V, em vez de um crescente. A membrana cricotireóidea é fechada com pontos contínuos simples de poliglitona 6211 3-0 (Caprosyn), deixando-se o restante da incisão da laringotomia cicatrizar por segunda intenção.

A ressecção do palato mole deve ser conservadora. É melhor submeter o animal a um segundo procedimento cirúrgico para ressecção de mais palato mole do que ressecar excesso de tecido inicialmente, porque a ressecção excessiva pode resultar em secreção nasal bilateral de muco e alimento, bem como, possivelmente, pneumonia por aspiração.

## Conduta Pós-operatória

O equino fica em confinamento na baia até que a incisão da laringotomia esteja completamente cicatrizada, e deve repousar por 4 semanas antes de voltar ao trabalho. Pode-se administrar medicação anti-inflamatória por 3 dias e antibioticoterapia sistêmica por até 1 semana. O local da incisão deve ser limpo duas vezes ao dia até cicatrizar.

## Complicações e Prognóstico

Com base na teoria da patogenia do deslocamento dorsal do palato mole, Cook defendeu a miectomia esternotireo-hióidea.[3] Um estudo preliminar desse tratamento feito com 21 equinos de corrida mostrou que 17 deles (71%) obtiveram benefícios com a operação. Aproximadamente dois terços dos equinos submetidos à ressecção do palato mole melhoraram o suficiente para voltar às corridas.[3] Essa operação é simples de fazer, tem poucas complicações potenciais e requer menos tempo de convalescença que outros procedimentos, estando descrita em *Advanced Techniques of Equine Surgery*.[8]

## Referências

1. Boles, C.: Abnormalities of the upper respiratory tract. Vet. Clin. North. Am.: Large Anim. Pract., *1*:89, 1979.
2. Boles, C.L.: Treatment of airway abnormalities. Vet. Clin. North Am.: Large Anim. Pract., *1*:727, 1979.
3. Cook, W.R.: The biomechanics of choking in the horse. *In* Proceedings of the 40th Annual Conference for Veterinarians. Fort Collins, Colorado State University, 1979, p. 129.
4. Ducharme, N.G.: Pharynx. *In* Equine Surgery, 3rd Ed. Edited by J.A. Auer and J.A. Stick. St. Louis, Saunders, pp. 544–566.
5. Franklin, S.H., Naylor, J.R., and Lane, J.G.: The effect of a tongue-tie in horses with dorsal displacement of the soft palate. Eq. Vet. J. Suppl., *34*:430–433, 2002.
6. Holcombe, S.J., Derksen, F.J., Stick, J.A., et al.: Bilateral nerve blockade of the pharyngeal branch of the vagus nerve produces persistent soft palate dysfunction in horses. Am. J. Vet. Res., *59*:504–508, 1998.
7. Holcombe, S.J., Derksen, F.J., Stick, J.A., and Robinson, N.E.: Pathophysiology of dorsal displacement of the soft palate in horses. Eq. Vet. J. Suppl., *30*:45–48, 1999.
8. McIlwraith, C.W., and Robertson, J.T.: McIlwraith & Turner's Equine Surgery: Advanced Techniques, 2nd Edition. Baltimore, Williams & Wilkins, 1998.

## Entrada Cirúrgica e Drenagem das Bolsas Guturais

## Anatomia Relevante

As bolsas guturais são um par de divertículos cheios de ar das trompas de Eustáquio, que conectam a orelha média à faringe. Só existem nos equinos e originam-se

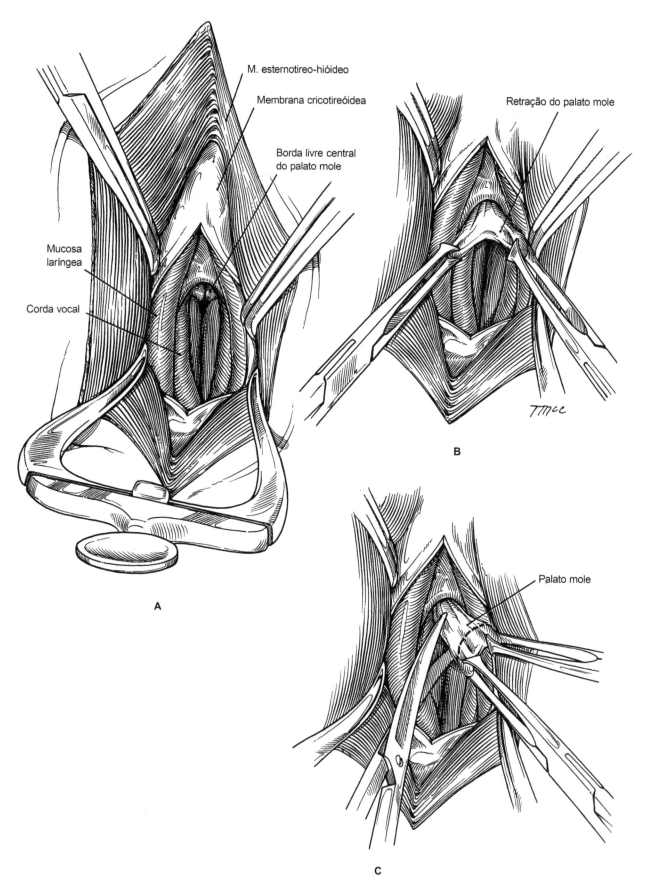

**Fig. 11.3** A a C, Ressecção parcial do palato mole.

da linha média, dorsocaudais à faringe. O osso estilo-hioide divide cada bolsa em partes lateral e medial, com um orifício em forma de funil, o orifício faríngeo, servindo para comunicação com a faringe.[4] A mucosa que reveste as bolsas contém os nervos facial, glossofaríngeo, vago, espinhal acessório e hipoglosso, bem como o tronco simpático cranial, a artéria carótida interna e ramos da artéria carótida externa.

## Indicações

Cada uma das três abordagens cirúrgicas às bolsas guturais tem seus usos específicos, vantagens e desvantagens. A abordagem pelo triângulo de Viborg é usada principalmente para drenar a bolsa gutural nos casos de empiema. Também pode ser empregada para o tratamento de timpania da bolsa gutural.[1] A abordagem por hiovertebrotomia, também conhecida como abordagem de Chabert, proporciona acesso através do aspecto dorsolateral da bolsa gutural e é usada para remoção de condroides e pus espesso. É comum combiná-la com a abordagem pelo triângulo de Viborg no tratamento do empiema crônico da bolsa gutural. Pode-se colocar um dreno ou sedenho através de ambas as incisões no pós-operatório. A abordagem por hiovertebrotomia também pode ser empregada para ligar a carótida interna ao tratar micose da bolsa gutural. Mais detalhes da técnica de ligadura da carótida interna encontram-se em outras publicações.[6]

A terceira abordagem é a ventral ou de Whitehouse (também existe uma de Whitehouse modificada), que proporciona melhor exposição cirúrgica do aspecto dorsal da bolsa gutural para procedimentos como a ligadura da carótida interna dentro da bolsa no tratamento da micose da bolsa gutural associada a epistaxe.[5] A abordagem de Whitehouse também pode ser usada para tratar o timpanismo da bolsa gutural.[2] Embora esta pareça uma opção lógica para drenagem ventral da bolsa gutural, tem ocorrido disfagia temporária e permanente após esse procedimento para tratar empiema. Presume-se que a disfagia esteja associada ao comprometimento dos ramos faríngeos dos nervos glossofaríngeo e vago, que passam ventrais à bolsa gutural. Devido à natureza espessa da bolsa gutural nessa condição inflamatória, pode ser difícil identificar esses nervos, e a celulite associada também pode comprometê-los. Em consequência, hesitamos em recomendá-la como técnica de drenagem para empiema da bolsa gutural (detalhes da técnica em outras publicações[1,3]).

Se a resposta ao tratamento clínico do empiema da bolsa gutural não for boa, estará indicada a drenagem da bolsa gutural. A cirurgia também está indicada quando o material purulento fica muito espesso ou há formação de condroides. Em tais casos, a drenagem ventral pelo triângulo de Viborg é a abordagem preferível.

## Anestesia e Preparação Cirúrgica

A abordagem pelo triângulo de Viborg pode ser feita com analgesia local, mas geralmente prefere-se anestesia geral. Para a abordagem por hiovertebrotomia, recomenda-se anestesia geral. Os campos cirúrgicos ilustrados na Fig. 11.4A estão tricotomizados e preparados da forma rotineira.

## Instrumentação

Bandeja para cirurgia geral
Afastadores rombos de Weitlaner
Dreno ou sedenho
Fórceps "Protegido com esponja"

## Técnica Cirúrgica

### Triângulo de Viborg

O triângulo de Viborg é uma área definida pelo tendão do músculo esternomandibular, pela veia linguofacial (maxilar externa) e pela borda caudal do ramo vertical da mandíbula. Faz-se uma incisão cutânea de 4 a 6 cm dorsal e paralela à veia linguofacial, desde a borda da parte caudal da mandíbula. O tecido subcutâneo é separado, e a base da glândula parótida é rebatida para a parte dorsal, se necessário (Fig. 11.4B). Deve-se ter cuidado para evitar traumatismo à glândula parótida e a seu ducto, a veia linguofacial e aos ramos do nervo vago ao longo do assoalho da bolsa gutural. Esse procedimento expõe a bolsa gutural, cuja localização é mais fácil distendendo-a quando em um estado patológico. A membrana dela é agarrada com pinça e incisada com tesoura (Fig. 11.4C). A ferida é deixada aberta para drenagem, ou insere-se um dreno nela, que cicatriza por granulação (segunda intenção).

### Abordagem por Hiovertebrotomia

Embora dê acesso ao aspecto dorsolateral da bolsa gutural, é uma abordagem mais difícil e provavelmente só deve ser empregada para se ter acesso às artérias e fazer sua ligação. É preciso cuidado com os vasos e nervos dentro do campo cirúrgico. Faz-se uma incisão de 8 a 10 cm paralela e cranial à asa do atlas (Fig. 11.4A). A incisão cutânea expõe a glândula salivar parótida e o músculo parotidoauricular subjacente cuja parte ventral é incisada, estabelecendo-se um plano de dissecção para a parótida ao incisar a fáscia em sua borda caudal (Fig. 11.4D). A glândula parótida é rebatida cranialmente. O nervo auricular caudal cruza obliquamente no aspecto dorsal do campo cirúrgico e é rebatido caudalmente se necessário. O rebatimento da glândula parótida revela os músculos occipito-hióideo e digástrico craniodorsalmente e o reto cranial da cabeça dorsalmente (Fig. 11.4E). A glândula salivar mandibular pode ser iden-

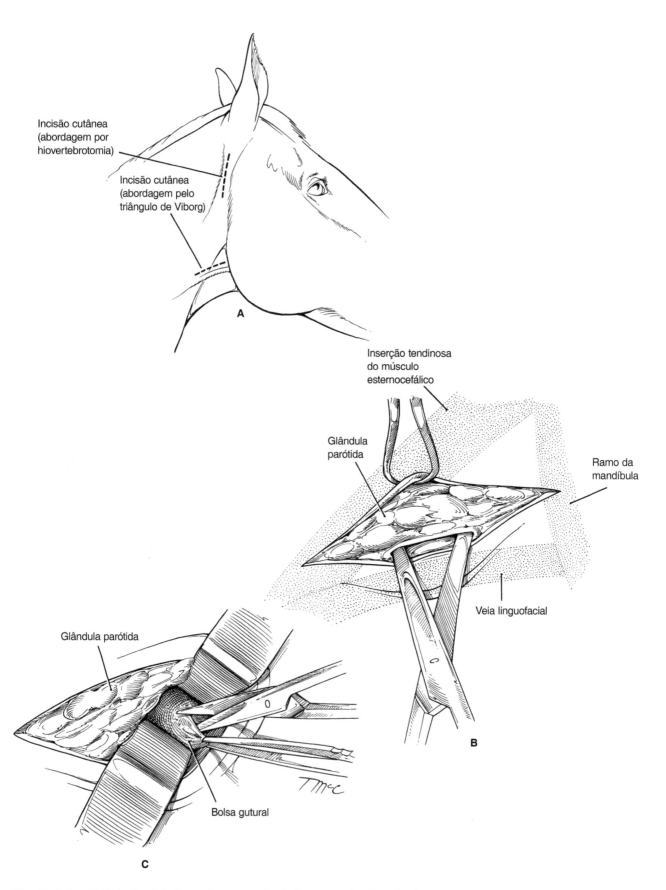

**Fig. 11.4** A a E, Entrada cirúrgica e drenagem das bolsas guturais. (*continua*)

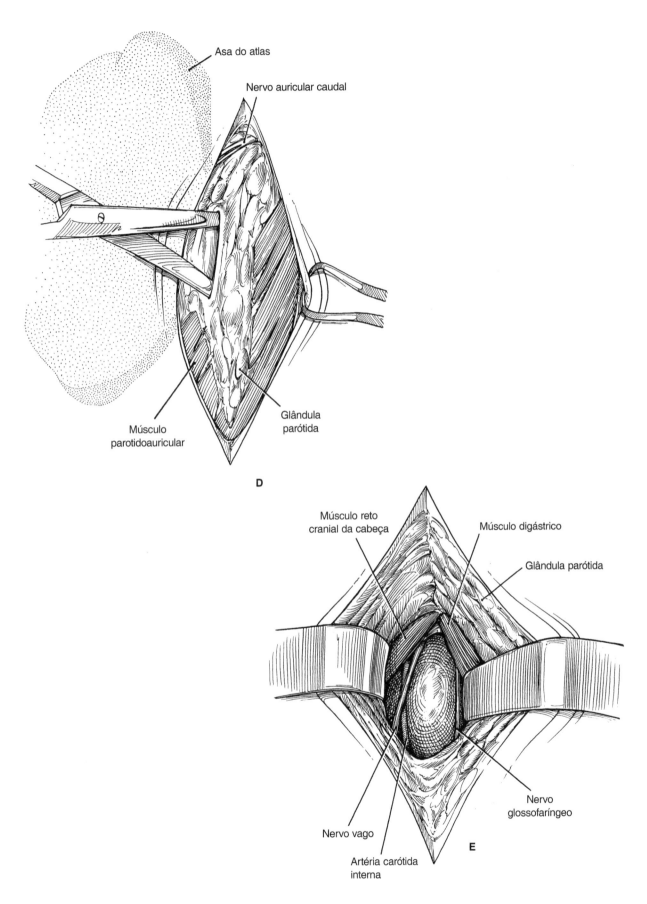

Fig. 11.4 *Continuação*.

tificada ventralmente. A dissecção romba através do tecido areolar expõe a parede dorsolateral da bolsa gutural. A direção da dissecção é caudal e em seguida medial para o grupo muscular occipito-hióideo/digástrico.

O local exato de entrada na bolsa gutural pode variar, dependendo da situação anatômica dos ramos nervosos que cobrem a superfície. A posição dos nervos parece variável e também pode ser influenciada pela distorção patológica da bolsa gutural. A entrada em geral é feita entre o nervo glossofaríngeo rostralmente e o nervo vago caudal (Fig. 11.4E). A carótida interna corre sob o nervo vago nessa região e deve ser evitada. A bolsa gutural é incisada com tesoura.

A incisão de hiovertebrotomia pode ser fechada primariamente se a contaminação não for excessiva e não tiver sido deixado dreno ou sedenho no lugar na bolsa gutural. A membrana da bolsa gutural é fechada com pontos simples interrompidos de fio absorvível sintético. É preciso cuidado para evitar os nervos adjacentes. A fáscia associada à glândula parótida também é colocada em aposição com pontos de fio sintético absorvível.

## Conduta Pós-operatória

A irrigação diária da bolsa gutural pode ser feita no pós-operatório. Às vezes, pode ser necessário remover restos particulados, o que pode ser feito combinando-se irrigação com manipulação digital. Quando o pus e os restos celulares tiverem sido completamente esvaziados da bolsa, interrompe-se a irrigação, retiram-se os drenos e as incisões são deixadas cicatrizar por segunda intenção.

## Complicações e Prognóstico

Alguns casos de empiema da bolsa gutural podem ser tratados com a inserção de cateteres permanentes para tratamento local e ajudar na drenagem. Contudo, as soluções para irrigação, inclusive aquelas com certos compostos à base de iodo, não devem ser infundidas na bolsa gutural por causa de alterações inflamatórias graves. Mesmo iodo com povidona diluído em solução a 10% (iodo disponível a 1%) causa reação considerável.[7] Acreditamos que a drenagem mecânica do conteúdo da bolsa é mais importante que a atividade antibacteriana das soluções colocadas nela. Defendemos a drenagem cirúrgica precoce, em vez de longos períodos de irrigação com cateteres permanentes.

## Referências

1. Boles, C.: Treatment of upper-airway abnormalities. Vet. Clin. North Am.: Large Anim. Pract., *1*:143, 1979.
2. Cook, W.R.: Clinical observations on the anatomy and physiology of the equine respiratory tract. Vet. Rec., *79*:440, 1966.
3. Freeman, D.E.: Diagnosis and treatment of diseases of the guttural pouch. Part II. Compend. Contin. Educ. Pract. Vet., *2*:525, 1980.
4. Honnas, C.M., and Pascoe, J.R.: Guttural pouch disease. *In* Equine Internal Medicine, 2nd Ed. Edited by B.P. Smith. St. Louis, Mosby, Inc., 1996, pp. 610–615.
5. McIlwraith, C.W.: Surgical treatment of epistaxis associated with guttural pouch mycosis. VM/SAC, *73*:67, 1978.
6. McIlwraith, C.W., and Robertson, J.T.: McIlwraith & Turner's Equine Surgery: Advanced Techniques, 2nd Ed. Baltimore, Williams & Wilkins, 1998.
7. Wilson, J.: Effects of indwelling catheters and povidone-iodine flushes on the guttural pouches of the horse. Equine Vet. J., *17*:242, 1985.

# Capítulo 12

# CIRURGIA DENTÁRIA E GASTRINTESTINAL EM EQUINOS

## Objetivos

1. Discutir uma técnica para remoção do primeiro molar na arcada superior de equinos e do terceiro pré-molar na arcada inferior.
2. Proporcionar uma discussão básica da laparotomia exploradora no equino, incluindo as indicações, técnica e anatomia.
3. Discutir as vantagens e desvantagens de duas abordagens cirúrgicas, laparotomia pela linha média ventral e pelo flanco, para exploração abdominal em equinos.
4. Descrever um tratamento cirúrgico para hérnias umbilicais no potro.

## Repulsão dos Molares

### Anatomia Relevante

A fórmula para os dentes permanentes em equinos é I(3/3) – C(1/1) – PM(3/3 ou 4/4) – M(3/3), com um total de 36 a 44 dentes, dependendo da presença dos dentes de lobo (PM1) e caninos. A maioria dos dentes é composta por um tecido calcificado de cor creme, chamado *dentina*, secretado por odontoblastos e que funciona como proteção da polpa contra infecção.[4] A camada externa seguinte é a do *cemento*, seguida pela mais externa e dura do dente, o *esmalte*. A elasticidade da dentina e do cemento subjacentes impedem a quebra do esmalte em decorrência de rachaduras e do atrito, absorvendo choque.[4]

A polpa do dente contém os nervos pulpares, capilares, linfáticos, odontoblastos e fibroblastos, que mantêm a capacidade sensorial e a regenerativa.[4] A coroa do dente refere-se à parte que se estende da raiz e subdivide-se ainda na coroa visível e na de reserva, esta abaixo da linha da gengiva.

O suprimento sanguíneo dos dentes origina-se da artéria palatina maior, que segue em torno da periferia do palato duro (2 a 3 mm medial à margem lingual da gengiva dos dentes maxilares) e une-se à do outro lado rostralmente.[4] É preciso muito cuidado para evitar essa artéria durante extração dentária.

O suprimento nervoso dos dentes é proporcionado pelos nervos infraorbitário e alveolar inferior. O nervo infraorbitário emerge do forame infraorbitário aproximadamente 5 cm dorsal ao aspecto rostral da crista facial. O canal infraorbitário fica muito próximo das raízes dos oitavo, nono, 10º e 11º dentes, sendo preciso cuidado para evitar atingi-los ao extrair molares.[4] O nervo alveolar inferior entra no canal mandibular e se ramifica, inervando os dentes mandibulares e saindo pelos forames mentonianos rostrais.

Também nas adjacências do campo cirúrgico estão o ducto parotídeo, a artéria facial e a veia facial, que seguem a borda ventral da mandíbula e sobem pelo aspecto lateral da face, perto da parte inferior do 10º e do 11º dentes.

## Indicações

A repulsão dos molares é o método de extrair um dente indicado quando sua preservação não é possível e a extração bucal com boticão é inviável. A retirada de um dente está indicada nos casos de necrose infundibular, fraturas que se estendem para a coroa de reserva ou abscessos dentários, doença periodontal, periostite alveolar ossificante crônica e tumores dos dentes. A infecção dos dentes da arcada superior ou inferior pode ser secundária a fraturas dos ossos do crânio (mandíbula ou maxilar) que também envolvam raízes dentárias.

A repulsão de dentes molares superiores e inferiores abrange fazer um orifício com trefina ou criar um retalho de seio maxilar para ter acesso à base do dente e retirá-lo de seu alvéolo na boca com os instrumentos apropriados (perfurador e martelo). É a técnica preferida para extração do terceiro ao sexto dentes maxilares e de todos da arcada inferior.[5] Também é possível fazer a extração de molares pelas técnicas de bucotomia e osteotomia alveolar vertical, descritas em detalhes em outro texto.[5] A extração por bucotomia envolve uma abordagem lateral e corte longitudinal do dente, de maneira que ele possa ser removido em pedaços. A osteotomia alveolar vertical é semelhante à bucotomia, mas com uma modificação da abordagem, de modo que a incisão seja paralela ao ducto parotídeo e à veia linguofacial. É o método recomendado para extração do quarto e do quinto molares mandibulares.

Todos os métodos de extração dentária em equinos têm um alto índice documentado de complicações. Embora não descrita aqui, a terapia cirúrgica endodôntica é uma alternativa relativamente nova à extração dentária na odontologia de equinos. Ao preservar o dente, a apicocectomia evita problemas associados ao desgaste anormal dos dentes e equilibra a formação ao longo da mesa oclusal.

Quando os dentes maxilares estão envolvidos (em geral o quarto pré-molar ou o primeiro molar), há sinais de secreção nasal purulenta devido a sinusite maxilar secundária. Quando a doença envolve dentes mandibulares, costuma haver edema ou secreção crônica da borda ventral da mandíbula. Verifica-se qual dente terá de ser extraído mediante exame oral e radiográfico. Neste capítulo, discute-se a repulsão do primeiro molar na arcada superior e do terceiro pré-molar na inferior.

## Anestesia e Preparação Cirúrgica

A repulsão dentária em equinos deve ser feita com o animal sob anestesia geral, posicionado com o(s) dente(s) acometido(s) para cima. Coloca-se um espéculo bucal até uma abertura suficiente para que o cirurgião introduza a mão. Fazem-se a tricotomia do campo cirúrgico e a preparação asséptica rotineira.

## Instrumentação

Bandeja para cirurgia geral
Espéculo bucal
Boticão
Martelo
Trefinas de ¾ e ½ polegada
Cisalhas para molares
Perfuradores dentários reto e curvo
Curetas ósseas (tamanhos 1, 3 e 5)
Fita umbilical
Rolo de gaze, cera dentária ou acrílico dentário
Solução antisséptica suave, como clorexidina
Serra óssea (para retalho do seio maxilar)

## Técnica Cirúrgica

No caso de trefinação de dentes superiores, deve-se fazer uma incisão curva através da pele, com o ápice apontado dorsal. A localização exata da incisão depende do dente a ser repelido. Podem ser obtidas radiografias com marcadores radiopacos que ajudem a identificar a localização apropriada. O retalho cutâneo é rebatido para trás e o periósteo é incisado e rebatido do osso para expor área suficiente para aceitar a trefina. Deve-se usar uma trefina de ¾ de polegada para dentes superiores. No caso de repulsão de um dente inferior, faz-se uma incisão reta diretamente sobre o local proposto da trefinação e dissecam-se as bordas cutâneas para que a trefina possa ser posicionada na borda inferior da mandíbula. O periósteo é incisado e rebatido da mandíbula. Deve-se usar uma trefina de ½ polegada para os dentes inferiores.

Inicia-se a perfuração com a trefina estendendo o centro do instrumento 3 mm além de sua extremidade e fixando-a ao osso. Vira-se a trefina para trás e para a frente em um movimento giratório até que tenha feito um sulco distinto no osso. Retrai-se a ponta central da trefina e continua-se a cortar até destacar um disco de osso (Fig. 12.1A).

## Localização da Abertura Feita pela Trefina para Acesso aos Molares Superiores

Uma linha a partir do canto medial do olho até o canal infraorbitário que continua após as raízes do primeiro molar é a de altura máxima em que qualquer trefinação pode ser feita para molares superiores. Essa linha marca o trajeto do canal ósseo nasolacrimal. As aberturas feitas pela trefina para todos os molares superiores devem ser colocadas logo abaixo dessa linha. No caso de equinos idosos cujos dentes se exteriorizaram, é válido ir mais para baixo, perto da crista facial. No caso do primeiro e do segundo pré-molares superiores, que são retos, traça-se uma linha através do centro de cada dente e faz-se a abertura com trefina ao longo de cada uma delas. No caso do terceiro, do quarto e do quinto molares superiores, que têm uma curvatura caudal, a trefinação é feita abaixo do canal nasolacrimal, ao longo de uma linha direcionada sobre a margem posterior da superfície da mesa dentária de cada dente.

Para repulsão do sexto dente molar, o orifício com a trefina deve ser feito através do seio frontal, 4 cm laterais à linha média, sobre uma linha transversa entre as margens craniais das órbitas. É necessário seguir através do seio frontal e da abertura frontomaxilar para o seio maxilar. O perfurador dentário é passado lateral ao canal infraorbitário até a raiz do dente. É necessário usar um perfurador curvo porque o dente tende a ficar sob o canal infraorbitário. O perfurador é colocado na base do dente, afastando-o do alvéolo dentário. Se a veia que fica acima do canal infraorbitário for lesada, a área terá de ser tamponada com compressas. Tal operação é difícil em equinos jovens, por causa da curvatura caudal acentuada do dente. Felizmente, esse dente não precisa ser extraído com tanta frequência como outros molares superiores. A Fig. 12.1A e B mostra a trefinação e a repulsão do quarto pré-molar superior (primeiro molar).

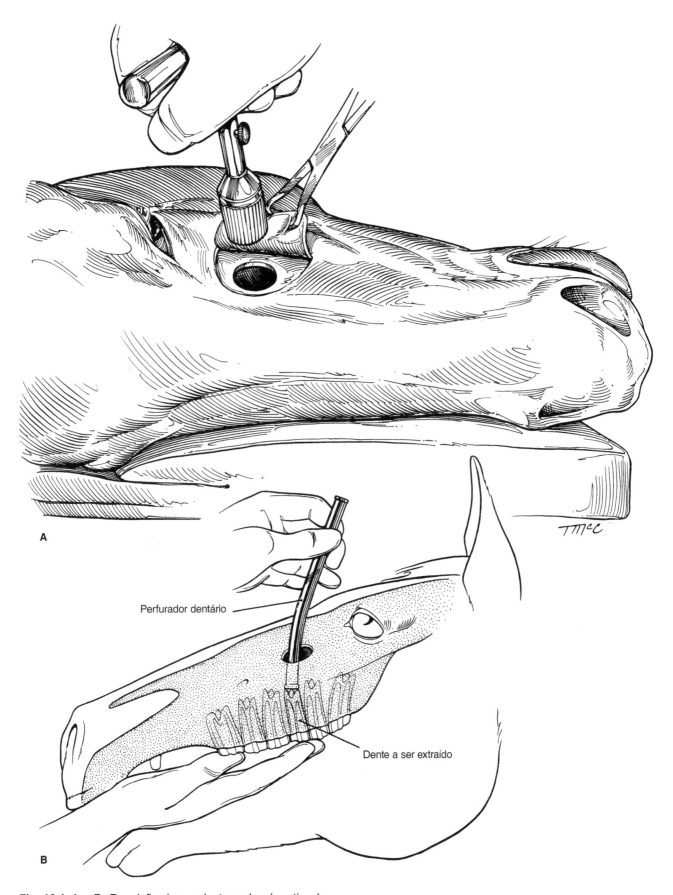

**Fig. 12.1** A a D, Repulsão de um dente molar. (*continua*)

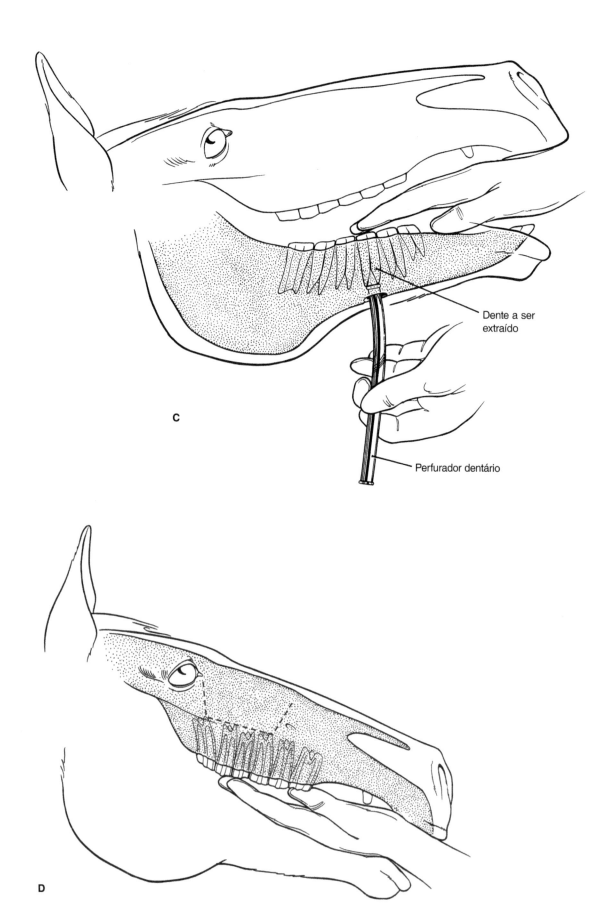

Fig. 12.1 *Continuação.*

## Localização da Abertura Feita pela Trefina para Acesso aos Molares Inferiores

A perfuração com trefina para repulsão de molares inferiores é feita na borda ventrolateral da mandíbula. As placas alveolares interna e externa ficam diretamente sobre os dentes, de forma que é necessário alinhar o perfurador com o eixo longitudinal do dente para evitar perfurar na direção da placa alveolar medial e fraturá-la. Para afastar o primeiro pré-molar, centraliza-se a trefina diretamente abaixo da superfície mesial; no caso do segundo e do quinto pré-molares, a abertura é feita abaixo das bordas caudais do dente por causa de sua curvatura caudal (Fig. 12.1C); no caso de equinos com mais de 12 anos de idade, a abertura pode ser feita diretamente sobre o centro da superfície mesial. A exposição do local da trefina para o quarto e o quinto pré-molares inferiores é complicada pelo ducto parotídeo, pela artéria e pela veia linguofaciais, que devem ser identificados e rebatidos para trás. Quando há uma fístula dentária na borda inferior da mandíbula, posiciona-se a trefina diretamente sobre o centro dela, porque em geral a fístula surge oposta ao alvéolo acometido.

A localização do sexto molar inferior requer trefinação sobre a superfície lateral da mandíbula. Traça-se uma linha do centro da superfície mesial do dente até o ponto da maior curvatura do ramo da mandíbula. Faz-se uma incisão sobre essa linha através da pele e do músculo masseter sobre uma proeminência abaulada onde as duas placas de osso que formam a mandíbula estão separadas para acomodar o dente. O músculo é separado do osso com os afastadores. A abertura da trefina é feita e alongada em sentido dorsal com cinzel, para direcionar melhor o perfurador e diminuir as chances de fratura da placa óssea medial da mandíbula. A incisão cutânea e muscular termina pelo menos a 4 cm da borda da mandíbula para evitar lesar os ramos do nervo facial, que se espalham sobre a superfície do músculo masseter desde cima, em direções ventral e rostral. Mais detalhes sobre a técnica estão disponíveis no livro sobre técnicas avançadas.[3]

## Sinusotomia com Retalho Maxilar para Repulsão Dentária

Em alguns casos, se quer uma abertura maior. A localização do retalho está delineada na Fig. 12.1D. A borda caudal é rostral à linha traçada do canto medial do olho à crista facial. A borda ventral é dorsal à crista facial e a borda rostral é caudal à linha traçada desde a crista facial rostral ao forame infraorbitário. A pele é incisada abaixo do periósteo. O retalho é cortado nas partes caudal, ventral e rostral com osteótomo e martelo ou uma serra óssea oscilante. O retalho é levantado usando-se a margem dorsal e o periósteo como alavanca. O seio é explorado e lavado.

Após repulsão do dente, o retalho é recolocado e o periósteo suturado com pontos contínuos simples de poligliconato 2-0 (Maxon). A camada subcutânea é fechada de modo semelhante e a pele é grampeada. Às vezes, a parte rostral ventral do retalho é deixada aberta para drenar.

## Repulsão Após Trefinação

O cirurgião introduz a mão na boca do paciente, localiza o dente doente e seu trajeto fistuloso no seio ou na mandíbula. O perfurador é direcionado para a raiz do dente e um assistente passa a martelá-lo. Os primeiros golpes com o martelo devem ser suficientes para posicionar o perfurador na raiz do dente. Pode ser preciso aumentar o orifício com a trefina para que o perfurador tenha acesso ao dente doente.

Assim que o perfurador estiver posicionado, o assistente imprime mais golpes. As marteladas geram um som característico quando o perfurador está posicionado corretamente e o cirurgião sente as vibrações sendo transmitidas através do dente para a sua mão. Se o perfurador deslizar do dente para o tecido alveolar, será preciso reposicioná-lo. Após algum tempo, o cirurgião irá sentir o afrouxamento gradual do dente com a mão na boca do paciente. As marteladas subsequentes devem ser menos intensas à medida que o dente se solta do alvéolo.

Após a repulsão do dente, quaisquer fragmentos devem ser removidos do alvéolo com pinça. Pode ser necessário curetagem do alvéolo se houver osso doente em torno do dente. Para evitar impactação de alimento no espaço vazio onde ficava o dente, deve-se preenchê-lo com um material adequado até que o tecido de granulação o faça. Cera dentária, acrílico dentário, guta-percha ou rolos de gaze podem ser usados, dependendo da preferência individual. O autor prefere preencher o espaço com acrílico Justi®. Caso se use gaze, deve-se fazer um rolo que se adapte bem ao espaço e atá-lo em torno do centro com fita umbilical, deixando duas extremidades longas que em seguida são passadas através do alvéolo e do orifício feito pela trefina, firmando bem a gaze na cavidade e trazendo a fita umbilical para fora. Fixa-se então a fita umbilical à pele, amarrando-a a outro rolo de gaze. As extremidades devem ser mantidas longas, para que o rolo de gaze no alvéolo possa ser substituído sem ser preciso usar um novo pedaço de fita umbilical através do orifício feito pela trefina.

Em geral, é preciso fazer lavagem pós-operatória com solução fisiológica dos seios associados de pré-molares infectados extraídos, podendo-se deixar antibióticos no local após a lavagem. No caso dos molares posteriores, faz-se um orifício adicional de 10 mm com a trefina no seio frontal ipsolateral após fechamento do retalho de osso maxilar, para facilitar a irrigação pós-operatória.[2] No caso de molares rostrais, o septo maxilar pode ser fenestrado para permitir que o sangue e o soro

204 Cirurgia Dentária e Gastrintestinal em Equinos

acumulados no seio conchal drenem para o seio maxilar rostral e para fora das narinas.

## Conduta Pós-operatória

O equino deve receber antibióticos de amplo espectro no pré-operatório e por cerca de uma semana após a cirurgia. Nos primeiros dias, caso se tenha usado gaze, ela deve ser trocada diariamente, e o seio irrigado com solução antisséptica suave se houver supuração. O material usado para preencher o espaço fica até a cavidade estar quase cheia com tecido de granulação. Após uma semana, o material usado para preencher o espaço pode ser trocado a cada dois ou três dias (se for gaze). Caso se tenha usado acrílico Justi®, em geral será expulso do lugar com o tempo e portanto não precisa ser removido.

## Complicações e Prognóstico

A repulsão dentária é o método tradicional para extração dentária. Contudo, todos os métodos de extração estão associados a alto índice de complicações, bem como aos riscos inerentes da anestesia geral em equinos. As taxas de complicações da repulsão de dentes maxilares foram próximas de 50% em alguns estudos, com os animais precisando de uma segunda cirurgia.[1] Sequelas possíveis desse procedimento incluem a perfuração de um dente sadio, a punção do palato duro por posicionamento incorreto do perfurador sobre o dente, ruptura da artéria palatina e das placas alveolares de um dente adjacente com o perfurador, o que pode acarretar periostite alveolar. Dixon *et al.* relataram que 64% dos equinos tratados com repulsão mandibular responderam a um único tratamento cirúrgico.[2] A repulsão de dentes maxilares teve sucesso em 62% dos equinos (não houve continuação nem recorrência dos sintomas).

## Referências

1. Dixon, P.M., and Dacre, I.: A review of equine dental disorders. Vet. J., *169*:165–187, 2005.
2. Dixon, P.M., Tremaine, W.H., Pickles, K., Kuhns, L., Hawe, C., McCann, J., McGorum, B.C., Railton, D.I., and Brammer, S.: Equine dental disease. Part 4: a long term study of 400 cases: apical infections of cheek teeth. Eq. Vet. J., *32*:182–194, 2000.
3. McIlwraith, C.W., and Robertson, J.T.: McIlwraith & Turner's Equine Surgery: Advanced Techniques, 2nd Ed. Baltimore, Williams & Wilkins, 1998.
4. Pence, P.: Equine Dentistry. Baltimore, Lippincott Williams & Wilkins, 2002.
5. Tremaine, W.H., and Lane, J.G.: Exodontia. *In* Equine Dentistry, 2nd Ed. Edited by Baker & Easely. Edinburgh, Saunders, 2005, pp. 267–279.

## Laparotomia na Linha Média Ventral e Exploração Abdominal

### Anatomia Relevante

Uma discussão da anatomia relevante para esse procedimento está incluída na técnica cirúrgica.

### Indicações

A abordagem pela linha média ventral proporciona a maior exposição com uma única incisão da cavidade peritoneal do equino, além de ser a mais rápida, estando indicada particularmente no tratamento cirúrgico de distúrbios abdominais agudos em equinos, embora alguns cirurgiões usem a técnica paramediana.[6] Essa abordagem também pode ser empregada para ovariectomia bilateral ou para a remoção de um tumor ovariano. O temor de deiscência não se justifica e é uma abordagem prática que evita tanto músculos como vasos sanguíneos. Embora o âmbito deste texto não permita estendermo-nos a detalhes sobre o tratamento cirúrgico de pacientes com distúrbios abdominais agudos, uma discussão básica da laparotomia exploradora em equinos se justifica.

### Anestesia e Preparação Cirúrgica

O procedimento cirúrgico é feito com o paciente em decúbito dorsal sob anestesia geral. Faz-se a tricotomia do abdome ventral, desde a área do púbis até a do processo xifoide, estendendo-se pelo menos a 30 cm da linha média (isso pode ser feito antes da indução anestésica). A área da incisão é raspada e faz-se a preparação asséptica de rotina. Usam-se panos de campo presos com pinças apropriadas sobre os membros para prevenir a contaminação se houver deslocamento da laparotomia. Também se utiliza um pano de campo impermeável, para que se possa colocar uma bacia sobre ele e os panos de campo comuns não fiquem muito molhados.

### Instrumentação

Bandeja para cirurgia geral
Compressas de gaze e outras estéreis
Luvas estéreis de cano longo

### Técnica Cirúrgica

A incisão começa sobre o umbigo e estende-se cranialmente; seu comprimento depende do procedimento, mas em geral é de 30 a 40 cm (Fig. 12.2*A*). Usa-se tal incisão em pacientes com distúrbios abdominais agudos, porém cistotomias e ovariectomias requerem uma incisão mais caudal. A incisão cutânea estende-se através de uma camada de tecido subcutâneo, que é fina na maioria dos animais. Quando a hemorragia tiver sido controlada, a linha alba é incisada (é preferível manter a

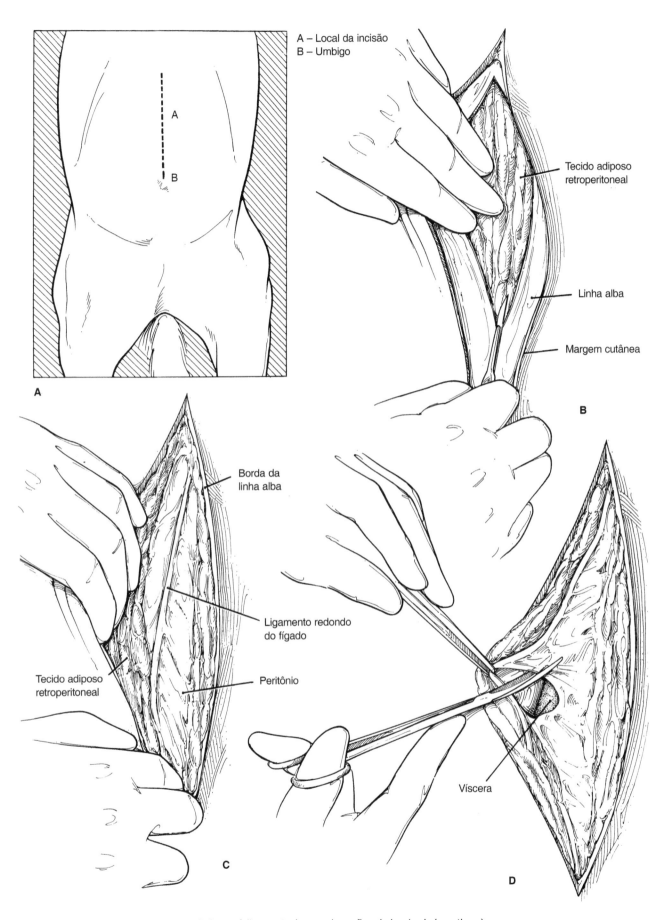

**Fig. 12.2** A a L, Laparotomia na linha média ventral e exploração abdominal. (*continua*)

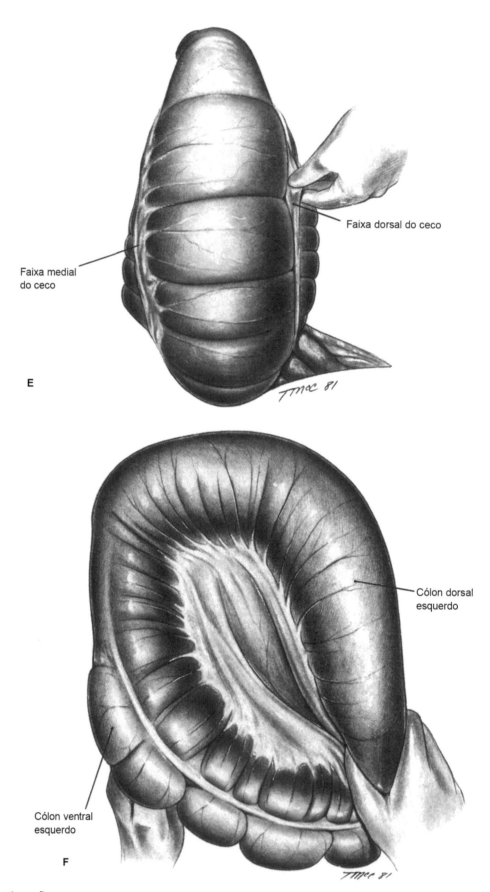

**Fig. 12.2** *Continuação.*

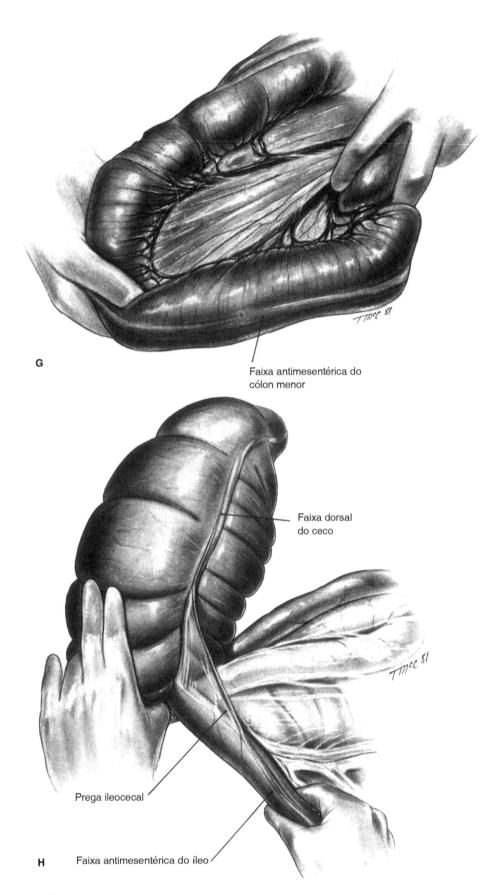

Fig. 12.2 *Continuação.*

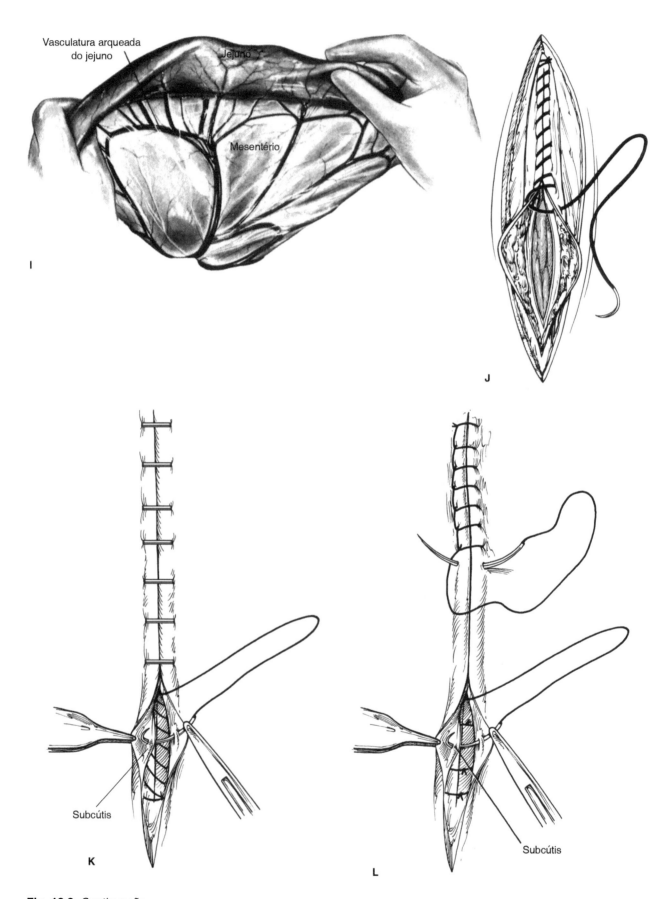

**Fig. 12.2** *Continuação.*

incisão dentro da linha alba) (Fig. 12.2*B*). Uma leve divergência da linha média pode resultar em penetração no músculo reto abdominal, particularmente na parte cranial da incisão, mas em geral tal evento não traz consequências danosas. A incisão na linha alba revela o tecido adiposo retroperitoneal profundamente (Fig. 12.2*B*), que é limpo com esponja para revelar o peritônio, com o ligamento redondo do fígado demarcando a linha média (Fig. 12.2*C*). O peritônio é agarrado e levantado com pinça e incisado com tesoura de Metzenbaum; essa incisão pode ser ampliada com tesoura (Fig. 12.2*D*) ou por pressão manual. Em geral não se usam afastadores na laparotomia exploradora. Qualquer parte exteriorizada do intestino é mantida úmida enquanto se faz a exploração sistemática do abdome.

Ao abrir o abdome, o problema pode ser imediatamente óbvio ou descoberto rapidamente ao exame superficial. No entanto, muitas vezes é bom fazer um exame sistemático antes de fechar o abdome. A seguir mostramos como fazer a identificação sistemática de vísceras normais não deslocadas.

Se o ceco não estiver deslocado (ele fica ventralmente, no lado direito da linha média, com o ápice cranialmente), deve ser identificado sem demora após penetrar-se na cavidade abdominal (Fig. 11.2*E*). O ceco é um ponto de referência para a exploração sistemática tanto do intestino delgado como do intestino grosso. A faixa lateral do ceco é contínua com a prega cecocólica, que leva à parte ventral direita do cólon maior, que pode ser explorado a partir desse ponto. O cólon ventral direito segue cranial e leva ao cólon ventral esquerdo na flexura esternal. As partes ventral e dorsal esquerdas do cólon são móveis e curvam-se agudamente na flexura pélvica, localizada perto da entrada da pelve (Fig. 11.2*F*). O cólon dorsal esquerdo passa à frente da flexura pélvica para a diafragmática, tornando-se o cólon dorsal direito, que corre caudal em posição dorsal e, ao alcançar a superfície medial da base do ceco, vira para a esquerda, ficando mais estreito, e leva ao cólon transverso. Ele une o cólon ventral delgado ao rim esquerdo.

O cólon menor caracteriza-se por duas faixas longitudinais, uma dentro do mesentério e outra no lado oposto (antimesentérico). Tem duas fileiras de saculações e está inserido na região sublombar pelo mesentério colônico (Fig. 12.2*G*). O cólon menor proximal também está ligado ao duodeno distal pela estreita prega duodenocólica do peritônio. Tal prega é um ponto de identificação para a junção do duodeno terminal com o jejuno proximal.

O intestino delgado é examinado de forma rotineira ao se localizar primeiro o íleo. Para isso, retrai-se o ceco caudalmente, expondo a faixa dorsal. Essa faixa delgada avascular corre na prega ileocecal, que se continua na borda antimesentérica do íleo (Fig. 11.2*H*). Usando esses marcos, o cirurgião pode palpar a junção ileocecal profundamente no abdome, mas ela não pode ser exteriorizada. A prega membranosa fina denominada borda

antimesentérica está oposta a 180° ao mesentério ileal e permite identificação positiva do íleo. Assim que se localiza o íleo, é possível fazer um exame sistemático do intestino delgado. Indo em direção proximal, explora-se toda a extensão do jejuno até se alcançar a prega duodenocólica, a junção entre o jejuno e o duodeno. O jejuno tem um mesentério móvel e caracteriza-se pela ausência de faixas ou saculações (Fig. 12.2*I*). A raiz do mesentério pode ser palpada nesse estágio. O duodeno também pode ser explorado manualmente, não visualmente, porque sua falta de mobilidade dificulta a exploração visual. O duodeno leva ao piloro.

Nesse estágio, o forame epiploico deve ser palpado. É mais fácil examiná-lo levantando o lado esquerdo do paciente e usando a mão esquerda. Mantendo-se o duodeno frouxamente entre os dedos e o polegar com a superfície dorsal dos mesmos contra o lobo caudado do fígado e movendo-os lateralmente, localiza-se com a ponta deles a pequena abertura do forame epiploico, a qual é maior em equinos idosos.

O estômago e o baço, que estão no quadrante lateral esquerdo, devem ser palpados. Em um garanhão, os anéis inguinais internos, que são ventrolaterais aos canais femorais, são palpados; na égua, examinam-se o útero e os ovários.

Mais descrições sobre como lidar com os vários deslocamentos e anormalidades do trato gastrintestinal de equinos são apresentadas no livro sobre técnicas cirúrgicas avançadas.[4]

A incisão na linha média ventral é fechada em três camadas. Um fechamento separado do peritônio não é necessário. A linha alba é fechada com pontos simples interrompidos ou contínuos. Os interrompidos devem ser feitos a intervalos de 1 cm (Fig. 12.2*J*). Caso sejam feitos os contínuos, a sutura deve começar e ser atada além das extremidades da incisão na linha alba.[5] Devem-se usar cinco ou seis fileiras em cada nó. Se a incisão tiver menos de 20 cm, em geral um fio duplo de sutura disponível no comércio é suficiente. Se a incisão for maior, duas fileiras separadas devem ser iniciadas além da comissura da incisão da linha alba e direcionadas para o centro da incisão. Os pontos na linha alba devem ser feitos a intervalos de 0,75 a 1 cm (Fig. 12.2*K*).

A escolha do material de sutura depende da preferência pessoal, mas temos ficado mais satisfeitos com fios absorvíveis sintéticos como o poligliconato (Maxon) ou a poliglactina 910 (Vicryl). Os fios inabsorvíveis multifilamentares são mais resistentes, porém pode haver formações de fístulas nos pontos, dependendo da técnica e do grau de contaminação. O tecido subcutâneo é fechado com uma camada de pontos contínuos simples de fio sintético absorvível 2-0 (Fig. 12.2*L*). O principal objetivo dessa camada é fechar o espaço morto e cobrir as extremidades do material de sutura, especialmente quando se usa um padrão interrompido. Um fechamento contínuo tem menor quantidade de nós cobrindo a camada subcutânea e portanto menos chance de que as extremidades dos pontos façam protrusão através da incisão cutânea. Em geral, a pele é fechada com grampos (Fig. 12.2L). Na maioria dos procedimentos cirúrgicos abdominais, a velocidade é importante; os grampos proporcionam um fechamento satisfatório e rápido. A drenagem peritoneal não faz parte da rotina após cirurgia abdominal. O uso rotineiro de drenos Penrose, em particular, deve ser desestimulado por causa do risco de infecção retrógrada. Se houver suspeita de contaminação ou for necessário fazer anastomose intestinal, o abdome deve ser irrigado, inserindo-se um dreno fenestrado, principalmente para drenar o líquido da irrigação. Em geral, o dreno é removido em 24 horas.

## Conduta Pós-operatória

Administram-se anti-inflamatórios não esteroides no final da cirurgia para diminuir a dor imediata no local da incisão (parietal). Antibióticos e líquidos de reposição são usados, com o tipo e a dosagem dependendo do procedimento cirúrgico em questão. Outros medicamentos e terapia de suporte podem ser necessários em pacientes com distúrbios abdominais agudos. Se tiver sido colocado um dreno, será preciso verificar sua permeabilidade regularmente aplicando-se aspiração negativa em sua extremidade com seringa. Na prática rotineira não se utilizam ataduras, mas um *stent* com bandagem pode estar indicado. As suturas cutâneas ou os grampos são retirados em 12 a 14 dias.

## Complicações e Prognóstico

Na literatura, as taxas de complicações relacionadas com a incisão após celiotomia na linha média ventral variam de 29% a 40%.[2,7] A drenagem pelo local da incisão é mais comum, porém outras complicações incluem edema em torno dela, abscedação, fistulização nas suturas e deiscência. As taxas relatadas de herniação após celiotomia na linha média ventral são relativamente baixas (15% a 16%).[1,7] Equinos que apresentam secreção na incisão são mais propensos a desenvolver hérnias incisionais que aqueles sem problemas na incisão.[7] Outros fatores que se acredita que contribuam para o surgimento de hérnias incluem exercício fora de controle, recuperação pós-operatória violenta e falha precoce ou enfraquecimento do material de sutura.

Em geral, o prognóstico para esse procedimento é bom e as complicações são relativamente discretas. Na maior parte da literatura, os índices de sobrevida refletem a gravidade da doença que exigiu cirurgia.

## Referências

1. Gibson, K.T., Curtis, C.R., Turner, A.S., McIlwraith, C.W., Aanes, W.A., and Stashak, T.S.: Incisional hernias in the horse: incidence and predisposing factors. Vet. Surg., *18:*360–366, 1989.
2. Kobluk, C.N., Ducharme, N.G., Lumsden, J.H., Pascoe, P.J., et al.: Factors affecting incisional complication rates associated with colic surgery in horses: 78 cases (1983–1985). J. Am. Vet. Med. Assoc., *195:*639–642, 1989.
3. McIlwraith, C.W.: Complications of laparotomy incisions in the horse. *In* Proceedings of the 24th Annual Convention of the American Association of Equine Practitioners in 1978:1979, p. 209.
4. McIlwraith, C.W., and Robertson, J.T.: McIlwraith & Turner's Equine Surgery: Advanced Techniques, 2nd Ed. Baltimore, Williams & Wilkins, 1998.
5. Turner, A.S., et al.: Experience with continuous absorbable suture pattern in the closure of ventral midline abdominal incisions in horses. Eq. Vet. J. *20,* 1988.
6. Vaughan, J.T.: Surgical management of abdominal crisis in the horse. J. Am. Vet. Med. Assoc., *161:*1199, 1972.
7. Wilson, D.A., Baker, G.J., and Boero, M.J.: Complications of celiotomy incisions in horses. Vet. Surg., *24:*506–514, 1995.

## Laparotomia pelo Flanco em Estação

### Anatomia Relevante

Uma discussão da anatomia relevante para esse procedimento está incluída na técnica cirúrgica.

### Indicações

A abordagem pelo flanco ainda é válida para alguns procedimentos. Embora não seja recomendada para pacientes com dor abdominal aguda porque proporciona exposição apenas limitada, tem sido empregada em algumas circunstâncias. Por exemplo, a abordagem pelo flanco pode ser usada para uma laparotomia exploradora em estação em um animal debilitado no qual se suspeita de neoplasia. Em tal situação, a identificação de um problema é tudo o que se precisa, não se fazendo uma manipulação cirúrgica complicada. Também é uma abordagem conveniente para biopsias intestinais. Para a correção de outros problemas intestinais, exceto tiflectomia ou casos de colite dorsal direita, em que o acesso ao cólon dorsal direito é necessário, preferimos a abordagem pela linha média ventral. A abordagem pelo flanco com o animal em estação pode ser usada com sucesso para a correção de torção uterina,[5] mas não é recomendada para éguas em más condições porque a torção do pedículo ovariano é dolorosa e pode fazer com que ela caia. A abordagem pelo flanco também pode ser empregada para a remoção de enterólitos, ovariectomia[1] e criptorquidectomia.[3,7]

O procedimento não é recomendado para pacientes com grandes tumores ovarianos ou aqueles cujo tamanho não possa ser determinado ao exame retal.[2] No caso de tumores ovarianos grandes, é preferível uma abordagem pela linha média ventral.[6] O método está descrito no livro-texto sobre técnicas cirúrgicas avançadas.[4] Faz-se laparotomia pelo flanco direito para diagnosticar colélitos em equinos[8] e, em equinos menores, é possível fazer a coledolitotripsia.[9]

## Anestesia e Preparação Cirúrgica

A tranquilização do paciente é opcional. Faz-se a tricotomia da área da fossa paralombar, depilando bem a área da incisão cutânea. A área cirúrgica é preparada para cirurgia asséptica da forma rotineira. A analgesia local é instituída por bloqueio linear ou em L invertido; quanto às técnicas, consultar o Cap. 2, "Anestesia e Terapia Hídrica". Faz-se então a preparação final de área cirúrgica. No procedimento em estação, a preparação asséptica de uma área ampla e o uso limitado de panos de campo são preferíveis.

## Instrumentação

Bandeja para cirurgia geral
Luvas estéreis de cano longo

## Técnica Cirúrgica

Faz-se uma incisão cutânea de 20 cm a meio caminho entre a tuberosidade coxal e a última costela (Fig. 12.3*A*). O limite dorsal da incisão é abaixo do músculo longuíssimo do dorso e nivelado com a tuberosidade coxal. A incisão prossegue através do tecido subcutâneo, controlando-se qualquer hemorragia.

Nesse estágio, há duas técnicas para dividir as camadas musculares. Na técnica "em grade", todas as três camadas podem ser divididas ao longo da direção das fibras musculares. Com exceção do músculo abdominal externo, os componentes fasciais dos músculos do flanco são fracos, sendo preferível dividi-los a dissecá-los. Entretanto, a técnica em grade diminui a exposição. Na maioria dos casos, usa-se uma técnica em grade modificada com uma incisão vertical através da fáscia e do músculo oblíquo abdominal externo (as duas incisões alternadas no oblíquo abdominal externo estão ilustradas na Fig. 12.3*B*). A incisão em grade entre as fibras musculares em direção caudoventral começa com tesoura e é completada com os dedos (Fig. 12.3*C*). Na abordagem em grade modificada, a fáscia e o músculo são incisados com bisturi (Fig. 12.3*D*).

O restante do procedimento está ilustrado em uma situação na qual o músculo oblíquo abdominal externo foi separado pela abordagem em grade. Na Fig. 12.3*E*, a linha pontilhada mostra a de clivagem no músculo abdominal interno, onde as fibras correm em sentido cranioventral. Essa camada é dividida para revelar o músculo abdominal transverso profundamente (Fig. 12.3*F*), fazendo-se uma divisão vertical na camada (a linha de clivagem está indicada na Fig. 12.3*F*). Para essa camada, o músculo deve ser seguro com o polegar em pinça e cortado com tesoura. A abertura é aumenta-

da para revelar tecido adiposo retroperitoneal (Fig. 12.3*G*) e o peritônio é aberto para expor as vísceras (Fig. 12.3*H*).

O cirurgião deve então calçar uma luva estéril de plástico para explorar a cavidade peritoneal. É possível exteriorizar o intestino delgado, o cólon menor e a flexura pélvica do cólon maior. Além disso, é viável palpar o baço, o(s) rim(ns), o fígado, o estômago, o ceco, o cólon maior, a artéria mesentérica cranial, o reto, a entrada pélvica, a bexiga, a aorta e o trato reprodutivo.[10] A superfície peritoneal também é examinada.

A incisão no flanco é fechada em cinco camadas. O peritônio e o músculo abdominal transverso são fechados com pontos interrompidos simples de fio absorvível sintético n° 2-0. O músculo oblíquo abdominal interno é aposto com quatro ou cinco pontos interrompidos ou contínuos simples de fio absorvível sintético n° 0 (Fig. 12.3*I*). Pode-se colocar um dreno de aspiração negativa entre os músculos oblíquos abdominais interno e externo, fechando a última camada com pontos simples contínuos de fio absorvível sintético de n° 0 ou 1. É preciso cuidado para garantir uma aposição firme da fáscia no músculo oblíquo abdominal externo. Usa-se o dreno de aspiração, em vez de um Penrose, para evitar a formação de seroma. Por mais meticuloso que seja o fechamento, o dreno costuma ser necessário.

A subcútis é fechada com pontos contínuos simples de fio sintético absorvível. A pele é fechada com pontos simples interrompidos, contínuos ou entremeados, segundo Ford, de fio inabsorvível (Fig. 12.3*J*).

## Conduta Pós-operatória

O uso ou não de antibióticos e de que tipo depende do caso individual. A seringa de aspiração negativa é presa nas costas do paciente e esvaziada regularmente. O dreno é retirado quando o volume de aspirado diminui (em 2 a 3 dias). Os pontos cutâneos são removidos em 12 a 14 dias.

## Complicações e Prognóstico

As complicações são semelhantes às descritas para a abordagem paramediana. A principal vantagem dessa abordagem para laparotomia é poder ser realizada com o animal em estação. Isso pode melhorar o prognóstico, ao diminuir a possibilidade de contaminação e evitar os riscos associados da anestesia geral.

## Referências

1. Blue, M.G.: Enteroliths in horses: a retrospective study of 30 cases. Eq. Vet. J., *11*:76, 1979.
2. Bosu, W.T.K., et al.: Ovarian disorders: clinical and morphological observations in 30 mares. Can. Vet. J., *23*:6, 1982.

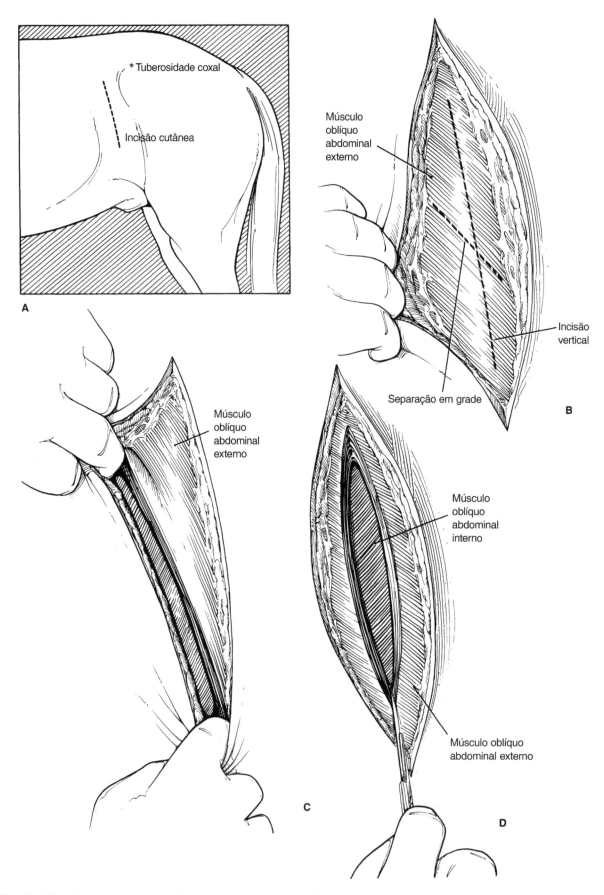

**Fig. 12.3** A a J, Laparotomia pelo flanco no equino em estação. (*continua*)

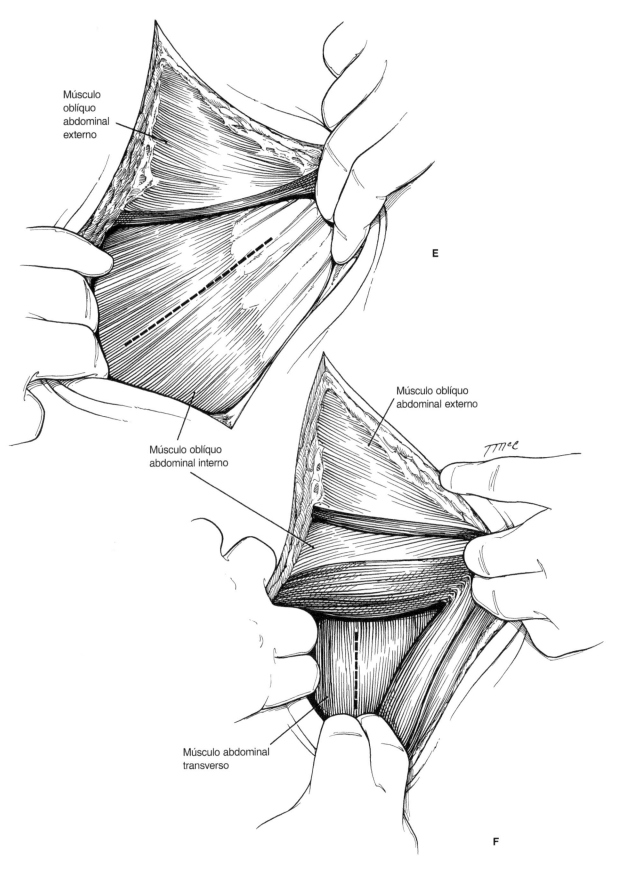

**Fig. 12.3** *Continuação.*

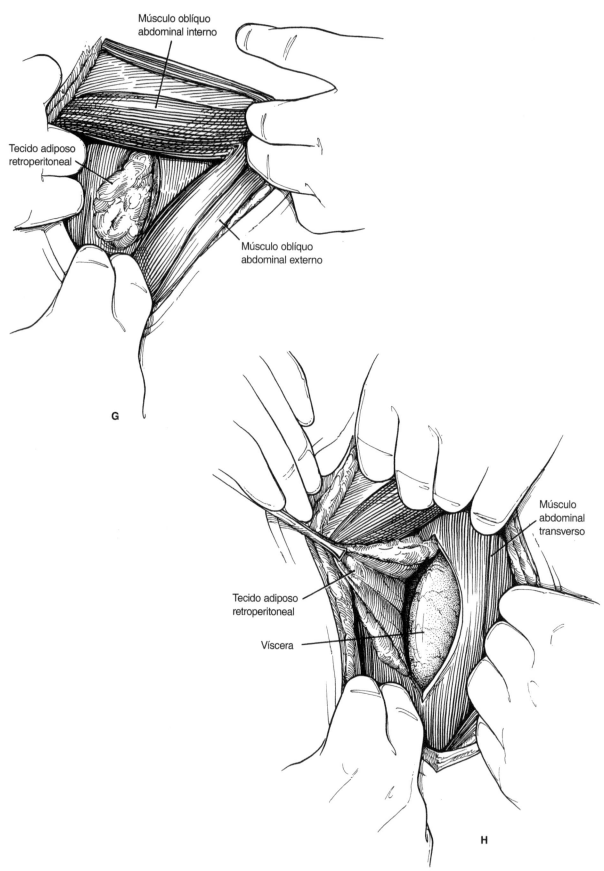

**Fig. 12.3** *Continuação.*

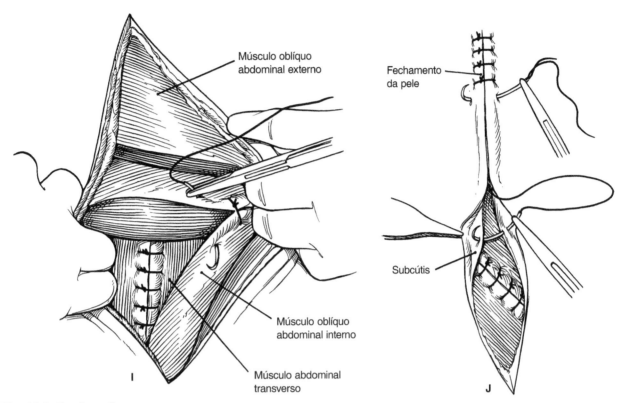

**Fig. 12.3** *Continuação.*

3. Burger, C.H.: The standing position for abdominal cryptorchidectomy in the horse. J. Am. Vet. Med. Assoc., *135*:102, 1959.
4. McIlwraith, C.W., and Robertson, J.T.: McIlwraith & Turner's Equine Surgery: Advanced Techniques, 2nd Ed. Baltimore, Williams & Wilkins, 1998.
5. Pascoe, J.R., Meagher, D.M., and Wheat, J.D.: Surgical management of uterine torsion in the mare: a review of 26 cases. J. Am. Vet. Med. Assoc., *179*:351, 1981.
6. Pugh, D.G., and Bowen, J.M.: Equine ovarian tumors. Symp. Contin. Educ., *7*:710, 1985.
7. Scott, E.A., and Kunze, D.J.: Ovariectomy in the mare: presurgical, surgical and postsurgical complications. J. Eq. Med. Surg., *1*:5, 1977.
8. Traub, J.L., et al.: Surgical removal of choleliths in a horse. J. Am. Vet. Med. Assoc., *182*:714, 1983.
9. Traub, J.L.: Personal communication, 1987.
10. Vaughan, J.T.: Surgical management of abdominal crisis in the horse. J. Am. Vet. Med. Assoc., *161*:1199, 1972.

## Herniorrafia Umbilical no Potro

### Anatomia Relevante

Não há anatomia adicional a discutir que seja relevante para esta seção.

### Indicações

As hérnias umbilicais podem ser congênitas ou adquiridas e são observadas em potros, bezerros e suínos. Muitas hérnias umbilicais pequenas podem aparecer e resolver-se espontaneamente, mas as grandes ou estranguladas requerem correção cirúrgica. Vários métodos estão descritos na literatura para o tratamento da hérnia umbilical: irritação, clampeamento, suturas de transfixação e até mesmo alfinetes de segurança e faixas de borracha à venda no comércio. A mais popular dessas técnicas é a do clampe de madeira ou metal (os clampes estão ilustrados na discussão sobre os instrumentos usados na prática com grandes animais no Cap. 3, "Instrumental Cirúrgico"). Esse método pode resultar em infecção, perda dos clampes ou necrose prematura do saco herniário. A última complicação pode resultar em uma ferida aberta e, possivelmente, evisceração ou formação de uma fístula enterocutânea. É óbvio que tais métodos não se prestam para a hérnia estrangulada ocasional.

O ideal é que a cirurgia seja feita após ter-se certeza de que não está ocorrendo resolução externa aparente e antes que o animal cresça muito (uma hérnia típica está representada na Fig. 12.4A). Em geral, o saco herniário é coberto por peritônio e contém algum intestino (jejuno ou íleo na maioria das vezes) ou omento. Outro fator que o cirurgião sempre precisa considerar é a possível hereditariedade das hérnias.

Se o paciente tiver um defeito grande na parede corpórea ou hérnias incisionais de cirurgia abdominal prévia, pode ser candidato à inserção de uma prótese em malha. A aplicação dessa técnica está descrita no livro sobre técnicas avançadas.[1]

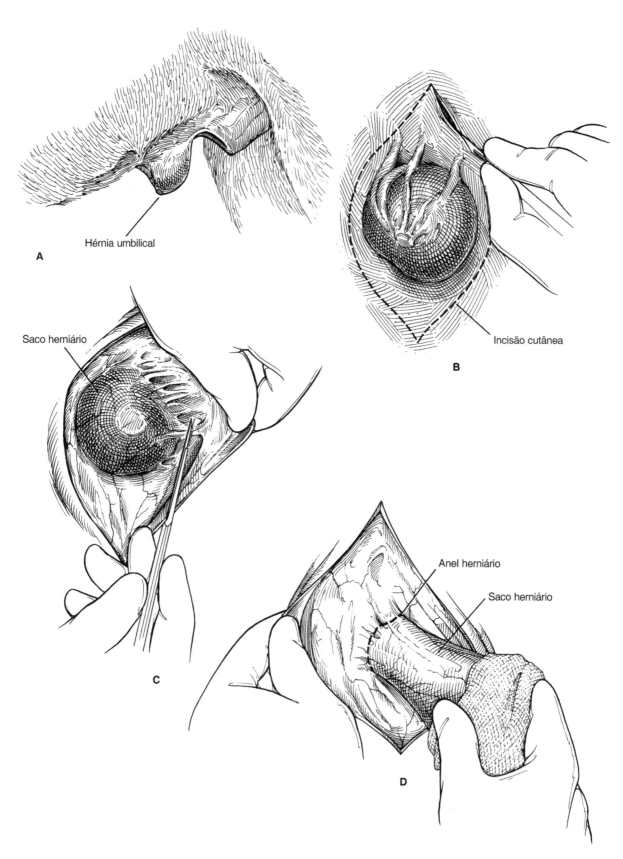

**Fig. 12.4** A a H, Herniorrafia umbilical. (*continua*)

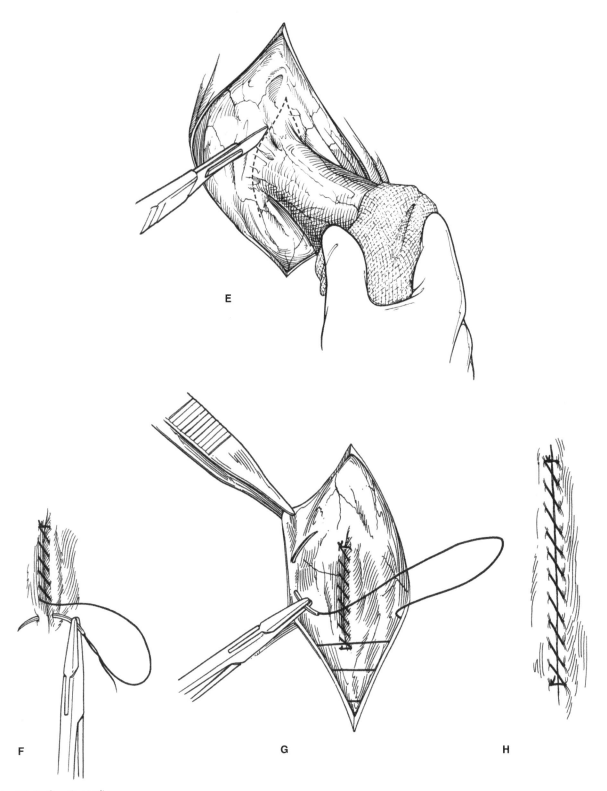

**Fig. 12.4** *Continuação.*

A incidência de encarceramento de uma hérnia umbilical em potros é baixa, e os sinais incluem aumento do edema da hérnia, que se torna firme e quente, com uma placa de edema circundando o saco herniário. Cólica é um achado inconsistente de estrangulação da hérnia. O encarceramento de apenas parte da parede intestinal (hérnia de Richter) não acarreta obstrução completa do lúmen, mas uma hérnia de Richter pode progredir para uma fístula enterocutânea.[2] Quando partes inteiras do intestino ficam encarceradas, podem ser necessárias ressecção e anastomose do intestino, a menos que a cor e a motilidade melhorem quando o segmento for liberado.

A operação descrita aqui também serve para o reparo de hérnia umbilical em bezerros e suínos, em que elas podem ser grandes e complicadas por formação de abscesso. Em tais casos, antibióticos pré e pós-operatórios estão indicados. Também é melhor resolver o abscesso antes de tentar o reparo da hérnia, especialmente se ele for grande. Caso haja um abscesso, deve-se evitar o uso de material trançado sintético inabsorvível. No reparo de hérnia umbilical em suínos do sexo masculino, a incisão deve evitar o divertículo prepucial e o próprio prepúcio.

## Anestesia e Preparação Cirúrgica

A anestesia inalatória é preferível. Em potros pequenos, geralmente a anestesia pode ser induzida com halotano administrado por máscara. A anestesia em potros com um ano de idade é induzida por via intravenosa e mantida com um anestésico inalado. O animal é colocado em decúbito dorsal e preparado para cirurgia asséptica da maneira rotineira.

## Instrumentação

Bandeja para cirurgia geral

## Técnica Cirúrgica

Faz-se uma incisão cutânea fusiforme pontiaguda em ambas as extremidades do saco herniário (Fig. 12.4B). Esse formato evita a formação de "orelhas de cachorro" na extremidade da ferida durante o fechamento. A forma da incisão deve ser tal que permaneça pele suficiente nas margens da ferida para aposição sem tensão indevida. Com dissecção cortante ou tesoura romba, o cirurgião disseca o tecido subcutâneo abaixo do saco e do anel herniários (Fig. 12.4C). A dissecção ainda mais aguda em torno da base do saco herniário delineia o anel herniário, devendo estender-se em torno do anel e para fora por cerca de 1 cm (Fig. 12.4D). Quando o intestino estiver encarcerado no saco herniário, em geral será preciso penetrar no saco com cuidado para substituir o pedaço agressor de intestino na cavidade abdominal. Ao abrir o saco herniário, é necessário cuidado para não cortar através do intestino aderido, para que não ocorra contaminação visível do campo cirúrgico. Se o cirurgião não puder cortar o saco herniário sem incisar o intestino, o abdome deve ser aberto com cautela, ao longo da linha alba, cranial ao anel herniário. Isso permite que o cirurgião identifique a parte encarcerada do intestino e diminua a chance de incisão inadvertida do intestino.[1] Dispõe-se de duas opções nesse ponto para o fechamento da hérnia. Se o saco herniário não tiver sido aberto, pode-se fazer uma herniorrafia fechada.

Por fazer uma herniorrafia fechada, em geral o anel e o saco herniários devem ter sido liberados da fáscia, inverte-se o saco dentro do abdome e o anel herniário é fechado com pontos simples contínuos de fio sintético absorvível nº 1 ou 2. De preferência, na opinião do autor, usa-se uma abordagem aberta. Nessa técnica, o anel herniário é dissecado e todo o saco é removido (Fig. 12.4E). As margens então são apostas com pontos contínuos simples de fio sintético absorvível nº 1 ou 2, como poligliconato de polissorb (Fig. 12.4F).

O tecido subcutâneo é fechado com pontos simples contínuos de fio sintético absorvível nº 2-0 (Fig. 12.4G). O fechamento da pele é feito com fio inabsorvível da escolha do cirurgião em pontos contínuos, interrompidos ou intradérmicos (Fig. 12.4H).

## Conduta Pós-operatória

A decisão de usar antibióticos é deixada a critério do cirurgião. Se a cirurgia tiver sido feita em condições assépticas, em geral eles não são necessários. Também estão indicados no pré-operatório se houver suspeita de estrangulação ou tiver se desenvolvido uma fístula enterocutânea. O exercício pós-operatório parece minimizar o edema no local da cirurgia. Em geral, surge uma placa de edema no segundo ou terceiro dia de pós-operatório, que persiste por duas a três semanas. Os pontos são retirados em 10 a 14 dias. Alguns cirurgiões preferem usar fundas ou faixas abdominais para ajudar a reduzir o edema.

## Complicações e Prognóstico

Um estudo revelou um índice de complicações de 19% em potros submetidos a herniorrafia.[3] Nesses animais, as complicações de curto prazo incluíram pneumonia em um potro e edema leve adjacente à incisão em dois deles. Não houve complicações de longo prazo e todos os proprietários ficaram satisfeitos com os resultados estéticos. O prognóstico para esse procedimento é bom.

## Referências

1. McIlwraith, C.W., and Robertson, J.T.: McIlwraith & Turner's Equine Surgery: Advanced Techniques, 2nd Ed. Baltimore, Williams & Wilkins, 1998.
2. Markel, M.D., Pascoe, J.R., and Sams, E.A.: Strangulated umbilical hernias in horses: 13 cases (1974–1985). J. Am. Vet. Med. Assoc., 190:692, 1987.
3. Riley, C.B., Cruz, A.M., Bailey, J.V., Barber, S.M., and Fretz, P.B.: Comparison of herniorrhaphy versus clamping of umbilical hernias in horses: a retrospective study of 93 cases (1982–1994). Can. Vet. J., 37:295–298, 1996.

# Capítulo 13

# CIRURGIA GASTRINTESTINAL EM BOVINOS

## Objetivos

1. Discutir as indicações para laparotomia pelo flanco e exploração abdominal nas condições cirúrgicas comuns de referência nos compartimentos gástricos anteriores e no abomaso de bovinos.
2. Descrever as desvantagens e vantagens das diferentes abordagens para laparotomia em bovinos.
3. Descrever como fazer a rumenotomia e a fistulização ruminal na vaca em estação.
4. Discutir os vários tratamentos cirúrgicos para o deslocamento do abomaso para a esquerda e a direita e o vólvulo, inclusive a omentopexia pelo flanco, com ou sem piloropexia; a abomasopexia paramediana ventral e a abomasopexia pelo flanco.

## Princípios da Laparotomia

A laparotomia é feita comumente com fins de exploração quando o diagnóstico clínico é incerto ou com objetivos específicos quando já se estebeleceu um diagnóstico clínico. A laparotomia pelo flanco com o animal em estação sob anestesia local é a técnica mais usual. É comum fazer a laparotomia pelo flanco através da fossa paralombar esquerda com finalidade exploradora se houver suspeita de algum problema do lado esquerdo, e o procedimento está indicado especificamente para abomasopexia do lado esquerdo, rumenotomia e cesariana. A abordagem pela fossa paralombar direita é usada para laparotomia exploradora se o problema suspeito for do lado direito, estando indicada especifica-

mente para condições cirúrgicas do abomaso, inclusive omentopexia ou abomasopexia, ambas do lado direito, do intestino delgado, do ceco e do cólon. A abordagem pela fossa paralombar direita proporciona o melhor acesso ao abdome e a laparotomia exploradora mais completa no ruminante adulto. Também se pode recorrer a uma abordagem pelo flanco direito para cesariana quando a distensão do rúmen ou o posicionamento do feto à direita fazem com que o cirurgião considere tal lado melhor do que o esquerdo. Embora a laparotomia pelo flanco em geral seja realizada com o animal em estação, a anestesia geral pode estar indicada quando a cirurgia deverá ser feita através do flanco direito para um problema do intestino delgado ou do cólon, porque a dor e o choque associados a ela podem fazer o animal cair durante o procedimento.

A laparotomia paramediana ventral é uma alternativa que requer contenção ou sedação do animal, colocado em decúbito dorsal. As duas principais indicações para essa técnica são a abomasopexia ventral e a cesariana, em que oferece vantagens na liberação de um feto muito grande ou enfisematoso e em partos complicados, inclusive com lacerações uterinas. Outra vantagem da laparotomia paramediana ventral é a cicatriz pós-operatória menos visível em novilhas. A incisão paramediana é paralela à linha média, entre esta e a veia abdominal subcutânea. A incisão para abomasopexia paramediana estende-se da parte cranial do umbigo ao processo xifoide, como ilustrado adiante neste capítulo. A incisão para cesariana paramediana estende-se da parte caudal do umbigo ao úbere e está ilustrada no Cap. 14, "Cirurgia Urogenital em Bovinos".

Uma terceira abordagem, menos comum, para laparotomia é a incisão oblíqua ventrolateral, que pode ser feita do lado direito ou do esquerdo e também está indicada para cesariana. Como na abordagem paramediana, os restos fetais e uterinos podem ser removidos com maior eficiência e menos contaminação potencial do peritônio que na abordagem pelo flanco. A incisão oblíqua ventrolateral é considerada mais vantajosa do que a incisão paramediana em vacas leiteiras de alta produção com grandes veias abdominais subcutâneas e seu potencial para hemorragia grave.[3] A técnica pode ser executada de forma conveniente com a vaca em decúbito lateral.

## Referências

1. Ducharme, N.G.: Surgery of the bovine forestomach compartments. Vet. Clin. N. Am. Food Anim. Prac., 6:371–396, 1990.
2. Habel, R.E.: Ruminant digestive system. *In* The Anatomy of the Domestic Animals, Ed 5. Edited by S. Sisson and J.D. Grossman. Philadelphia, W.B. Saunders, 1975, p. 884.
3. Noorsdy, J.L.: Selection of an incision site for cesarean section in the cow. VM/SAC, 75:530, 1979.

## Laparotomia pelo Flanco e Exploração Abdominal

### Anatomia Relevante

No ruminante, o compartimento gástrico mais cranial, o retículo, situa-se caudal ao diafragma e à esquerda da linha média, abaixo da sexta à oitava costelas.[1,2] O espaço esquerdo da área mediana, que vai aproximadamente da sétima ou oitava costela até a pelve, é ocupado pelo rúmen. Do lado direito do ruminante ficam o omaso e o estômago verdadeiramente alongado, o abomaso. O omaso situa-se próximo do aspecto ventral da sétima à 11ª costelas, e o abomaso estende-se da região xifoide à nona ou 10ª costela, ocupando primariamente o lado direito, exceto o fundo gástrico, que desvia para o aspecto ventral do átrio do rúmen.[1,2]

A inervação autônoma dessas estruturas ocorre mediante um equilíbrio de impulsos nervosos tanto simpáticos como parassimpáticos, fornecidos pelos nervos esplâncnicos dos troncos vagais dorsal e ventral, respectivamente.

### Indicações

As indicações para laparotomia pelo flanco esquerdo são as seguintes: laparotomia exploradora geral, em particular quando se suspeita de um problema que pode ser amenizado por tratamento pelo lado esquerdo; rumenotomia; abomasopexia pelo flanco esquerdo; e cesariana quando o feto viável é de tamanho apenas moderadamente grande e a vaca é capaz de tolerar a cirurgia na posição de estação. A principal vantagem da abordagem pelo flanco esquerdo é que o volume e a posição do rúmen em geral eliminam o risco de evisceração intestinal.

A laparotomia pelo flanco direito está indicada nas seguintes circunstâncias: laparotomia exploradora quando se suspeita de um problema passível de ser amenizado por tratamento pelo lado direito; abomasopexia e omentopexia pelo flanco direito; correção cirúrgica de condições do intestino delgado, do ceco e do cólon; e cesariana quando, devido à distensão do rúmen ou ao posicionamento fetal, a retirada do bezerro por uma abordagem pelo flanco esquerdo seria difícil ou há hidropsia do âmnio ou alantoide. A laparotomia pelo flanco direito também é preferível quando o problema é desconhecido e faz-se necessária uma exploração completa.

### Anestesia e Preparação Cirúrgica

Em geral, o procedimento cirúrgico é feito com o animal em estação, e a anestesia por um bloqueio linear, em L invertido ou paravertebral; consultar as técnicas no Cap. 2, "Anestesia e Terapia Hídrica". Para cirurgia do intestino delgado ou grosso, a dor e o choque associados tanto à própria condição como à manipulação cirúrgica podem fazer com que o animal caia durante a cirurgia, com evidente comprometimento da técnica asséptica. Em tais pacientes, pode-se usar anestesia geral ou epidural alta.

A área cirúrgica é tricotomizada e preparada para cirurgia asséptica da forma rotineira. O madeirame ou similar das instalações nas proximidades do campo cirúrgico é forrado.

### Instrumentação

Bandeja com instrumental para cirurgia geral

### Técnica Cirúrgica

O local da incisão para laparotomia pelo flanco esquerdo está ilustrado na Fig. 13.1A. Faz-se uma incisão vertical no meio da fossa paralombar, estendendo-se 3 a 5 cm ventrais aos processos transversos das vértebras lombares por uma distância de 20 a 25 cm. Para rumenotomia em uma vaca de grande porte, pode ser melhor fazer a incisão cranial a meio caminho. Para cesariana, a incisão pode começar 10 cm ventral aos processos transversos e estender-se por 30 a 40 cm.

Para incisar a pele, deve-se exercer pressão razoável com o bisturi, de modo a garantir penetração completa. Essa incisão continua ventral, de modo que a pele é aberta em um só movimento. A separação da pele e do tecido subcutâneo revela as fibras do músculo oblíquo abdominal externo e sua fáscia (Fig. 13.1B). Essa camada é incisada verticalmente para revelar o músculo oblíquo abdominal interno (Fig. 13.1C). Uma incisão semelhante através do último músculo revela a aponeurose brilhante do músculo abdominal transverso (Fig. 13.1D). Em seguida, o músculo é preso com pinça e cortado com bisturi na parte dorsal da incisão, para evitar cortar o rúmen. A incisão através do músculo abdominal transverso e do peritônio pode ser estendida com tesoura ou bisturi para se penetrar na cavidade peritoneal (Fig. 13.1E).

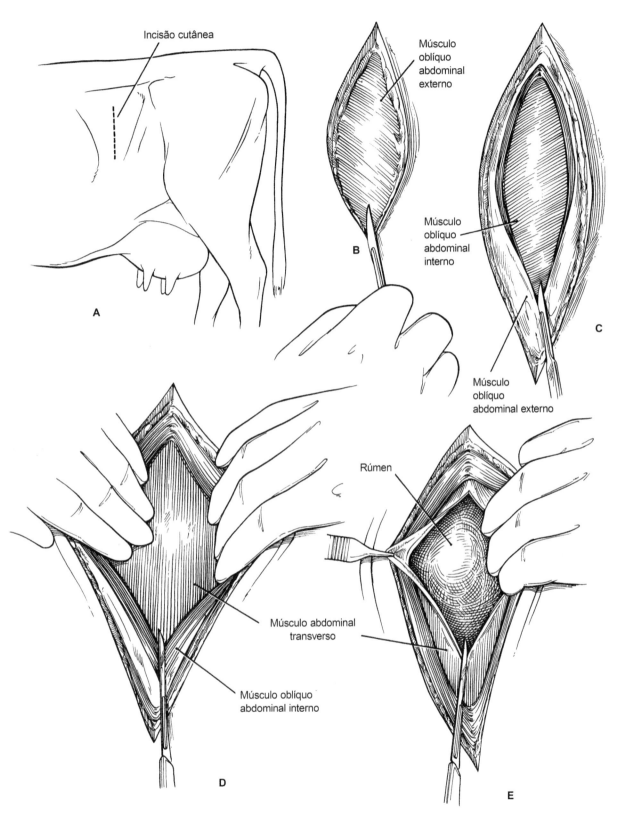

**Fig. 13.1** A a H, Laparotomia pelo flanco e exploração abdominal. (*continua*)

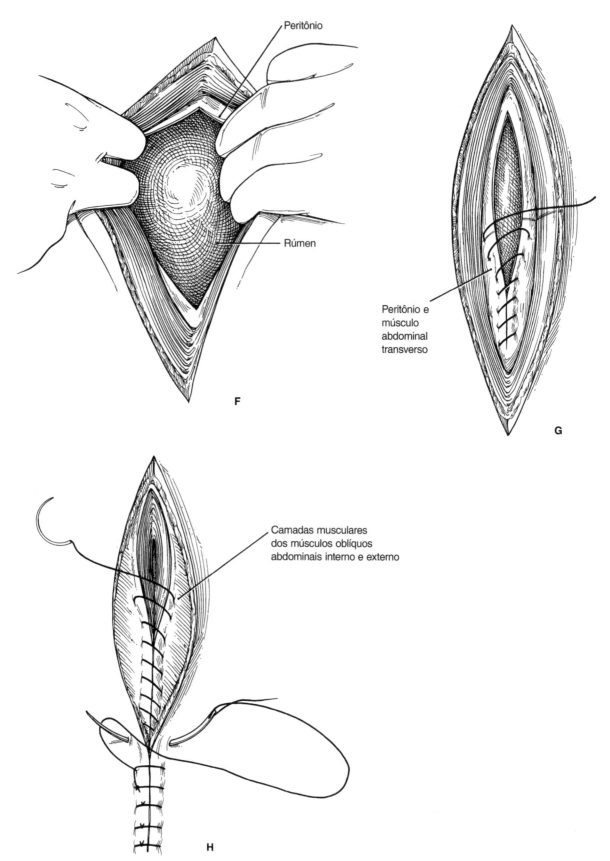

**Fig. 13.1** *Continuação.*

Sempre se faz um exame completo e sistemático do abdome antes da manipulação cirúrgica específica de uma víscera. A menos que haja deslocamento do abomaso, o rúmen será visível após se completar a incisão da laparotomia pelo flanco esquerdo, notando-se a cor de sua serosa (Fig. 13.1F). Palpa-se o rúmen para determinar-se a natureza de seu conteúdo. O rim esquerdo fica pendente e também pode ser palpado diretamente a partir da incisão se o rúmen estiver vazio. Caso o rúmen esteja cheio, localiza-se o rim ao passar uma das mãos em direção caudal ao saco dorsal do rúmen. Quando se passa uma das mãos para a frente do lado esquerdo do rúmen, é possível palpar o baço, o retículo e a área diafragmática, podendo-se verificar se há aderências ou abscessos na área. Afastando-se o rúmen para o lado direito, há condições de palpar as vísceras dentro da bolsa omental. Mais para a frente no lado direito, é possível palpar o lobo caudado do fígado e a vesícula biliar. A região pélvica, incluindo o útero (na vaca) e a bexiga, também devem ser palpados. É questionável a validade da palpação rotineira dos ovários e fímbrias das tubas uterinas na vaca, especialmente se houver peritonite abdominal. É possível que infecção local e aderências venham a resultar em problemas reprodutivos. Após essa exploração, quaisquer procedimentos específicos indicados, como rumenotomia ou abomasopexia, são executados.

A exploração abdominal pode ser feita de maneira semelhante através de uma incisão no flanco direito. Se as vísceras estiverem na posição normal, o duodeno será encontrado horizontalmente através da parte dorsal da incisão, com o mesoduodeno dorsal e o omento maior ventral. O piloro e o abomaso podem ser palpados ventralmente. Pode-se rebater o omento maior cranialmente para examinar o jejuno, o íleo, o ceco e o cólon. Os rins e a região pélvica também podem ser palpados nesse estágio. Pode-se palpar o rúmen, mas o exame do retículo e do diafragma, conforme é feito na laparotomia pelo flanco esquerdo, não é possível. O omaso, o fígado (a abordagem pelo flanco direito permite a palpação completa do último), a vesícula biliar e o diafragma podem ser palpados cranialmente no lado direito. As peculiaridades anatômicas nos deslocamentos do abomaso são discutidas nas seções deste capítulo sobre abomasopexia e omentopexia.

Rotineiramente, uma incisão de laparotomia pelo flanco é fechada em três camadas. O peritônio e os músculos abdominais transversos são fechados juntos com pontos simples contínuos de fio sintético absorvível nº 0 ou 1 (Fig. 13.1G). É válido fazer essa camada de sutura em direção ventral para dorsal, de modo a manter as vísceras dentro da incisão, em particular do lado direito. Os músculos oblíquos abdominais interno e externo podem ser fechados com uma segunda camada de pontos contínuos simples de fio sintético absorvível nº 1 (Fig. 13.1H). Essa linha de sutura é ancorada ao músculo transverso mais profundo em intervalos variáveis, para obliterar o espaço morto. Também é recomendável fazer os pontos de ambos os lados ao fechar o músculo, de maneira que os músculos fiquem juntos, sem defeito nem rugas. Se as camadas dos oblíquos abdominais interno e externo forem consideráveis em uma vaca grande, o fechamento deverá ser feito em camadas separadas. Geralmente, o fechamento da pele é feito com um padrão de Ford entremeado contínuo de caprolactam polimerizado resistente (Vetafil) (Fig. 13.1H). Conforme a preferência do cirurgião, podem ser feitos dois ou três pontos interrompidos simples no aspecto ventral da incisão (Fig. 13.1H), medida que permite drenagem mais fácil se ocorrer infecção na incisão. Tal evento é possível dependendo das condições de comprometimento em que o procedimento cirúrgico possa ter sido realizado. Se a incisão cutânea estiver visivelmente contaminada, como no parto de um feto enfisematoso, uma sutura interrompida pode ser mais apropriada.

## Conduta Pós-operatória

Administram-se antibióticos, se indicados, dependendo do procedimento. O tratamento de suporte também é instituído de acordo com a condição do animal. Os pontos são retirados duas a três semanas após a cirurgia; com 10 a 14 dias, a incisão ainda está vulnerável a traumatismo, podendo abrir-se em bovinos estabulados com muita proximidade entre si, caso os pontos sejam retirados nesse momento.

## Complicações e Prognóstico

Complicações como peritonite e aderências podem ocorrer após exploração abdominal. Bovinos em particular podem ficar mais propensos à deiscência e à infecção da ferida cirúrgica quando estabulados em muita proximidade. A incidência de infecção da incisão pode ser bastante reduzida com a administração pré-operatória de antibióticos.

## Rumenotomia

## Anatomia Relevante

No rúmen e no retículo ocorre a maior parte da fermentação microbiana durante a digestão. Eles estão separados um do outro pelo mesmo mecanismo das divisões do próprio rúmen, pelos pilares internos formados pelas projeções internas da parede do rúmen.[4] Externamente, os pilares parecem sulcos. A prega ruminorreticular demarca o rúmen do retículo. O próprio rúmen é dividido em sacos dorsal e ventral pelos pilares ruminais e em sacos cranial e ventral pelos pilares coronários. Um pilar cranial divide ainda o saco dorsal em um átrio ruminal, mais estreitamente associado ao retículo.[4] Os orifícios retículo-omasal e esofágico estão localizados no sulco reticular, que fica abaixo da superfície interna direita do retículo, desde o cárdia até o fundo gástrico.

O revestimento mucoso do retículo caracteriza-se por cristas em formato de favos de mel que abrigam uma coleção de papilas curtas.[4] Tal aspecto termina na prega ruminorreticular, à medida que emerge na mucosa papilada do rúmen. Essas projeções estão associadas a um plexo capilar subepitelial que facilita a absorção dos subprodutos dos ácidos graxos voláteis da fermentação microbiana.[4]

## Indicações

A rumenotomia está indicada para a remoção de corpos estranhos metálicos cuja presença poderia causar reticulite ou reticuloperitonite traumáticas, materiais como rolos de barbante ou sacos plásticos que estejam obstruindo o orifício retículo-omasal e corpos estranhos alojados no esôfago distal ou sobre a base do coração.

A rumenotomia também está indicada para evacuação do conteúdo do rúmen em casos selecionados de sobrecarga ruminal ou após a ingestão de toxinas vegetais, forrageiras deterioradas ou substâncias químicas.[2] Alimentos pulverizados passam com facilidade pela região omasoabomasal, porém o material mais grosseiro e fibroso permanece no rúmen por longos períodos. Outras indicações para rumenotomia incluem impactação ruminal e impactação e atonia do omaso e do abomaso.[1]

Há várias técnicas descritas para fazer uma rumenotomia, inclusive a sutura do rúmen à pele antes do procedimento em si (descrito aqui), o uso de dispositivos de fixação como o anel de Weingarth, suturas fixas ou pinças de campo para fixar o rúmen à pele.[2] Embora leve mais tempo que as alternativas, a sutura do rúmen à pele antes da rumenotomia proporciona a vedação mais segura entre o rúmen e a pele, não se desloca com facilidade (como no caso dos dispositivos de fixação) e mostrou resultar em menos complicações pós-operatórias.[2]

## Anestesia e Preparação Cirúrgica

A área do flanco esquerdo é preparada para cirurgia asséptica da forma rotineira, instituindo-se anestesia local por bloqueio em linha, em L invertido ou paravertebral.

## Instrumentação

Bandeja com instrumental para cirurgia geral
Tubo de Kingman ou dreno para o líquido do rúmen
Prancha para rumenotomia ou anel de fixação se o rúmen não for suturado à pele, como acabamos de descrever

## Técnica Cirúrgica

A rumenotomia é feita através de uma incisão paralombar esquerda (em geral uma de 20 cm é suficiente) com o animal em estação. A técnica para laparotomia pelo flanco esquerdo já foi descrita. Em vacas grandes, as incisões no flanco para rumenotomia às vezes são feitas caudais e paralelas à última costela, tornando a incisão mais próxima do retículo. Contudo, é essencial deixar tecido suficiente na parte caudal à última costela para sutura (a incisão deve ser aproximadamente 5 cm caudal a ela).

Após abrir e fazer a exploração sistemática da cavidade peritoneal (sem tentar romper aderências firmes na região do retículo), é necessário ancorar o rúmen à incisão para evitar contaminação da musculatura abdominal e do peritônio durante o procedimento de rumenotomia. Uma técnica para sutura do rúmen à pele antes da rumenotomia está ilustrada na Fig. 13.2A a D. Usa-se um padrão de sutura invertida contínua (semelhante ao de Cushing) para puxar o rúmen sobre a borda da incisão cutânea (Fig. 13.2A e B). Essa sutura deve ser feita com um material de grosso calibre, como náilon ou polipropileno (Surgipro, Prolene). São feitos dois pontos grandes invertidos no aspecto ventral da incisão, de modo que o rúmen se projete bem acima da borda cutânea; isso evita a contaminação na região ventral (Fig. 13.2C). Técnicas alternativas para isolar o rúmen e prevenir contaminação incluem o uso de suturas fixas, um protetor de borracha para rumenotomia, um anel de fixação (de Weingarth)[6] ou uma prancha de rumenotomia. Essas alternativas são mais rápidas que suturar o rúmen, mas também se deslocam com maior facilidade; a contaminação consequente pode ser desastrosa.

O rúmen é incisado com bisturi, com cuidado para deixar espaço suficiente dorsal e ventralmente para o fechamento no fim do procedimento (Fig. 13.2D). O cirurgião, usando luvas longas, evacua e explora o rúmen (Fig. 13.2E). Pode-se colocar um apoio ou protetor de ferida (Steri-Drape™ 3M™) na incisão, para evitar acúmulo de ingesta no local e comprometer a cicatrização da ferida.[3,5] O lado interno do rúmen e o retículo são explorados, removendo-se um corpo estranho se estiver presente. Pode-se usar um tubo gástrico de grosso calibre, como o Kingman, para sifonar o conteúdo líquido.

Para alcançar o retículo a partir da incisão da rumenotomia, deve-se acompanhar a parede dorsal do rúmen (onde há uma bolsa de ar natural), até que ela se torne a parede ventral, ponto em que se está no retículo. Seguindo uma linha reta a partir da incisão, encontra-se ingesta, bem como o pilar cranial do rúmen e a prega ruminorreticular. Para ajudar a localizar corpos estranhos, pode-se pegar o retículo com delicadeza com a mão. A área onde o corpo estranho estiver localizado em geral terá aderências e não poderá ser pega. Este é o local ideal para procurar corpos estranhos. Além disso, enquanto se explora o lado interno do retículo, deve-se procurar abscessos, frequentemente encontrados na parede medial do retículo, perto do orifício retículo-omasal. Caso sejam encontrados abscessos, devem ser avaliados. Se o valor econômico da vaca justificar o prosseguimento da cirurgia, os abscessos aderidos ao retículo

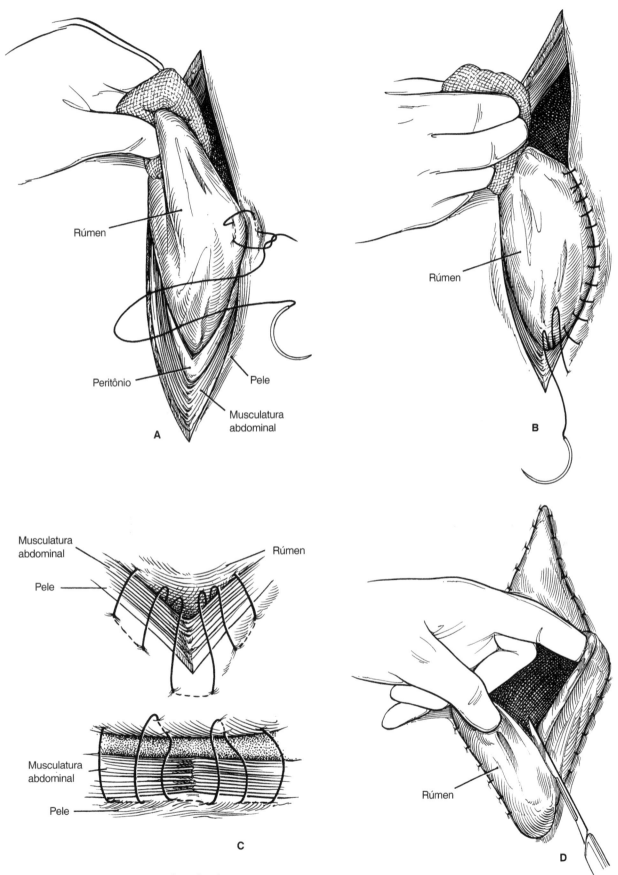

Fig. 13.2 A a F, Rumenotomia. (*continua*)

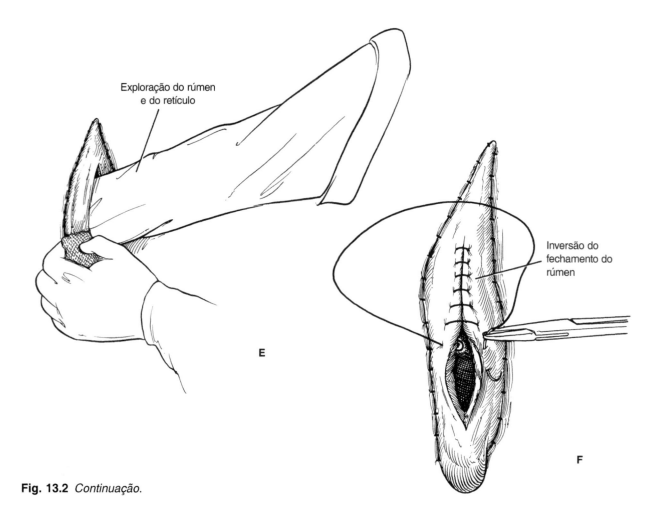

**Fig. 13.2** *Continuação.*

devem ser lancetados ou drenados. A melhor maneira de fazer isso é com bisturi ou lâmina de bisturi, adaptado a um pedaço de mola ou fita umbilical para o caso de cair no retículo, e lancetar o abscesso no retículo através da aderência. Após essa exploração, o retículo pode ser vasculhado com um ímã para pegar restos metálicos. Coloca-se (ou recoloca-se) um ímã no retículo, pondo-se conteúdo ruminal fresco (se houver) no rúmen. Produtos alcalinizantes podem ser introduzidos nesse estágio nos casos de sobrecarga ruminal, e também se pode instilar óleo mineral quando indicado. O cirurgião então retira e descarta as luvas contaminadas.

A incisão no rúmen é fechada com pontos contínuos simples de fio sintético absorvível nº 1 ou 2 (Fig. 13.2F). Uma única camada pode ser adequada,[6] mas em geral usa-se uma fileira dupla, com a segunda em um padrão invertido com fio de sutura semelhante. O local cirúrgico é então irrigado com líquido poli-iônico antes da remoção da sutura ou do aparelho de fixação do rúmen à pele. O fechamento da incisão de laparotomia já foi descrito.

## Conduta Pós-operatória

A medicação pós-operatória varia com a indicação da rumenotomia. Embora a sobrecarga ruminal geralmente requeira terapia hídrica intensiva, a reticulite traumática requer poucos cuidados intensivos. Antibióticos estão indicados após a retirada de corpos estranhos do retículo. Líquidos orais podem ser administrados após a rumenotomia, e laxantes leves, como hidróxido de magnésio, em geral promovem a motilidade gástrica.

## Complicações e Prognóstico

Pode ocorrer contaminação peritoneal potencialmente fatal caso não se consiga uma boa vedação para líquido entre o rúmen e a parede abdominal. Isso pode ser evitado mediante palpação abrangente entre os pontos em busca de espaços grandes o suficiente para se encaixar um dedo indicador através deles.[5] Tais espaços devem ser eliminados com outros pontos. Também podem ocorrer edema e infecção no local da incisão.

O prognóstico depende do diagnóstico da doença, da localização e da extensão das perfurações, se houver, no retículo. Os casos de reticuloperitonite traumática que envolvem uma perfuração do diafragma têm um prognóstico muito ruim, devido ao risco de desenvolvimento de miocardite, pericardite séptica e abscessos torácicos.[3] Perfurações na parede direita do retículo também apresentam prognóstico reservado, graças à tendência a envolver aderências ao longo do ramo ventral do nervo vago, que podem resultar em síndrome vagal.[3] Na literatura, o tratamento cirúrgico de abscessos perirreticulares secundários a reticuloperitonite traumática parece ser favorável.[3]

## Referências

1. Baker, J.S.: Abomasal impaction and related obstructions of the forestomachs in cattle. J. Am. Vet. Med. Assoc., *175*:1250, 1979.
2. Dehghani, S.N.: Bovine rumenotomy: comparison of four surgical techniques. Can. Vet. J., *36*:693–697, 1995.
3. Ducharme, N.G.: Surgery of the bovine forestomach compartments. Vet. Clinics: Food An. Pract., *6*:371–396, 1990.
4. Dyce, K.M., Sack, W.O., and Wensing, C.J.G.: Textbook of Veterinary Anatomy, 2nd Ed. Philadelphia, W.B. Saunders, 1996, pp. 671–694.
5. Fubini, S.L., and Ducharme, N.G.: Bovine surgery, *In* Farm Animal Surgery. St. Louis, Elsevier, 2004, pp. 189–194.
6. Hofmeyr, C.F.B.: The digestive system. *In* Textbook of Large Animal Surgery. Edited by F.W. Oehme and J.E. Prier. Baltimore, Williams & Wilkins, 1974.

## Rumenostomia (Fistulização Ruminal)

### Anatomia Relevante

A anatomia relevante para esse procedimento foi discutida na seção anterior.

### Indicações

As técnicas de fistulização ruminal foram desenvolvidas com fins experimentais, bem como para alívio do timpanismo crônico. Nelas, usam-se vários tipos de cânulas para criar uma abertura permanente, enquanto a técnica terapêutica proporciona alívio temporário, sintomático. O timpanismo crônico resulta de função anormal do suprimento nervoso parassimpático para o cárdia do estômago e o saco dorsal do rúmen. Tal situação pode resultar de reticuloperitonite ou pneumonia-pleurite fibrinosa envolvendo o nervo vago. Também pode ocorrer timpanismo secundário a aumento de linfonodos ou abscesso hepático, sendo ainda observado ocasionalmente em vacas em lactação e acredita-se que esteja associado a alteração no metabolismo do rúmen. Outra causa de timpanismo, especialmente em rebanhos bovinos durante engorda, é a alteração da microbiota do rúmen secundária a uma mudança rápida de um alimento para outro. A técnica de rumenostomia que descreveremos aqui é usada como um recurso terapêutico em animais com timpanismo crônico.

### Anestesia e Preparação Cirúrgica

Esse procedimento cirúrgico é feito com o animal em estação. Caso haja timpanismo ruminal, é aliviado por meio de sonda gástrica, medida que depois facilita a exteriorização do rúmen. A área da fossa paralombar esquerda é preparada cirurgicamente da forma rotineira. Infiltra-se anestésico local em uma área circular imediatamente ventral aos processos transversos das vértebras lombares e com aproximadamente 10 cm de diâmetro.

### Instrumentação

Bandeja com instrumental para cirurgia geral
Dispositivo para fístula permanente

### Técnica Cirúrgica

Remove-se um pedaço de pele com aproximadamente 4 cm de diâmetro para expor a musculatura abdominal subjacente (Fig. 13.3*A*). Os músculos abdominais e o peritônio são submetidos a dissecção romba para expor o rúmen. Pode ser necessário remover parte do músculo oblíquo abdominal externo se ele for espesso e limitar a exposição do rúmen. A parede do rúmen é então pega com pinça e parte dela é puxada para fora. Dessa forma, um "cone" de rúmen é trazido para a superfície cutânea, onde é ancorado à pele com quatro pontos de colchoeiro horizontais de caprolactam polimerizado ou náilon (Fig. 13.3*B*); esses pontos de colchoeiro passam através do rúmen e da pele. A parte central do rúmen exposto é removida (Fig. 13.3*B*), e a borda incisada do rúmen é suturada à pele com pontos simples interrompidos de material inabsorvível (Fig. 13.3*C* e *D*). A fístula ruminal que resulta desse procedimento não deve ter mais que 2 a 3 cm de diâmetro. As camadas musculares exercem uma função de válvula e ajudam a controlar o vazamento de ingesta ruminal, ao mesmo tempo que aliviam o acúmulo de gás no rúmen.

### Conduta Pós-operatória

Quando a cirurgia é feita adequadamente, não é necessário administrar antibióticos, e os cuidados pós-operatórios em geral não estão indicados. Muitos animais com timpanismo crônico não recuperam a eructação normal, de modo que a fístula deve ser permanente. Se a fístula for feita com as dimensões que descrevemos, deve continuar patente por tempo suficiente. Uma fístula menor fechará mais cedo. Com a função de válvula das camadas musculares, a fístula em geral fica aberta até que o gás seja expelido por ela, mas costuma fechar assim que o animal volta a eructar normalmente.

### Complicações e Prognóstico

Não se demonstrou que a fistulização ruminal cause efeitos permanentes sobre a frequência cardíaca, a frequência respiratória ou os padrões do ECG. De acordo com a literatura, tais efeitos têm sido temporários e podem durar em média 20 dias de pós-operatório. Os

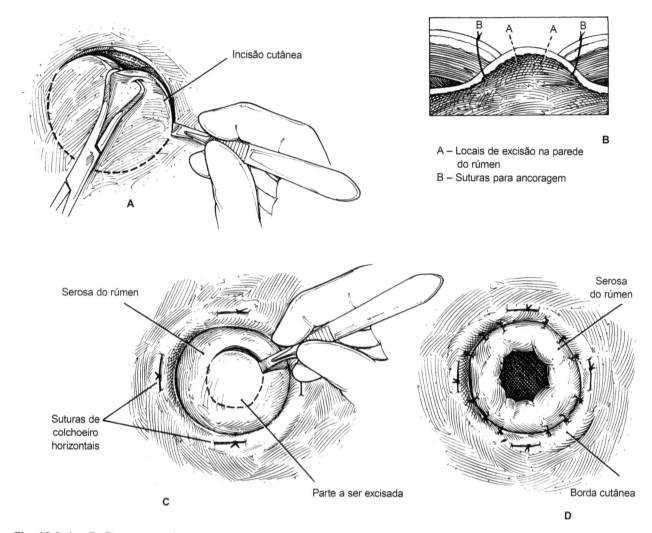

**Fig. 13.3** A a D, Rumenostomia.

efeitos colaterais temporários incluem aumento do pH ruminal, dos ácidos graxos voláteis totais, do ácido propiônico, do ácido valérico e das frequências cardíaca e respiratória.[1] O prognóstico para o procedimento é bom, e as complicações em geral são poucas e leves.

### Referência

1. Rumsey, T.S., Putnam, P.A., Williams, E.E., and Samuelson, G.: Effect of ruminal and esophageal fistulation on ruminal parameters, saliva flow, EKG patterns and respiratory rate of beef steers. J. Anim. Sci., 35:1248–1256, 1972.

## Correções Cirúrgicas de Deslocamentos e Torção do Abomaso

### Anatomia Relevante

Em geral, a posição exata do abomaso no animal vivo depende da frequência e do tamanho das contrações do rúmen e do retículo, da plenitude dos demais compartimentos gástricos, da atividade do abomaso, da presença de um útero prenhe e da idade do animal.[11] O corpo do abomaso fica no assoalho abdominal, com o aspecto cranial do fundo ancorado ao retículo, ao átrio e ao saco ventral por inserções musculares.[11] A parte pilórica do abomaso atravessa o abdome ventral na direção da parede corporal direita.

O revestimento do abomaso compreende pregas espessas de mucosa glandular. A mucosa do corpo e do fundo contém glândulas pépticas e a parte pilórica secreta apenas muco.[11] Na flexura do abomaso, as pregas tornam-se rugas baixas e um espessamento da parede altamente vascularizado e denominado *torus* estreita a passagem pilórica.

### Indicações

Considera-se a dilatação ou o deslocamento do abomaso uma das condições cirúrgicas mais comuns em pacientes bovinos. Podem ocorrer deslocamentos para a esquerda ou para a direita (DAE ou DAD), embora a maioria ocorra para a esquerda e seja mais comum durante o primeiro mês após o nascimento em vacas das raças Jersey, Guernsey e Holandesa (Holstien-Friesan).[2,9,23] Acredita-se que o deslocamento do abomaso ocorra secundariamente a níveis anormalmente altos de ácidos graxos voláteis e fermentação excessiva, que acarretam acúmulo de gás e distensão. Por causa do gás, o abomaso fica flutuando no alto da parede abdominal, do lado esquerdo ou do direito. Embora menos comum, pode ocorrer torção do abomaso para a direita (TAD) em graus variáveis. Se a torção exceder 180°, é denominada *vólvulo*. O vólvulo do abomaso é uma condição séria que acarreta obstrução completa do fluxo de ingesta para o duodeno. A etiologia da TAD não está completamente entendida, mas acredita-se que seja secundária a alguns casos de deslocamento do abomaso para a direita. Animais com TAD em geral apresentam sinais clínicos mais agudos. Além disso, podem ter alterações eletrolíticas acentuadas, em particular nos níveis de cloreto e potássio.[24] A gravidade da TAD foi classificada em quatro graus, com base no volume de líquido do abomaso sequestrado, e tal classificação é útil e menos subjetiva que os meios clínicos comuns.[24]

Várias técnicas cirúrgicas foram descritas na literatura para corrigir os deslocamentos do abomaso.[1] Fatores como economia, estética, ambiente cirúrgico, número de assistentes, o estágio reprodutivo e a condição sistêmica do paciente afetam a decisão de optar por uma técnica em favor de outra. Tanto o DAE como o DAD podem ser tratados com omentopexia pelo flanco direito, com ou sem piloropexia, e abomasopexia paramediana ventral.[18,20] Além disso, a omentopexia pelo flanco direito e a abomasopexia paramediana ventral podem ser empregadas para tratar casos selecionados de TAD. A omentopexia pelo flanco direito foi desenvolvida quando a única alternativa era a abomasopexia paramediana, em que o paciente tinha de ficar em decúbito dorsal. Em algumas vacas, tal posição era indesejável, de modo que um procedimento cirúrgico que poderia ser realizado com o animal em estação tinha vantagens óbvias. Deve-se evitar o decúbito em animais com condições sistêmicas comprometidas, dificuldade respiratória ou distensão do rúmen, bem como nas vacas prenhes.[14,18,20] O desenvolvimento subsequente das técnicas de abomasopexia pelo flanco ofereceu uma terceira alternativa.

A abomasopexia paramediana ventral tem diversas vantagens: o abomaso é trazido para a posição com mais facilidade na maioria dos casos, e o reposicionamento instantâneo ocorre comumente; é fácil ver o abomaso para exame detalhado e detecção de úlceras; e é possível prever a formação de aderências fortes, positivas e de longa duração. A principal desvantagem dessa abordagem é não poder ser feita com os animais em estação e requerer mais assistentes.

A omentopexia pelo flanco direito envolve a sutura da camada superficial do omento maior na região do piloro à parede abdominal no flanco direito. Para fazer a piloropexia, modifica-se a técnica para incluir parte do antro pilórico no fechamento da incisão.[6] Mas alguns cirurgiões acreditam que isso pode aumentar o risco de penetrar no lúmen durante a fixação, devido à forte aderência da submucosa à mucosa nessa região.[14]

A omentopexia pelo flanco direito tem alto índice de sucesso no tratamento do DAE.[17] Uma desvantagem dessa abordagem é que o acesso do cirurgião ao abomaso deslocado para a esquerda é mais limitado que com a abordagem paramediana ventral. Pode ser muito difícil corrigir o deslocamento se o movimento do abomaso estiver inibido por aderências focais ou acúmulo de tecido fibroso que pode ocorrer secundário a peritonite.[8] A manutenção de fixação prolongada do abomaso também pode ser questionada, em particular no caso de cirurgiões inexperientes. O tecido adiposo é fraco e o traumatismo da vaca ao ser derrubada pode ser suficiente para lacerar ou estirar o ligamento omental. Também pode ocorrer deslocamento do abomaso para a direita se o órgão girar em torno de uma aderência omental intacta.[17]

As abomasopexias pelos flancos esquerdo e direito são empregadas para corrigir DAE e DAD, respectivamente.[2,8] A abomasopexia pelo flanco direito também pode ser usada para tratar TAD.[5] Essas técnicas têm a vantagem de proporcionar uma fixação direta do abomaso à parede ventral e são feitas com o animal em estação. Além disso, aderências ou ulceração do abomaso deslocado podem ser visualizadas e tratadas, bem como pode-se fazer uma rumenotomia exploradora, se indicada. Uma desvantagem dessas técnicas é que a ancoragem do abomaso conseguida mediante as abordagens pelo flanco não é considerada tão segura como a obtida com a técnica paramediana ventral. Além disso, pode ser difícil alcançar o local para fixação do abomaso à parede corporal em vacas grandes ou se o cirurgião tiver braços curtos. É preciso cuidado para evitar puncionar vísceras, porque a agulha é levada para o assoalho do abdome e, em alguns casos, o abomaso pode estar em uma posição cranioventral, o que dificulta sua exposição o suficiente para fazer a sutura.[8] A ausculta durante o exame clínico antes da cirurgia deve identificar a situação, podendo-se considerar outra abordagem.

Em geral prefere-se a abomasopexia pelo flanco direito à abordagem paramediana para tratar casos de TAD na vaca com acometimento grave. O líquido pode ser removido do abomaso com mais facilidade através de uma incisão no flanco, com menos risco para o paciente se estiver sendo operado em estação. Entretanto, nos casos de TAD grave em que se suspeita de comprometimento do abomaso, deve-se considerar a omentopexia porque o material da sutura pode puxá-lo através de sua parede.[7] Contudo, em animais que sobrevivem à cirurgia, não se observou esse problema.[4]

Existem várias técnicas alternativas para tratar o DAE que não estão descritas aqui. A abomasopexia cega com ponto e a fixação com pino (procedimento com rolo e pino) são duas técnicas cirúrgicas fechadas consideradas rápidas e de baixo custo para o cirurgião experiente.[2,6]

No entanto, requerem precisão e acurácia consideráveis, porque as estruturas a serem fixadas não são visualizadas diretamente. Uma desvantagem significativa das técnicas fechadas é a impossibilidade de o cirurgião avaliar outras complicações possíveis dentro do abdome (p. ex., aderências, úlceras, fígado gorduroso etc.). É mais provável que um cirurgião inexperiente considere as técnicas fechadas mais difíceis à medida que domine as abertas. Por essa razão, muitos cirurgiões optam por uma abordagem alternativa através da fossa paralombar. As abordagens paramediana direita, paramediana esquerda e laparoscópica em uma etapa para abomasopexia foram descritas em detalhes em outros textos.[19,21]

## Anestesia e Preparação Cirúrgica

A omentopexia pelo flanco direito, a piloropexia pelo flanco direito e as abomasopexias pelos flancos direito e esquerdo são realizadas com o animal em estação. A área paralombar direita ou esquerda é tricotomizada e preparada cirurgicamente. A anestesia local é instituída por bloqueio paravertebral, em L invertido ou linear. Para uma abomasopexia pelo flanco esquerdo, também se faz a preparação cirúrgica de uma área desde o processo xifoide até o umbigo e da linha média à veia abdominal subcutânea direita. Essa segunda área não é anestesiada.

A abomasopexia paramediana ventral é feita com o animal em decúbito dorsal. A vaca é sedada (com 15 a 30 mg IV de cloridrato de xilazina) e contida em decúbito dorsal. A acepromazina e o tartarato de butorfanol também são sedativos apropriados. As pernas da vaca são amarradas e seu corpo sustentado por um apoio ou rede com pesos de ambos os lados. A paciente deve ser ligeiramente inclinada para a direita, para facilitar o fechamento posterior da incisão. Faz-se a tricotomia de uma área do processo xifoide até o umbigo, preparando-a cirurgicamente da maneira rotineira. A anestesia local é administrada por infiltração local ao longo da incisão planejada ou em bloqueio em L invertido da área paramediana direita.

## Instrumentação

Bandeja com instrumental para cirurgia geral
Luvas estéreis
Agulha de calibre 14 a 16 com tubo estéril adaptado
Agulha cortante grande e reta ou uma agulha curva em S para abomasopexia
Tubo gástrico estéril de tamanho médio

## Técnica Cirúrgica

### Omentopexia pelo Flanco Direito

Penetra-se no abdome através de uma incisão vertical de 20 cm na fossa paralombar direita que começa 4 a 5 cm ventral aos processos transversos das vértebras lombares (Fig. 13.4A). Quando se entra na cavidade abdominal no caso de um DAE, o duodeno estará em uma posição vertical, em vez de na horizontal normal. Usando luvas estéreis, o cirurgião palpa o lado esquerdo do abdome fazendo uma deflexão cranial no omento maior e em seguida passa o braço esquerdo caudal ao omento e ao rúmen para palpar o abomaso distendido com gás no lado esquerdo do rúmen. Isso confirma o diagnóstico de DAE. Além disso, enquanto palpa o órgão deslocado, deve procurar evidência de aderências.

O abomaso pode ser desinsuflado com uma agulha de calibre 14 a 16 contendo um tubo estéril comprido adaptado. A agulha é levada caudal ao rúmen para a parte mais dorsal do abomaso deslocado e inserida obliquamente através da parede do abomaso. Aplica-se pressão firme com o antebraço e a mão para liberar o gás ou adapta-se o tubo a um dispositivo de aspiração. A agulha é retirada com cuidado, com o tubo dobrado para evitar contaminação.

Recoloca-se o abomaso na posição normal, acompanhando as superfícies peritoneais ventralmente com a mão entre o rúmen e a parede corporal. Uma vez à esquerda do rúmen, usa-se a mão, com os dedos fechados, para empurrar o abomaso para trás, para o lado direito do abdome. Puxar delicadamente o omento em direção dorsocranial, que já estava deslocado para a esquerda, também ajuda nessa manipulação. Se o rúmen estiver cheio, pode ser necessário elevar seu saco cego caudal ventral com o lado interno do cotovelo para empurrar o abomaso ao longo e sob o rúmen. Assim que o abomaso tiver voltado à sua posição normal, o duodeno volta à sua posição horizontal normal (Fig. 13.4B) e é comum vê-lo encher-se de gás. O omento maior, observado através da incisão abdominal, também é sentido solto (Fig. 13.4B). A manipulação desnecessária do duodeno durante essas manobras pode causar duodenite pós-operatória.

Se a cirurgia tiver sido feita para tratar um DAD ou uma TAD, deve-se tomar cuidado para não incisar o abomaso dilatado ao entrar na cavidade peritoneal. As várias más posições do abomaso à direita quando se utiliza uma abordagem pelo flanco direito estão detalhadas na seção sobre abomasopexia pelo flanco direito. É comum ser necessário esvaziar o abomaso antes de poder corrigir seu deslocamento. Um abomaso torcido para a direita em geral contém grande quantidade de líquido. O posicionamento correto do abomaso é reconhecido da mesma forma que no DAE. Assim que o abomaso tiver voltado à sua posição correta, a técnica da omentopexia é idêntica à usada no DAE, no DAD ou na TAD.

O omento é agarrado e tracionado delicadamente através da incisão, em direção dorsal e caudal até que o piloro possa ser visualizado. Essa prega de omento pode ser segurada por um assistente ou presa à parte superior da incisão cutânea com pinças de campo enquanto são feitos os pontos de ancoragem, dois de colchoeiro de fio sintético absorvível n.º 1 ou 2 (um

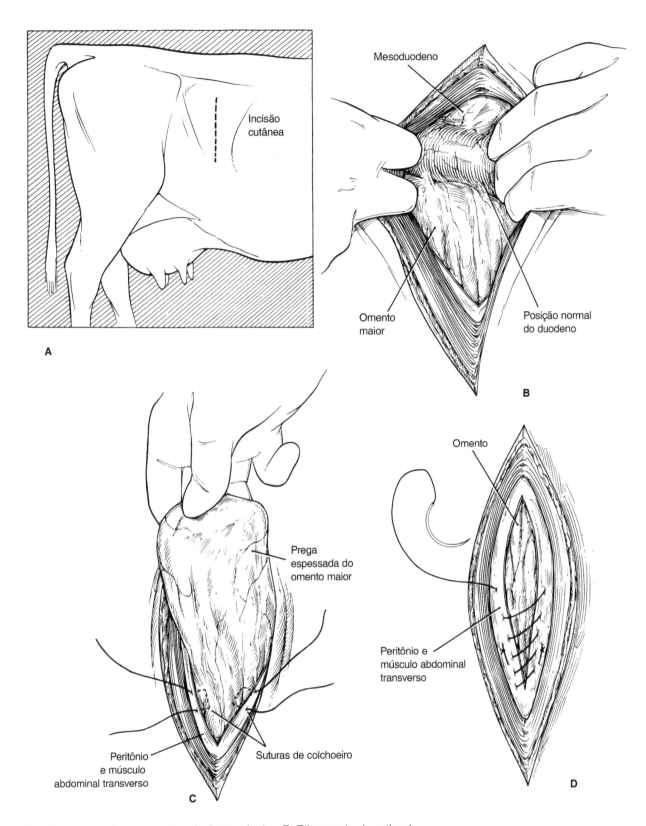

**Fig. 13.4** A a D, Omentopexia pelo flanco direito. E, Piloropexia. (*continua*)

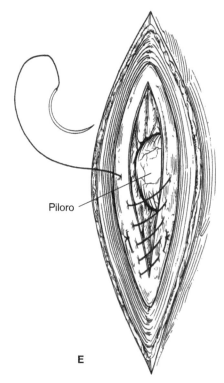

**Fig. 13.4** *Continuação.*

cranial à incisão e outro caudal a ela) através do peritônio e do músculo abdominal transverso, abrangendo ambas as camadas da prega do omento (Fig. 13.4C). Os pontos são feitos a cerca de 3 cm caudais ao piloro. O peritônio e o músculo abdominal transverso são então suturados com pontos simples contínuos de fio sintético absorvível nº 1 ou 2 e o omento é incorporado na linha de sutura nos dois terços ventrais da incisão (Fig. 13.4D). As camadas dos músculos oblíquos abdominais interno e externo e a pele são fechadas da forma rotineira para laparotomia pelo flanco.

## Piloropexia

São feitos um ou dois pontos em um padrão cruzado através de todas as camadas musculares e do peritônio cranioventral à incisão e através do músculo toro pilórico (Fig. 13.4E).[13] O omento caudal ao piloro pode ser incluído na linha de sutura dos dois terços ventrais da incisão fechada, como descrito anteriormente. Em termos teóricos, a piloropexia é mais segura que uma omentopexia, mas é preciso cuidado para não penetrar o lúmen com os pontos.

## Abomasopexia pelo Flanco Esquerdo

Faz-se uma laparotomia pelo flanco esquerdo mediante uma incisão de 20 a 25 cm na fossa paralombar, conforme já descrito. Deve-se ter cautela ao entrar no abdome, porque o abomaso distendido pode ficar imediatamente dentro da área da incisão. Em geral, o abomaso é visível através dela. Faz-se uma linha com 8 a 12 cm de sutura contínua simples ou entrecruzada com caprolactam polimerizado, náilon ou polipropileno na curvatura maior do abomaso, a 5 a 7 cm da inserção do omento maior (Fig. 13.5A). Os pontos passam através da submucosa, devendo-se estender 1 m de fio de cada lado da linha de sutura. Colocam-se hemostáticas nessas extremidades do fio de tal forma que se possam identificar as extremidades cranial e caudal. O abomaso pode então ser desinsuflado usando-se uma agulha de calibre 12 e um tubo de borracha (Fig. 13.5A), se necessário. A agulha é colocada na parte dorsal do abomaso e inserida em um ângulo que evidencie o vazamento quando a agulha for retirada. É importante que o abomaso não seja desinsuflado antes de serem feitos os pontos, do contrário o local deles pode ficar retraído da incisão.

A extremidade cranial do fio é introduzida em uma agulha cortante grande e reta ou curva em forma de S, passada ao longo da parede corporal interna, retilínea com a linha média, mas medial à veia abdominal subcutânea e a 15 cm caudal ao processo xifoide. Protege-se a ponta da agulha com o dedo indicador e, com os dedos laterais, rebatem-se as vísceras, afastando-as da parede corporal e da cabeça da agulha. Um assistente pode aplicar pressão para cima na parede abdominal, na área onde as agulhas forem inseridas através da parede corporal. Uma seringa vazia funciona melhor com essa finalidade.

A agulha é inserida rapidamente através da parede corporal ventral (Fig. 13.5B). O assistente agarra a agulha e faz o ponto caudal através da parede corporal, 8 a 12 cm caudal ao ponto cranial. A seguir, ele agarra as duas extremidades do fio e aplica tração suave; ao mesmo tempo, o cirurgião empurra o abomaso desinsuflado para sua posição normal. Quando a área suturada do abomaso estiver contra o assoalho do abdome, o assistente une com um nó as duas extremidades do fio (Fig. 13.5C). A incisão de laparotomia pelo flanco é fechada da forma rotineira. Os pontos permanecem por quatro semanas; as extremidades são então cortadas o mais perto possível da pele. Esse tempo é considerado necessário para permitir o desenvolvimento de aderências suficientes para evitar um novo deslocamento.

## Abomasopexia pelo Flanco Direito

A abordagem ao abdome de bovinos pelo flanco direito já foi descrita. Faz-se uma incisão de 20 a 25 cm. Nesse estágio, o problema em questão precisa ser reconhecido, podendo-se estabelecer certas diretrizes. Em um DAD simples, o omento maior fica visível através da abertura da laparotomia no flanco direito como em animal normal. O omento maior pode estar mais frouxo porque a distância entre o abomaso e o duodeno descendente é menor do que o normal. O fundo irá mover-se tipicamente em direção caudolateral e parecerá não estar coberto pelo omento. As torções do abomaso (*vólvulo* pode ser um termo melhor) ocorrem no sentido anti-

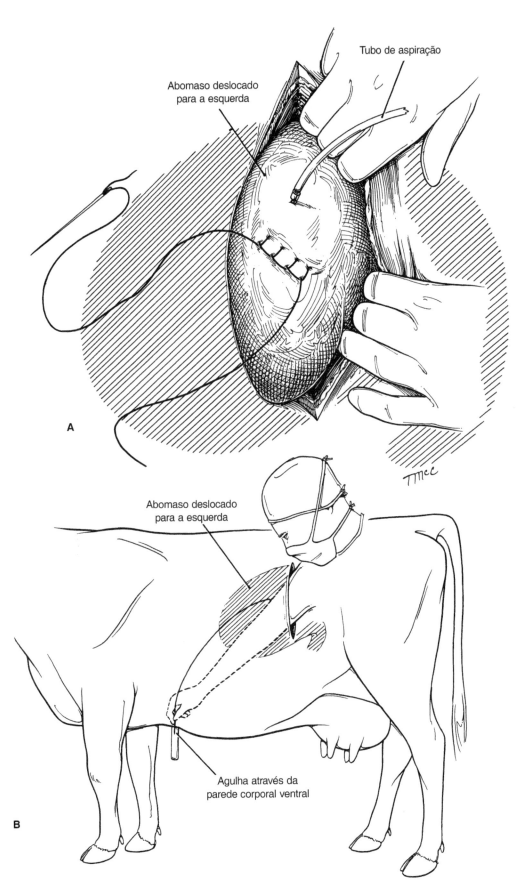

**Fig. 13.5** A a C, Abomasopexia pelo flanco esquerdo. (*continua*)

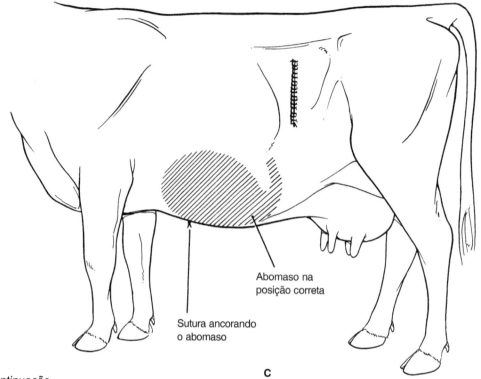

**Fig. 13.5** *Continuação.*

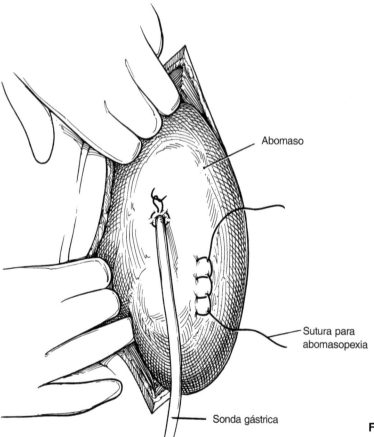

**Fig. 13.6** Remoção do líquido dentro do abomaso com sonda gástrica de tamanho médio.

horário quando vistas de trás e no sentido horário quando vistas pelo flanco direito. O omento em geral está enrolado no local da torção e portanto o abomaso surge na incisão sem o omento o recobrindo.

A cor da serosa do abomaso é incerta antes de se tentar desinsuflá-lo ou corrigir sua posição. Se a serosa parecer viável e o órgão estiver muito distendido, insere-se uma agulha de calibre 12 com tubo de borracha adaptado para aliviar a pressão do gás e facilitar a exploração e a manipulação adicionais. É mais fácil remover gás e líquido antes de desfazer a torção porque o abomaso está mais perto da incisão. Em uma torção de curta duração ou menos grave pode não ser necessária a remoção de líquido, mas na torção grave isso pode ser indispensável antes de reduzi-la. A realização da sutura requer cuidado para assegurar o posicionamento correto no fim do procedimento. Faz-se uma sutura entrelaçada no meio da curvatura maior do abomaso, perto da inserção do omento maior, da maneira já descrita e ilustrada para a abomasopexia pelo flanco esquerdo (Fig. 13.5A a C). Se absolutamente necessário, faz-se uma sutura em bolsa de tabaco na parede do abomaso, além de uma incisão aguda para inserção de um tubo gástrico estéril de tamanho médio (Fig. 13.6). O líquido dentro do abomaso é então removido. Se for difícil drená-lo, pode-se fazer lavagem. No fim da drenagem do abomaso, são instilados 2 a 3 L de óleo mineral, retira-se o tubo e amarra-se a sutura em bolsa de tabaco. A abomasopexia é completada é completada conforme descrita para o flanco esquerdo.

## Abomasopexia Paramediana Ventral

Faz-se uma incisão de 20 cm entre a linha média e a veia abdominal subcutânea direita, começando aproximadamente a 8 cm além do apêndice xifoide e terminando imediatamente cranial ao umbigo (Fig. 13.7A e B). Os pequenos ramos da veia abdominal subcutânea cortados quando se incisam a pele e o tecido subcutâneo precisam ser ligados porque a falta de tecido muscular nessa região inibe a hemostasia natural, podendo resultar em formação de hematoma e seroma. A incisão continua através da bainha externa do reto (aponeurose dos músculos oblíquos abdominais externo e interno) (Fig. 13.7C) e do músculo reto abdominal para revelar as fibras da bainha do reto interno (a aponeurose abdominal transversa) correndo cruzadas na linha da incisão. A aponeurose abdominal transversa e o peritônio são incisados (Fig. 13.7D). A aponeurose pode ser cortada separadamente com bisturi e o peritônio pode ser penetrado com tesoura, ou ambas as camadas podem ser abertas juntas com tesoura.

Na maioria dos casos de DAE, o abomaso voltará a uma posição relativamente normal durante o procedimento. Se necessário, deve-se recolocá-lo na posição normal. Raramente, no caso de DAD ou TAD, pode valer a pena retirar o gás com uma agulha de calibre 12 e tubo de borracha (Fig. 13.7E), o que provavelmente não é necessário no caso de DAE. Assim que a posição correta do abomaso estiver confirmada, o aspecto lateral de sua curvatura maior (onde ele não tem omento) é incorporado com o peritônio e a bainha do reto interno em uma

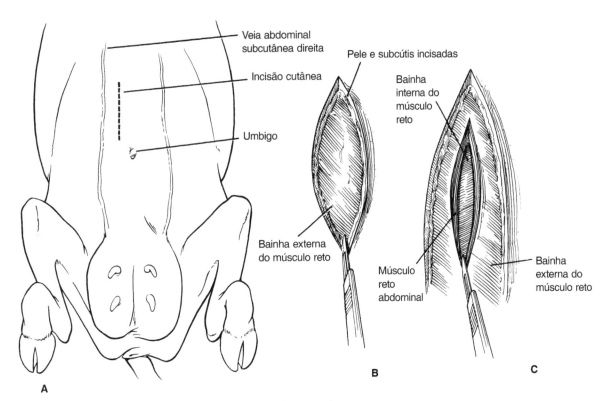

**Fig. 13.7** A a G, Abomasopexia paramediana ventral. (*continua*)

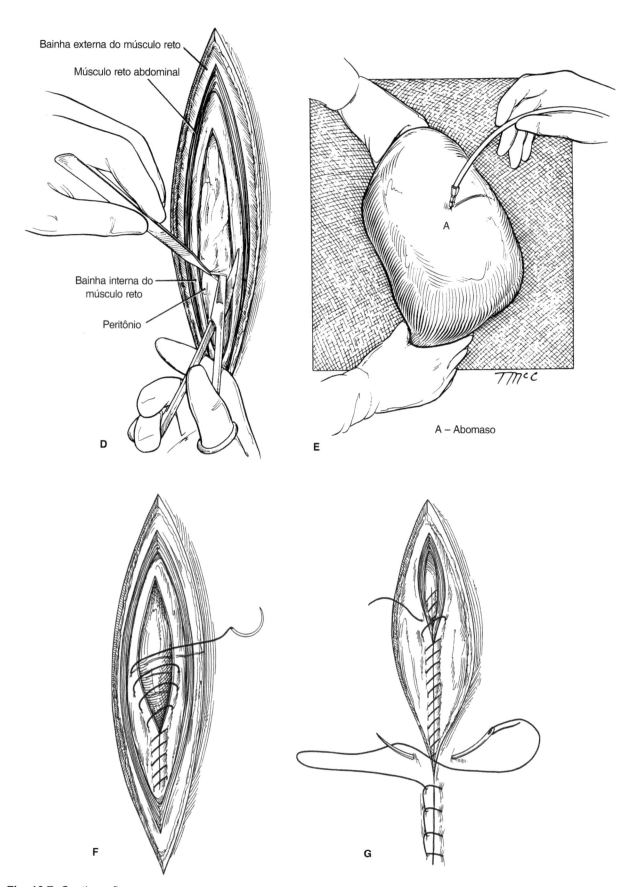

Fig. 13.7 *Continuação.*

sutura simples contínua com fio sintético absorvível nº 1 ou 2 (Fig. 13.7F). É preciso cuidado para não penetrar na mucosa do abomaso. A bainha resistente do reto externo é fechada com pontos contínuos simples de fio sintético absorvível nº 1 ou 2 (Fig. 13.7G) e a pele com uma sutura entrecruzada Ford de caprolactam polimerizado resistente (Fig. 13.7G). Vira-se o paciente para decúbito lateral esquerdo, seguido de decúbito esternal.

## Conduta Pós-operatória

A conduta pós-operatória depende do caso individual. Alguns animais precisam de pouco ou nenhum cuidado, enquanto outros podem ter metrite séptica, mastite ou cetose, bem como ter de ser privados de alimento e água. A correção de distúrbios metabólicos subsequentes a deslocamentos do abomaso para a esquerda pode exigir a administração de eletrólitos, sais de cálcio e terapia hídrica.

Os animais operados para TAD estão em uma condição particular e requerem um retorno mais gradual e cauteloso ao consumo de alimento e água, devendo ser monitorados regularmente quanto a sinais clínicos, produção leiteira e cetonas urinárias. Antibióticos são administrados no pós-operatório. Muitos desses animais precisam de terapia hídrica intensiva, com ênfase particular na reposição do déficit de cloreto (ver Cap. 2). A solução de cloreto de sódio a 0,9% em geral é apropriada para essa finalidade; a suplementação com cloreto de potássio também pode estar indicada. Com a terapia hidroeletrolítica adequada nos períodos pré- e pós-cirúrgicos iniciais, os efeitos metabólicos da TAD em geral podem ser controlados. Nas vacas gravemente acometidas, a impossibilidade de o abomaso recuperar a função normal costuma ser mais importante. O abomaso fica cheio e impactado se sua função não for restabelecida.[24] Tipicamente, os casos de torção do abomaso parecem melhorar nas primeiras 24 a 48 horas e em seguida deteriorar em 48 a 72 horas, com atonia do abomaso. Estimulantes da motilidade, como a neostigmina, têm sido recomendados, mas esse fármaco tem de ser usado repetidamente para exercer efeito acima do piloro e, mesmo assim, o benefício é mínimo. Se o animal não recuperar o apetite em dois dias, pode valer a pena fazer uma inoculação no rúmen. A terapia oral de suporte, em que se acrescentam cloreto de sódio e de potássio à água, pode ser empregada para pacientes capazes de absorver o líquido.

## Complicações e Prognóstico

Uma das complicações mais comuns da omentopexia pelo flanco direito e da piloropexia é a recorrência,[2] que pode ser atribuída a suturas incorretas durante a fixação – por exemplo, fixar o omento muito dorsal ou caudal ao piloro – ou ao estiramento ou à ruptura da omentopexia.[2] Contudo, mesmo em mãos de cirurgiões experientes, pode ocorrer novo deslocamento em longo prazo. Devido ao potencial de rotação do abomaso em torno da inserção do omento, sem dúvida a técnica é questionável para o tratamento de DAD ou TAD.

Podem ocorrer fístulas abdominais após abomasopexia se forem usados fios inabsorvíveis para fixação ou fechamento da bainha do reto externo. Os fios inabsorvíveis que penetram no lúmen do abomaso podem potencializar a colonização bacteriana da parede abdominal, resultando em fistulização. Na experiência do autor, o categute é satisfatório. Deiscência aguda da ferida com evisceração e novos deslocamentos é considerada uma complicação rara desse procedimento. A abomasopexia pelo flanco esquerdo, em particular, está associada a alto risco de punção de vísceras ou perfuração acidental do omento quando se passa a agulha pelo assoalho do abdome. O cirurgião precisa assegurar-se da colocação acurada das suturas de fixação; do contrário, pode ocorrer novo deslocamento ou outras estruturas abdominais podem ser espetadas inadvertidamente entre o abomaso e a parede abdominal. Mais uma vez, deve-se evitar o uso de fios multifilamentares inabsorvíveis, devido ao risco de fistulização do abomaso. Outros cirurgiões de grandes animais têm citado o dano inadvertido à veia lactífera e obstrução parcial do fluxo de saída em decorrência do posicionamento impróprio do abomaso como complicações comuns encontradas após esse procedimento.[14]

O índice de sucesso da omentopexia pelo flanco direito para o tratamento do DAE é alto, variando de 87% a 100% em vacas leiteiras.[8,13,17,23] A taxa de complicações relatada em um dos estudos também foi baixa (3,3%), com a complicação primária sendo peritonite. O índice de sucesso desse procedimento para casos de DAD é mais baixo em termos globais que para o DAE – 74,5% relatado por Rohn et al.; no entanto, isso é influenciado pela presença ou não de vólvulo do abomaso.[22] Há poucas avaliações estatísticas na literatura da omentopexia realizada em conjunto com piloropexia. Um estudo revelou um índice de sucesso de 67% com a piloro-omentopexia para o tratamento do DAE em vacas leiteiras, significativamente mais baixo que o de 84% para vacas tratadas pelo procedimento de rolo e pino.[6]

Alguns cirurgiões acreditam que seu sucesso no tratamento de vacas com TAD se deva em grande parte ao fato de não abrirem o abomaso antes da cirurgia.[15] Agora tal conduta é considerada inválida. É questionável se o líquido ácido rico em cloreto é absorvido com facilidade no abomaso após se desfazer a torção. Além disso, qualquer déficit de líquido devido à drenagem do abomaso pode ser reposto por terapia hídrica intravenosa; isso é considerado mais confiável que esperar a reabsorção do líquido a partir do abomaso após correção da torção. A justificativa para remover líquidos que potencialmente contenham enterotoxinas tem lógica, mas sua validade é controversa. Não se sabe se a deposição de óleo mineral diretamente no abomaso inibe ainda mais a reabsorção de toxina, e seu valor também é igualmente motivo de polêmica. Um autor acredita que essa medida tenha contribuído para seu sucesso,[5] enquanto outro não pensa que isso melhorou o prognóstico de vacas com acometimento grave.[24]

O prognóstico e as taxas de sobrevida para a abomasopexia pelo flanco direito não estão bem documentados. O prognóstico de casos de vólvulo do abomaso é muito menos favorável que o dos casos de DAD sem complicações. Vários estudos revelaram indicadores prognósticos que podem ser úteis no momento da cirurgia com relação ao resultado, tais como se a descompressão do líquido é feita além daquela do gás, a presença de trombose venosa e uma coloração azulada ou enegrecida do abomaso.[10,15] Alguns cirurgiões acreditam que não fazer a descompressão do líquido é vantajoso porque o abomaso pode reabsorver eletrólitos, e o tempo cirúrgico e o risco de peritonite diminuem.[10,18] Na verdade, estudos clínicos mostram índices de sobrevida mais altos em vacas em que a descompressão do líquido não foi feita. Entretanto, isso pode ser uma correlação falsa, porque as vacas com torção de maior duração não apenas terão acumulado mais líquido no abomaso, como também estarão mais propensas a maior dano tecidual e necrose, que seriam responsáveis pela taxa de sobrevida muito mais baixa que a observada.

O prognóstico para a abomasopexia paramediana ventral é comparável ao da omentopexia pelo flanco direito. Em um estudo comparativo da omentopexia pelo flanco direito e da abomasopexia paramediana ventral para o tratamento do DAE, os índices de sobrevida foram de 81,5% e 87% em seis meses para a abomasopexia e a omentopexia, respectivamente.[13] No entanto, isso varia muito com casos complicados ou os de DAD. Em tais circunstâncias, o prognóstico depende em grande parte da extensão do dano tecidual e da quantidade e da duração do vólvulo.

## Referências

1. Ames, S.: Repositioning displaced abomasum in the cow. J. Am. Vet. Med. Assoc., *153*:1470, 1968.
2. Aubry, P.: Routine surgical procedures in dairy cattle under field conditions: abomasal surgery, dehorning, and tail docking. Vet. Clin. Food. Anim., *21*:55–71, 2005.
3. Baker, J.S.: Displacement of the abomasum in dairy cows: part II. Pract. Vet., *Summer/Fall*:1, 1973.
4. Baker, J.S.: Personal communication, 1980.
5. Baker, J.S.: Right displacement of the abomasum in the bovine: a modified procedure for treatment. Bov. Pract., *11*:58, 1976.
6. Bartlett, P.C., Kopcha, M., Coe, P.H., Ames, N.K., Ruegg, P.L., and Erskine, R.G.: Economic comparison of the pyloro-omentopexy versus the roll-and-toggle procedure for the treatment of left displacement of the abomasum in dairy cattle. J. Am. Vet. Med. Assoc., *Apr15;206(8)*:1156–1162, 1995.
7. Boucher, W.B., and Abt, D.: Right-sided dilatation of the bovine abomasum with torsion. J. Am. Vet. Med. Assoc., *153*:76, 1968.

8. Buckner, R.: Surgical correction of left displaced abomasum in cattle. Vet. Rec., *136*:265–267, 1995.
9. Constable, P.D., Miller, G.Y., Hoffis, G.F., Hull, B.L., and Rings, D.M.: Risk factors for abomasal volvulus and left abomasal displacement in cattle. Am. J. Vet. Res., *53*:1184–1192, 1992.
10. Constable, P.D., St. Jean, G., Hull, B.L., Rings, D.M., and Hoffsis, G.F.: Prognostic value of surgical and postoperative findings in cattle with abomasal volvulus. J. Am. Vet. Med. Assoc., *199*:892–898, 1991.
11. Dyce, K.M., Sack, W.O., and Wensing, C.J.G.: Textbook of Veterinary Anatomy, 2nd Ed. Philadelphia, W.B. Saunders, 1996, pp. 671–694.
12. Espersen, G.: Dilatation and displacement of the abomasum to the right flank, and dilatation and dislocation of the cecum. Vet. Rec., *76*:1423, 1964.
13. Fubini, S.L., Ducharme, N.G., Erb, H.N., and Sheils, R.L.: A comparison in 101 dairy cows of right paralumbar fossa omentopexy and right paramedian abomasopexy for treatment of left displacement of the abomasum. Can. Vet. J., *33*:318–324, 1992.
14. Fubini, S.L., and Ducharme, N.G.: Bovine surgery, *In* Farm Animal Surgery. St. Louis, Elsevier, 2004, pp. 208–217.
15. Fubini, S.L., Ducharme, N.G., Erb, H.N., and Sheils, R.L.: A comparison in 101 dairy cows of right paralumbar fossa omentopexy and right paramedian abomasopexy for treatment of left displacement of the abomasum. Can. Vet. J., *33*:318–324, 1992.
16. Fubini, S.L., Grohn, Y.T., and Smith, D.F.: Right displacement of the abomasum and abomasal volvulus in dairy cows: 458 cases (1980–1987). J. Am. Vet. Med. Assoc., *198*:460–464, 1991.
17. Gabel, A.A., and Heath, R.B.: Correction and right-sided omentopexy in treatment of left-sided displacement of the abomasum in dairy cattle. J. Am. Vet. Med. Assoc., *155*:632, 1969.
18. Gabel, A.A., and Heath, R.B.: Treatment of right-sided torsion of the abomasum in cattle. J. Am. Vet. Med. Assoc., *155*:642, 1969.
19. Lee, I., Yamagishi, N., Oboshi, K., and Yamada, H.: Left paramedian abomasopexy in cattle. J. Vet. Sci., *3*:59–60, 2002.
20. Lowe, J.E., and Loomis, W.K.: Abomasopexy for repair of left abomasal displacement in dairy cattle. J. Am. Vet. Med. Assoc., *147*:389, 1965.
21. Newman, K.D., Anderson, D.E., and Silveira, F.: One step laparoscopic abomasopexy for correction of left-sided displacement of the abomasum in dairy cows. J. Am. Vet. Med. Assoc., *227*:1142–1147, 2005.
22. Rohn, M., Tenhagen, B.A., and Hofman, W.: Survival of dairy cows after surgery to correct abomasal displacement: 1. Clinical and laboratory parameters and overall survival. J. Vet. Med. Assoc., *51*:294–299, 2004.
23. Seeger, T., Kumper, H., Failing, K., and Doll, K.: Comparison of laparoscopic-guided abomasopexy versus omentopexy via right flank laparotomy for the treatment of left abomasal displacement in dairy cows. Am. J. Vet. Res., *67*:472–478, 2006.
24. Smith, D.F.: Right-side torsion of the abomasum in dairy cows: classification of severity and evaluation of outcome. J. Am. Vet. Med. Assoc., *173*:108, 1978.
25. Van Winden, S.C.L., Brattinga, C.R., Muller, K.E., Noordhuizen, J.P.T.M., and Beynen, A.C.: Position of the abomasum in dairy cows during the first six weeks after calving. Vet. Rec., *151*:446–449, 2002.

# Capítulo 14

# CIRURGIA UROGENITAL EM BOVINOS

## Objetivos

1. Discutir as indicações para as várias técnicas cirúrgicas urogenitais no bovino.
2. Descrever as desvantagens e vantagens das diferentes abordagens para castração em bovinos.
3. Descrever as diversas intervenções cirúrgicas penianas, prepuciais e inguinais, inclusive evacuação de hematoma e preparação de rufião.
4. Descrever os vários tratamentos cirúrgicos para distocia.

## Castração de Bezerros

### Anatomia Relevante

A anatomia dos testículos e estruturas associadas é basicamente a mesma do equino (descrita no Cap. 10, "Cirurgia Urogenital em Equinos"). No touro, o escroto está localizado entre as partes craniais das coxas. Na face cranial do escroto, há pequenos tetos rudimentares em número e espaçamento variáveis. Em comparação com os dos equinos, os testículos de bovinos estão situados mais vertical que horizontalmente dentro do escroto. O epidídimo corre ao longo da borda caudomedial dos testículos. No polo distal dos testículos, o ducto deferente começa na cauda do epidídimo e ascende pela borda medial dos testículos. O cordão espermático pode ser palpado no colo escrotal.

### Indicações

A castração de bezerros de corte é um procedimento de manejo rotineiro, realizado para melhorar a qualidade da carcaça, evitar nascimentos indesejáveis e melhorar a segurança e a facilidade de manejo do rebanho. Há três métodos primários de castração: o físico, o químico e o hormonal.[6] A castração química, que envolve a injeção de uma substância tóxica nos testículos, está associada a um índice de falha de 25% e não é geralmente aceita como técnica útil.[1,5,6] A castração hormonal, que consiste em imunizar os touros contra o hormônio liberador de gonadotrofina, não é usada com frequência por ser limitada na prática e preocupante para os consumidores.[3] Todos os métodos físicos, inclusive a castração cirúrgica, o uso de pinça Burdizzo e as faixas de látex, estão associados a dor e desconforto para o animal, bem como a potenciais complicações substanciais. Em geral, a castração cirúrgica é preferida por estar associada a cicatrização rápida da ferida e baixo índice de falha, embora o método de castração usado para operar bovinos de corte varie com a região e seja um tanto subjetivo.[4,6]

O procedimento deve ser feito no início da vida do bezerro. É recomendável castrar bezerros ainda lactentes, com 1 a 4 semanas de idade. Bezerros criados com leite em balde devem ser castrados 3 a 4 semanas mais tarde, por causa de seu aporte nutricional mais lento e sua condição inferior. Às vezes pode ser necessário esperar mais no caso de um bezerro. Se for feito um teste de progênie para ganho de peso, permite-se que alguns bezerros continuem a mamar antes de serem castrados.

### Anestesia e Preparação Cirúrgica

Na indústria da carne, a prática tradicional tem sido fazer a castração cirúrgica rapidamente, sem anestesia nem preparação cutânea, por questão de economia, conveniência e pelas circunstâncias do procedimento. A humanidade de tal prática tornou-se uma preocupação importante dos consumidores e originou maiores pesquisas para melhorar a analgesia intra e pós-operatória para a castração cirúrgica. Em alguns países, levou até a revisões da legislação sobre o bem-estar dos animais, que proíbe a castração cirúrgica de ruminantes machos sem anestesia local ou geral e alívio da dor pós-operatória, além de exigir que o procedimento seja realizado por um veterinário.[8]

Evidências sugerem que os anti-inflamatórios não esteroides como o cetoprofeno podem ter um efeito mais benéfico no sentido de aliviar a dor e a inflamação pós-operatórias em bezerros submetidos à castração cirúrgica que apenas a anestesia local, graças às suas propriedades analgésicas sistêmicas. Embora a anestesia local minimize a dor relacionada com as respostas comportamentais durante a castração cirúrgica, ela causa uma redução significativa nas respostas de cortisóis. Uma combinação de anestésico local e cetoprofeno intravenoso, no entanto, tanto reduz significativamente as respostas comportamentais como aumenta a concentração plasmática média de cortisol durante as primeiras 8 horas de pós-operatório.[6] Mostrou-se também que o cetoprofeno reduz as respostas de proteína da fase aguda e, por inferência, a inflamação associada ao procedimento.[2]

Pode-se administrar um tranquilizante ou sedativo e fazer a analgesia por infiltração local. Após a preparação cirúrgica da área, a pele é infiltrada em uma linha de 1 cm desde a rafe mediana com 10 ml de solução analgésica local; essa infiltração prossegue no tecido subcutâneo. O analgésico local pode ser injetado diretamente no testículo. Também é importante infiltrar o cordão espermático na região da emasculação com uma agulha longa de calibre 18 a 20. O cetoprofeno pode ser administrado por via intravenosa para proporcionar melhor analgesia.

## Instrumentação Adicional

Bandeja com instrumental para cirurgia geral
Emasculadores

## Técnica Cirúrgica

O escroto é agarrado e faz-se uma incisão horizontal através de sua pele e fáscia, em sua parte mais larga (a junção entre os terços médio e distal). Todo o segmento distal do escroto é transeccionado (Fig. 14.1A), e a túnica vaginal comum é deixada intacta. Em seguida, exerce-se tração sobre os testículos, e a pele é empurrada em direção proximal, de modo que a fáscia se separe dos cordões espermáticos inclusos nas túnicas comuns (Fig. 14.1B). As mãos do operador não devem tocar as regiões proximais dos cordões espermáticos.

Os cordões espermáticos são emasculados (o local da emasculação está ilustrado na Fig. 14.1B). É importante que os emasculadores sejam empurrados em direção proximal e a tensão sobre o cordão seja relaxada quando a emasculação for feita (Fig. 14.1C). Após a remoção dos emasculadores, qualquer tecido adiposo redundante é retirado (Fig. 14.1D). Pode-se aspergir um pó antibacteriano tópico na incisão e, à escolha do operador, esse pó também pode ser colocado dentro da incisão.

## Conduta Pós-operatória

Deixa-se a ferida aberta para cicatrizar por segunda intenção. A imunização concomitante contra o carbúnculo sintomático e o edema maligno é recomendada. A imunização prévia seria preferível, mas em geral não é praticável. É importante que os bezerros sejam exercitados após a castração. Eles também devem ser monitorados quanto a sinais de hemorragia por aproximadamente 24 horas.

## Complicações e Prognóstico

O prognóstico da castração cirúrgica é bom e as complicações geralmente são brandas e infrequentes. As complicações potenciais incluem hemorragia, edema excessivo, tétano e infecção. Pode ocorrer infecção 5 a 15 dias após o procedimento e em geral surge muito mais tarde do que se espera. As infecções costumam manifestar-se como celulite aguda e requerem tratamento imediato com drenagem e antibióticos.

## Referências

1. Coventry, J., McEwan, D., and Bertram, J.D.: Sterilization of bulls with lactic acid. Aust. Vet. J., *66*:156–157, 1989.
2. Earley, B., and Crowe, M.A.: Effects of ketoprofen alone or in combination with local anesthesia during the castration of bull calves on plasma cortisol, immunological, and inflammatory responses. J. Anim. Sci., *80*:1044–1052, 2002.
3. Finnerty, M., Enright, W.J., Morrison, C.A., and Roche, J.F.: Immunization of bull calves with a GNRH analog human serum-albumin conjugate—effect of conjugate dose, type of adjuvant and booster interval on immune, endocrine, testicular and growth-responses. J. Repro. Fertil., *101*:333–343, 1994.
4. Fisher, A.D., Knight, T.W., Cosgrove, G.P., Death, A.F., Anderson, C.B., Duganzich, D.M., and Matthews, L.R.: Effects of surgical or banding castration on stress responses and behavior of bulls. Aust. Vet. J., *79*:279–284, 2001.
5. Hill, G.M., Neville, W.E., Richardson, K.L., Utley, P.R., and Stewart, R.L.: Castration method and progesterone-estradiol implant effects on growth rate of suckling calves. J. Dairy Sci., *68*:3059–3061, 1985.
6. Stafford, K.J., and Mellor, D.J.: The welfare significance of the castration of cattle: a review. N. Zeal. Vet. J., *53*:271–278, 2005.
7. Stafford, K.J., Mellor, D.J., Todd, S.E., Bruce, R.A., and Ward, R.N.: Effects of local anaesthesia or local anaesthesia plus a non-steroidal anti-inflammatory drug on the acute cortisol response of calves to five different methods of castration. Res. Vet. Sci., *73*:61–70, 2002.
8. Thuer, S., Mellema, S., Doherr, M.G., Wechsler, B., Nuss, K., and Steiner, A.: Effect of local anesthesia on short- and long-term pain induced by two bloodless castration methods in calves. Vet. J., *Mar;173*:333–342, 2005.

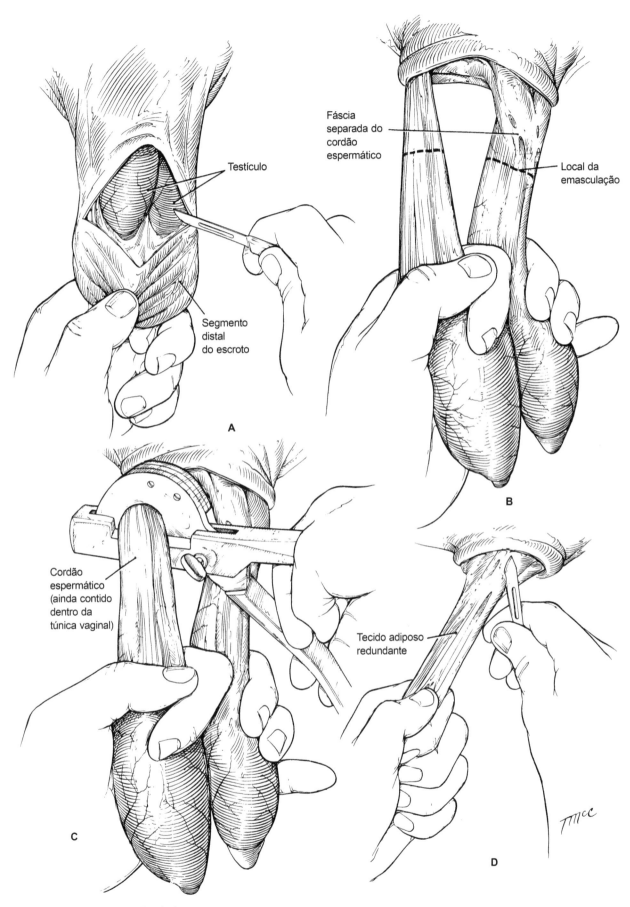

**Fig. 14.1** A a D, Castração de bezerro.

## Uretrostomia

### Anatomia Relevante

A uretra de ruminantes machos é descrita em duas partes: a uretra pélvica, que fica sobre a sínfise pélvica, e a uretra peniana. A uretra pélvica pode ser totalmente palpada por via retal e está circundada pelo músculo uretral, com exceção do aspecto dorsal, onde é substituída pela placa aponeurótica. O divertículo uretral está localizado no nível do arco isquiático. Logo proximal ao divertículo, há uma prega de mucosa uretral que age como uma valva, impedindo o fluxo retrógrado de urina para a uretra pélvica.[2,3] Os ductos excretores das glândulas bulbouretrais esvaziam-se no divertículo da uretra.

O lúmen da uretra em ruminantes é relativamente pequeno e seu diâmetro diminui ainda mais por causa da crista dorsal da bexiga e das pregas mucosas longitudinais. O lúmen da uretra peniana torna-se progressivamente menor e é mais pronunciado na flexura sigmoide distal do pênis. Por isso, é comum cálculos uretrais se alojarem nessa flexura, perto das inserções dos músculos retratores do pênis, ou no processo uretral.

### Indicações

A uretrostomia é realizada mais comumente em novilhos por obstrução causada por cálculos uretrais, condição conhecida como urolitíase. A ocorrência de obstrução uretral em novilhos, ao contrário de touros, é influenciada pelo menor diâmetro de sua uretra. A composição química dos cálculos uretrais pode variar, dependendo da dieta do novilho. Cálculos de silicato, ásperos e duros, ocorrem em novilhos que utilizam pastagens constituídas em grande parte por gramíneas.[1] Cálculos de fosfato, macios, lisos e em geral múltiplos, são mais comuns em novilhos de engorda.[5]

A falha em aliviar a uretra obstruída pode resultar em ruptura da bexiga e subsequente uroperitônio, ou ruptura da uretra, resultando em infiltração subcutânea de urina na região perineal. Podem seguir-se celulite, septicemia e a morte. As seguintes técnicas em geral são consideradas procedimentos salvadores para remover a urina, sendo realizadas para se ganhar tempo até que a condição do animal esteja estabilizada o suficiente para permitir o abate.

### Anestesia e Preparação Cirúrgica

O procedimento cirúrgico é realizado sob anestesia epidural caudal com o animal em estação ou contido em decúbito dorsal. Às vezes usa-se cloridrato de xilazina (Rompun) para sedação. O posicionamento do animal para a cirurgia é determinado pelo cirurgião. Ele pode ser contido em decúbito dorsal com as pernas amarradas cranialmente e o cirurgião inclinado por trás dele (Fig. 14.2A). Esse método pode provocar pressão adicional indesejada sobre a bexiga já distendida com urina. É preferível operar novilhos grandes e touros na posição de estação. Quando o animal estiver posicionado, são feitas a tricotomia e a preparação cirúrgica da forma rotineira.

A uretrostomia em novilhos e touros pode ser realizada em vários locais. Se feita logo ventral ao ânus, no nível do assoalho da pelve (uretrostomia perineal ou alta), resulta em queimação e manchas no escudo e nos aspectos mediais dos membros; em geral, a carcaça do animal fica desvalorizada à inspeção após abate. Outro local para uretrostomia é na região da flexura distal da flexura sigmoide do pênis (uretrostomia baixa). A vantagem da incisão baixa, descrita aqui, é que o pênis pode ser direcionado de forma que a urina seja eliminada em sentido caudal, afastada dos aspectos mediais dos membros, impedindo que queime essa área. Além disso, é mais provável que os cálculos fiquem expostos com uma incisão nessa região, por ser comum alojarem-se nela.

Também é possível fazer uma uretrostomia baixa cranial ao escroto ou ao remanescente escrotal.

### Instrumentação

Bandeja com instrumental para cirurgia geral
Cateter urinário

### Técnica Cirúrgica

O pênis é palpado imediatamente caudal aos remanescentes do escroto, que são agarrados e esticados em sentido cranial, localizando-se a parte distal da flexura sigmoide. Faz-se uma incisão cutânea de 10 cm na linha média diretamente sobre o pênis (Fig. 14.2A e B), seguida por dissecção romba para localizá-lo. Na Fig. 14.2A a G, o paciente está em decúbito dorsal. Em geral, o pênis está mais profundo do que se espera, sendo uma estrutura fibrosa firme com a espessura aproximada do nosso dedo indicador. Durante a dissecção, o cirurgião encontra tecido adiposo subcutâneo e várias camadas de tecido elástico circundando o pênis. Mediante tração, expõe-se uma parte do pênis através da incisão cutânea (Fig. 14.2C). Os músculos retratores do pênis devem ser identificados porque servem para mostrar a localização da superfície ventral do pênis. É preciso cuidado para não torcer o pênis e assim perder a relação dos seus retratores com sua superfície ventral. Nesse ponto, às vezes é possível palpar os cálculos na uretra.

Há várias opções nesse ponto, dependendo da gravidade da inflamação da uretra e dos tecidos em torno dela. Se a inflamação dessas estruturas for mínima e os cálculos puderem ser localizados, faz-se uma pequena incisão diretamente sobre eles, no aspecto ventral do pênis (Fig. 14.2D), retirando-os em seguida. Antes de fechar a uretra, deve-se introduzir um cateter em sua parte superior, proximal e distalmente, para ver se há mais cálculos e assegurar que a uretra esteja pérvia, a qual então pode ser suturada se não houver necrose

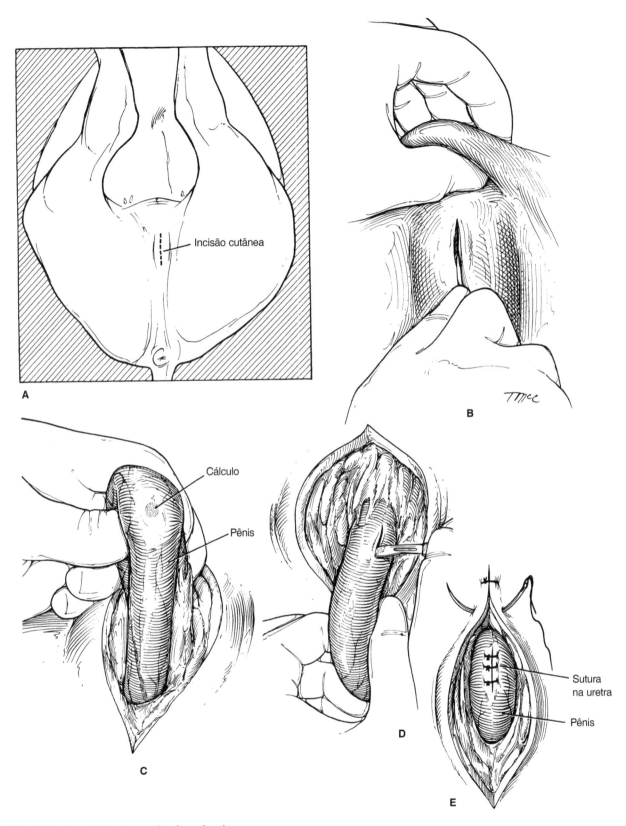

Fig. 14.2 A a H, Uretrostomia. (*continua*)

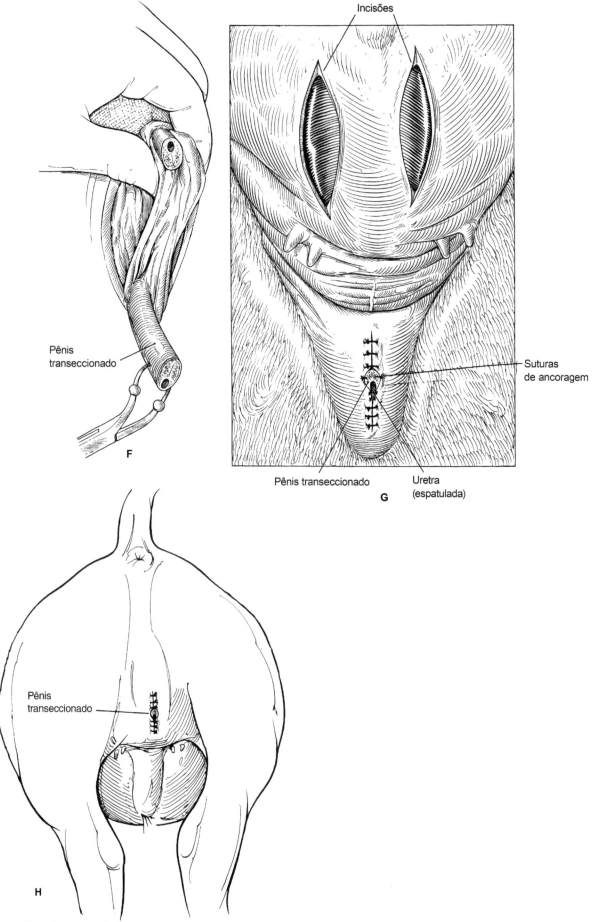

**Fig. 14.2** *Continuação.*

uretral. Coloca-se um cateter na uretra para minimizar a formação de estenose durante o fechamento. Os pontos são simples interrompidos ou simples contínuos de fio absorvível (poliglitona 6211, Caprosyn), feitos embaixo da mucosa uretral, porém não através dela. Coloca-se de novo o pênis em sua posição normal e fecha-se o terço distal da incisão cutânea (Fig. 14.2E). Pode-se deixar o restante da incisão aberta, para cicatrizar por segunda intenção.

Se a uretra estiver necrosada e houver dúvida quanto à sua capacidade de manter a sutura, as incisões uretral e cutânea podem ser deixadas abertas para cicatrizar por segunda intenção.

Se o dano ao pênis e aos tecidos em torno for extenso, com ruptura da uretra, são feitas a transecção e a extirpação do pênis, que é dissecado com cuidado das artérias e veias dorsais, sendo transeccionado de modo a ficar um coto proximal de 8 a 12 cm (Fig. 14.2F). O comprimento do pênis varia de acordo com o tamanho do paciente. Do ponto de vista do cirurgião, as artérias e as veias aparecem ventrais ao coto peniano exposto. Esses vasos são ligados (alguns cirurgiões não consideram isso necessário). É um erro comum isolar uma quantidade de tecido insuficiente de coto peniano antes de ancorá-lo à pele. O coto deve ser de comprimento suficiente, de modo que, quando suturado à pele, esta não se desdobre por causa de tensão excessiva. O coto do pênis exposto fica em direção caudoventral e ancorado à pele por dois pontos, que devem ser passados através da pele, da túnica albugínea e do corpo cavernoso do pênis. É preciso cuidado para não comprometer o lúmen uretral. O coto do pênis não deve ficar encurvado, porque poderia ocorrer obstrução uretral iatrogênica. A uretra na extremidade do coto peniano é dividida e as bordas são suturadas aos seus aspectos laterais (Fig. 14.2G). Esse aspecto da técnica não faz parte da rotina de todos os cirurgiões. A Fig. 14.2H mostra uma uretrostomia completa com o paciente em estação.

Em animais com obstrução uretral e sinais de edema subcutâneo e celulite, em geral ocorria ruptura uretral. O acúmulo de urina nos tecidos causa uma resposta inflamatória violenta que pode resultar em desprendimento da pele do abdome ventral. Para facilitar a drenagem, o cirurgião deve fazer várias incisões longitudinais, laterais ao prepúcio com bisturi, tendo cuidado para evitar as veias abdominais subcutâneas (Fig. 14.2G). Esse procedimento ajuda na resolução do processo inflamatório.

## Conduta Pós-operatória

A menos que o animal esteja destinado ao abate imediato, devem ser administrados antibióticos. Outras medidas de suporte, como líquidos intravenosos, diuréticos e terapia geral para choque, também podem estar indicadas. O animal deve ser enviado para abate assim que se considere sua carcaça aceitável.

## Complicações e Prognóstico

O procedimento visa salvar o animal até o abate, com os índices de sobrevida sendo baixos. De 85 bovinos submetidos a uretrostomias, apenas 35% foram abatidos com peso corporal normal ou mantidos com suas finalidades produtivas.[4] Os 65% restantes morreram ou foram submetidos à eutanásia durante a cirurgia ou nas duas primeiras semanas do pós-operatório por causa de recorrência. Em outro estudo, a uretrostomia foi considerada bem-sucedida em menos de metade dos casos.[3] O resto dos bovinos apresentou recidiva, foi vendido após um baixo ganho de peso ou morreu por causas desconhecidas. As taxas de mortalidade pós-operatória em bovinos submetidos à uretrostomia e ao reparo cirúrgico de ruptura da bexiga são altas; a maioria dos bovinos vive pouco mais de 2 semanas.[4]

## Referências

1. Blood, D.C., Henderson, J.A., and Radostits, O.M.: Veterinary Medicine, 5th Ed. Philadelphia, Lea & Febiger, 1980.
2. Dyce, K.M., Sack, W.O., and Wensing, C.J.G.: Textbook of Veterinary Anatomy, 3rd Ed. Philadelphia, W.B. Saunders, 1996.
3. Gasthuys, F., Martens, A., and De Moor, A.: Surgical treatment of urethral dilatation in seven male cattle. Vet. Rec., *138*:17–19, 1996.
4. Gasthuys, F., Steenhaut, M., De Moor, A., and Sercu, K.: Surgical treatment of urethral obstruction due to urolithiasis in male cattle: a review of 85 cases. Vet. Rec., *133*:522–526, 1993.
5. Walker, D.F.: Penile surgery in the bovine: part I. Mod. Vet. Pract., *60*:839, 1979.

## Evacuação de Hematoma no Pênis de Bovinos

### Anatomia Relevante

O pênis fibroelástico de bovinos tem aproximadamente 1 m de comprimento, com um quarto do total envolvido na flexura sigmoide. O corpo do pênis é formado por três colunas de tecido erétil, o par de pilares dorsalmente e a uretra. Os pilares surgem independentemente um do outro no arco isquiático e convergem no corpo peniano. A túnica albugínea envolve o tecido cavernoso dos pilares, formando o corpo cavernoso. A uretra com seu tecido vascularizado circundante, o corpo esponjoso, passa em um sulco ventral formado pela união dos pilares.

Os hematomas penianos em geral resultam de uma ruptura da túnica albugínea no aspecto dorsal da curva distal da flexura sigmoide, oposta à inserção dos músculos retratores do pênis.[4,5] O edema decorrente do hematoma geralmente ocorre perto da flexura sigmoide distal, que nos touros em estação fica perto da base do escroto, ou na metade proximal da bainha.[4] O tamanho do defeito na túnica albugínea varia e provavelmente está relacionado com a pressão sanguínea intracorpórea no momento da ruptura. É provável que a quantidade de sangue extravasado tenha relação com o tempo durante o qual a ereção é mantida após a lesão.

## Indicações

Os hematomas penianos ocorrem durante a monta, quando o touro não consegue introduzir o pênis na fêmea antes do impulso copulatório, resultando na curvatura do pênis ereto.[4] Prolapso prepucial frequentemente acompanha os hematomas penianos e foi considerado uma das queixas de apresentação mais comuns dos proprietários.[2,4] O tratamento clínico dos hematomas penianos consiste em compressas quentes, hidroterapia morna, penicilina por duas semanas e ultrassom para acelerar a reabsorção do hematoma.[4] Em geral, a decisão pela cirurgia é tomada com base no tamanho do hematoma e no tempo decorrido entre o acidente e o tratamento. Acredita-se que, no caso dos hematomas maiores, a maioria das camadas fasciais peripenianas é danificada ou envolvida (o que pode ser óbvio à cirurgia); em consequência, a incidência de aderências ou o risco de sua formação é maior. Na vigência de um grande hematoma, a região de inserção dos músculos retratores do pênis também está envolvida; se a palpação revelar acometimento a tal ponto, será necessário tratamento cirúrgico. A interferência mecânica na extrusão peniana pode ser um problema com um grande hematoma.

O momento ideal para a cirurgia é provavelmente 1 hora após a lesão. Acredita-se que o sangramento cesse rapidamente após o relaxamento do pênis; portanto, não é necessário aguardar a organização do hematoma. Depois de 7 a 10 dias, a granulação extensa e o aumento da fibrose dificultam a cirurgia. Embora a organização do tecido fibroso facilite a cirurgia após 25 dias, em comparação com 10 a 25 dias, ainda assim pode-se esperar dificuldade. Estudos clínicos mostram que o índice de sucesso da cirurgia aumenta muito quando a lesão tem mais de 14 dias,[2] e o tratamento clínico pode ser mais efetivo.

## Anestesia e Preparação Cirúrgica

A cirurgia é feita com o animal sedado com xilazina (ver Cap. 2, "Anestesia e Terapia Hídrica"), contido em decúbito lateral e com infiltração local (bloqueio linear) no campo cirúrgico (Fig. 14.3A) ou sob anestesia geral.

## Técnica Cirúrgica

Faz-se uma incisão com aproximadamente 13 cm de comprimento em direção cranioventral sobre a parte mais proeminente do edema (Fig. 14.3A e B); essa incisão continua através dos tecidos subcutâneos no hematoma. É preciso cuidado para não incisar o pênis porque ele pode estar defletido pelo hematoma e mais perto da pele

do que se espera. Também é preciso cuidado para evitar qualquer dano adicional aos nervos dorsais do pênis. Os coágulos do hematoma são removidos manualmente (Fig. 14.3C). Em um caso agudo, é fácil identificar a ruptura na túnica albugínea. Contudo, se tiverem ocorrido deposição de fibrina e formação de tecido de granulação, pode ser necessária dissecção cuidadosa através das camadas fasciais que circundam o pênis para localizar a ruptura na túnica albugínea (Fig. 14.3D). Nesse estágio, quaisquer aderências peripenianas precisam ser rompidas. O pênis é agarrado com firmeza, distal ao defeito na túnica, e todas as aderências peripenianas são rompidas (Fig. 14.3E). Com a rotação manual do pênis, é possível identificar os músculos retratores do órgão e remover quaisquer aderências também nessa área. Em seguida, um assistente sem paramentação estéril agarra o pênis através do prepúcio e o exterioriza para que o cirurgião possa certificar-se de que há movimento livre do órgão e localizar quaisquer aderências adicionais.

As bordas da ruptura na túnica albugínea são debridadas e suturadas com pontos interrompidos simples de fio sintético absorvível nº 0 ou 2-0 (Fig. 14.3F). Embora se esperem cicatrização por segunda intenção e união fibrosa do defeito sem sutura, provavelmente é preferível suturar o defeito porque podem formar-se desvios (shunts) vasculares entre os corpos cavernosos do pênis e os vasos dorsais.[6] Se houver recorrência, ainda que seja mais provável acontecer no mesmo local,[1,5] há dúvida se, de fato, suturar o defeito reduz as chances de recidiva. Alguns autores alegam que a sutura da túnica albugínea é desnecessária.[3] As camadas fasciais do pênis são suturadas com pontos simples contínuos de fio sintético absorvível nº 2-0. A pele é fechada com pontos simples interrompidos ou de colchoeiro de fio inabsorvível (Fig. 14.3G).

Quando há inflamação, edema ou prolapso do prepúcio e se espera problema com a retração manual do pênis no pós-operatório, coloca-se um fio de sutura umbilical através do aspecto dorsal do pênis (Fig. 14.3H) e dá-se um nó. Toma-se cuidado para garantir que o fio não passe através da uretra. Esse fio facilita a manipulação pós-operatória do pênis.

## Conduta Pós-operatória

Administra-se penicilina no pós-operatório para reduzir a possibilidade de formação de abscesso após a lesão. Se houver edema extenso do prepúcio, deve-se reduzi-lo com a aplicação de compressas quentes e ataduras; diuréticos também podem ser apropriados. Se o edema tiver causado prolapso prepucial, deve-se aplicar pomada na mucosa exposta. Durante 10 dias, estende-se o pênis diariamente. Caso se esteja usando fita umbilical com essa finalidade, deve-se ter cuidado para não a colocar com tensão indevida ou pode lacerar o pênis.

Pode ser necessário drenar um seroma no local da cirurgia, mas em geral os seromas são reabsorvidos

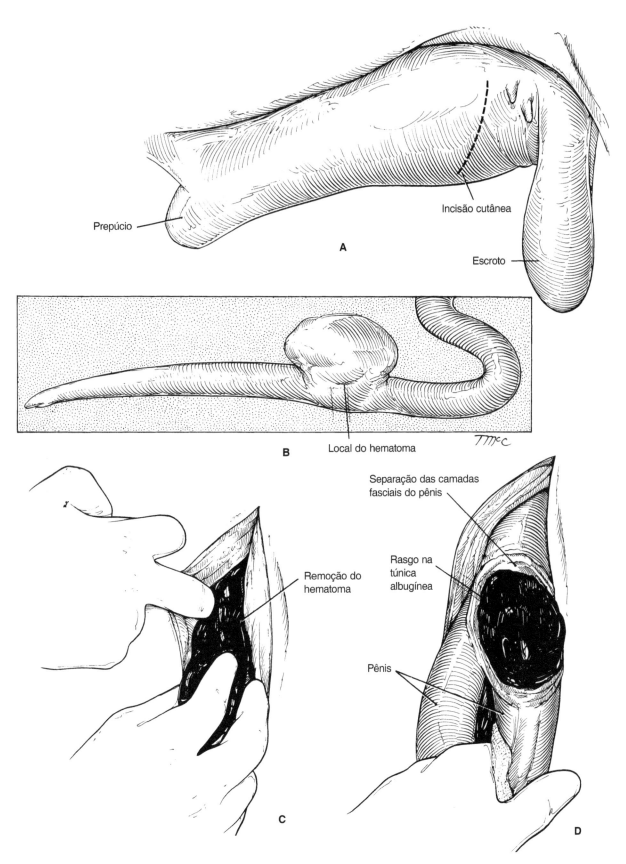

**Fig. 14.3** A a H, Evacuação de hematoma do pênis de bovino. (*continua*)

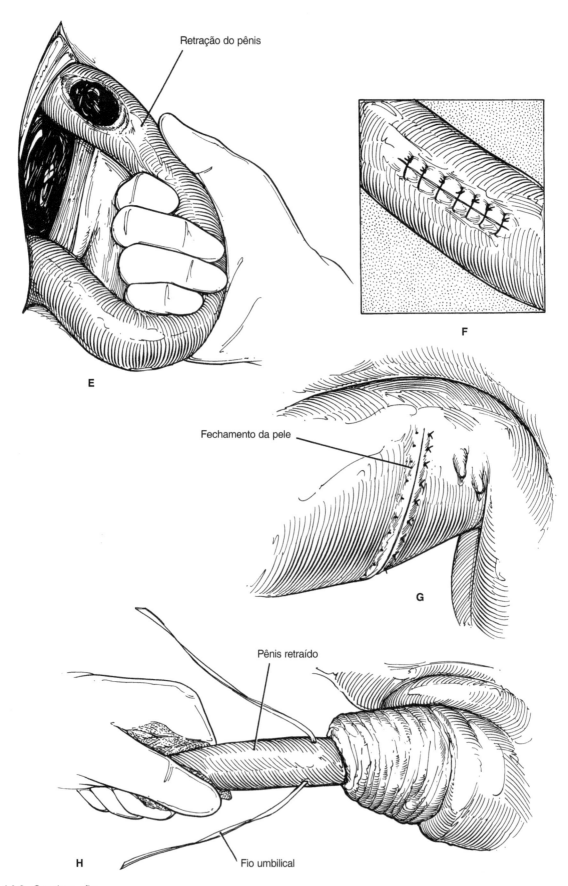

**Fig. 14.3** *Continuação.*

espontaneamente. O período recomendado de repouso sexual apropriado após a cirurgia varia até 45 dias.[1] Outro estudo revelou 40% de recorrência de hematomas penianos em touros submetidos a um período de repouso sexual inferior a 2 meses.[2]

## Complicações e Prognóstico

Os hematomas podem ressurgir quando os touros voltam ao serviço. Nesse caso, é provável que no início os hematomas estejam associados à laceração de aderências na área de ruptura original. A lesão dos nervos dorsais do pênis pode causar falha na ejaculação ou na cópula, mas tem-se observado recuperação até 18 meses mais tarde.[1] Formação de trombos nos corpos cavernosos e de desvios vasculares também foram causas propostas de ausência de ereção pós-operatória,[6] embora esses problemas também ocorram após tratamento conservador.

A literatura confirma um prognóstico mais favorável para o tratamento cirúrgico dos hematomas penianos que para o tratamento clínico. Um estudo revelou que os touros tratados com cirurgia tiveram 2,8 vezes mais propensão a um resultado bem-sucedido que aqueles tratados clinicamente.[2] Em touros com grandes hematomas (largura > 20 cm), o tratamento cirúrgico teve um índice de sucesso de 80%, em comparação com 33% do tratamento clínico.[2] O método de tratamento de hematomas pequenos (largura < 20 cm) não afeta as respectivas taxas de sucesso. A evacuação cirúrgica do hematoma pode reduzir a formação de aderências e o risco de infecção, ao retirar um meio potencial para a proliferação bacteriana.[2]

### Referências

1. Aanes, W.A.: Personal communication, 1980.
2. Musser, J.M.B., St. Jean, G., Vestweber, J.G., et al.: Penile hematoma in bulls: 60 cases (1979–1990). J. Am. Vet. Med. Assoc., *201*:1416, 1992.
3. Pearson, H.: Surgery of the male genital tract in cattle: a review of 121 cases. Vet. Rec., *91*:498, 1972.
4. St. Jean, G.: Male reproductive surgery. Vet. Clin. North Am.: Food Anim. Pract., *11*:55–91, 1995.
5. Walker, D.F., and Vaughan, J.T.: Bovine and Equine Urogenital Surgery. Philadelphia, Lea & Febiger, 1980.
6. Young, S.L., Hudson, R.S., and Walker, D.F.: Impotence in bulls due to vascular shunts in the corpus cavernosum penis. J. Am. Vet. Med. Assoc., *171*:643, 1977.

## Amputação do Prepúcio (Circuncisão) no Touro

### Anatomia Relevante

A anatomia relevante para esse procedimento foi discutida na seção anterior deste capítulo.

## Indicações

A amputação prepucial (circuncisão) está indicada em casos selecionados de prolapso prepucial com fibrose e ulceração do prepúcio. As raças mais acometidas são tanto da espécie *Bos indicus* (Brahman e Santa Gertrudes) como da *Bos taurus* (notavelmente Angus e Hereford Mocha).[3] As duas principais razões para diferenças raciais são uma bainha pendulosa e a ausência dos músculos retratores do prepúcio nas raças mochas.[1,4] A protrusão do revestimento prepucial parietal seguida por traumatismo ou outra irritação pode acarretar alterações inflamatórias que acabam impedindo a retração do prepúcio.[1] O tratamento conservador pode ter êxito, mas é comum o prolapso ocorrer de novo e acabar tornando-se crônico a ponto de necessitar de tratamento cirúrgico. A circuncisão profilática também é praticada em algumas áreas.

## Anestesia e Preparação Cirúrgica

O tratamento pré-cirúrgico conservador em geral é necessário para diminuir o edema e melhorar a condição do tecido. Antes da cirurgia, a fibrose e o edema são reduzidos até um nível mínimo, diminuindo o risco de infecção e falha pós-operatórias. O touro fica em jejum alimentar por 24 horas. A cirurgia é feita com o touro em decúbito lateral direito, sob anestesia geral ou com uma combinação de sedação com cloridrato de xilazina e analgesia local. A área cirúrgica é preparada para cirurgia asséptica da maneira rotineira.

## Instrumentação

Bandeja com instrumental para cirurgia geral

## Técnica Cirúrgica

A parte prolapsada do prepúcio a ser ressecada é estendida com a mão esquerda, cujo dedo indicador é colocado dentro do prepúcio (a linha de amputação está indicada na Fig. 14.4*A*). Observar que a linha de amputação é oblíqua, não transversa, de modo que o orifício resultante seja oval, em vez de circular. Tal precaução diminui o perigo de desenvolver-se fimose durante a cicatrização. Uma fileira de pontos horizontais de colchoeiro com fio sintético absorvível n° 0 ou 1 é feita em torno do prolapso, imediatamente proximal à linha proposta de amputação (Fig. 14.4*A* e *B*). Os pontos são feitos de tal maneira que se superponham entre si, em torno de toda a circunferência, e passem da membrana prepucial exposta completamente através da cavidade prepucial e de volta por ambas as camadas do prepúcio (Fig. 14.4*B*). Esses pontos são atados opostos ao tecido, e o prepúcio é amputado logo distalmente à linha de sutura (Fig. 14.4*C*). As bordas prepuciais são então apostas com uma linha de sutura contínua simples de fio sintético absorvível n° 0 (Fig. 14.4*D*).

É válido o cirurgião fazer o procedimento na metade do prepúcio de cada vez. A amputação completa (circuncisão) está ilustrada na Fig. 14.4*E*.

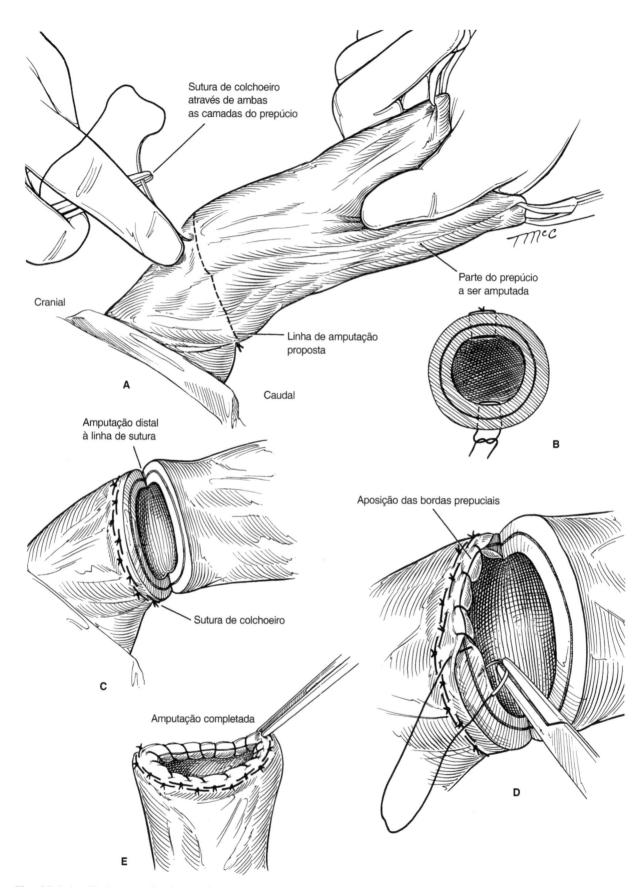

**Fig. 14.4** A a E, Amputação do prepúcio (circuncisão) no touro.

## Conduta Pós-operatória

Administram-se antibióticos e faz-se uma infusão diária com agentes antibacterianos na cavidade prepucial até completar a cicatrização.

## Complicações e Prognóstico

Um estudo feito com 33 touros de corte circuncisados para tratamento de prolapso prepucial resultou no retorno de 76% à plenitude reprodutiva por um ou mais anos após a cirurgia.[2] Dos 33 touros, 11 desenvolveram uma ou mais complicações pós-operatórias, inclusive deiscência da ferida, abscesso nos pontos e hematomas focais no local da incisão.[2] Em geral, essa técnica de amputação é menos bem-sucedida nas raças europeias (*Bos taurus*) porque a membrana prepucial delas é muito curta. A perda da membrana prepucial após a cirurgia pode impedir a extensão adequada do pênis para a monta. Nos casos menos graves, pode-se tratar o prolapso prepucial pela ressecção conservadora da membrana prepucial (*reefing*), com sutura dessa membrana sadia perto do orifício prepucial. Faz-se uma incisão em forma de V para diminuir o perigo de estenose. Larsen e Bellenger afirmam que a circuncisão resulta na perda de quantidades iguais dos revestimentos interno e externo da parte prolapsada do prepúcio, mesmo que o interno em geral não esteja seriamente envolvido no processo inflamatório.[3] Tais autores defendem a ressecção conservadora para preservar o máximo possível do revestimento interno ileso do prepúcio prolapsado, e assim aumentar a chance do touro de voltar a ser um reprodutor.

Uma técnica de amputação do prepúcio prolapsado tida como vantajosa para o profissional com recursos limitados abrange a inserção de um anel de plástico na cavidade prepucial,[5] fixado com pontos para exercer um efeito de torniquete; a parte prolapsada se solta em 1 a 2 semanas.

## Referências

1. Arthur, G.H.: Wright's Veterinary Obstetrics, 4th Ed. Philadelphia, Lea & Febiger, 1975.
2. Baxter, G.M., Allen, D., and Wallace, C.E.: Breeding soundness of beef bulls after circumcision: 33 cases (1980–1986). J Am. Vet. Med. Assoc., *194*:948–952, 1989.
3. Larsen, L.H., and Bellenger, C.R.: Surgery of the prolapsed prepuce in the bull: its complications and dangers. Aust. Vet. J., *47*:349, 1971.
4. Long, S.E., and Hignett, P.G.: Preputial eversion in the bull: a comparative study of prepuces from bulls which evert and those which do not. Vet. Rec., *86*:161, 1970.
5. Walker, D.F., and Vaughan, J.T.: Bovine and Equine Urogenital Surgery. Philadelphia, Lea & Febiger, 1980.

## Técnicas Cirúrgicas para Fazer um Rufião

### Anatomia Relevante

A anatomia relevante para essa seção foi discutida com os procedimentos anteriores.

### Indicações

O papel do rufião de detectar vacas no cio é incerto. É possível usar novilhos aos quais tenha sido administrada testosterona para fazer o mesmo; além disso, o aumento do uso de prostaglandinas pode evidenciar a necessidade de rufiões em um programa de reprodução artificial. Nesse meio tempo, várias técnicas foram desenvolvidas para tornar o touro estéril e incapaz para o coito. As técnicas que incapacitam um touro para o coito parecem ser mais aceitáveis. Neste capítulo, vamos descrever duas técnicas populares: a translocação e a fixação do pênis. Como medida de precaução, essas técnicas devem ser acompanhadas por um procedimento de esterilização, como a epididimectomia caudal bilateral, também descrita nesta seção.[5] Deve-se considerar fazer um novo rufião anualmente cerca de 30 dias antes da estação de monta, levando em conta a economia de manter um touro não reprodutor durante o inverno e a maior libido do animal mais jovem.

Há relatos de que os rufiões feitos por translocação peniana às vezes podem servir como vacas. Ante tal possibilidade, também vamos descrever o método de fixação peniana, que produz uma aderência do pênis à parede abdominal inferior que impede sua protrusão.[2] Em outro local é descrita uma terceira técnica que envolve a injeção de acrílico no corpo cavernoso, o que cria um trombo artificial.[4]

### Anestesia e Preparação Cirúrgica

Esse procedimento cirúrgico é feito com o animal sob anestesia geral ou forte sedação e analgesia local. O touro é colocado em decúbito dorsolateral e inclinado com o lado esquerdo para cima. Faz-se a tricotomia de uma grande área da linha média e ventral do flanco esquerdo, incluindo o orifício prepucial, preparando-a para cirurgia asséptica da forma rotineira.

A fixação do pênis em geral é feita com o animal tranquilizado e sob anestesia local. A cirurgia pode ser feita em uma mesa cirúrgica, caso se disponha de uma, ou com o animal contido em decúbito lateral. Se feita no chão com o animal em decúbito lateral, é preciso amarrar os pés do paciente para segurança do cirurgião. A tricotomia na parede abdominal ventral é feita desde a extremidade da bainha até a base do escroto, área preparada para cirurgia asséptica. Faz-se um bloqueio linear de anestésico local (cerca de 30 ml) ao longo de uma linha onde a bainha une-se à parede corporal e mais ou menos a meio caminho entre a extremidade da bainha e a base do escroto (Fig. 14.5A). A epididimectomia em geral é feita com o animal em estação preso a um poste. A área distal do escroto é tricotomizada e preparada para a cirurgia da forma rotineira. A infiltração local de analgesia é administrada sobre a cauda do epidídimo.

## Instrumentação

Bandeja com instrumental para cirurgia geral
Pinças (Fig. 14.5C)
Luvas cirúrgicas estéreis
Luva obstétrica estéril
Sonda gástrica estéril para inserção dentro do prepúcio
   para evitar contaminação com urina

## Técnica Cirúrgica

### Translocação do Pênis

Os locais de incisão estão ilustrados na Fig. 14.5A. Faz-se uma incisão cutânea em torno do orifício prepucial, aproximadamente a 3 cm da abertura, e outra incisão cutânea na linha média ventral caudal à primeira. A incisão da linha média estende-se até a base do pênis (Fig. 14.5A) e continua através do tecido subcutâneo, dissecando-se o pênis, o prepúcio e o tecido elástico circundante, que são liberados da parede abdominal em preparação para a translocação (Fig. 14.5B). A colocação de uma sonda gástrica estéril dentro do orifício prepucial ajuda a delinear o prepúcio durante a dissecção e também pode ajudar a evitar a contaminação da área cirúrgica com urina durante a cirurgia. Durante a dissecção, é importante manter a integridade do suprimento sanguíneo para o pênis. O sangramento é controlado por ligadura.

Em seguida faz-se uma incisão cutânea circular na área ventral do flanco esquerdo, para onde o orifício prepucial será transferido (Fig. 14.5B). Com um par de pinças, forma-se um túnel a partir da incisão circular através dos tecidos subcutâneos até a extremidade caudal da incisão da linha média (Fig. 14.5C). Esse túnel tem de ser largo o bastante para permitir a recolocação do pênis e do prepúcio sem restrição. Coloca-se uma luva cirúrgica estéril ou de plástico sobre o orifício prepucial (Fig. 14.5D), para impedir a contaminação da subcútis a partir do orifício prepucial à medida que ele é retirado através do túnel. Se um tubo tiver sido posicionado antes no orifício prepucial, é retirado nesse estágio. O pênis e o prepúcio são trazidos através do túnel e a pele do orifício prepucial é suturada à incisão cutânea circular (Fig. 14.5E). São feitas duas camadas de sutura aí: uma no tecido subcutâneo e outra na pele. Antes de fazer a sutura, também é importante certificar-se de que não houve torção durante o processo de translocação. Tal possibilidade pode ser evitada fazendo-se previamente

um ponto de identificação na pele do prepúcio, antes de sua remoção (Fig. 14.5B). A incisão da linha média ventral é então fechada com fio inabsorvível. Embora na Fig. 14.5E estejam ilustrados pontos interrompidos simples bem fechados, pode-se utilizar para a aproximação das bordas pontos mais espaçados, permitindo assim drenagem. Acredita-se que a última técnica elimine o problema de edema pós-operatório.

Devido ao excesso de pele e à bainha pendulosa das raças indianas de bovinos, é possível transpor o pênis e o prepúcio ao longo da pele, em vez de dissecá-los para que sejam liberados.

### Fixação do Pênis

Faz-se uma incisão longitudinal de 10 cm a meio caminho entre a extremidade do prepúcio e a base do escroto, na junção do prepúcio com a parede abdominal ventral (cerca de 2 cm laterais à linha média) (Fig. 14.6A). Essa incisão é feita através da pele, do tecido subcutâneo e do músculo cutâneo do tronco. A dissecção romba através do tecido conjuntivo frouxo aproxima a superfície dorsal do pênis. Nesse ponto, é importante identificar a uretra (sulco uretral) dentro do pênis. Se o pênis não tiver sido girado durante a cirurgia, o sulco uretral deve estar na superfície ventral do órgão. Como é preciso saber a localização correta da uretra durante esse procedimento, em geral é útil colocar uma pinça de campo em torno dela e na sua parte adjacente do pênis. Isso serve para identificar a uretra e também como dispositivo de tração.

Exterioriza-se o pênis através da incisão, identificando-se a reflexão prepucial. A superfície dorsal do pênis é separada de suas túnicas elásticas, começando-se na reflexão prepucial e estendendo-se em direção caudal por cerca de 10 cm. Isso expõe a túnica albugínea fibrosa densa. Assim que a túnica albugínea estiver exposta, a linha alba é separada de todo seu tecido conjuntivo frouxo. A túnica albugínea da superfície dorsal do pênis fica agora aposta à linha alba. Antes de fazer a sutura, deve-se assegurar que a glande peniana e o prepúcio não estejam saindo através do orifício prepucial. Os pontos são feitos com náilon nº 2 através do terço dorsal do pênis (Fig. 14.6B) e através da linha alba. Essa sutura deixa em aposição a linha alba e a túnica albugínea (Fig. 14.6C). A Fig. 14.6D ilustra os pontos em corte transversal. É preciso cuidado para não entrar na reflexão prepucial nem envolver a uretra, para evitar obstrução uretral iatrogênica. Em geral, o intervalo adequado para esses pontos interrompidos é de cerca de 1 a 2 cm. É válido fazer essa sutura antes e depois dar os nós simultaneamente. A pele é fechada com fio sintético monofilamentar nº 1 ou 2.

Essa técnica resulta em aderência permanente entre a túnica albugínea e a linha alba. O ideal é deixar o touro em repouso sexual por 2 a 3 semanas antes de usá-lo, para que a aderência se desenvolva.

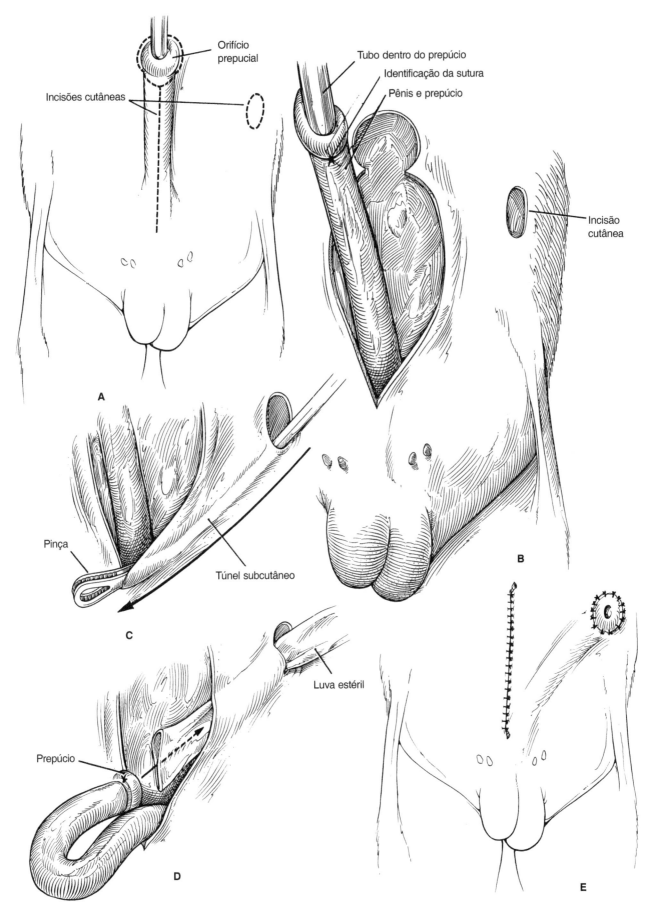

**Fig. 14.5** A a E, Preparação de rufião por translocação peniana.

253

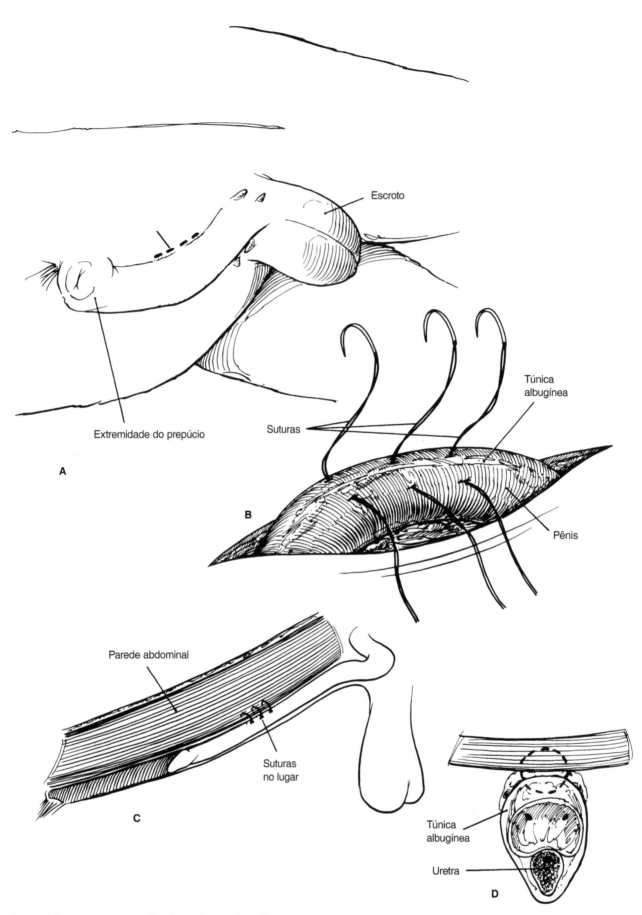

**Fig. 14.6** A a D, Preparação de rufião por fixação peniana.

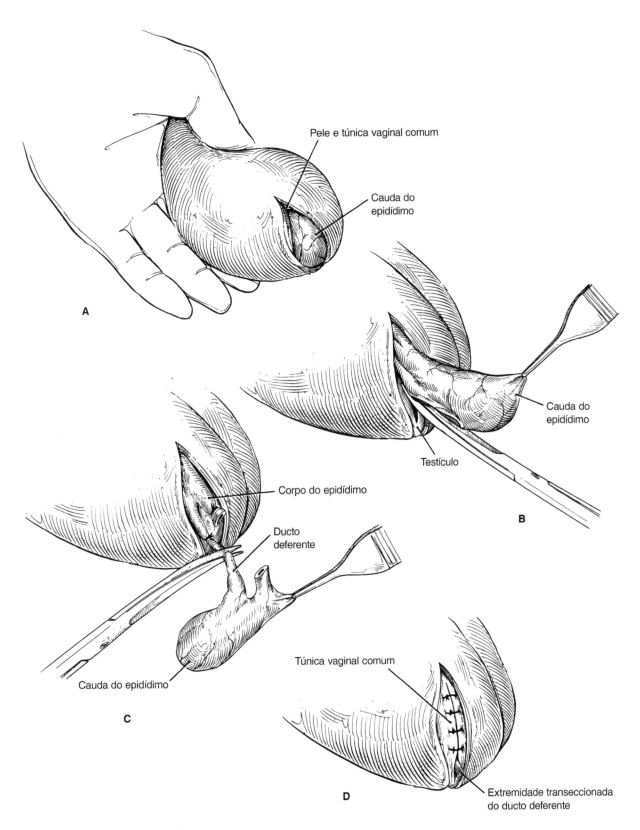

**Fig. 14.7** A a D, Epididimectomia.

## Epididimectomia

O testículo é forçado manualmente para o segmento distal do escroto, fazendo-se uma incisão de 3 cm na pele sobre sua porção mais caudal. Tal incisão prossegue através da túnica vaginal comum até que a cauda do epidídimo seja exteriorizada (Fig. 14.7A). A cauda do epidídimo é dissecada com tesoura para ser liberada de sua inserção ao testículo (Fig. 14.7B). Identifica-se o ducto deferente prendendo-o com pinça e dá-se um ponto proximal à mesma com fio inabsorvível (Fig. 14.7C). Em seguida o ducto deferente é transeccionado no nível da pinça. Esse procedimento é repetido no corpo do epidídimo, de modo que a cauda dele possa ser removida (Fig. 14.7C).

A túnica vaginal comum é fechada em uma camada separada com pontos interrompidos simples de fio absorvível, de maneira que a parte restante do epidídimo fique retida dentro dela, mas a extremidade transeccionada do ducto deferente faça protrusão através da linha da sutura (Fig. 14.7D). A técnica é uma precaução a mais contra a reanastomose do trato reprodutivo. A pele é fechada com dois ou três pontos interrompidos de fio inabsorvível. Repete-se o procedimento no outro testículo.

## Conduta Pós-operatória

Se for feita a translocação peniana, podem ser administrados antibióticos à escolha do cirurgião, e os pontos são retirados em 10 dias. Após fixação peniana, os pontos podem ser retirados em 2 a 3 semanas. Os animais não voltam à sua função antes de 4 a 6 semanas. A administração de antibióticos não faz parte da rotina após epididimectomia. O touro pode voltar a exercer sua função em 3 semanas se o último procedimento tiver sido o único realizado. No entanto, caso volte às suas funções antes disso, deve-se deixar que ejacule antes para obter-se uma amostra de sêmen a ser avaliado, para garantir que esteja estéril antes de ser usado. Tais medidas são aconselháveis como forma de precaução.

## Complicações e Prognóstico

Os resultados a longo prazo da maioria das técnicas para rufião têm sido motivo de crítica. Mas os vários argumentos contra as diferentes técnicas em geral não consideram a probabilidade de a libido ser variável entre os touros. A parafimose tem sido associada à técnica de translocação peniana.[1] Foram relatados resultados bem-sucedidos para a fixação peniana.[3] As complicações potenciais incluem ruptura dos pontos (caso se use categute), formação de seroma e retração insuficiente do pênis. Também se observa perda de peso.[3] No passado, era comum fazer a epididimectomia como único procedimento, mas alegou-se que os touros em geral desenvolvem vesiculite seminal ou infecções da genitália acessória, ainda ejaculando líquido dessas glândulas durante a cópula. No momento, as técnicas mais usadas são as destinadas a incapacitar o touro para a cópula.

## Referências

1. Baird, A.N., Wolfe, D.F., and Angel, K.L.: Paraphimosis in a teaser bull with penile translocation. J. Am. Vet. Med. Assoc., *201*:325, 1992.
2. Belling, T.H.: Preparation of a "teaser" bull for use in beef cattle artificial insemination program. J. Am. Vet. Med. Assoc., *138*:670, 1961.
3. Hoffsis, G., and Maurer, L.M.: Evaluation of the penis tie-down method to prepare teaser bulls. Bov. Pract., *11*:78, 1976.
4. Riddell, M.G.: Prevention of intromission by estrus-detector males. *In* Large Animal Urogenital Surgery, 2nd Ed. Edited by F.W. Dwight and H.D. Moll. Baltimore, Williams & Wilkins, 1998, pp. 335–343.
5. Walker, D.F., and Vaughan, J.T.: Bovine and Equine Urogenital Surgery. Philadelphia, Lea & Febiger, 1980.

## Herniorrafia Inguinal em Touros Adultos

### Anatomia Relevante

O canal inguinal é uma abertura na parede abdominal caudal, entre o músculo oblíquo interno e o tendão pélvico da aponeurose do oblíquo externo.[2] No bovino, o próprio canal é considerado praticamente ausente, em comparação com outras espécies domésticas. No macho normal, o canal inguinal contém a artéria e a veia testiculares, o ducto deferente e os nervos do cordão espermático. A túnica vaginal que envolve essas estruturas e os testículos é formada por uma evaginação do peritônio através do canal inguinal.

### Indicações

A hérnia inguinal ocorre quando uma alça de intestino delgado, ocasionalmente omento, ou ambos, passa através do anel vaginal para o canal, o que pode ser verificado à palpação retal. Se houver exteriorização total do intestino e/ou do omento para o escroto, será uma *hérnia escrotal*. As hérnias inguinais podem ser classificadas ainda como *diretas* e *indiretas*. Ocorre uma hérnia indireta quando as alças intestinais estão contidas dentro da túnica vaginal, enquanto uma hérnia direta ocorre quando o saco herniário está separado e cranial ao anel vaginal. A maioria das hérnias em touros é indireta, mas também são encontradas hérnias diretas.[1]

As hérnias inguinais em touros ocorrem com maior frequência no lado esquerdo e geralmente são unilaterais (a Fig. 14.8A mostra o aspecto externo de uma hérnia inguinal esquerda). O canal inguinal de touros em boa condição é ocupado por uma quantidade substancial de tecido adiposo, sendo preciso distingui-lo de

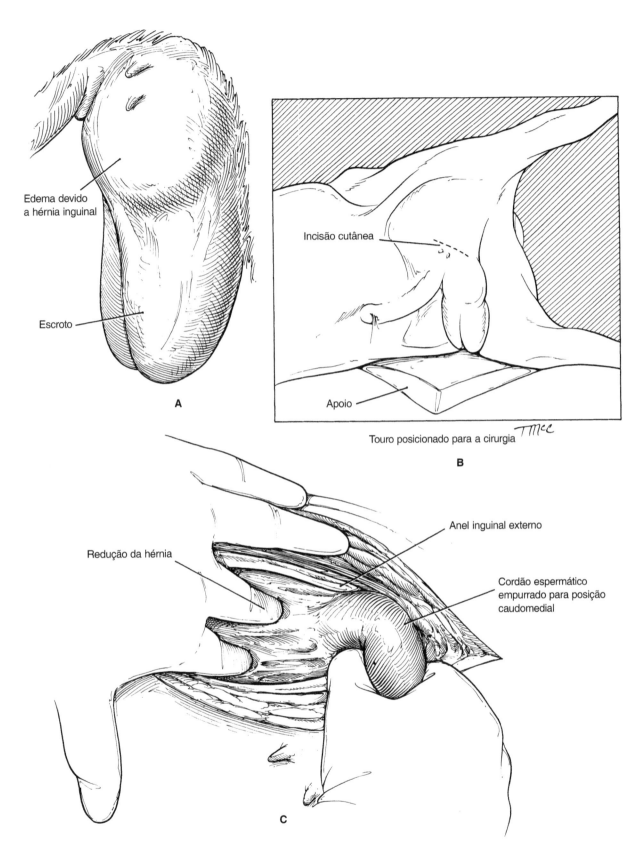

**Fig. 14.8** A a G, Herniorrafia inguinal no touro. (*continua*)

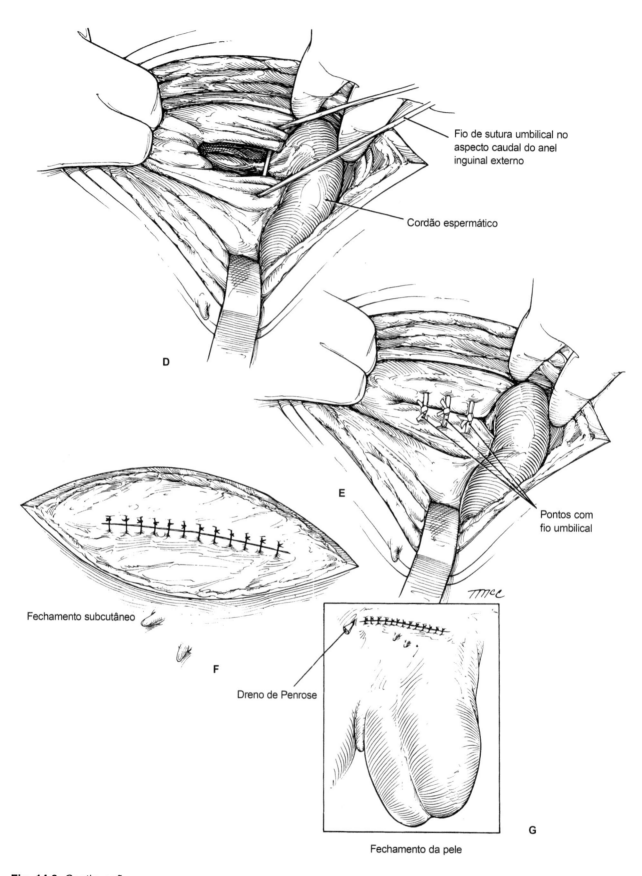

Fig. 14.8 *Continuação.*

uma hérnia inguinal.[4] Não é possível estabelecer o diagnóstico definitivo de hérnia inguinal apenas pela palpação do escroto, porque muitos touros têm depósitos externos de tecido adiposo nessa região. Às vezes, tais depósitos são vistos com hérnia inguinal, e a própria hérnia é iniciada por uma protrusão de tecido adiposo subperitoneal através do anel inguinal.[3] Alguma forma de traumatismo também pode ser responsável pelo início de uma hérnia inguinal.[1]

Outro método de reparo de uma hérnia inguinal no touro envolve uma laparotomia pelo flanco.[3] A hérnia é reduzida removendo-se as vísceras do anel inguinal e introduzindo-se um fio de sutura inabsorvível longo e estéril, como aquele para umbigo, na cavidade abdominal, que é colocado no anel inguinal, com cuidado para não estrangular o cordão espermático à medida que ele passa através do anel vaginal. Caso haja aderências, esse método não terá sucesso. Além disso, é difícil fazer os pontos, por causa da presença constante de vísceras abdominais no local da cirurgia.

## Instrumentação

Bandeja com instrumental para cirurgia geral
Fio de sutura estéril para umbigo, de náilon ou polipropileno nº 2

## Anestesia e Preparação Cirúrgica

A melhor maneira de realizar esse procedimento cirúrgico é com o animal sob anestesia geral em decúbito lateral e o trem posterior elevado para ajudar na redução da hérnia (Fig. 14.8B). O membro posterior mais superior é fixado para cima e em direção caudal, para melhorar a exposição do campo cirúrgico. Uma alternativa menos satisfatória é a sedação com cloridrato de xilazina, suplementada com anestesia local (ver Cap. 2). Faz-se a tricotomia da área inguinal, seguida pela preparação asséptica cirúrgica rotineira e pela colocação dos panos de campo.

## Técnica Cirúrgica

Faz-se uma incisão horizontal de 15 a 25 cm através da pele e do tecido subcutâneo sobre o anel inguinal externo na base do escroto, mantendo a hemostasia mediante ligadura dos vasos sanguíneos. Um campo cirúrgico exangue ajuda a prosseguir com a cirurgia. Faz-se a dissecção romba embaixo do anel inguinal externo para liberar a túnica vaginal comum do tecido que a circunda. Os limites do anel são isolados.

Se a hérnia tiver sido reduzida sozinha quando o touro foi posicionado para a cirurgia, não será necessário incisar a túnica vaginal comum (Fig. 14.8C). Caso tenham ocorrido aderências das vísceras dentro do escroto, será preciso incisar a túnica vaginal comum para reduzir a hérnia. Faz-se uma incisão através da túnica vaginal

comum, paralela ao cordão espermático e cranial ao músculo cremáster externo. Examina-se o conteúdo da hérnia, desfazendo-se quaisquer aderências. Ocasionalmente, as aderências são tão graves que a circulação para os intestinos fica comprometida e é necessária ressecção intestinal. Tais touros em geral chegam ao cirurgião em uma situação de emergência por causa de obstrução intestinal. Assim que o cirurgião se certifica de que não há aderências no anel inguinal externo, o intestino é recolocado na cavidade abdominal. Se a hérnia for direta, cranial ao colo do escroto, separa-se o tecido subcutâneo, revelando o conteúdo herniário. As aderências são rompidas para que se possa reduzir a hérnia.

O anel herniário é reparado com pontos interrompidos simples de fio de náilon ou polipropileno nº 2 ou umbilical estéril duplo de 1/8 de polegada. A justificativa para suturar é reduzir o tamanho do anel inguinal externo, de modo que não ocorra nova herniação. Em geral, são necessários dois ou três pontos no aspecto cranial do anel. Os pontos são atados, mas sem tensão excessiva. Deve-se posicionar o cordão espermático na parte caudomedial do canal. O anel restante deve ser de tamanho suficiente para que o conteúdo do cordão espermático passe livremente, prevenindo ainda a recorrência da hérnia. Uma regra importante é deixar espaço suficiente para o cordão espermático mais um dedo. Naturalmente, deve-se evitar que qualquer parte do cordão espermático fique presa nos pontos. O primeiro ponto é o que fica mais próximo do cordão espermático, em geral a 1 cm dele, sendo feito através da borda medial e lateral do anel inguinal externo (Fig. 14.8D). Os pontos, que não penetram no peritônio, são feitos todos em sequência, deixando-se extremidades longas seguras com pinças para serem atadas em seguida (Fig. 14.8E).

Se a túnica vaginal comum tiver entrado para reduzir a hérnia, é fechada com pontos simples contínuos de fio absorvível fino (0 ou 00).

O fechamento do subcutâneo é feito com fio sintético absorvível nº 0 ou 1 (Fig. 14.8F). O uso de um dreno Penrose está indicado por causa da quantidade considerável de espaço morto. Fecha-se a pele com pontos interrompidos simples de fio monofilamentar sintético (Fig. 14.8G).

## Conduta Pós-operatória

Em geral, não estão indicados antibióticos, a menos que não tenha sido instituída técnica asséptica ou se tenha feito ressecção intestinal. Costuma ocorrer edema pós-operatório considerável em 24 a 48 horas, sendo mais grave se houver aderências, mas geralmente ele responde à hidroterapia (morna) e aos exercícios.

O touro fica confinado em uma baia limpa por 4 semanas após a cirurgia, com exercício limitado por cerca de 8 semanas. Ele não deve ser usado para fins reprodutivos por 3 a 6 meses, dependendo do resultado da avaliação do sêmen.

## Complicações e Prognóstico

A principal vantagem desse método é a de que, caso haja aderências, elas podem ser rompidas, liberando-se o intestino acometido. Uma pequena pesquisa com nove touros admitidos no Hospital-escola Veterinário da Colorado State University para reparo de hérnia inguinal mostrou que havia aderências em cinco deles, os quais precisaram de incisões nas respectivas túnicas vaginais comuns para redução das hérnias.

## Referências

1. Aanes, W.A.: Personal communication, 1980.
2. Dyce, K.M., Sack, W.O., and Wensing, C.J.G.: Textbook of Veterinary Anatomy, 3rd Ed. Philadelphia, W.B. Saunders, 2002.
3. Frank, E.R.: Veterinary Surgery, 7th Ed. Minneapolis, Burgess, 1964.
4. Walker, D.F., and Vaughan, J.T.: Bovine and Equine Urogenital Surgery. Philadelphia, Lea & Febiger, 1980.

## Cesariana na Vaca

### Anatomia Relevante

A anatomia do útero da vaca é muito semelhante à da égua, descrita no Cap. 10. Em comparação com a égua, o útero de ruminantes tem um corpo relativamente curto e cornos longos. O corpo parece enganosamente mais longo porque os cornos seguem juntos por aproximadamente um terço do comprimento dele antes de realmente se bifurcar na parte externa ao mesmo.[6] A artéria uterina, um ramo da ilíaca interna, é o principal suprimento sanguíneo para o útero, suprido em parte também pela artéria ovariana nas extremidades tubárias dos cornos uterinos e pela artéria vaginal na parte caudal do corpo uterino. Ramos desses vasos também formam anastomoses com a artéria uterina.

### Indicações

A cesariana está indicada em vários tipos de distocia, inclusive as causadas por tamanho fetal relativamente grande, quando a entrada pélvica de novilhas jovens é muito pequena para a passagem do feto, deformidades da pelve materna, monstros fetais, endurecimento da cérvix, mau posicionamento fetal, hidropisia amniótica e alantoica, torção uterina e fetos enfisematosos. Em muitos casos, a escolha entre fetotomia ou cesariana pode depender da experiência relativa do operador com cada técnica. A seleção do caso também é importante. A vaca já submetida a um longo período de manipulação fetal ou tentativas de fetotomia e que tiver comprometimento sistêmico não é candidata à cesariana.

Abordagens diferentes estão indicadas nas várias situações de distocia.[4] A abordagem paralombar esquerda ou pelo flanco esquerdo é a incisão considerada padrão para um feto viável ou recém-morto não contaminado e uma vaca capaz de tolerar a cirurgia em estação. Em algumas situações, a laparotomia pelo flanco direito está indicada se houver distensão acentuada do rúmen ou quando o exame clínico determinar que a remoção pelo lado direito é mais conveniente. Por exemplo, seria difícil retirar um feto muito grande situado no lado direito da cavidade abdominal pela incisão no flanco esquerdo. Entretanto, nos casos rotineiros, a incisão no flanco esquerdo é mais conveniente porque há menos problemas com a invasão do intestino.

No caso de um feto morto e enfisematoso, deve-se usar uma abordagem ventral. Uma incisão paramediana ventral, a abordagem mais comum, requer que a vaca seja colocada em decúbito dorsal. Uma alternativa é a abordagem oblíqua ventrolateral, que pode ser feita com o animal em decúbito lateral. Ambas as técnicas reduzem a contaminação do peritônio, que pode ocorrer durante a retirada de um feto enfisematoso contaminado e seus restos associados. As abordagens ventrais também estão indicadas se o animal estiver em decúbito e for considerado incapaz de ficar em estação durante a cirurgia ou não for passível de manipulação por ser muito perigoso para o operador ficar ao lado dele durante a cirurgia.

### Anestesia e Preparação Cirúrgica

A cesariana na vaca é feita com analgesia local. Caso se utilize a abordagem pelo flanco, pode-se fazer um bloqueio paravertebral, em L invertido ou linear. Para a abordagem paramediana, pode-se empregar um bloqueio epidural alto, L invertido ou linear. A contenção com cordas, com ou sem sedação, é uma medida suplementar no caso de vacas em que se usa uma abordagem ventral. A área da cirurgia é tricotomizada e preparada da forma asséptica rotineira.

### Instrumentação

Bandeja com instrumental para cirurgia geral

### Técnica Cirúrgica

Pode-se fazer uma cesariana na vaca com ela em estação, caso se disponha de um brete, ou em decúbito. Ambas as abordagens para laparotomia pelo flanco e paramediana ventral estão descritas no Cap. 13, "Cirurgia Gastrintestinal em Bovinos". A localização exata da incisão é adaptada para cesariana. Por exemplo, a incisão é mais ventral para abordagem pelo flanco (Fig. 14.9*A*) e mais caudal para a paramediana ventral. A incisão paramediana ventral é feita a meio caminho entre a linha média e a veia abdominal subcutânea e estende-se do umbigo caudal à glândula mamária (Fig. 14.9*B*) (ao contrário da incisão paramediana ventral para abomasopexia, que se

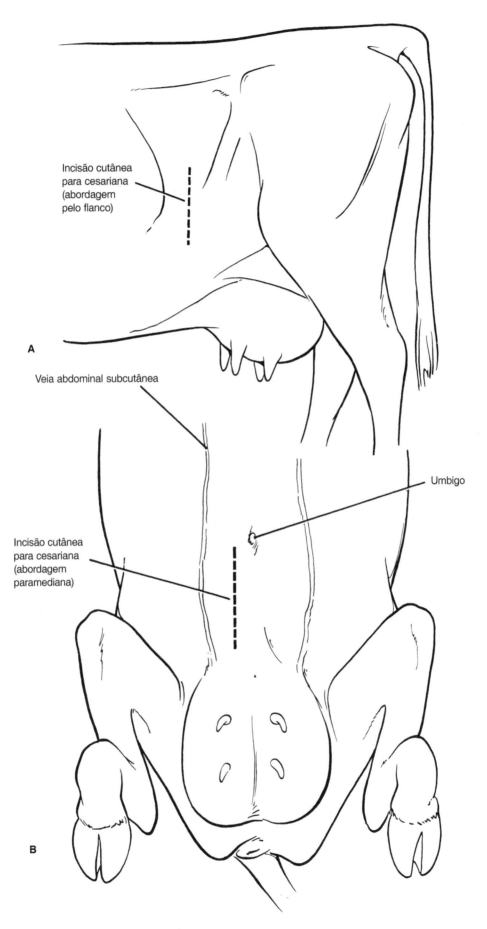

**Fig. 14.9** A a N, Cesariana na vaca. (*continua*)

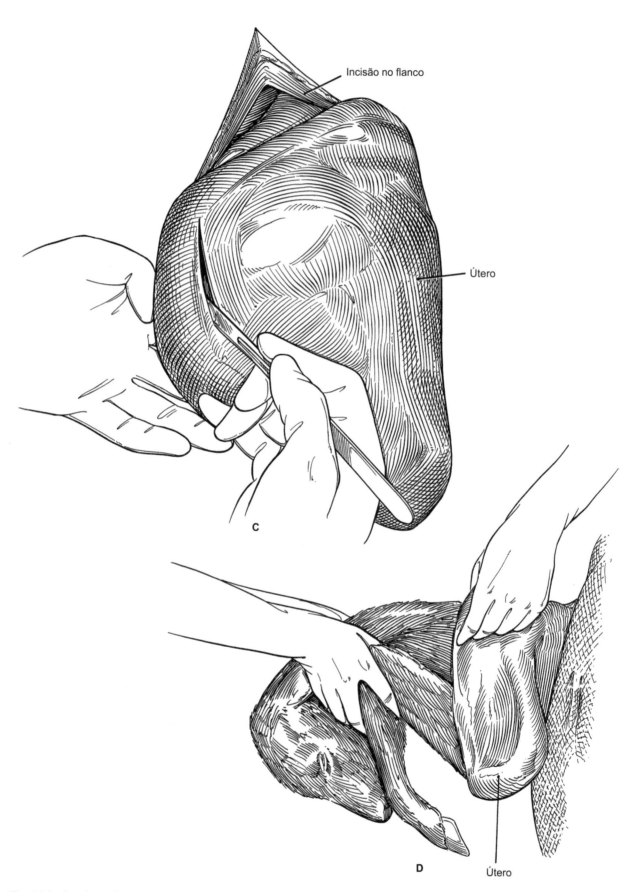

**Fig. 14.9** *Continuação.*

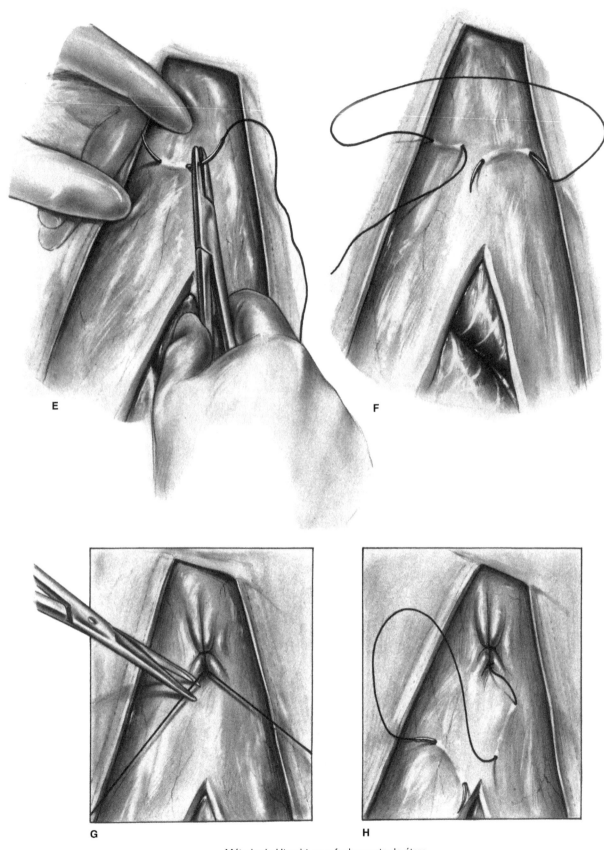

Método de Utrecht para fechamento do útero

**Fig. 14.9** *Continuação.*

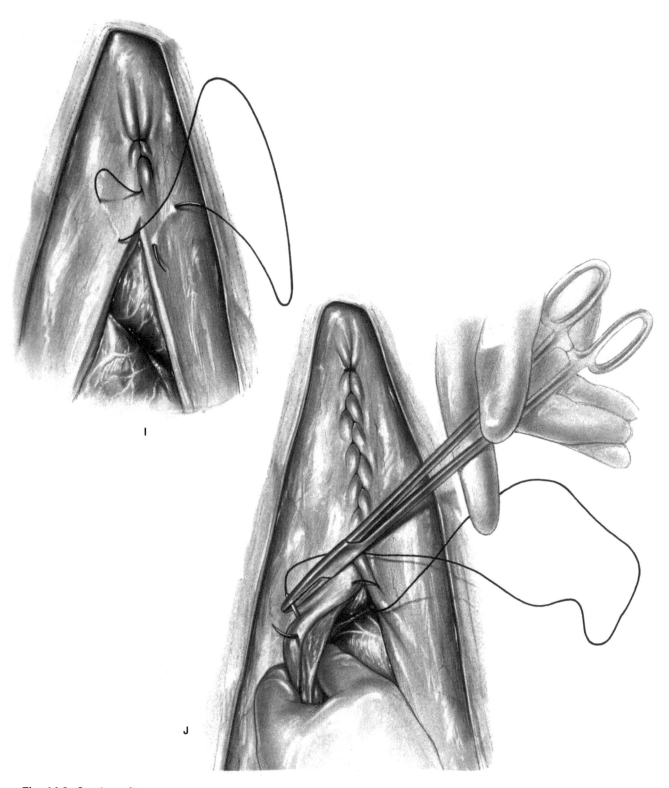

**Fig. 14.9** *Continuação.*

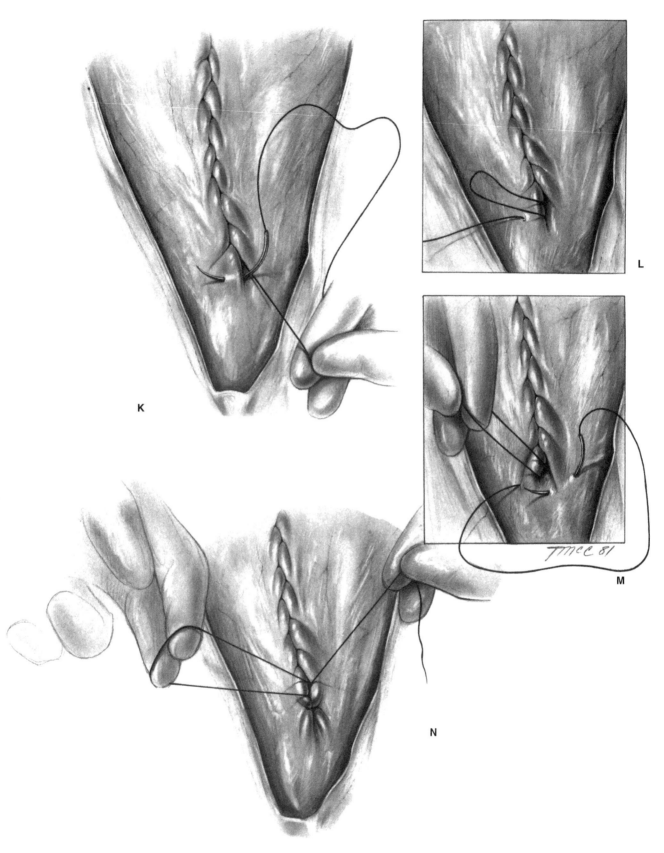

**Fig. 14.9** *Continuação.*

estende do umbigo cranial ao processo xifoide). As abordagens pelos flancos esquerdo e direito com o animal em estação têm riscos inerentes, como prolapso do rúmen na abordagem pelo flanco esquerdo e evisceração do intestino delgado pelo flanco direito. A abordagem em decúbito muitas vezes é preferida porque permite a exteriorização completa do útero, é mais vantajosa para extrair fetos grandes e está associada a menor incidência de contaminação abdominal do que na abordagem em estação.[4] Foi descrita uma abordagem oblíqua pelo flanco esquerdo na vaca em estação que pode ser útil para retirar fetos grandes ou quando o conteúdo uterino está contaminado. Essa abordagem específica é descrita em detalhes em outro local.[5] Após entrar na cavidade peritoneal, o cirurgião manipula a parte do corno uterino que contém o feto e tenta exteriorizar uma área para histerotomia (a exteriorização em geral não é possível). Costuma ser útil agarrar uma das pernas do feto dentro do útero e usá-la como apoio para levantar o útero. A incisão uterina em geral é feita sobre um membro, mas em certas más posições a área sobre a cabeça pode ser incisada. O útero não deve ser incisado sobre um membro que esteja no corpo do útero, mas, em vez disso, o mais próximo possível da extremidade do corno uterino. Essa técnica permite que o corno uterino seja exteriorizado para sutura (as incisões próximas do corpo uterino têm de ser suturadas dentro da cavidade abdominal).

A Fig. 14.9C ilustra a exteriorização de uma parte apropriada do útero através de uma incisão no flanco. Tal exteriorização não seria possível com um feto edematoso ou enfisematoso. Em tais casos, a necessidade de uma abordagem ventral em que o útero pode ser aposto mais cranialmente à incisão é óbvia. Quando o útero está posicionado satisfatoriamente, é incisado (Fig. 14.9C). A incisão precisa ser longa o suficiente para permitir a retirada do feto sem lacerar ainda mais ou estender a incisão uterina. Ela deve ser feita paralela ao eixo longitudinal do útero e na sua curvatura maior, porque essa área tem menos vasos calibrosos. Deve-se tentar evitar incisar as carúnculas. Em seguida o feto é removido; o cirurgião tenta reter o útero de forma que os líquidos fetais não caiam na cavidade peritoneal (Fig. 14.9D). Embora não esteja ilustrado na Fig. 14.9D, é comum passar correntes no(s) membro(s) do bezerro para facilitar sua retirada do útero.

As membranas fetais devem ser removidas apenas se puderem ser separadas do útero sem tração indevida ou estiverem soltas no útero.

Antibióticos em forma de bolos são inseridos no útero antes de seu fechamento. O útero é fechado com pontos contínuos invertidos de fio absorvível. O método de Utrecht de fechamento uterino é apresentado aqui e ilustrado na Fig. 14.9E a N. A técnica foi desenvolvida na Universidade de Utrecht, na Holanda, como parte de um estudo para melhorar a fertilidade de vacas após cesariana.[1] Observou-se que as aderências em geral se desenvolviam entre o útero e os órgãos viscerais, origi-

nárias mais comumente nas extremidades da incisão, onde os nós expostos haviam sido atados; também se desenvolveram aderências ao longo da linha de sutura quando os pontos ficaram expostos. Além disso, ocorreu cicatrização uterina através das bordas da ferida, mais que nas superfícies peritoneais em aposição, e a resposta inflamatória variou de acordo com o material de sutura. O método de Utrecht de sutura foi desenvolvido em decorrência desses achados.

O nó é feito com pontos oblíquos (Fig. 14.9E e F), para sepultá-lo dentro da sutura invertida (Fig. 14.9G). De forma semelhante, os pontos contínuos também são oblíquos (Fig. 14.9H a J), de maneira a expor ao mínimo o material da sutura, mas em aposição próxima das margens da ferida. A Fig. 14.9K a N ilustra a inserção e o nó final do ponto para não ficar exposto. Com o método de Utrecht, as taxas de fertilidade melhoraram de 75% para 92%. Um aspecto surpreendente foi que o categute não cromado nº 6 proporcionou os melhores resultados.[1] Com essa técnica, é importante que cada ponto fique bem ajustado após ser feito; do contrário, as bordas da ferida podem abrir e o conteúdo do útero extravasar. Qualquer que seja o tipo de sutura utilizado, o encolhimento rápido da parede uterina deixará menos tecido em cada ponto e poderia afrouxá-los.

Temos questionado o motivo de usar categute liso de grande diâmetro como material de sutura porque é mais reativo que o cromado ou um dos sintéticos absorvíveis. Uma das razões pelas quais podem formar-se menos aderências com esse material é o fator tempo. Com o fluxo sanguíneo abundante que envolve o útero, é provável que o material de sutura seja absorvido tão rapidamente que haja menos possibilidade para a formação de aderências que quando o fio fica *in situ* por muito tempo. Materiais mais modernos, como a poliglitona 6211 (Caprosyn), de absorção rápida e induzindo menos inflamação, são melhores.

Os nós são a última parte da sutura a ser absorvida, provavelmente porque a invasão celular é mais difícil. Portanto, sepultá-los em cada extremidade da incisão deve ser sempre a meta nesse tipo de sutura.

Assim que o útero estiver fechado, é recolocado na sua posição. A incisão da laparotomia é fechada como descrito no Cap. 13.

## Conduta Pós-operatória

São administrados antibióticos, podendo-se administrar também ocitocina a qualquer momento após o fechamento do útero, para acelerar sua involução. A terapia hídrica pode estar indicada em certos casos.

## Complicações e Prognóstico

Em vacas leiteiras, há alguma evidência de que podem ocorrer reduções temporárias na produção de leite no pós-operatório.[3] Mostrou-se que ocorrem aderências entre o útero e o tecido que o circunda em cerca de metade das cesarianas, independentemente do uso de categute ou Vicryl para fechar o útero.[2]

## Referências

1. Ball, L.: Personal communication, 1979.
2. De Wit, F., Raymakers, R., Westerbeek, J., Mijten, P., and De Kruif, A.: A study of uterine adhesions following suturing of the uterus with catgut or vicryl in cesarean sections in cattle. Tijdschr Diergeneeskd, *118*:478–479, 1993.
3. Newman, K.D., and Anderson, D.E.: Cesarean section in cows. Vet. Clin. North Am.: Food Anim. Pract. *21*:73–100, 2005.
4. Noorsdy, J.L.: Selection of incision site for cesarean section in the cow. VM/SAC, *75*:530, 1979.
5. Parish, S.M., Tyler, J.W., and Ginsky, J.V. Left oblique celiotomy approach for cesarean section in standing cows. J. Am. Vet. Med. Assoc., *207*:751–752, 1995.
6. Wenzel, J.G.W.: Anatomy of the uterus, ovaries, and adnexa. *In* Large Animal Urogenital Surgery, 2nd Ed., Edited by D.F. Wolfe and H.D. Moll. Baltimore, Williams & Wilkins, 1998, pp. 375–380.

## Sutura de Retenção na Vulva da Vaca (Método de Buhner)

### Anatomia Relevante

A genitália externa feminina de bovinos é basicamente a mesma descrita para equinos no Cap. 10.

### Indicações

Ocorre prolapso vaginal ou cervical com maior frequência durante o último trimestre de gestação em vacas e ovelhas, mas a condição também pode ocorrer no pós-parto inicial ou durante o estro. Em geral os prolapsos são classificados pela duração da condição e por sua extensão. Por exemplo, o prolapso vaginal de primeiro grau envolve apenas a exposição intermitente do assoalho vaginal, geralmente ocorrendo quando a vaca está deitada. Prolapso vaginal de segundo grau implica que o assoalho da vagina está continuamente exposto. A bexiga pode estar ou não incluída no tecido prolapsado, e a micção pode ser impedida se a uretra ficar ocluída. Os prolapsos vaginais de terceiro grau envolvem uma exposição contínua do assoalho da vagina, da bexiga e da cérvix através da vulva, sendo diferenciados nas raças de origem indiana e europeia com base na observação de que nas primeiras costumam ser prolapsos primários da cérvix que não progrediram a partir de um prolapso vaginal de primeiro ou segundo grau, enquanto nas de origem europeia em geral isso acontece. No tecido prolapsado, o óstio cervical costuma estar localizado mais dorsalmente, com edema extremo do assoalho vaginal mais ventralmente. Foi descrito um prolapso de quarto grau assim como um de primeiro ou segundo grau com duração suficiente para que o tecido prolapsado fique necrótico.

A sutura em bolsa de tabaco sepultada (método de Buhner) é uma forma simples e efetiva de reter o prolapso vaginal ou uterino na vaca.[1-3] O método consiste em uma sutura circunferencial localizada profundamente que simula de maneira efetiva a ação do músculo constritor do vestíbulo.[2] A sutura em bolsa de tabaco pode ser permanente ou temporária. Ela é resistente e não se rompe com tanta frequência como as externas (laçada, Halsted e em forma de pena).[1] Esses métodos favorecem infecção ao longo da linha de sutura, embora tal infecção geralmente seja de pouca importância. É comum o uso de fio perivaginal de Buhner ou umbilical para fazer essa sutura. Quando os pontos são retirados ou se desintegram, o tecido conjuntivo fibroso produzido pelo animal em resposta ao material de sutura costuma ser suficiente para prevenir prolapso futuro. Poucas vezes o tecido cicatricial pode ser forte o bastante para resultar em distocia.[2] O fio perivaginal de Buhner é mais caro que o umbilical, porém feito de náilon, e assim fica mais achatado e é mais bem tolerado pelo tecido.[1] O fio umbilical tende a torcer-se e enroscar-se como uma mola, sendo mais propenso a cortar através dos tecidos edematosos da vulva. O fio perivaginal de Buhner pode ficar como uma sutura permanente, enquanto o umbilical pode desintegrar-se caso permaneça nos tecidos.

Existem vários métodos alternativos, descritos em detalhes em outros textos, para retenção após prolapso vaginal ou cervical.[4] A técnica de Minchev é usada para ancorar a parte dorsal anterior da vagina à área glútea passando-se uma sutura firme através da parede vaginal dorsal anterior, do ligamento sacroisquiático e da pele na área glútea. Essa técnica não restringe a abertura vaginal como o método de Buhner, mas ainda assim pode permitir o prolapso do assoalho vaginal ou resultar em necrose da parede dorsal em que os pontos forem passados.[4]

### Anestesia e Preparação Cirúrgica

A vaca deve ser contida em um poste ou brete, algumas podendo ficar deitadas durante o procedimento. A cirurgia é feita com o animal sob analgesia epidural caudal (ver Cap. 2). Após a administração e o início da analgesia epidural, a área perineal e os tecidos prolapsados são limpos e tratados com um antisséptico. Agentes osmóticos e massagem podem então ser usados para reduzir o tamanho do prolapso.

### Instrumentação

Bandeja com instrumental para cirurgia geral
Agulha perivaginal de Buhner ou Gerlach
Fio de sutura perivaginal ou umbilical estéril de 1 cm (meia polegada)

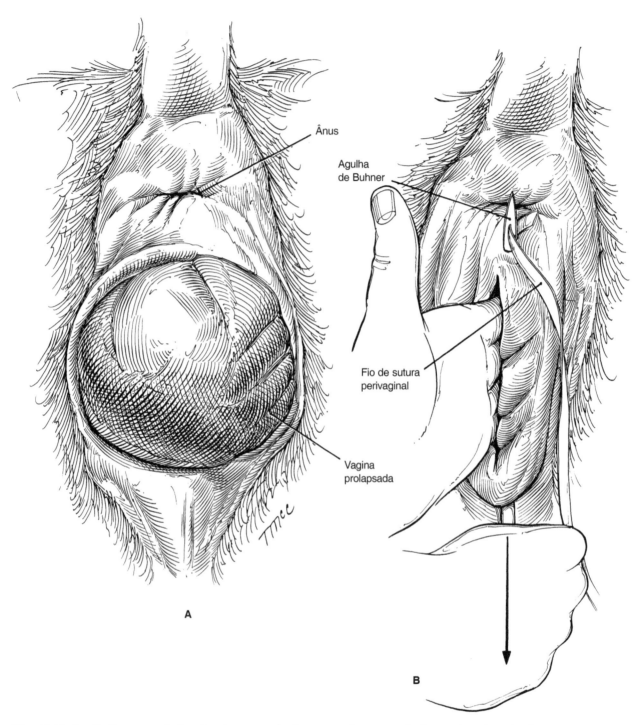

Fig. 14.10 A a D, Sutura em bolsa de tabaco sepultada para prolapsos vaginal e uterino. (*continua*)

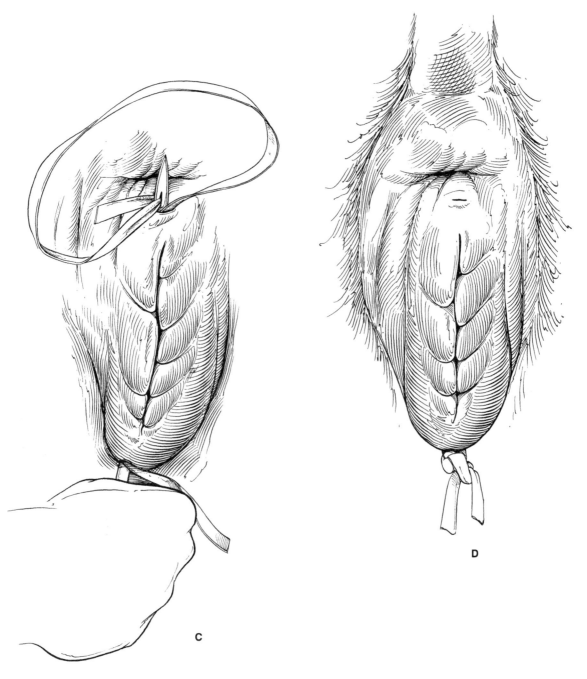

**Fig. 14.10** *Continuação.*

## Técnica Cirúrgica

Um prolapso típico está ilustrado na Fig. 14.10*A*. O prolapso é reduzido, a vagina é recolocada em sua localização anatômica correta e a área perianal é lavada novamente. Faz-se uma incisão transversal na pele com cerca de 1 cm de comprimento, a meio caminho entre a comissura dorsal da vulva e o ânus. Outra incisão horizontal é feita cerca de 3 cm abaixo da comissura ventral da vulva. A agulha perivaginal é introduzida através dos tecidos subcutâneos profundos, paralela à vulva. Coloca-se uma das mãos na vagina para orientar a agulha, que deve ser direcionada o mais profundamente possível (cerca de 5 a 8 cm) e para fora da incisão cutânea dorsal (Fig. 14.10*B*). Um pedaço de fio perivaginal (ou umbilical estéril) embebido em solução de antibiótico adequada é passado pelo orifício da agulha para o ponto através da incisão cutânea ventral (Fig. 14.10*C*). Ao mesmo tempo, o fio é mantido na incisão dorsal, de modo que sua extremidade não se perca no tecido. Em seguida o fio é retirado da agulha e esta é passada para cima no lado contralateral da vulva (cerca de 5 a 8 cm), emergindo através da incisão dorsal. Coloca-se novamente o fio no orifício da agulha (Fig. 14.10*C*) e então retira-se a última ventralmente, resultando em duas extremidades livres de fio emergindo da incisão cutânea ventral.

As duas extremidades livres do fio são amarradas, assegurando que a alça de fio na incisão dorsal esteja sepultada (Fig. 14.10*D*). O ponto é atado de modo que a sutura resultante que circunda a vulva permita a penetração de dois a três dedos. Caso se use um nó quadrado para ancorar o fio, ele irá sepultar-se por si mesmo. Isso minimiza as chances de contaminação do material de sutura e assim evita um efeito de pavio do fio e infecção secundária. As incisões dorsal e ventral podem ser fechadas com pontos interrompidos simples de fio inabsorvível, para diminuir ainda mais as chances de infecção secundária em torno do fio umbilical. Se o parto da vaca estiver próximo, recomendamos fixar o fio na incisão ventral com um nó em laçada, o qual permita que a sutura seja retirada ou, pelo menos, desfeita para reduzir a tensão no momento do parto. Um dos demais métodos para reter o prolapso também pode ser empregado.

## Conduta Pós-operatória

A vaca requer observação estrita até a retirada ou o afrouxamento dos pontos, especialmente quando em trabalho de parto. O nó deve ser desfeito e a vulva dilatada delicadamente, para reduzir a tensão sobre a sutura.[2]

## Complicações e Prognóstico

O método de Buhner de reparo de prolapso vaginal proporciona retenção segura da vagina e da cérvix, com a conveniência de liberação rápida durante o parto. Um parto através de suturas de Buhner é uma das complicações mais graves desse procedimento e pode resultar em lacerações sérias e dano à vulva e à área perineal. Certas vacas com a vulva pendulosa podem ficar predispostas a edema, tumefação e até mesmo necrose vulvar após o método de reparo de Buhner, devido a maior tensão necessária para reter a vagina e a cérvix.

## Referências

1. Bennett, B.W.: Personal communication, 1980.
2. Hudson, R.S.: Genital surgery of the cow. *In* Current Therapy in Theriogenology. Vol. 2. Edited by D.A. Morrow. Philadelphia, W.B. Saunders, 1986, p. 348.
3. Sloss, V., and Duffy, J.H.: Handbook of Bovine Obstetrics. Baltimore, Williams & Wilkins, 1980.
4. Wolfe, D.F., and Carson, R.L.: *In* Large Animal Urogenital Surgery, 2nd Ed. Edited by D.F. Wolfe and H.D. Moll. Baltimore, Williams & Wilkins, 1998, pp. 397–412.

## Cervicopexia para Prolapso Vaginal (de Winkler)

### Anatomia Relevante

A genitália externa feminina de bovinos é basicamente a mesma descrita para equinos no Cap. 10. Durante esse procedimento, a inserção do tendão pré-púbico logo cranial à sínfise pélvica pode ser palpada através do assoalho da vagina. Ela estende-se ventral e cranialmente desde sua inserção em um ângulo de 90° ao plano horizontal (Fig. 14.11*A*).

### Indicações

Outro método de reter o prolapso vaginal na vaca é com uma técnica em que o óstio externo da cérvix é suturado ao tendão pré-púbico. A principal vantagem é o tratamento pós-operatório mínimo.[1-3]

### Anestesia e Preparação Cirúrgica

O procedimento é feito com anestesia epidural. Após contenção da vaca em um poste ou brete, administra-se a anestesia epidural, e os tecidos prolapsados são limpos e tratados com a medicação apropriada e recolocados em seu lugar.

### Instrumentação

Bandeja com instrumental para cirurgia geral
Agulha semicircular de 8 cm em forma de U
Pelo menos 1,2 m de fio de sutura inabsorvível

### Técnica Cirúrgica

A agulha preparada é levada para a vagina pela mão. A uretra e a bexiga são localizadas (de preferência inse-

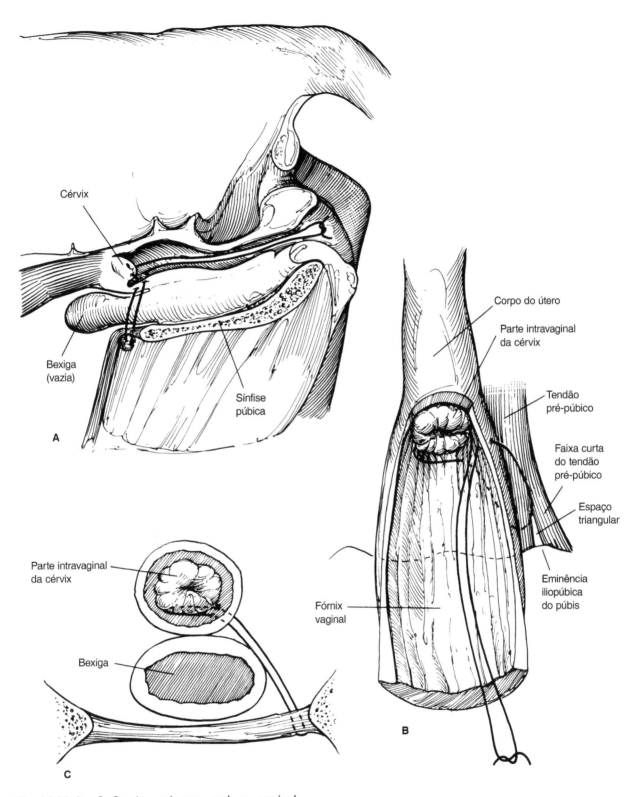

Fig. 14.11 A a C, Cervicopexia para prolapso vaginal.

rindo-se um cateter urinário, em vez de por simples palpação), para garantir a sutura lateral correta dessas estruturas.

A ponta da agulha é levada através do assoalho da vagina abaixo da extremidade vaginal da cérvix. Conforme descrito originalmente, a agulha é direcionada através de uma área triangular no sentido da linha média para trás, através do tendão e do assoalho da vagina. Essa área triangular é formada por uma faixa curta do tendão pré-púbico que se estende em direção caudolateral, inserindo-se na eminência iliopúbica do púbis (Fig. 14.11B). Entretanto, para diminuir a possibilidade de a agulha quebrar, recomenda-se passá-la embaixo através do tendão pré-púbico e em seguida para cima através do espaço triangular em direção medial para lateral. Um ponto a 1,8 cm no tendão pré-púbico e a 3,5 a 5 cm no assoalho vaginal costuma ser adequado. A agulha e o fio são levados através do tendão pré-púbico e da parede vaginal o suficiente para se continuar a sutura através da parte intravaginal da cérvix. Deve-se aplicar tensão na sutura para ver se está adequadamente ancorada no tendão pré-púbico. Um cateter urinário deve ser reintroduzido na bexiga para se ter certeza de que ela e a uretra não sejam incluídas na sutura. A agulha é então passada pela metade inferior da cérvix pelo menos a 1,2 cm (meia polegada) cranial aos limites caudais da parte intravaginal da cérvix. As extremidades da sutura são exteriorizadas, e as primeiras fileiras de um nó de cirurgião são feitas antecipadamente e em seguida avançadas cranialmente,

ajustadas o suficiente para evitar o movimento caudal da cérvix (Fig. 14.11C).

## Conduta Pós-operatória

A vaca deve receber a antibioticoterapia apropriada.

## Complicações e Prognóstico

O procedimento pode ser empregado em vacas em que as técnicas de retenção externa não tenham tido êxito. O tenesmo pós-operatório tem sido mínimo ou completamente ausente com essa técnica. Em algumas vacas, a sutura fica na posição por até 1 ano. Em uma vaca, ela ainda estava presente quando foi abatida (por outras razões) 7 anos após o reparo do prolapso.[2]

Peritonite tem sido associada quando se usa fio umbilical, daí recomendar-se um fio com menos capilaridade. É preciso cuidado para não se desviar para muito longe da linha média ao fazer os pontos através do tendão; do contrário, pode ocorrer penetração inadvertida nas artérias da cavidade pélvica.[2]

## Referências

1. Hudson, R.S.: Genital surgery of the cow. *In* Current Therapy in Theriogenology. Vol. 2. Edited by D.A. Morrow. Philadelphia, W.B. Saunders, 1986, p. 350.
2. Winkler, J.K.: Personal communication, 1987.
3. Winkler, J.K.: Repair of bovine vaginal prolapse by cervical fixation. J. Am. Vet. Med. Assoc., *149*:768, 1966.

# Capítulo 15

# OUTRAS TÉCNICAS CIRÚRGICAS EM BOVINOS

---

**Objetivos**

1. Descrever alguns procedimentos cirúrgicos usados no tratamento de distúrbios comuns em bovinos, inclusive artrite séptica e doenças dos dedos, neoplasia extensa ou traumatismo ocular, pericardite e lacerações do teto.
2. Discutir as indicações e os tratamentos alternativos para cada procedimento.

---

## Amputação de Dedo

### Anatomia Relevante

Em ruminantes, os dedos lateral e medial de cada membro conectam-se através da pele e dos ligamentos interdigitais até o nível da faixa coronária, onde as falanges distais de cada um se encaixam dentro do casco. O ligamento colateral distal (interdigital) separa o espaço interdigital no nível dos ossos sesamoides distais e segue sobre os tendões do músculo flexor digital profundo para as superfícies abaxiais das falanges médias.[4] O ligamento interdigital proximal conecta as superfícies axiais das falanges proximais.[4] A articulação interfalangiana distal (AID) de cada dedo é formada pela articulação dos dois sesamoides distais, pelas falanges distal e média. Há duas bolsas associadas à AID; a bolsa distal fica profundamente ao tendão do músculo extensor digital comum, e a bolsa palmar (plantar) fica profundamente aos tendões do flexor digital profundo e aos ossos sesamoides distais e ligamentos associados.[4] A sepse da articulação AID em particular é uma condição patológica comum do pé de bovinos e frequentemente requer cirurgia. Penetrações da fenda interdigital por um objeto estranho, denomi-

nada *fleimão interdigital*, e extensões de doença da sola, como úlceras, são causas comuns de artrite séptica. O dedo lateral sustenta mais peso que o medial e em geral é o maior do membro anterior. Infelizmente, o dedo lateral é acometido com maior frequência. Em estudos clínicos, a maioria dos casos que requer amputação do dedo ocorre no lateral do membro posterior por motivos ainda não completamente entendidos.

### Indicações

São as seguintes as indicações para amputação do dedo em bovinos: necrose ("podridão") do casco grave que não responde a antibióticos e complicada por osteomielite, formação de abscesso com osteoartrite da articulação interfalangiana distal, tenossinovite ou artrite infecciosa e sepse das articulações interfalangianas proximais ou distais; fraturas graves das falanges; e deslocamentos das articulações falangianas.[3,8]

Esse procedimento cirúrgico está indicado para aliviar a dor e restaurar a saúde e a produtividade do animal, bem como prevenir infecção ascendente no membro. O prognóstico da amputação de dedo é bom e a maioria dos bovinos recupera a produtividade rapidamente; entretanto, o período de sobrevida não é tão favorável como com outras técnicas. A ancilose é descrita em outros textos como uma técnica alternativa para a amputação de dedo, sendo bem-sucedida em muitos bovinos.[2,7] A ancilose resulta em maior período de sobrevida, porém a amputação ainda é usada por questões econômicas e pela recuperação rápida.[8]

As contraindicações à amputação de dedo são as seguintes: sepse da articulação do boleto, acometimento de ambos os dedos do mesmo pé e touros e vacas pesados (animais que em geral quebram as unhas restantes). Vacas com os dedos amputados geralmente são abatidas mais cedo e têm um valor de mercado mais baixo.

A mesma técnica básica de amputação de dedo aplica-se a suínos e pequenos ruminantes.

## Anestesia e Preparação Cirúrgica

O animal costuma ser colocado em decúbito lateral por meio de cordas e contenção química, ou ser amarrado a uma mesa cirúrgica, com o dedo acometido para cima. O procedimento pode ser feito com o animal em estação, mas em geral isso não é recomendado. Faz-se a tricotomia no membro desde a região mesometacarpiana ou mesometatarsiana e prepara-se a área para cirurgia antes de administrar a anestesia local. A unha e o espaço interdigital são limpos, retirando-se todo o material fecal e sujidades; uma escova de cerdas rígidas e uma faca de casco são úteis para essa preparação inicial. A analgesia intravenosa local é o método preferido de dessensibilização (ver Cap. 2, "Anestesia e Terapia Hídrica"), mas também é possível utilizar bloqueios nervosos regionais ou um bloqueio em anel. Após a administração do anestésico local, escova-se mais uma vez o campo cirúrgico. Caso não se use analgesia intravenosa, coloca-se um garrote (torniquete) nesse estágio. O membro é enfaixado, de modo que só o pé fique exposto, podendo-se colocar uma luva estéril sobre a unha para que possa ser manipulada pelo cirurgião durante a cirurgia.

## Instrumentação

Bandeja com instrumental para cirurgia geral
Serra obstétrica ou serra metálica Gigli

## Técnica Cirúrgica

Na técnica ilustrada na Fig. 15.1, emprega-se um retalho cutâneo e tenta-se o fechamento. A incisão na pele é feita ao longo da superfície abaxial e axial da faixa coronária; em seguida, são feitas incisões verticais cranial e caudalmente (Fig. 15.1A). A pele e os tecidos subcutâneos são incisados com o osso. A incisão cutânea na superfície axial é feita primeiro, para que o campo cirúrgico não fique obscurecido com sangue. Em seguida, a pele é dissecada do dedo subjacente, tentando-se salvar o máximo possível de pele para um retalho. Uma alternativa é fazer uma incisão circunferencial em um plano semelhante ao corte demonstrado na Fig. 15.1B e C.

A amputação pode ser feita em dois locais. Faz-se uma amputação baixa quando apenas o coxim articular e a falange distal estão doentes; tal amputação é direcionada através da falange média. Descrevemos a técnica de amputação alta, usada em casos com acometimento do coxim articular, da falange distal, da articulação da quartela e da falange média. Essa amputação é direcionada através da junção dos terços médio e distal da falange proximal.

Coloca-se uma serra obstétrica na incisão no espaço interdigital. É necessário um assistente para trabalhar com a serra (Fig. 15.1B). A amputação começa com a serra paralela ao eixo longitudinal do membro, até ficar na extremidade distal da falange proximal. A serra é direcionada perpendicular ao eixo longitudinal da falange pro-

ximal para assentar no osso, e em seguida sua posição é ajustada de modo a ficar aproximadamente a 45° com o eixo longitudinal da falange proximal (Fig. 15.1C). Não se deve serrar com movimento muito rápido, porque pode ocorrer necrose por calor dos tecidos, inclusive o osso, ocasionando desprendimento excessivo durante o período de cicatrização. É preciso cuidado para evitar invadir a cápsula articular do boleto. Assim que o dedo tiver sido removido, o excesso de tecido adiposo e todo o tecido necrótico, especialmente o que envolva os tendões e suas bainhas, devem ser bem dissecados da ferida. Se a artéria digital puder ser localizada, deve ser ligada.

Parte do retalho cutâneo pode ser suturada embaixo, mas quando o campo cirúrgico está inchado em decorrência de infecção e ainda há alguma necrose na região, em geral isso não é possível. O fechamento completo é contraindicado porque a infecção resolve-se mais rapidamente se o retalho cutâneo não for completamente suturado, permitindo melhor drenagem ventral (Fig. 15.1D).[6] O valor de retalhos cutâneos e de qualquer tentativa de fechamento tem sido questionado.[5] Aplica-se antibiótico em pó à área e em seguida são colocadas compressas estéreis de gaze. Coloca-se atadura bem ajustada para evitar hemorragia quando se retirar o garrote (Fig. 15.1E), podendo estar indicada alguma forma de cobertura impermeável.

## Conduta Pós-operatória

A atadura deve ser trocada 2 a 3 dias após a cirurgia, sendo mantida até que a ferida cicatrize. O tempo durante o qual é necessário manter a atadura depende de cada caso e do tamanho da ferida que ficou aberta. Alguns casos de amputação de dedo podem levar apenas 10 a 14 dias para cicatrizar, enquanto outros podem levar várias semanas para que isso ocorra por segunda intenção.

Nos estágios iniciais de cicatrização, o animal deve ficar abrigado em ambiente seco, com fácil acesso a alimento e água, para evitar que use muito o dedo remanescente. Pode-se administrar penicilina ou outro antibiótico sistêmico de amplo espectro.

## Complicações e Prognóstico

As complicações mais comuns da amputação de dedo são quedas na produção de leite em vacas leiteiras nos primeiros 60 dias de pós-operatório, tendinite ascendente e o desenvolvimento de doença no dedo restante.[1]

Em um estudo, conseguiu-se boa recuperação da cirurgia, na opinião dos autores, em 51% dos bovinos submetidos à amputação de dedo, 22% se recuperaram mal e o restante teve uma recuperação razoável.[8] O tempo médio de sobrevida de bovinos que se recuperam da amputação de dedo varia de 68 dias a 20 meses.[1,8] Bovinos pesados (com mais de 680 kg) em geral têm um prognóstico muito pior para essa cirurgia.[7]

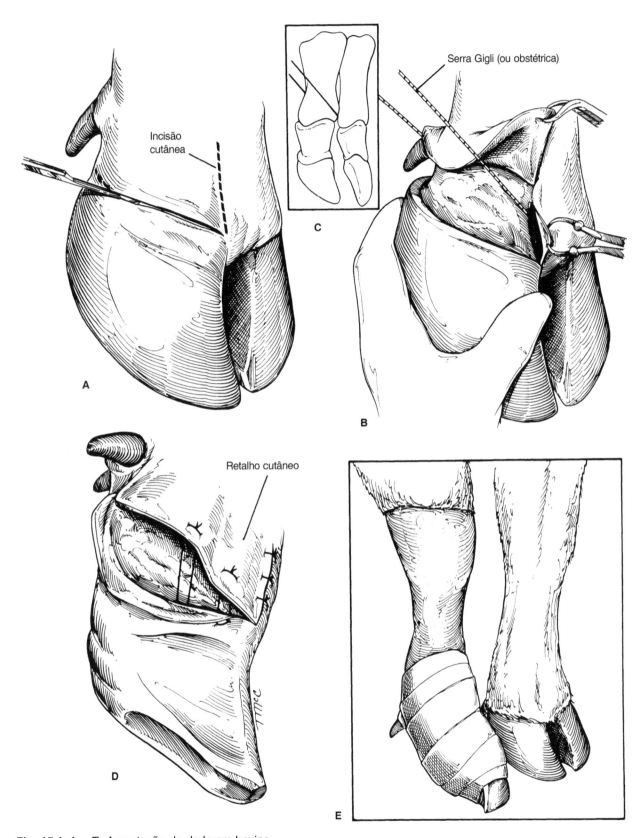

Fig. 15.1 A a E, Amputação de dedo em bovino.

## Referências

1. Bicalho, R.C., Cheong, S.H., Warnick, L.D., Nydam, D.V., and Guard, C.L.: The effect of digit amputation or arthrodesis surgery on culling and milk production in holstein dairy cows. J. Dairy Sci., *89*:2596–2602, 2006.
2. Desrochers, A., St. Jean, G., and Anderson, D.E.: Use of facilitated ankylosis in the treatment of septic arthritis of the distal interphalangeal joint in cattle: 12 cases (1987–1992).
3. Desrochers, A., and St. Jean., G.: Surgical management of digit disorders in cattle. Vet. Clin. Food Anim. Pract., *12*:277–298, 1996.
4. Dyce, K.M., Sack, W.O., and Wensing, C.J.G.: Textbook of Veterinary Anatomy, 2nd Ed., Philadelphia, W.B. Saunders, 1996.
5. Greenough, P.R., MacCallum, F.J., and Weaver, A.D.: Treatment and control of digital disease. *In* Lameness in Cattle, 2nd Ed. Edited by A.D. Weaver. Philadelphia, J.B. Lippincott, 1981, p. 228.
6. Knight, A.P.: Personal communication, 1980.
7. Nuss, K., and Weaver, M.P.: Resection of the distal interphalangeal joint in cattle: an alternative to amputation. Vet. Rec., *128*:540–543, 1991.
8. Pejsa, T.G., St. Jean, G., Hoffsis, G.F., and Musser, J.M.B.: Digit amputation in cattle: 85 cases (1971–1990). J. Am. Vet. Med. Assoc., *202*:981–984, 1993.

## Enucleação do Olho

### Anatomia Relevante

A anatomia do olho pode ser dividida nas estruturas do globo ocular e nos anexos. No procedimento descrito aqui, as estruturas dos anexos são enfatizadas à medida que o próprio globo ocular é removido. Elas incluem os músculos oculares, as fáscias orbitárias, pálpebras, conjuntivas e o aparelho lacrimal. As pálpebras têm três camadas básicas: a pele externa, uma camada fibromuscular e a conjuntiva palpebral. A última, junto com a conjuntiva bulbar, compreende o saco conjuntival. As extremidades distais dorsal e ventral desse saco são denominadas *fórnices*. A terceira pálpebra insere-se em uma lâmina de cartilagem em forma de T no aspecto medial do globo ocular. Entre a parede dorsolateral da órbita e o globo ocular fica o aparelho lacrimal.[1] Existem várias outras glândulas acessórias do aparelho lacrimal, detalhadas em outros textos sobre anatomia.[1]

Os músculos responsáveis pela movimentação do olho estão todos localizados perto do forame óptico, atrás do globo ocular, exceto o oblíquo ventral, que se origina na parede ventromedial da órbita e passa lateralmente abaixo do globo ocular. Os quatro músculos retos inserem-se anteriormente ao equador do olho, em localização dorsal, ventral, medial e lateral. O músculo retrator do bulbo insere-se posteriormente no globo ocular e envolve o nervo óptico.

As localizações dos nervos oftálmico e maxilar também são relevantes para esse procedimento, para anestesia local do olho. Esses nervos entram na órbita com os músculos extraoculares, através do forame orbitorrotundo, que é um forame redondo e orbitário combinado, exclusivo da espécie bovina, além de ser o local para injeção de anestesia durante a extirpação do olho.

### Indicações

Embora a operação denomine-se enucleação, para fins práticos é uma extirpação, porque em geral retira-se tudo o que está dentro da órbita, pois não há demanda para reparo estético, como em outras espécies. Enucleação envolve a remoção do globo ocular, deixando tecido adiposo e músculos, enquanto extirpação abrange a retirada de todo o conteúdo da órbita: globo ocular, músculos, tecido adiposo e glândula lacrimal. Em bovinos, a extirpação está indicada para neoplasias (em geral carcinoma espinocelular) das pálpebras superiores e inferiores, da terceira pálpebra e da córnea, e que sejam muito extensas para serem removidas por outras operações menos radicais, como ressecções da pálpebra, plastias em H ou ceratotomias superficiais. Panoftalmite séptica, traumatismo grave após reparo e aquele com perda de conteúdo do globo ocular também são indicações para enucleação.

### Anestesia e Preparação Cirúrgica

O animal, com canga, deve ser contido adequadamente em um brete, com a cabeça amarrada de lado. Antes de administrar o bloqueio retrobulbar, o cirurgião corta os pelos em torno dos olhos do animal e faz a preparação asséptica do local para a cirurgia. Administra-se anestesia local por infiltração dos tecidos retrobulbares. O bloqueio retrobulbar em quatro pontos é feito injetando-se através das pálpebras, tanto dorsal como ventralmente, e nos cantos medial e lateral (Fig. 15.2*A*). Direciona-se uma agulha ligeiramente curva, com 8 a 10 cm de comprimento e de calibre 18, para o ápice da órbita, onde os nervos emergem do forame orbitorrotundo. Injetam-se cerca de 40 ml de anestésico local, divididos em 10 ml para cada local. Exoftalmia, anestesia da córnea e midríase indicam um bloqueio retrobulbar satisfatório.[2] Outros cirurgiões usam o bloqueio ocular retrobulbar de Peterson para esse procedimento. A técnica retrobulbar em quatro pontos é rápida e de fácil administração.

Como esse procedimento cirúrgico em particular é feito para grandes neoplasias oculares necróticas ou traumatismo grave, a preparação asséptica apropriada do local da cirurgia às vezes é impossível. Em geral, não se usam panos de campo para esse procedimento. Se houver grande quantidade de tecido necrótico, neoplásico, parte dele pode ser debridada antes da escovação cirúrgica.

### Instrumentação

Bandeja com instrumental para cirurgia geral
Afastadores de ângulo reto

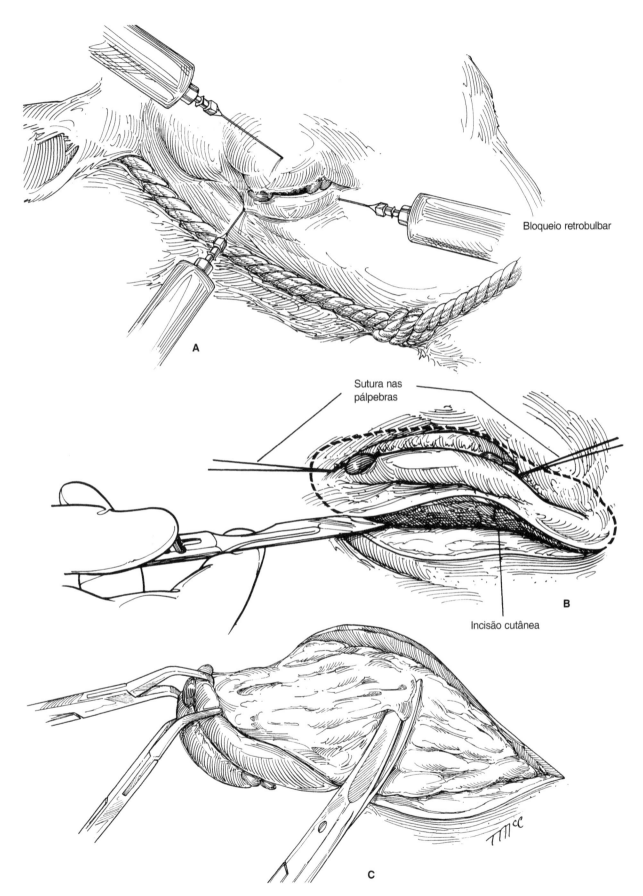

**Fig. 15.2** A a E, Enucleação em bovino. (*continua*)

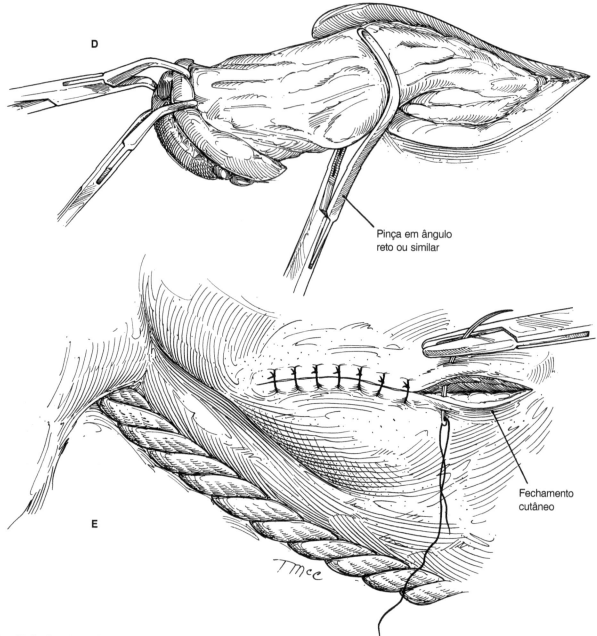

**Fig. 15.2** *Continuação.*

## Técnica Cirúrgica

Após a preparação cirúrgica, as pálpebras do paciente são presas com pinças de campo e fechadas para minimizar a contaminação do campo cirúrgico. Uma alternativa recomendada é suturá-las, unindo-as, e deixar nas extremidades fios de sutura longos. A sutura proporciona uma vedação melhor para os restos necróticos que as pinças de campo. Com esses métodos, os instrumentos ou as extremidades da sutura podem ser usados para fazer tração sobre o olho durante a cirurgia. Faz-se uma incisão transpalpebral em torno da órbita, deixando o máximo de tecido normal possível (Fig. 15.2*B*). A incisão em geral tem 1 cm, a partir da margem da pálpebra. A incisão ventral e a dissecção subsequente são feitas em primeiro lugar. Usa-se dissecção cortante ou romba em um ângulo de 360° em torno da órbita, continuando para baixo até o aspecto caudal da órbita, mas evitando penetrar através da conjuntiva palpebral (Fig. 15.2*C*). Todos os músculos, o tecido adiposo, a glândula lacrimal e a fáscia são removidos, junto com as pálpebras e o globo ocular. Se a indicação para enucleação for neoplasia, é preciso assegurar-se de que todo o tecido neoplásico tenha sido removido. Se o olho enucleado tiver uma condição não neoplásica, como traumatismo irreparável, o cirurgião pode tentar deixar algum tecido retrobulbar, para reduzir a quantidade de espaço morto e a hemorragia intraoperatória.

Quando a haste óptica e seu suprimento sanguíneo são alcançados, usa-se um par de pinças de ângulo reto ou um instrumento semelhante para agarrá-la (Fig. 15.2*D*). A artéria óptica pode ser ligada antes, para minimizar a hemorragia. Após a remoção do olho, permanece espaço morto considerável, praticamente impossível de obliterar. A cavidade fica preenchida com um coágulo sanguíneo que irá se organizar durante o período de cicatrização e deixará uma grande depressão na órbita.

O fechamento consiste em uma camada de pontos simples interrompidos ou contínuos na pele com fio sintético inabsorvível (Fig. 15.2*E*), que são retirados 2 a 3 semanas depois. Caso haja infecção, alguns pontos cutâneos podem ser removidos para permitir a drenagem. Alguns cirurgiões preferem tampar o olho com compressas de gaze estéril para controlar a hemorragia e retirá-las um dia ou mais depois que a hemorragia tiver cessado. Em geral, isso não é necessário, porque uma boa vedação com a sutura cutânea parece fazer pressão suficiente para dentro da órbita e criar hemostasia por meio de um efeito de tamponamento. Pôr compressas na órbita costuma apenas aumentar os cuidados no pós-operatório, o que pode ser difícil em condições de campo. As compressas estão indicadas nos casos de hemorragia maciça, incontrolável.

Outra variação da técnica de enucleação é fechar a órbita assim que forem removidos o globo ocular e as estruturas circundantes, deixando as compressas no lugar até amarrar os últimos pontos. Em seguida retiram-se as compressas, completando o fechamento. Alguns cirurgiões preferem usar um fio absorvível na pele, para dispensar a necessidade de retirar os pontos; isso pode ser útil em criações extensivas, onde pode ser impraticável capturar de novo o animal para retirar os pontos.

## Conduta Pós-operatória

Antibióticos estão indicados se houver sepse. Caso ocorra deiscência, em geral o tecido de granulação preenche a ferida satisfatoriamente. Caso a cicatrização seja demorada, o cirurgião pode suspeitar de recorrência do processo neoplásico se tiver sido a indicação original para enucleação. Ocorre muita hemorragia no momento da cirurgia, o que pode deixar o cirurgião inexperiente alarmado. Acreditamos que, se a cirurgia for rápida, a perda de sangue será mínima. Por essa razão, alguns cirurgiões preferem fazer o fechamento com pontos contínuos simples.

## Complicações e Prognóstico

As complicações desse procedimento incluem hemorragia extensa da artéria óptica, o que pode requerer ligadura, infecção, deiscência, recorrência da doença e convulsões devido à injeção inadvertida de lidocaína na reflexão meníngea do nervo óptico ao fazer o bloqueio retrobulbar.[3] O prognóstico desse procedimento em geral é bom, mas varia com a doença em questão.

## Referências

1. Dyce, K.M., Sack, W.O., and Wensing, C.J.G.: Textbook of Veterinary Anatomy, 2nd Ed., Philadelphia, W.B. Saunders, 1996.
2. Gelatt, K.N., and Titus, R.S.: The special sense organs. *In* A Textbook of Large Animal Surgery. Edited by F.W. Oehme and J.E. Prier. Baltimore, Williams & Wilkins, 1974.
3. Welker, B.: Ocular surgery. Vet. Clin. Food Anim. Prac., *11*:149–157, 1995.

## Descorna Estética

### Anatomia Relevante

Na junção do chifre com a pele fica o córion, que consiste em células que facilitam o crescimento de novo chifre. Se essas células não forem removidas durante a descorna, ocorrerá novo crescimento do chifre e pode-se formar um esporão no alto da cabeça. O próprio chifre está inserido ao processo cornual ósseo poroso, coberto pela papila dérmica.

O suprimento nervoso para a derme do chifre é principalmente através do nervo cornual, que surge da órbita e segue pela crista da linha temporal.[1] O nervo se divide e envolve o chifre abaixo do músculo frontal. A dessensibilização completa do nervo cornual antes da descorna nem sempre é bem-sucedida, devido às variações em sua ramificação e sua localização com relação à crista temporal.[1] Além disso, o chifre também pode ser inervado parcialmente pelos nervos supraorbitário ou infratroclear, ou os que vêm do seio frontal podem estender-se para o divertículo cornual.

O suprimento sanguíneo para o chifre surge dos vasos temporais superficiais, que se ramificam e avançam até o processo cornual. Uma vez lesados, esses ramos retraem-se e é difícil alcançá-los com as pinças hemostáticas. Pode ocorrer hemorragia significativa se o vaso não for cortado próximo do crânio, de modo que a artéria permaneça dentro de tecido mole.

### Indicações

A descorna é realizada em bovinos para reduzir lesões e dano às carcaças causados por lutas. A descorna estética permite o fechamento da pele sobre um defeito normal criado pela amputação do chifre em sua base. O ideal é que isso resulte em cicatrização por primeira intenção, baixa incidência de sinusite frontal e menos hemorragia. Em geral, o procedimento é reservado para animais de exposição e os reprodutivos de alto custo, em que o aspecto da cabeça é importante.[2] O método funciona melhor em bovinos com menos de 1 ano de idade, porque pode não haver pele suficiente para fechar o defeito após a retirada do chifre em animais mais velhos.[4]

## Anestesia e Preparação Cirúrgica

O animal é contido em um brete estreito com a cabeça fixada a um lado por meio de uma canga. É feita a tricotomia da cabeça, da base das orelhas e da face até os olhos; as orelhas podem ser enfaixadas com fita adesiva e levadas para trás da cabeça (não ilustrado). A tranquilização do animal com xilazina intravenosa ou outro anestésico mencionado no Cap. 2 diminui o estresse para ele. A veia da cauda em geral é a via de administração mais acessível e causa menos desconforto nessa circunstância.[3] Se forem usados tranquilizantes, o animal só deve ser enviado para abate após o período recomendado.

A área é então escovada e preparada para bloqueio do nervo cornual, mas não é enfaixada. Faz-se um bloqueio do nervo cornual (zigomaticotemporal) com uma agulha de 4 a 5 cm e calibre 18. Em algumas raças de grande porte, uma agulha de 8 cm é melhor.[4] A agulha é inserida através da pele, em um ponto a meio caminho entre o canto lateral do olho e a base do chifre (Fig. 15.3A), sendo direcionada através do músculo frontal e sob o aspecto lateral da parte temporal do osso frontal. Nesse ponto, injetam-se 5 ml de anestésico local em forma de leque, depositando outros 2 ml sob a pele à medida que se retira a agulha. Em seguida, direciona-se a agulha para o subcutâneo, em direção à base do chifre, depositando mais 2 a 3 ml de anestésico local sob a pele. Os locais de incisão são massageados para dispersar o anestésico local. Repete-se o bloqueio do outro lado da cabeça. Em geral, a cabeça do animal oscila para o outro lado do brete e é contida para que se tenha acesso aos locais a serem bloqueados no chifre contralateral. Faz-se a escovação final do campo cirúrgico antes de começar a cirurgia.

## Instrumentação

Bandeja com instrumental para cirurgia geral
Serra obstétrica e cabo ou descornador esterilizado Barnes

## Técnica Cirúrgica

Faz-se uma incisão a partir do limite lateral da eminência nucal em direção lateral para a base do chifre. A incisão se curva em sentido rostroventral em torno da base do chifre e ao longo da crista frontal por cerca de 5 a 7 cm. A incisão não deve ser acima de 1 cm a partir da base do chifre. Inicia-se uma segunda incisão a partir de um ponto a cerca de 5 a 8 cm da origem da primeira, perto da eminência nucal. Essa incisão é feita em torno do aspecto rostral do chifre, a cerca de 1 cm da base, para unir-se com a primeira ventralmente. Os limites da incisão estão ilustrados na Fig. 15.3B. As incisões são aprofundadas até encontrar-se o osso, rebatendo-se as bordas da incisão com dissecção cortante. A incisão rostral precisa ser rebatida em uma área limitada pelas extremidades caudais da incisão (Fig. 15.3B, área sombreada). A incisão caudal é rebatida o suficiente para se colocar a serra ventral e profundamente até a base do chifre na crista frontal. Deve-se ter cuidado ao aprofundar as incisões, para não dividir os músculos auriculares (localizados caudal e ventralmente). Em geral, o sangramento é controlado mediante torção da artéria cornual, localizada rostroventralmente ao coto ósseo.

O coto é então removido com a serra obstétrica ou outra, uma serra de descorna ou um descornador Barnes, usado como se fosse uma rugina. Muitos cirurgiões preferem o descornador Barnes porque facilita cortes pequenos e precisos de osso a serem removidos após excisão do chifre, para se conseguir o formato desejado. Caso se use serra comum ou obstétrica, desamarra-se a corda que prende a cabeça do animal, que é inclinada para o outro lado do brete, para facilitar o posicionamento da serra. Esta deve ficar no osso frontal, a uma distância adequada da base do chifre, para que se possa retirar osso suficiente. Se isso não for feito, a aproximação das margens cutâneas será feita sob tensão excessiva, podendo impossibilitar o fechamento. Caso seja necessário remover mais chifre, o cirurgião pode usar um martelo e cinzel ou um descornador Barnes, de maneira a obter um corte liso com o osso frontal. O chifre restante é removido de forma idêntica. Assim que os chifres e a pele são retirados, reposiciona-se a cabeça do animal, preparando-a para o fechamento da ferida.

Os campos cirúrgicos são irrigados com solução fisiológica adequada, como a de Ringer, para eliminar poeira de osso. O fechamento da pele em geral é feito em uma camada, com pontos contínuos simples de fio inabsorvível (Fig. 15.3C). Para ajudar na hemostasia e na redução do espaço morto, coloca-se um rolo de gaze sobre a metade ventral da incisão, ancorando-o por meio de um ponto horizontal grande de colchoeiro na pele (bandagem na forma de *stent*).

## Conduta Pós-operatória

Retira-se a bandagem na forma de *stent* com 24 a 48 horas no pós-operatório, e os pontos na pele são retirados 2 a 3 semanas depois da cirurgia.

## Complicações e Prognóstico

Os três erros mais comuns do cirurgião inexperiente são os seguintes: remoção de muita pele na base do chifre que subsequentemente será retirada com ele; colocação inadequada da serra na base do chifre, resultando em um coto ósseo; e falha em rebater adequadamente as margens cutâneas. Tais erros resultam na impossibilidade de colocar as bordas cutâneas em aposição. Caso isso aconteça, o resultado final é um grau variável de sinusite, além da cicatrização da ferida por segunda intenção. Contudo, as complicações em geral são leves e o prognóstico é bom.

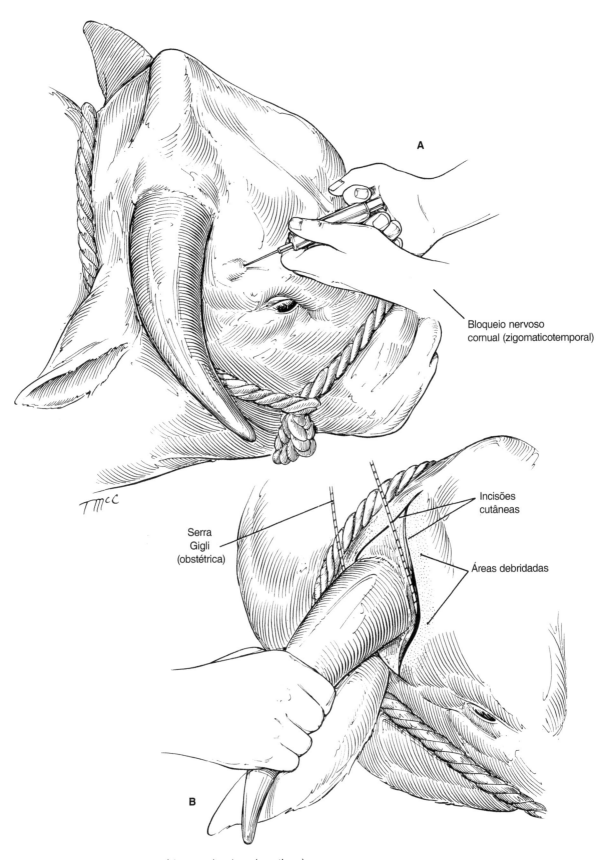

**Fig. 15.3** A a C, Descorna estética em bovino. (*continua*)

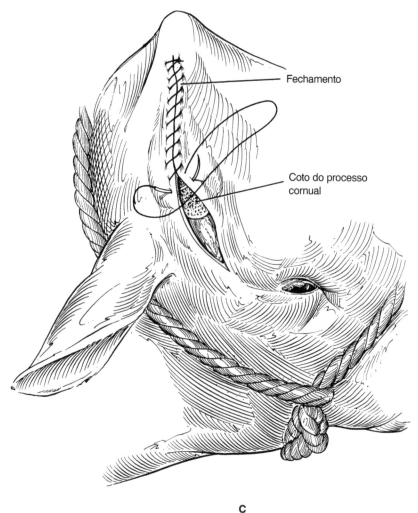

**Fig. 15.3** *Continuação.*

### Referências

1. Dyce, K.M., Sack, W.O., and Wensing, C.J.G.: Textbook of Veterinary Anatomy, 2nd Ed., Philadelphia, W.B. Saunders, 1996.
2. Greenough, P.R.: The integumentary system: skin, hoof, claw and appendages. *In* Textbook of Large Animal Surgery. Edited by F.W. Oehme and J.E. Prier. Baltimore, Williams & Wilkins, 1974.
3. Hoffsis, G.: Surgical (cosmetic) dehorning in cattle. Vet. Clin. Food Anim. Pract., *11*:159–169, 1995.
4. Wallace, C.E.: Cosmetic dehorning. *In* Bovine Medicine and Surgery, 2nd Ed. Vol. II. Edited by H.E. Amstutz. Santa Barbara, CA, American Veterinary Publications, 1980, p. 1240.

## Ressecção de Costela e Pericardiotomia

### Anatomia Relevante

Devido à largura das costelas e ao espaço intercostal consequentemente estreito, pode ser necessário ressecar uma ou mais costelas para se ter acesso ao tórax do bovino.[1] O tórax é mais curto que em equinos, e o diafragma está posicionado mais verticalmente. A maior parte do coração fica no lado esquerdo do tórax, estendendo-se do segundo ao quinto espaços intercostais. O pericárdio é um saco seroso fechado, constituído por uma camada visceral bem aderida ao coração e uma camada fibrosa parietal.[1] Uma distância de pouco mais de 10 cm separa o pericárdio do retículo, que fica caudal ao diafragma e cranial ao rúmen, ocupando o espaço abaixo da 6ª à 8ª costelas.[5] Bovinos que ingerem pedaços pontiagudos de metal podem ter reticulite traumática se o objeto for forçado através da parede do retículo pelas contrações normais do órgão. Devido à proximidade relativamente grande do coração, também é possível que um grande corpo estranho seja empurrado através do diafragma e puncione o pericárdio, resultando em pericardite purulenta e constritiva e efusão pericárdica crônica.

### Indicações

A ressecção de costela e a pericardiotomia em bovinos são feitas primariamente para tratar pericardite resultante da penetração do saco pericárdico por um corpo estranho vindo do retículo (reticulopericardite traumática). Em geral, seguem-se insuficiência cardíaca congestiva e alterações patológicas pericárdicas e miocárdicas, junto com perda de peso, abatimento e, por fim, a morte do animal. A drenagem está indicada porque o processo é uma infecção fechada em cavidade, semelhante a um abscesso, que raramente responde à antibioticoterapia apenas. A drenagem com cateter de Foley introduzido através de um grande trocarte pode não ter sucesso, por causa do acúmulo de fibrina e da formação de bolsa no saco pericárdico.[3]

Em geral, considera-se a pericardiotomia uma operação de salvamento para se ganhar tempo até que o animal possa ir para o abate. Embora o objetivo da cirurgia possa ser dar tempo a uma vaca para parir o bezerro, muitas vacas com pericardite abortam em decorrência do estresse da doença ou o da doença combinado com o da cirurgia. Quando se confirma a pericardite pelos sinais clínicos ou à pericardiocentese, ou quando a rumenotomia mostra evidência de acometimento do pericárdio, a pericardiotomia está indicada.

A maioria dos animais com pericardite avançada encontra-se em más condições físicas e com insuficiência cardíaca congestiva, o que os deixa em péssimo risco cirúrgico. Animais com menos de 5 anos de idade capazes de deambular normalmente que estejam em condições e com as funções corporais relativamente normais em geral podem ser submetidos à cirurgia,[4] que deve ser feita antes que a condição corporal do animal deteriore a ponto de não ter chance de sobreviver a ela. Prenhez avançada e estresse decorrente de outras doenças reduzem as chances de sucesso.

## Anestesia e Preparação Cirúrgica

Geralmente, estão indicados antibióticos no pré-operatório. O *Corynebacterium pyogenes* comumente é o micro-organismo agressor e em geral é sensível aos antibióticos comuns. Pode haver infecções bacterianas mistas do retículo, mas é preferível solicitar cultura do exsudato do pericárdio e saber as sensibilidades antimicrobianas específicas. A terapia hídrica durante e após a cirurgia é benéfica para se contrapor aos efeitos do choque cirúrgico e séptico.

Como a maioria dos candidatos à pericardiotomia corre alto risco cirúrgico, a cirurgia em geral é feita sob anestesia local. Também pode ser necessária sedação. Se possível, deve-se evitar a anestesia geral. Com as técnicas de sedação intravenosa combinadas com anestesia local, os animais costumam debater-se, mas ainda assim são mais seguras em um animal em más condições.

A cirurgia pode ser feita com o animal em estação ou em decúbito lateral. Antes, faz-se a tricotomia de uma grande área do tórax esquerdo e da região do cotovelo. A cirurgia é feita com o animal colocado em decúbito lateral direito, com o auxílio de cordas para contenção ou em uma mesa inclinável. Caso se disponha dessa mesa, é vantajoso operar a uma inclinação de 30 a 40°, para que qualquer exsudato drene do campo cirúrgico. Tal posição também parece menos estressante que o decúbito lateral completo com o animal na posição horizontal. Geralmente, inicia-se a sedação antes de colocar o animal na mesa inclinável. Assim que ele esteja posicionado, prepara-se a área tricotomizada sobre a parede torácica ventral esquerda para cirurgia asséptica. O membro torácico esquerdo deve ser empurrado em direção cranial para ajudar a expor a área sobre a 5ª costela, instituindo-se a analgesia local por infiltração direta de um agente analgésico local ao longo da linha de incisão (bloqueio linear).[4] De início, a solução analgésica é infundida no espaço subcutâneo, no músculo subjacente e sobre a superfície da 5ª costela. A operação deve durar o mínimo possível para reduzir o estresse em um animal já comprometido. Faz-se a escovação final do campo cirúrgico, tempo durante o qual o anestésico local estará fazendo efeito. A cirurgia com o animal em estação reduz o estresse para ele, mas é possível que ele caia durante o procedimento.

## Instrumentação

Bandeja com instrumental para cirurgia geral
Serra obstétrica ou serra Gigli e cabo

## Técnica Cirúrgica

A incisão cutânea estende-se da junção costocondral a um ponto 20 cm dorsalmente em uma linha sobre a 5ª costela (Fig. 15.4*A*). O saco pericárdico também pode ser abordado mediante ressecção da 6ª costela. Os músculos grande dorsal e serrátil ventral são incisados para se expor a costela. O periósteo é incisado e rebatido da costela (Fig. 15.4*B*). Após exposição de 12 a 14 cm da quinta costela, insere-se a serra (Gigli ou obstétrica) sob a costela com pinça, posicionando-a na comissura ventral da incisão. A costela é transeccionada dorsalmente e em seguida agarrada e partida na junção costocondral (Fig. 15.4*C*). Essa parte da costela é descartada. Alguns cirurgiões preferem erguer o paciente nesse momento da operação, antes de abrir a pleura parietal, para ajudar na drenagem.[2] Se o animal estiver contido em uma mesa inclinável, pode ser posicionado em um ângulo mais reto para ajudar na drenagem do exsudato. Em seguida continua-se com a incisão através do periósteo exposto e da pleura parietal por cerca de 12 cm, com tesoura de ponta romba (Fig. 15.4*D*).

A abertura inicial da pleura deve ser pequena, porque um influxo súbito de ar pode causar dificuldade respiratória. No entanto, em geral o pericárdio está aderido à pleura parietal, e não ocorre pneumotórax. Para evitar abrir a cavidade pleural, alguns cirurgiões suturam o periósteo, a pleura parietal e o pericárdio juntos, com pontos contínuos simples de fio absorvível sintético nº 0 ou 1, antes de abrir a pleura. Se o pericárdio não estiver

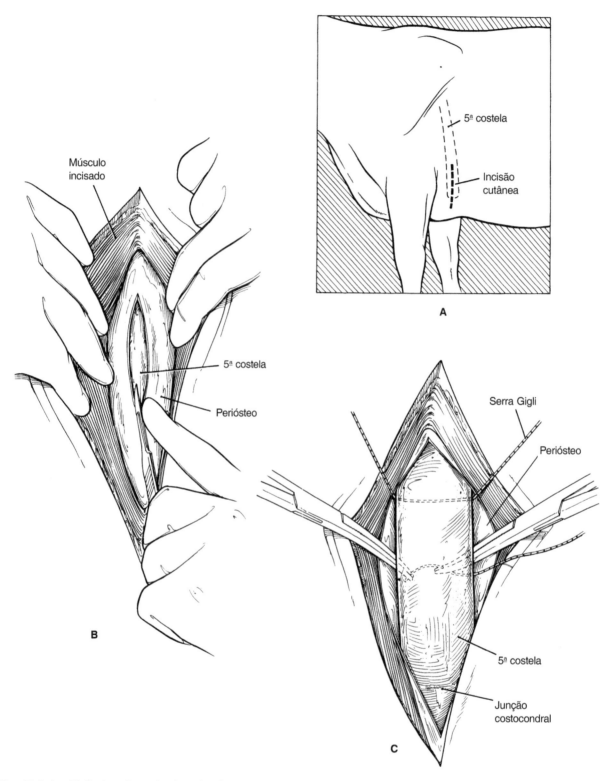

**Fig. 15.4** A a E, Pericardiotomia. (*continua*)

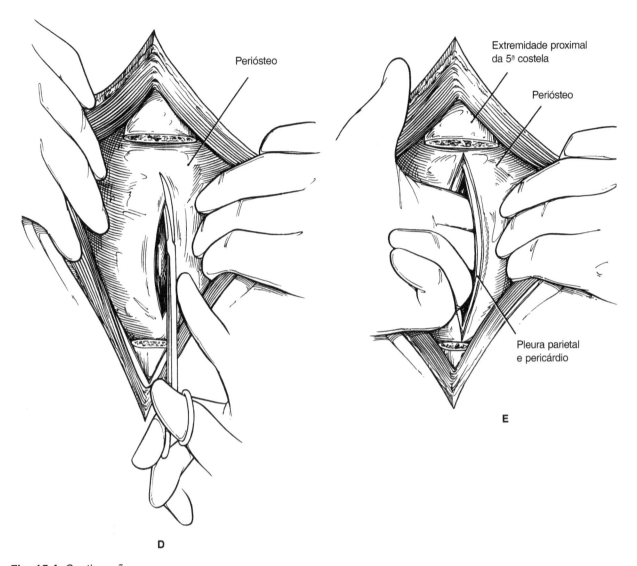

**Fig. 15.4** *Continuação.*

aderido à pleura parietal, ou não forem feitos os pontos, o extravasamento de pus na cavidade pleural resultará em contaminação e pleurite.[3]

Em seguida, faz-se uma incisão entre as linhas de sutura. Assim que o pericárdio estiver visível, é aberto o suficiente para permitir a introdução da mão do cirurgião. Uma quantidade variável de pus irá escapar pela incisão. Caso se disponha de aspiração, deve-se empregá-la para evacuar o exsudato. O saco pericárdico deve ser explorado em busca do corpo estranho. Qualquer corpo estranho deve ser removido, mas em geral tudo que se encontra é uma massa de tecido fibroso firme no aspecto caudal do saco pericárdico. Deve-se remover o máximo possível de exsudato fibrinoso (Fig. 15.4*E*). Aderências devem ser rompidas com delicadeza nesse estágio, passando-se a mão em torno do coração. Contudo, não é bom prosseguir com uma dissecção já muito extensa, pela possibilidade de romper vasos coronarianos.[4] Após a drenagem, a exploração e a remoção de qualquer corpo estranho, lava-se abundantemente a cavidade com solução eletrolítica isotônica. Acredita-se que a inclusão de antibióticos ou agentes antibacterianos na solução de lavagem seja benéfica. Às vezes estão indicados drenos, caso se pretenda fazer irrigação pós-operatória. A ferida deve ser fechada ou deixada aberta para permitir a drenagem.

O fechamento é feito com pontos contínuos simples de fio absorvível sintético nº 0 ou 1. A pleura parietal, o pericárdio aderente e a camada perióstea profunda são incluídos na primeira fileira. O periósteo e a musculatura intercostal são fechados em uma segunda fileira, usando-se fio inabsorvível para o fechamento cutâneo. Não se tenta evacuar o ar da cavidade pleural, porque a função pulmonar volta ao normal em cerca de 7 a 10 dias.[4] Se a ferida for deixada aberta, as bordas combinadas do periósteo, da pleura parietal e do pericárdio são evertidas e suturadas ao tecido subcutâneo, para criar uma fístula pericárdica.

Em alguns casos, uma rumenotomia estará indicada, se um corpo estranho estranho metálico perfurante

## Conduta Pós-operatória

Administram-se antibióticos no pós-operatório. Se tiverem sido colocados drenos na ferida, são irrigados diariamente com uma solução isotônica misturada com antibiótico. Esses tratamentos prosseguem até que se julgue que o animal esteja superando o processo infeccioso ou que deva ser enviado para abate.

## Complicações e Prognóstico

O prognóstico da reticulopericardite traumática é ruim. A recuperação a longo prazo é incomum, porque a pericardite constritiva resultante costuma ser fatal.

## Referências

1. Dyce, K.M., Sack, W.O., and Wensing, C.J.G.: Textbook of Veterinary Anatomy, 2nd Ed., Philadelphia, W.B. Saunders, 1996.
2. Horney, F.D.: Surgical drainage of the pericardial sac. Can. Vet. J., *1*:363, 1960.
3. Mason, T.A.: Suppurative pericarditis treated by pericardiotomy in a cow. Vet. Rec., *105*:350, 1979.
4. Noordsy, J.L.: The cardiovascular system. *In* Textbook of Large Animal Surgery. Edited by F.W. Oehme and J.E. Prier. Baltimore, Williams & Wilkins, 1974.
5. Rings, D.M.: Surgical treatment of pleuritis and pericarditis. Vet. Clin. Food Anim. Pract., *11*:177–182, 1995.

## Reparo de Lacerações no Teto

### Anatomia Relevante

Existem cinco camadas primárias revestindo o teto: as mais internas de mucosa e submucosa, uma de tecido conjuntivo altamente vascularizado, a muscular e a mais externa de pele.[1] Proximalmente, a cisterna glandular coleta o leite que vem pelos ductos. Uma parte mais estreita da cisterna, o anel do teto, separa a parte glandular da papilar mais distal.[1,2] A parte papilar da cisterna é constituída por pregas longitudinais de mucosa que permitem que a cisterna se expanda para acomodar aumentos de volume. Na extremidade distal do teto, é provável que a abertura interna do ducto papilar, denominada *roseta de Furstenberg*, funcione para fechar o ducto papilar entre as ordenhas e também desempenhe um papel imune na prevenção de infecção.[1,2] O ducto papilar, ou canal do teto, é a última parte do sistema excretor da glândula mamária que se mantém fechada por um esfíncter muscular.

O suprimento sanguíneo primário para a glândula mamária da vaca é a artéria pudenda, que entra na glândula mamária através do canal inguinal e corre longitudinalmente para baixo no teto. Ela divide-se em uma grande artéria mamária que segue ventrocranialmente e uma artéria mamária menor que passa caudalmente.[2] A veia pudenda drena a glândula mamária e surge como um plexo de uma veia que envolve o esfíncter e termina na base do teto.[1]

### Indicações

As lacerações do teto são comuns em vacas leiteiras e podem causar déficits graves na produção de leite. Lacerações que não penetram a mucosa do teto em geral cicatrizam rapidamente por segunda intenção, com a ajuda de medicação tópica e ataduras. Lacerações do teto que penetram na mucosa do teto precisam ser suturadas para o teto manter a função normal de ordenha e prevenir o desenvolvimento de fístulas no teto ou mastite aguda e perda do quarto do úbere. Como em quaisquer lacerações, os cuidados precoces melhoram os índices de sucesso.

O diagnóstico e o tratamento dos distúrbios do teto progrediram muito desde a primeira edição deste livro. A melhor sutura para reparo do teto foi pesquisada; radiografias, ultrassonografia e teloscopia melhoraram as possibilidades diagnósticas; e as abordagens cirúrgicas foram refinadas para melhorar a precisão e diminuir a invasividade. É evidente que nem todos esses recursos estão disponíveis para muitos profissionais, mas as modificações na técnica são aplicáveis e úteis.

### Anestesia e Preparação Cirúrgica

Os métodos de contenção e anestesia são importantes em qualquer cirurgia do teto porque o reparo tem de ser meticuloso. A maioria dos profissionais que precisa lidar com lacerações no campo em geral não dispõe de uma mesa inclinável, ideal para contenção. O cloridrato de xilazina (Rompun) é um meio útil de conter a vaca em decúbito lateral para cirurgia no teto. O butorfanol (0,5 mg/kg) pode ser acrescentado para animais muito irascíveis.[1] Se a disposição da vaca for boa, pode-se tentar a cirurgia do teto com ela em estação e anestesia local, mas os resultados são mais previsíveis se ela estiver contida em uma mesa ou prancha e não possa mexer-se ou escoicear. A injeção do anestésico local em torno da base do teto (bloqueio circular ou em anel) é a técnica mais comum para anestesia (Fig. 15.5*A*). Não se deve usar epinefrina com anestésico local. O anestésico tópico pode ser infundido diretamente no canal do teto para suplementar o bloqueio anestésico em anel. Para anestesia tópica, deve-se usar lidocaína (não procaína) a 2%. A anestesia epidural é uma alternativa efetiva para cirurgia do teto (ver Cap. 2).

Para controlar a hemorragia e o fluxo de leite, pode-se aplicar um garrote (torniquete) de borracha na base do teto. Também se pode colocar uma pinça Doyen em torno da base do teto. Quando as lacerações

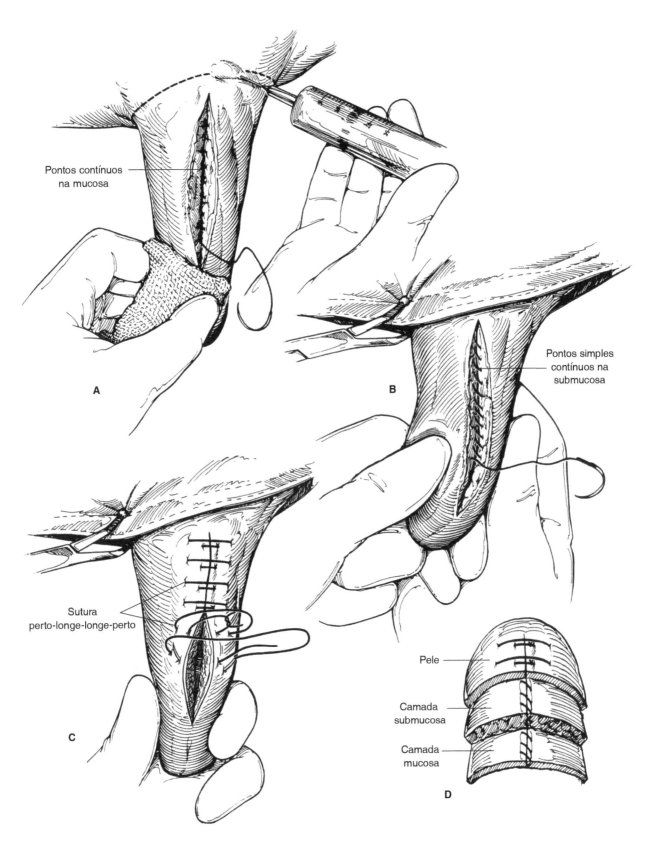

**Fig. 15.5** A a D, Reparo de laceração no teto.

envolvem a base do teto, a sutura tem de ser feita sem o benefício do garroteamento.

O úbere e demais tetos adjacentes devem ser bem lavados, evitando-se desinfetantes fortes, porque podem causar maior necrose tecidual se entrarem em contato com o tecido lacerado. O teto acometido pode ser envolto em um pano de campo com uma fenda, de modo que se exteriorize pela abertura dela. Assim que as bordas da laceração tiverem sido avaliadas com cuidado, em geral já se pode dar um prognóstico.

## Instrumentação

Bandeja com instrumental para cirurgia geral
Cânula de teto (tubo de teto de Larson)

## Técnica Cirúrgica

As bordas da ferida devem ser debridadas para se remover qualquer tecido desvitalizado e material estranho. O debridamento é um dos procedimentos mais importantes no reparo de lacerações do teto. A hemorragia deve ser controlada porque coágulos sanguíneos no lúmen do teto retardam a cicatrização e tornam a ordenha dolorosa e difícil para o animal.

As bordas da ferida devem ser apostas sob a mínima tensão possível. Foram descritas muitas técnicas de fechamento diferentes na literatura para os casos de laceração do teto. Evidência sugere que o fechamento em três camadas – a mucosa, a muscular-submucosa e a pele – proporcionam a cicatrização mais satisfatória.[1,3,4] A primeira camada a ser fechada é a mucosa, em geral dando-se preferência a pontos simples contínuos de fio sintético monofilamentar absorvível n° 3-0 ou 4-0 (Fig. 15.5A).[1,3,4] Depois que a mucosa tiver sido fechada, deve-se inserir uma cânula de teto através do esfíncter do teto, e a linha de sutura deve ser delicadamente sondada para se verificar sua integridade. A segunda camada a ser fechada é a submucosa, mais uma vez com pontos contínuos simples de fio sintético monofilamentar absorvível n° 3-0 ou 4-0, devendo suportar o fechamento delicado da mucosa (Fig. 15.5B). O restante do teto e a pele podem ser fechados com uma sutura perto-longe-longe-perto ou interrompida simples de fio inabsorvível n° 0 ou 2-0, feita a uma profundidade que fique adjacente à da submucosa prévia, com a camada superficial rasa (Fig. 15.5C e D). Após o fechamento da laceração, deve-se retirar o garrote e, com pressão manual delicada no teto, verificar se há vazamento de leite pelos pontos. É quase certo que a presença de leite na linha de sutura resulte em uma fístula.

## Conduta Pós-operatória

Tradicionalmente, uma cânula de teto de autorretenção, como a de Larson, é inserida por 1 semana. A tampa do tubo pode ser removida para que o quarto drene enquanto os outros quartos estejam sendo ordenhados; tal procedimento tem a vantagem de aproveitar a gravidade no momento da ordenha, ou pode ser deixada no lugar permanentemente. O teto não deve ser ordenhado, mas a drenagem regular é necessária para aliviar a pressão na linha de sutura. Se o fechamento tiver sido meticuloso, como descrito, a ordenha mecânica não parece ter efeitos adversos sobre a cicatrização.[1,4]

Devem ser infundidos antibióticos por via intramamária no teto acometido, e usados por via sistêmica também, conforme indicado. Se a laceração já for um tanto duradoura, pode haver mastite, o que é possível verificar com o auxílio do Teste Califórnia para Mastite. Em alguns casos estão indicadas culturas bacterianas e sensibilidade (antibiograma).

Os pontos são retirados após preparação asséptica cerca de 8 a 10 dias no pós-operatório, para evitar inflamação e infecção da linha de sutura.[1]

## Complicações e Prognóstico

As complicações incluem edema excessivo no teto e reação fibrosa que pode impedir a ordenha. Se os pontos permanecerem muito tempo ou o teto for manipulado excessivamente no pós-operatório, podem ocorrer inflamação e infecção.

Lacerações verticais têm um prognóstico melhor do que as feridas horizontais do teto, porque a circulação nas margens da ferida é melhor. Pela mesma razão, um retalho em forma de V inserido proximalmente tem melhor prognóstico do que se for colocado distalmente. Lacerações na extremidade distal do teto são consideradas de prognóstico pior porque a fibrose nessa área pode interferir na ordenha. De forma semelhante, lacerações na base do teto têm um prognóstico menos favorável porque são suscetíveis a hemorragia extensa devido à proximidade com o anel venoso pudendo.[1] Como outras áreas do corpo, o prognóstico em termos de cicatrização também depende muito do tipo de lesão (por esmagamento *versus* lacerações lineares) e do grau de contaminação presente.

## Referências

1. Couture, Y., and Mulon, P.Y.: Procedures and surgeries of the teat. Vet. Clin. Food Anim., *21*:173–204, 2005.
2. Dyce, K.M., Sack, W.O., and Wensing, C.J.G.: Textbook of veterinary anatomy, 2nd Ed. Philadelphia, W.B. Saunders, 1996, pp. 727–736.
3. Ghamsari, S.M., Acorda, J.A., Taguchi, K., Abe, N., and Yamada, H.: Effect of different suture patterns on wound healing of the teat in dairy cattle. J. Vet. Med. Sci., *57*:819–824, 1995.
4. Makady, F.M., Whitmore, H.L., Nelson, D.R., and Simon, J.: Effect of tissue adhesives and suture patterns on experimentally induced teat lacerations in lactating dairy cattle. J. Am. Vet. Med. Assoc., *11*:1932–1934, 1991.

# Capítulo 16
# TÉCNICAS CIRÚRGICAS EM SUÍNOS

**Objetivos**
1. Descrever as técnicas básicas para castração e herniorrafia inguinal em leitões.
2. Descrever uma técnica para cesariana na porca.

## Castração em Leitões

### Anatomia Relevante

Os testículos do varrão são grandes em comparação com os do touro, um reflexo direto da produção de esperma. Localizados caudais às coxas e ventrais ao ânus, normalmente seu comprimento varia de 10 a 15 cm e o diâmetro, de 5 a 9 cm.[5] O cordão espermático, em geral com 20 a 25 cm de comprimento, compreende o ducto deferente, a artéria testicular, a veia testicular, linfáticos, o plexo testicular de nervos autônomos, o músculo cremáster e a camada visceral da túnica vaginal. O epidídimo está estreitamente associado ao aspecto ventral do testículo e termina na cauda do epidídimo, que fica no dorso do testículo, onde se torna o ducto deferente.[5]

### Indicações

Em geral, a castração em leitões é feita para facilitar o manejo desses animais, bem como a qualidade da carcaça, porque remove manchas. É preferível castrar os leitões nas três primeiras semanas de vida. A pesquisa indica que as respostas comportamentais associadas a dor não diferem entre leitões castrados com 1, 5, 10 e 20 dias de vida. No entanto, os dados registrados sobre o peso de leitões lactentes e o ganho de peso parecem favorecer a castração aos 14 dias, em vez de com 1 dia.[3,4] Embora geralmente considerada uma prática de manejo inadequada, a castração de suínos maiores é indicada em alguns casos. A ninhada programada para ser castrada deve estar saudável e em boas condições físicas; se houver leitões na ninhada com diarreia, a castração deve ser adiada. A área em que a castração será feita deve estar relativamente limpa e sem poeira. Caso o clima esteja quente, a castração deverá ser feita no início da manhã.

## Anestesia e Preparação Cirúrgica

A castração cirúrgica de leitões é um procedimento doloroso em qualquer idade. O corte do cordão espermático foi identificado como o evento mais doloroso. Todavia, os protocolos anestésicos são limitados, devido à efetividade com relação ao custo, à facilidade e à rapidez da administração e à qualidade da recuperação. A recuperação precisa ser rápida e completa, de modo que o leitão não tenha hipotermia pós-operatória e não seja esmagado pela porca.[1] Por questões econômicas, a castração de leitões com menos de 3 semanas de idade em geral é feita sem anestesia. O tratador contém o leitão em posição vertical pelas patas traseiras, segurando-as pelos jarretes e contra o próprio corpo ou em forma de um V. Sem dúvida, a analgesia local está indicada nesse momento e ajuda a reduzir o estresse para o animal. Mostrou-se que a administração intratesticular ou intrafunicular de lidocaína a 2% (4 mg/kg) é efetiva para diminuir as respostas dolorosas nociceptivas em leitões castrados com menos de 28 dias de vida.[1] Também foi descrita uma técnica para anestesia inalatória em leitões com isoflurano, isoflurano/$N_2O$ e dióxido de carbono.[6] É importante notar que, até o momento, a Food and Drug Administration ainda não aprovou um analgésico para uso em suínos de corte nos EUA. Além disso, não há documentação a respeito do tempo necessário até o abate do animal nem sobre os resíduos na carne. O veterinário é o principal responsável pelo uso criterioso desses fármacos em suínos destinados ao consumo humano.

Antes de começar a castração, a área inguinal deve ser inspecionada com cuidado, em busca de qualquer evidência de hérnia inguinal. Em seguida, as áreas inguinal e escrotal são escovadas com um desinfetante apropriado (Fig. 16.1*A*).

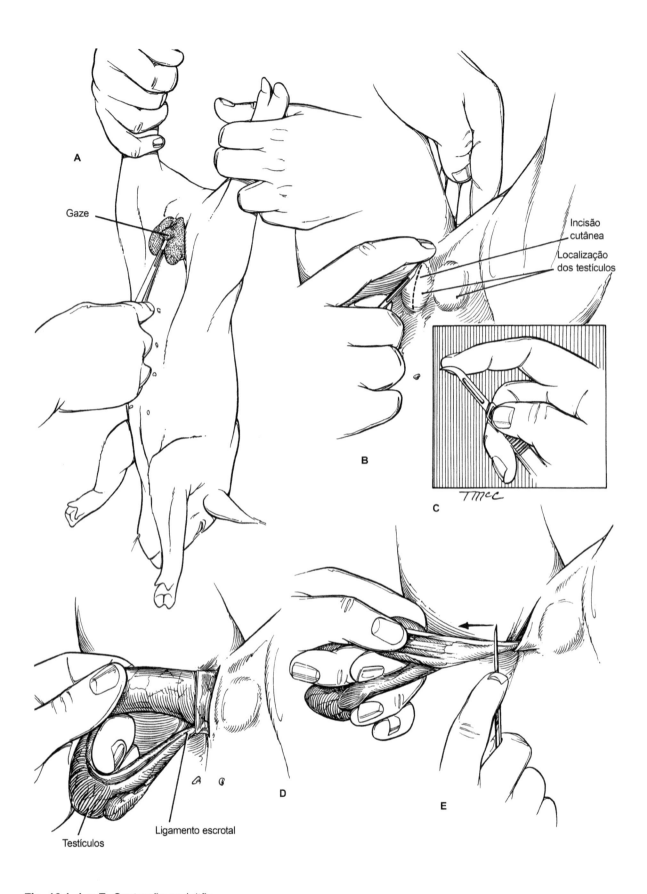

**Fig. 16.1** A a E, Castração no leitão.

## Instrumentação

Bandeja com instrumental para cirurgia geral
Lâminas de bisturi nº 12

## Técnica Cirúrgica

Ao pressionar o escroto do animal com os dedos da mão esquerda, os testículos são empurrados em direção cranial na área inguinal. Faz-se então uma incisão longitudinal através da pele, do tecido subcutâneo e da fáscia, diretamente sobre cada testículo, com lâmina de bisturi nº 12 (Fig. 16.1*B*). (A Fig. 16.1*C* mostra o método para segurar o bisturi com a lâmina montada.) Mediante dissecção romba com os dedos, o cirurgião agarra o testículo em uma das mãos, enquanto aplica tração suficiente para romper o ligamento escrotal; isso libera o testículo coberto pela túnica através da ferida (Fig. 16.1*D*). Se a incisão resultar na abertura da túnica vaginal, ela deve ser reparada imediatamente, para reduzir a incidência de cirrose do cordão. A tração sobre o testículo é mantida com a mão esquerda, enquanto se usa uma lâmina de bisturi estéril para raspar e cortar a túnica e as estruturas do cordão. A raspagem deve ser feita o mais proximal possível no cordão, de modo que a extremidade cortada dele se retraia na região inguinal. Isso reduz as chances de infecção e formação de um cordão cirrótico. Para minimizar a possibilidade de lacerar acidentalmente o leitão em alguma outra área, a raspagem deve ser feita voltada *para fora* do animal (Fig. 16.1*E*). O procedimento é repetido no testículo oposto. As incisões resultantes ficam craniais à posição normal dos testículos, de modo a proporcionar drenagem ventral adequada. O operador canhoto usa a mão esquerda para pressionar o testículo para a frente e segura o bisturi com a mão direita.

## Conduta Pós-operatória

Alguns cirurgiões preferem pulverizar o campo cirúrgico com um antibacteriano; isso em geral é desnecessário se os leitões forem voltar para uma pocilga limpa e seca. Não se deve permitir que os leitões fiquem em locais sujos até que a cicatrização se complete, o que em geral leva 5 a 7 dias. Se houver evidência de hérnia inguinal-escrotal, todo o cordão espermático deve ser transfixado e ligado antes de ser cortado (ver a discussão sobre herniorrafia inguinal em leitões neste capítulo).

Caso se use anestesia intratesticular para castrar varrões, é preciso cautela ao descartar os testículos.

## Complicações e Prognóstico

O prognóstico desse procedimento é muito bom. Ocasionalmente, um animal pode morrer devido a prolapso intestinal por uma hérnia inguinal despercebida. As complicações mais comumente associadas a esse procedimento são abscessos e efeitos colaterais comportamentais, inclusive reduções no tempo de mamada e mais tempo em repouso.[4]

## Referências

1. Haga, H.A., and Ranheim, B.: Castration of piglets: the analgesic effects of intratesticular and intrafunicular lidocaine injection. Vet. Anaes. Analg., *32*:1–9, 2005.
2. Henry, D.P.: Anesthesia of boars by intratesticular injection. Aust. Vet. J., *44*:418, 1968.
3. McGlone, J.J., and Hellman, J.M.: Local and general anesthetic effects on behavior and performance of two-and seven-week-old castrated and uncastrated piglets. J. Anim. Sci., *66*:3049–3058, 1988.
4. McGlone, J.J., Nicholson, R.I., Hellman, J.M., and Herzog, D.N.: The development of pain in young pigs associated with castration and attempts to prevent castration-induced behavioral changes. J. Anim. Sci., *71*:1441–1446, 1993.
5. Powe, T.A.: Anatomy of the scrotum, testes, epididymis, and spermatic cord in swine. *In* Large Animal Urogenital Surgery. Edited by D.F. Wolfe and H.D. Moll. Baltimore, Williams & Wilkins, 1999. pp. 217.
6. Walker, B., Jaggin, N., Doherr, M., and Schatzmann, U.: Inhalational anaesthesia for castration of newborn piglets: experiences with isoflurane and isoflurane/$N_2$O. J. Vet. Med., *51*:150–154, 2004.

## Herniorrafia Inguinal em Leitões

### Anatomia Relevante

O canal inguinal é descrito como um espaço potencial que faz a comunicação entre os músculos oblíquos abdominais interno e externo.[1] O anel inguinal interno, formado pelo músculo oblíquo abdominal interno e pelo ligamento inguinal, vai do canal até a cavidade abdominal. Uma invaginação do peritônio no escroto, o anel vaginal, estende-se para o anel interno. Acredita-se que um anel vaginal maior do que o normal predisponha alguns leitões machos a hérnias inguinais. O anel inguinal superficial é formado por uma abertura no músculo oblíquo externo, perto do pécten pubiano. Diferenças anatômicas específicas de suínos incluem um anel profundo (interno) maior e um canal inguinal relativamente curto.[1]

### Indicações

É comum detectar hérnias inguinais em leitões no momento da castração. Em geral, essas hérnias não sofrem redução espontânea e, quando a castração é feita pelo procedimento comum, a evisceração é uma complicação pós-castração frequente. Deve-se discutir com o cliente a validade econômica do reparo da hérnia antes de fazer a cirurgia.

### Anestesia e Preparação Cirúrgica

Por questões práticas e econômicas, não se usa anestésico em leitões pequenos, mas suínos maiores requerem anestesia semelhante à usada para castração nos grandes animais. O suíno é contido em posição vertical pelo tratador ou com cordas em forma de V, se for muito grande. Escova-se a pele das áreas inguinal e escrotal com um asséptico adequado.

## Instrumentação

Bandeja com instrumental para cirurgia geral

## Técnica Cirúrgica

Faz-se uma incisão com aproximadamente 7 cm de comprimento através da pele, do tecido subcutâneo e da fáscia sobre o anel inguinal externo (Fig. 16.2*A*). No caso de hérnias extensas, pode ser necessária uma incisão maior. O testículo, o cordão espermático e a fáscia circundante são isolados mediante dissecção romba. Exerce-se tração sobre o testículo, suas túnicas e o cordão, soltando-os levemente de sua inserção no escroto (ligamento escrotal) (Fig. 16.2*B*). A túnica vaginal livre não deve ser incisada. Agarrando o testículo, o cirurgião torce o saco vaginal, para recolocar os intestinos no abdome, podendo usar os dedos para "ordenhar" os intestinos para dentro do abdome. Em seguida usa uma pinça Kelly para segurar o saco, enquanto faz uma ligadura de transfixação na extremidade proximal do cordão, logo distal ao anel inguinal (Fig. 16.2*C*). Geralmente, a ligadura é feita com fio de sutura resistente, absorvível, como sintético nº 0 ou 1 (Fig. 16.2*D*). Nesse ponto, alguns operadores preferem ancorar o saco herniário ao anel inguinal com as extremidades do fio da ligadura de transfixação. O testículo e o excesso de cordão espermático são removidos (Fig. 16.2*E*).

A incisão cutânea pode ser parcialmente fechada com fio absorvível, ou pode ser deixada totalmente aberta para permitir drenagem ventral. Como as hérnias podem ser hereditárias, a castração bilateral de suínos com elas é recomendável. As hérnias podem ser bilaterais, de modo que também se deve transfixar o cordão do lado oposto, para evitar herniação pós-operatória.

## Conduta Pós-operatória

Pode-se pulverizar um antibacteriano apropriado no campo cirúrgico, o que é desnecessário se os leitões forem retornar para um local limpo e seco. Não se deve permitir que os leitões fiquem em locais sujos até que a cicatrização se complete. Também é recomendável manter uma lâmpada acesa para aquecimento.

## Complicações e Prognóstico

O prognóstico desse procedimento depende da extensão da hérnia; hérnias inguinais evisceradas onde o intestino formou edema têm alto índice de complicações. Hérnias inguinais crônicas podem resultar em encarceramento e estrangulamento intestinais, o que requer ressecção e anastomose. Outras complicações incluem infecção da ferida e peritonite.

## Referência

1. Sack, W.O.: Essentials of pig anatomy. Ithaca, Veterinary Textbooks, 1982.

## Cesariana na Porca

### Anatomia Relevante

As porcas podem parir até 25 fetos, com 12 a 13 em cada corno uterino. No final da prenhez, os cornos uterinos podem ocupar a maior parte da metade ventral do abdome. Nessa espécie, o corpo do útero é curto, mas pode parecer maior *in vivo* porque os cornos uterinos continuam cranialmente alguns centímetros antes de se bifurcarem. Durante uma cesariana, o cirurgião precisa ter cuidado com a camada espessa de tecido adiposo encontrada antes do peritônio. O cirurgião neófito pode confundir a gordura subperitoneal extensa com o omento contendo aderências.

### Indicações

A cesariana na porca está indicada para alívio da distocia. As causas comuns de distocia são as seguintes: inércia uterina; excesso de tecido adiposo em torno do canal de parto; tamanho fetal relativo excessivo em porcas pequenas, imaturas; monstros fetais; e malformação do canal de parto devido a fraturas prévias ou lesões durante outros partos. A cesariana também está indicada para a obtenção de leitões isentos de patógenos específicos (SPF, do inglês *specific-pathogen-free*).

A operação é bem-sucedida se feita no início do trabalho de parto; entretanto, o cirurgião de grandes animais em geral se depara com um animal exausto, já submetido a inúmeras tentativas de remoção manual dos fetos. Geralmente, o dano tecidual do canal de parto é considerável e, em tais casos, pode haver fetos enfisematosos. Tais porcas costumam encontrar-se em um estado de choque endotóxico e portanto são de alto risco cirúrgico.

### Instrumentação

Bandeja com instrumental para cirurgia geral

### Anestesia e Preparação Cirúrgica

A porca é posicionada em decúbito lateral, amarrando-se suas patas com cordas se necessário. A contenção adequada é essencial, para não comprometer a técnica

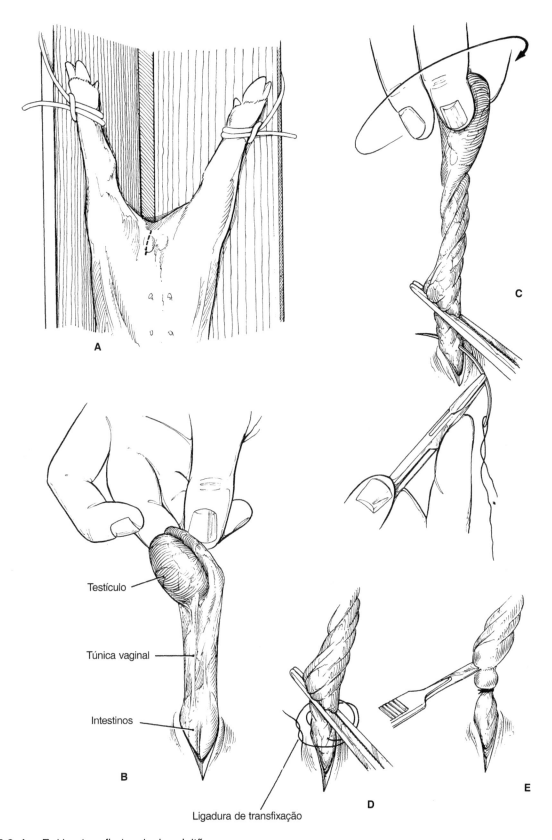

**Fig. 16.2** A a E, Herniorrafia inguinal no leitão.

293

asséptica. Assim que a porca tiver sido colocada em decúbito lateral esquerdo ou direito, prepara-se o campo cirúrgico. Nesse momento, pode-se administrar anestesia regional na forma de bloqueio linear, um bloqueio em L invertido ou epidural (técnicas alternadas de sedação e anestesia geral constam do Cap. 2, "Anestesia e Terapia Hídrica"). Também se pode usar azaperona para contenção química da porca, mas esse fármaco cruza a barreira placentária, resultando em sedação mínima dos leitões. Mesmo assim, a depressão respiratória nos leitões costuma ser baixa, e o prognóstico em termos de sobrevida é bom. Para evitar complicações sérias, a dose deve ser mantida mínima (dose máxima de 8 mg/kg IM). Se for necessária mais sedação, pode-se administrar tiopental ou metomidato IV.

Usam-se três tipos de incisão para cesariana na porca: a primeira é vertical, na fossa paralombar esquerda ou direita e na região do flanco; a segunda é horizontal na área paralombar ventral, cerca de 6 a 8 cm acima do tecido mamário bem desenvolvido (Fig. 16.3). A terceira, uma incisão na linha média ventral, não descrita neste capítulo, permite o acesso a ambos os cornos uterinos, mas é difícil posicionar a porca para fazê-la.

Faz-se a tricotomia do campo cirúrgico, em geral não sendo necessário raspar os pelos, só cortá-los. Administra-se o anestésico local, dependendo da abordagem a ser usada (preferimos a incisão vertical). Em seguida escova-se mais uma vez o campo cirúrgico, fazendo-se a preparação asséptica rotineira para cirurgia.

## Técnica Cirúrgica

A técnica a seguir é para a incisão vertical. O cirurgião faz uma incisão cutânea vertical de 20 cm, que começa 6 a 8 cm ventrais aos processos transversos, a meio caminho entre a última costela e os músculos da coxa. A incisão prossegue através da pele, do tecido adiposo subcutâneo e do peritônio. A cavidade abdominal é explorada à procura da bifurcação do útero. O cirurgião faz uma incisão de 15 a 20 cm através da parede uterina, o mais perto possível do corpo do útero, com cuidado para não cortar algum leitão. Caso não consiga localizar a bifurcação uterina, deve trazer toda a ninhada através de uma incisão. Assim, fica apenas uma incisão uterina a ser fechada, o que diminui o tempo da cirurgia. Se isso não for possível, é feita uma incisão em cada corno uterino perto da bifurcação, retirando os leitões de cada um separadamente. Caso disponha de um assistente, ele pode massagear os leitões ainda no lúmen uterino, direcionando-os para a incisão à medida que outros são retirados, mas em geral é necessário o cirurgião alcançar cada corno uterino para ver se há mais leitões enquanto puxa as paredes uterinas na direção de seus braços, como se estivesse vestindo um suéter de lã grossa. É preciso muito cuidado ao expor a extremidade ovariana de cada corno uterino. Na porca, sua inserção é friável e, se não se tiver cuidado, a artéria ovariana pode ser torcida com facilidade, possivelmente resultando em hemorragia fatal. É preciso explorar o canal vaginal em busca de mais leitões, removendo qualquer pedaço solto de placenta.

Leitões mortos e enfisematosos em geral têm suas placentas correspondentes destacadas e removidas com facilidade. Antes de fechar as incisões uterinas, administra-se alguma medicação intrauterina. O útero é fechado com qualquer dos tipos de pontos invertidos descritos na discussão sobre a cesariana em vacas no Cap. 14, "Cirurgia Urogenital em Bovinos". Se houver infecção, recomenda-se o fechamento em duas camadas.[1] Os cornos uterinos são colocados na cavidade abdominal individualmente, verificando se não estão torcidos.

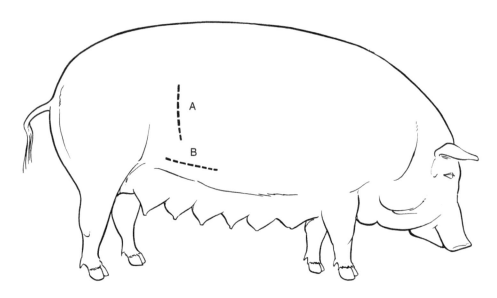

**Fig. 16.3** Cesariana na porca.

As camadas muscular e subcutânea combinadas são fechadas como uma só, com pontos simples contínuos de fio sintético absorvível nº 0 ou 1. A pele é fechada com pontos entrecruzados de caprolactam polimerizado, semelhante ao fechamento do flanco de bovinos.

## Conduta Pós-operatória

Durante o fechamento do útero e da parede corporal, um assistente seca os leitões com vigor e deve colocá-los em um lugar aquecido. Assim que a cirurgia esteja completada, a porca é levada para um local limpo e seco, e os leitões colocados junto a ela.

Pacientes intoxicadas devem receber antibióticos no pré e no pós-operatório, bem como outras formas de terapia de suporte para choque, como líquidos intravenosos. A ocitocina pode ajudar na contração uterina e na descida do leite.

## Complicações e Prognóstico

Conforme já foi dito, a técnica cirúrgica ou a manipulação incorretas dos cornos uterinos podem resultar em ruptura da artéria ovariana e hemorragia. Outras complicações potenciais incluem infecção da ferida e peritonite. Pelo conhecimento do autor, não há relatos de taxas de sobrevida para esse procedimento. Contudo, desde que seja empregada técnica asséptica e ocorra pouca contaminação, o prognóstico para a porca é bom e a maioria dos leitões é salva.

## Referência

1. Hokanson, J.F.: Surgery; female genital tract; experimental and miscellaneous. *In* Diseases of Swine, 4th Ed. Edited by H.W. Dunn and A.D. Leman. Ames, Iowa State University Press, 1975.

# Capítulo 17

# OUTRAS TÉCNICAS CIRÚRGICAS

## Objetivo

1. Descrever alguns dos procedimentos cirúrgicos comuns em vários animais de corte, inclusive descorna em caprinos adultos e extração dentária em lhamas.

## Descorna em Caprinos Adultos

### Anatomia Relevante

Ao contrário de bovinos, os chifres de caprinos são inervados por dois ramos cornuais separados, um originário do nervo lacrimal e outro do infratroclear. O ramo cornual do nervo lacrimal segue superficialmente através do processo supraorbitário e pode ser bloqueado a meio caminho entre o canto lateral do olho e a base lateral do chifre.[3] O nervo infratroclear pode ser bloqueado entre o canto medial do olho e a base do chifre no lado medial.[3] Os ramos da artéria cornual, localizada na borda ventral dos chifres, requerem cuidado especial devido à hemorragia durante esse procedimento.

### Indicações

O caprino adulto é descornado se seu(s) chifre(s) estiver(em) partido(s) ou para reduzir o perigo para seres humanos e outros animais. Algumas sociedades raciais exigem a descorna para registrar o caprino, embora geralmente os rebanhos de caprinos sejam deixados com os chifres como proteção contra predadores. Às vezes, a descorna de caprinos machos é combinada com a remoção das glândulas odoríferas (dos chifres) para diminuir o odor característico desses animais.[1,2] A descorna tem profundos efeitos colaterais, dos quais o proprietário do animal deve estar ciente: redução da produção leiteira, comprometimento da espermatogênese, sinusite e miíase, além de perda do *status* social no rebanho. A cirurgia deve ser planejada de maneira a minimizar esses efeitos. Para prevenir a miíase, o procedimento deve ser realizado nos meses mais frios.[1]

## Anestesia e Preparação Cirúrgica

Como outros ruminantes, o animal deve ficar em jejum alimentar por 12 a 24 horas antes da cirurgia, para evitar timpanismo ruminal, regurgitação e possível pneumonia por aspiração caso se use anestesia geral.

Os caprinos não toleram a dor associada sequer a procedimentos cirúrgicos mínimos, podendo morrer de choque se não lhes for administrada analgesia suficiente. Embora a causa exata desse choque não seja conhecida, acredita-se que seja uma reação ao medo intenso devido à contenção e à dor.[1] Todo caprino deve ser anestesiado ou profundamente sedado antes da descorna; ver no Cap. 2, "Anestesia e Terapia Hídrica", detalhes das técnicas anestésicas em caprinos.

A sedação precisa ser suplementada com analgesia local do chifre. Assim que o caprino esteja em decúbito, faz-se a tricotomia da região da cabeça, preparando-a para bloqueio nervoso cornual e do nervo infratroclear. O ramo cornual do nervo lacrimal é bloqueado injetando-se 2 ml de anestésico local o mais perto possível da crista caudal da raiz do processo supraorbitário, a uma profundidade de 1 a 1,5 cm. O ramo cornual do nervo infratroclear também é bloqueado injetando-se outros 2 ml de anestésico local na margem dorsocranial da órbita. Em caprinos maiores, pode ser necessário um bloqueio em anel em torno de toda a base do chifre (Fig. 17.1A). Deve-se usar lidocaína com critério em caprinos, para evitar toxicidade, empregando-se a dose mínima (ver Cap. 2). Enquanto a anestesia faz efeito, faz-se a preparação asséptica da área em torno do chifre para a cirurgia.

## Instrumentação

Bandeja com instrumental para cirurgia geral
Serra obstétrica, Gigli ou de descorna
Pinças hemostáticas

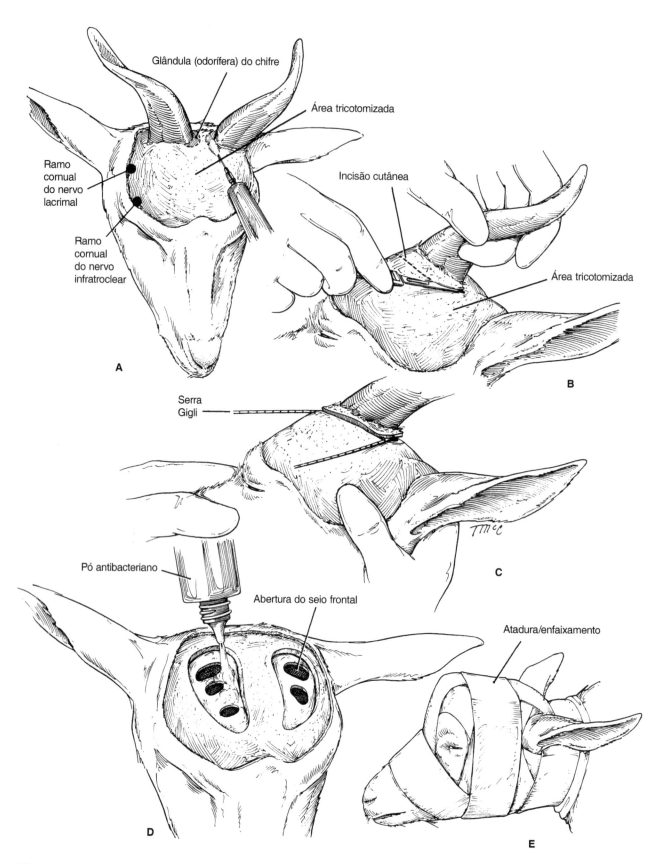

**Fig. 17.1** A a E, Descorna em caprino adulto.

## Técnica Cirúrgica

A pele é incisada a 1 cm da base do chifre. É preciso retirar pele suficiente das áreas caudolateral e caudomedial, onde é provável a formação de cicatrizes (Fig. 17.1*B*). Enquanto um assistente segura a cabeça do caprino, o cirurgião assenta uma serra obstétrica ou Gigli no aspecto caudomedial da incisão e remove o chifre com ela em direção craniolateral (Fig. 17.1*C*). Alguns cirurgiões preferem uma serra de descorna, porque tende menos a partir-se e é menos propensa a deixar uma protuberância no meio de chifre, a partir da qual ele possa volta a crescer.[1]

Em caprinos machos, as glândulas odoríferas estão localizadas na base de cada chifre (caudal e medial) e em geral são removidas durante o procedimento de descorna. A hemorragia da artéria temporal superficial pode ser grave, devendo ser cessada mediante ligadura da artéria ou puxando-a e torcendo-a com uma pinça hemostática.

Quando um caprino é descornado corretamente, seus seios frontais ficam expostos por causa da comunicação extensa entre o lúmen do processo cornual e o seio frontal. No pós-operatório, a cabeça do animal pode ficar enfaixada para evitar miíase e acúmulo de material naquele seio. Antes de enfaixar, aplica-se um pó antibacteriano, como de nitrofurazona, no local da descorna (Fig. 17.1*D* e *E*). Alguns não concordam com o enfaixamento. Há cirurgiões que acreditam que a ferida não deve ficar coberta, e sim deixada secar. Se ela não receber cuidados, pode ocorrer miíase sob a atadura e as consequências podem ser mais sérias que se fosse deixada aberta.

## Conduta Pós-operatória

A profilaxia antitetânica deve ser feita. Se a cabeça do animal for enfaixada, a primeira atadura deve ser trocada no 2º dia de pós-operatório e substituída. Essa 2ª atadura é deixada por mais 5 a 6 dias. Depois disso, em geral a cicatrização é suficiente, de modo que a atadura pode ser retirada definitivamente.

No verão, quando as moscas são um problema, a prevenção da miíase é importante por várias semanas. O caprino deve ficar abrigado em uma área sem poeira e isolado da sujeira em torno. Também é aconselhável que não fique com os demais membros do rebanho até que a ferida tenha cicatrizado. Qualquer odor anormal, secreção purulenta, o animal sacudir ou esfregar a cabeça costumam ser indício de sinusite frontal, o que requer a retirada da atadura e tratamento.

## Complicações e Prognóstico

A descorna pode resultar em redução da produção leiteira, comprometimento da espermatogênese, sinusite, miíase e perda do *status* social no rebanho. Complicações potencialmente fatais são raras e o prognóstico é bom.

## Referências

1. Bowen, J.S.: Dehorning the mature goat. J. Am. Vet. Med. Assoc., *171*:1249, 1977.
2. Guss, S.B.: Management and Diseases of Dairy Goats. Scottsdale, Arizona, Dairy Goat Journal Publishing, 1977.
3. Hull, B.L.: Dehorning the adult goat. Vet. Clin. Food Anim., *11*:183–185, 1995.

## Extração Dentária em Lhamas

### Anatomia Relevante

A fórmula dentária em lhama adulto é $I(1/3) - C(1/1) - PM(1-2/1-2) - M(3/3)$.[2] O formato e a direção da raiz dos dentes caninos em lhamas são considerações importantes para facilitar a extração atraumática desses dentes. A dentição de lhamas está ilustrada na Fig. 17.2. A raiz do canino segue uma direção caudal, fator importante no momento da extração.

### Indicações

Como um recurso de manejo, para evitar lutas, a extração dos dentes caninos em lhamas pode ser necessária. Outra indicação é abscesso da raiz dentária, que pode ser secundário à extração parcial, em que a coroa foi amputada e a cavidade pulpar ficou exposta. A amputação parcial é feita para minimizar lesões infligidas a outros membros do grupo. A infecção subsequentemente migra para baixo, na cavidade pulpar. A extração de dentes molares em geral resolve um abscesso de raiz. As causas comuns de abscessos de raiz são dentes quebrados. Alguns abscessos são causados por actinomicose (semelhante à doença nodular cutânea de bovinos), enquanto outros são espontâneos, sem causa aparente. Os sinais de um problema dentário incluem edema mandibular, dor, retração da cabeça, fístula com secreção ou comprometimento da mastigação. As radiografias do dente acometido mostram graus variáveis de lise óssea na raiz do dente. Animais com casos crônicos apresentam evidência radiográfica de aumento da densidade óssea (esclerose) em torno da raiz acometida.

Como em equinos, o tratamento endodôntico é uma alternativa à extração, que também pode ser usada em camelídeos. Contudo, a técnica é considerada avançada e não será descrita aqui.

### Anestesia e Preparação Cirúrgica

A extração dentária em lhamas é feita com o animal sob anestesia geral. Alguns cirurgiões têm usado xilazina combinada com anestésico local, mas dá-se pre-

# 300 Outras Técnicas Cirúrgicas

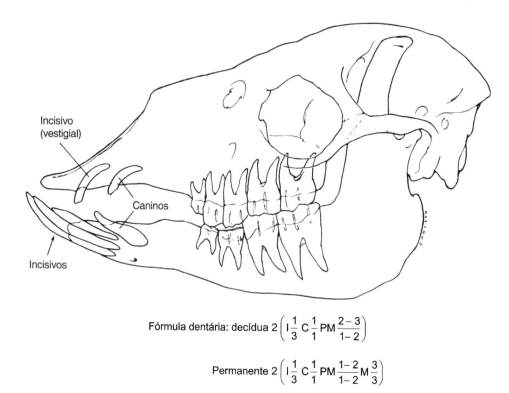

Fórmula dentária: decídua $2\left(I\frac{1}{3}\ C\frac{1}{1}\ PM\frac{2-3}{1-2}\right)$

Permanente $2\left(I\frac{1}{3}\ C\frac{1}{1}\ PM\frac{1-2}{1-2}\ M\frac{3}{3}\right)$

**Fig. 17.2** Dentição do lhama (*Lama glama*).

ferência à anestesia inalatória (com halotano). Administra-se uma combinação intravenosa de guaifenesina e cetamina ou guaifenesina e tiamilal até fazer efeito, coloca-se um tubo endotraqueal e administra-se halotano. O lhama é posicionado em decúbito lateral, com a parte da cabeça onde fica o dente acometido para cima. Posiciona-se um espéculo bucal, semelhante ao usado em cães, para que o cirurgião tenha acesso ao dente incisivo ou consiga palpar o molar acometido. Se um canino tiver de ser extraído, faz-se a preparação cirúrgica da mucosa em torno dele. Caso se pretenda extrair um molar, procede-se à tricotomia do campo cirúrgico, seguida pela preparação cirúrgica rotineira. A localização exata do campo cirúrgico é determinada pela posição do molar acometido nas radiografias.

## Instrumentação

Bandeja com instrumental para cirurgia geral
Espéculo bucal (abre-boca para cães)
Martelo pequeno
Cinzel (com aproximadamente 6 mm de largura)
Cureta
Punção dental
Levantador de periósteo pequeno
Pinça

## Técnica Cirúrgica

### Extração de Dente Canino

Para extrair um dente canino, faz-se uma incisão fusiforme através da mucosa em torno do dente, estendendo-a para baixo até o osso mandibular (Fig. 17.3*A* e *B*). Faz-se uma segunda incisão diretamente sobre o dente, curvo em sentido caudal, na direção do eixo longitudinal do dente (Fig. 17.3*B*). Com um levantador de periósteo, o cirurgião rebate a gengiva e o periósteo, afastando-os da superfície lateral da mandíbula, na direção da raiz do dente. É feita uma elevação semelhante no lado medial do dente, estendendo-se por cerca de 3 mm a partir da gengiva correspondente ao dente em questão (Fig. 17.3*C*). O periósteo pode ser rebatido primeiro dessa região, mas isso não é imprescindível. Esse osso lateral é removido, por estar na direção em que o dente será extraído. O uso de um cinzel no lado lingual do dente facilita sua retirada. O conhecimento da direção da raiz do dente canino é importante para a extração atraumática desse dente. À medida que o osso é removido, o dente deve ser agarrado periodicamente e movimentado de um lado para o outro, até se ter certeza de que está pronto para ser extraído. Ocasionalmente, o dente pode ser extraído sem o risco de ocorrer fratura da mandíbula. Em seguida procede-se à curetagem do alvéolo, para remover todo o osso doente associado ao abscesso da

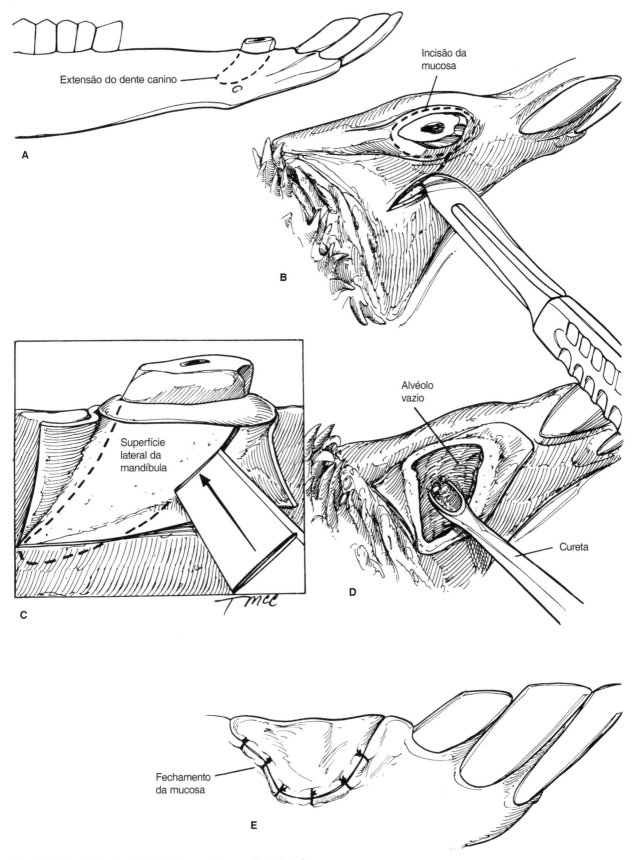

**Fig. 17.3** A a H, Extração dentária em lhama. (*continua*)

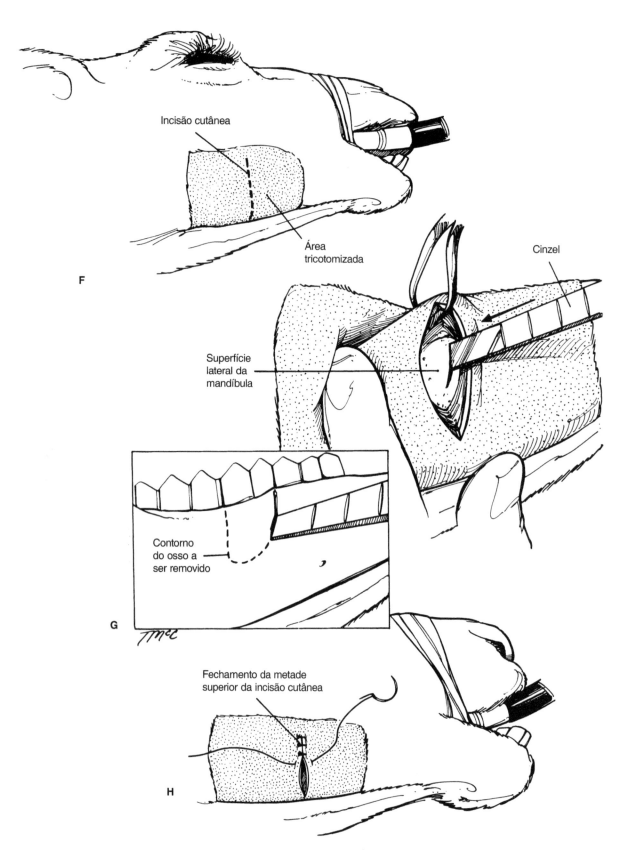

**Fig. 17.3** *Continuação.*

raiz dentária (Fig. 17.3*D*). Os restos são irrigados com solução fisiológica estéril. A gengiva então é colocada em aposição sobre o alvéolo vazio, sendo suturada com fio sintético monofilamentar absorvível 2-0 (Fig. 17.3*E*).

Caso se disponha do equipamento, pode-se usar uma broca a ar Hall com o calibre apropriado para retirar o osso da superfície lateral do dente canino. Mais importante é a posição da raiz desse dente dentro do osso. Ela é extensa e segue uma direção caudal acentuada.

### *Extração de Dente Molar*

Confirma-se a localização exata do dente acometido com radiografias e à palpação de sua coroa com a ponta dos dedos. Faz-se uma incisão reta diretamente sobre o eixo longitudinal do dente (Fig. 17.3*F*). O periósteo é rebatido (opcional). Retira-se o osso lateral ao dente, mas o imediatamente ventral ao dente é preservado (Fig. 17.3*G*). O dente deve ser liberado do osso em suas superfícies rostral e caudal com cinzel. Coloca-se o punção na raiz do dente e com um golpe leve ele se encaixa nela. O cirurgião deve pôr os dedos sobre a coroa do dente e orientar o punção com a outra mão. Um assistente então bate no punção. O cirurgião sente as vibrações, transmitidas através do dente para seus dedos. Ocasionalmente, é preciso redirecionar o punção. O dente solta-se gradualmente e os golpes do martelo passam a ser menos fortes. Uma alternativa é fazer um orifício sobre as raízes acometidas com uma trefina ou broca a ar Hall.

Após a repulsão do dente, são removidos quaisquer fragmentos pequenos de osso ou dente. Faz-se a curetagem do alvéolo, irrigando-o em seguida. A metade ventral da incisão é deixada aberta para proporcionar drenagem ventral pelo alvéolo. A metade superior é fechada com pontos interrompidos simples de fio inabsorvível (Fig. 17.3*H*).

## Conduta Pós-operatória

Lhamas devem receber antibióticos no pré-operatório e por cerca de 1 a 2 semanas após o procedimento. A ferida onde o canino foi extraído em geral requer pouco cuidado pós-operatório. Após extração de dente molar, o alvéolo pode ser irrigado diariamente com uma solução antisséptica leve ou até que o tecido de granulação tenha começado a preencher o defeito.

## Complicações e Prognóstico

Temos observado cicatrização sem complicações após extração de dentes caninos e molares. A irrigação diária do alvéolo parece impedir que restos de alimento e outros materiais se alojem na ferida, no caso de molares. Esse tipo de cuidado pode ser proporcionado pelo proprietário. Relatos dos índices de sucesso e complicações da extração dentária em lhamas são raros, mas um estudo mostrou um sucesso unânime com a extração dentária para tratamento de abscessos dentários, com pouquíssimas complicações.[1] O tratamento clínico da abscedação dentária resultou em recorrência de sintomas em alguns animais.

### Referências

1. Cebra, M.L., Cebra, M.K., and Garry, F.B.: Tooth root abscesses in New World camelids: 23 cases (1972–1994). J. Am. Vet. Med. Assoc., *209*:819–822, 1996.
2. Turner, A.S.: Surgical conditions in the llama. Vet. Clin. Food Anim., *5*:81–99, 1989.

# ÍNDICE ALFABÉTICO

## A

Autoclavagem, 38
Abomaso (correções cirúrgicas de deslocamentos e torções), 228
- anatomia relevante, 228
- anestesia, 230
- complicações, 237
- indicações, 228
- instrumentação, 230
- pós-operatório, conduta, 237
- preparação cirúrgica, 230
- prognóstico, 237
- técnica cirúrgica, 230
Abomasopexia
- flanco direito e esquerdo, 232
- paramediana ventral, 235
Abre-boca
- Bayer, 53
- canino, 54
- suínos de grande porte, 53
Acepromazina, 13
- equinos, 16
- ruminantes, 17
Acetilpromazina, 13
Ácido poliglicólico, sutura, 62
Acidobásico, desequilíbrio, 26
Aço inoxidável, sutura, 64, 67
Aderência, castração, 160
Afastadores, 37
- Balfour, 48
- costela Finochietto, 48
- exército dos EUA, 47
- Gelpi com autorretenção, 47
- maleável, 47
- ossos Kern, 48
- Senn, 47
- Volkmann, 47
- Weitlaner com autorretenção, 47
Agentes
- analgésicos, 5
- antissépticos, 94
Agulhas, 68
- Buhner modificada, 57
- formatos, 69
Algodão, sutura, 63, 66
Alicate
- Keystone para descorna, 53
- para casco, 54
- tipo Barnes para descorna, 52
Amputação
- dedos em bovinos, 273
- - anatomia relevante, 273
- - anestesia, 274
- - complicações, 274
- - indicações, 273
- - instrumentação, 274
- - pós-operatório, conduta, 274
- - preparação cirúrgica, 274

- - prognóstico, 274
- - técnica cirúrgica, 274
- - pênis, 174
- - anatomia relevante, 174
- - anestesia, 174
- - complicações, 176
- - indicações, 174
- - instrumentação, 176
- - pós-operatório, conduta, 176
- - preparação cirúrgica, 174
- - prognóstico, 176
- - técnica cirúrgica, 176
- pequenos metacarpianos e metatarsianos, 137
- - anatomia relevante, 137
- - anestesia, 137
- - complicações, 139
- - indicações, 137
- - instrumentação, 137
- - pós-operatório, conduta, 139
- - preparação cirúrgica, 137
- - prognóstico, 139
- - técnica cirúrgica, 137
- prepúcio (circuncisão) no touro, 249
- - anatomia relevante, 249
- - anestesia, 249
- - complicações, 251
- - indicações, 249
- - instrumentação, 249
- - pós-operatório, conduta, 251
- - preparação cirúrgica, 249
- - prognóstico, 251
- - técnica cirúrgica, 249
Analgesia, 5
- epidural, 8
- - bovinos, 9, 11
- - equinos, 10, 11
- - ruminantes, 11
- - suínos, 12
- por infiltração, 5
- regional, 6
- - do chifre, 12
- - do olho, 12
Anel
- inguinal, 161
- prepucial, 173
Anestesia, 5-22
- cirurgias
- - abomaso (deslocamentos e torções), 230
- - amputação
- - - dedos em bovinos, 274
- - - pênis, 174
- - - pequenos metacarpianos e metatarsianos, 137
- - artrotomia da articulação
- - - boleto e remoção de fragmento da fratura apical do sesamoide, 143
- - - mesocarpiana, 140
- - bolsas guturais, 195
- - castração

- - - bezerros, 239
- - - equinos, 148
- - - leitões, 289
- - cervicopexia para prolapso vaginal, 270
- - cesariana
- - - égua, 171
- - - porca, 292
- - - vaca, 260
- - circuncisão
- - - equino, 174
- - - touro, 249
- - criptorquidectomia
- - - inguinal e parainguinal, 161
- - - laparoscópica, 163
- - descorna
- - - em caprinos adultos, 297
- - - estética em bovinos, 280
- - desmotomia
- - - ligamento acessório inferior (distal), 122
- - - ligamento acessório superior (de Bramlage), 125
- - - patelar medial, 113
- - enucleação do olho em bovinos, 276
- - evacuação de hematomas no pênis de bovinos, 246
- - extração dentária em lhamas, 299
- - herniorrafia
- - - inguinal em leitões, 291
- - - inguinal em touro adulto, 259
- - - umbilical no potro, 218
- - lacerações no teto em bovino, 286
- - laparotomia em equinos
- - - flanco em estação, 211
- - - linha média ventral e exploração abdominal, 204
- - laparotomia pelo flanco e exploração abdominal em bovinos, 220
- - laringotomia, 188
- - operação de Caslick para pneumovagina na égua, 165
- - repulsão dos molares em equinos, 200
- - ressecção
- - - costela e pericardiotomia em bovinos, 283
- - - parcial do palato mole, 193
- - rufião, 251
- - rumenostomia (fistulização ruminal), 227
- - rumenotomia, 224
- - secção do ligamento anular palmar (ou plantar) do boleto, 132
- - sutura de retenção na vulva da vaca, 267
- - tenotomia
- - - extensor digital lateral, 118
- - - flexor digital profundo, 130
- - - flexor digital superficial, 128
- - traqueostomia, 185
- - uretroplastia por relocalização caudal da prega transversa, 170
- - uretrostomia, 242
- - ventriculectomia, 188

# Índice Alfabético

- geral, 13
- - indução anestésica, 16
- - manutenção, 19
- - pré-medicação, 15
- laceração perineal de terceiro grau, reparo, método de Aanes, 179
- local (por infiltração), 5
- neurectomia digital palmar, 134
- regional, 5
- - analgesia epidural, 8
- - bloqueio em L invertido, 6
- - bloqueio paravertebral, 7
- - do chifre, 12
- - do olho, 12
- - intravenosa do membro em ruminantes, 13, 14
- tenectomia cuneana, 116
- tranquilização e sedação, 13, 15
Antibióticos, papel nas cirurgias, 3
Antimicrobianos, feridas, 95
Antissepsia, 2
Artrotomia da articulação
- boleto e remoção de fragmento da fratura apical do sesamoide, 143
- - anatomia relevante, 143
- - anestesia, 143
- - complicações, 145
- - indicações, 143
- - instrumentação, 143
- - pós-operatório, conduta, 145
- - preparação cirúrgica, 143
- - prognóstico, 145
- - técnica cirúrgica, 143
- mesocarpiana, 140
- - anatomia relevante, 140
- - anestesia, 140
- - complicações, 142
- - indicações, 140
- - instrumentação, 140
- - pós-operatório, conduta, 142
- - preparação cirúrgica, 140
- - prognóstico, 142
- - técnica cirúrgica, 140
Aspirador Yankauer, 51
Assepsia, 2
Ataduras, enxertos, 109
Atropina, 15
Azaperona, suínos, 17

## B

Bezerros, castração, 239
- anatomia relevante, 239
- anestesia, 239
- complicações, 240
- indicações, 239
- instrumentação, 240
- pós-operatório, conduta, 240
- preparação cirúrgica, 239
- prognóstico, 240
- técnica cirúrgica, 240
Bisturi, 33
- teto Udall, 57
Bloqueios/anestesia
- L invertido, 6
- nervosos e em anel, 13
- paravertebral, 7
- Peterson, 12
Bolsas guturais, entrada cirúrgica e drenagem, 193
- anatomia relevante, 193
- anestesia, 195
- complicações, 198
- indicações, 195
- instrumentação, 195
- pós-operatório, conduta, 198
- preparação cirúrgica, 195

- prognóstico, 198
- técnica cirúrgica, 195
Bomba gástrica, 59
Bovinos
- analgesia epidural, 11
- anestesia
- - epidural, 9
- - geral, 13, 15
- cirurgia
- - amputação de dedo, 273
- - descorna estética, 279
- - enucleação do olho, 276
- - gastrintestinal, 219-238
- - - abomaso (deslocamento e torção), 228-238
- - - laparotomia, 219
- - - rumenostomia (fistulização ruminal), 227
- - - rumenotomia, 223
- - reparo de laceração no teto, 286
- - ressecção de costela e pericardiotomia, 282
- - urogenital, 239-272
- - - amputação do prepúcio (circuncisão) no touro, 249
- - - castração de bezerros, 239
- - - cervicopexia para prolapso vaginal (de Winkler), 270
- - - cesariana na vaca, 260
- - - evacuação de hematoma no pênis, 245
- - - herniorrafia inguinal em touros adultos, 256
- - - sutura de retenção na vulva da vaca (método de Buhner), 267
- - - técnicas para fazer um rufião, 251
- - - uretrostomia, 242
- equilíbrio hídrico, avaliação, 27
- indução anestésica, 19
- manutenção anestésica, 21
- sedação, 13, 15
- tranquilizantes e sedativos, 15

## C

Cabos de Bisturi, 39
Cachimbo, 52
Campo cirúrgico, preparação, 3
Cânula para teto, 58
Caprinos
- anestesia geral, pré-medicação, 15
- descorna, 297
- manutenção anestésica, 21
- sedação, 13
Caprolactam, sutura, 64, 66
Castração
- bezerros, 239
- - anatomia relevante, 239
- - anestesia, 239
- - complicações, 240
- - indicações, 239
- - instrumentação adicional, 240
- - pós-operatório, conduta, 240
- - preparação cirúrgica, 239
- - prognóstico, 240
- - técnica cirúrgica, 240
- equinos, 147-160
- - anatomia relevante, 147
- - anestesia, 148
- - complicações, 153
- - - aderências, 160
- - - edema, 153
- - - hemorragia, 153
- - - infecção da ferida, 160
- - - paralisia peniana, 160
- - - persistência do comportamento masculino, 160
- - - prolapso visceral, 153
- - indicações, 147
- - instrumentação, 148
- - pós-operatório, conduta, 153

- - preparação cirúrgica, 148
- - prognóstico, 153
- - técnica cirúrgica, 148
- leitões, 289
- - anatomia relevante, 289
- - anestesia, 289
- - complicações, 291
- - indicações, 289
- - instrumentação, 291
- - pós-operatório, conduta, 291
- - preparação cirúrgica, 289
- - prognóstico, 291
- - técnica cirúrgica, 291
Categute cirúrgico, 62, 64
- cromado, 64
- simples, 64
Cateteres
- éguas, 56
- Stud, 56
- vaca, 55
Cervicopexia para prolapso vaginal (de Winkler), 270
- anatomia relevante, 270
- anestesia, 270
- complicações, 272
- indicações, 270
- instrumentação, 270
- pós-operatório, conduta, 272
- preparação cirúrgica, 270
- prognóstico, 272
- técnica cirúrgica, 270
Cesariana
- égua, 171
- - anatomia relevante, 171
- - anestesia, 171
- - complicações, 173
- - indicações, 171
- - instrumentação, 171
- - pós-operatório, conduta, 172
- - preparação cirúrgica, 171
- - prognóstico, 173
- - técnica cirúrgica, 172
- porca, 292
- - anatomia relevante, 292
- - complicações, 295
- - indicações, 292
- - instrumentação, 292
- - pós-operatório, conduta, 295
- - preparação cirúrgica, 292
- - prognóstico, 295
- - técnica cirúrgica, 294
- vaca, 260
- - anatomia relevante, 260
- - anestesia, 260
- - complicações, 266
- - indicações, 260
- - instrumentação, 260
- - pós-operatório, conduta, 266
- - preparação cirúrgica, 260
- - prognóstico, 266
- - técnica cirúrgica, 260
Cetamina, 16
- ruminantes, 19
- suínos, 17, 20
Cinzéis, 49
Circuncisão
- equino, 173
- - anatomia relevante, 173
- - anestesia, 174
- - complicações, 174
- - indicações, 174
- - instrumentação, 174
- - pós-operatório, conduta, 174
- - preparação cirúrgica, 174
- - prognóstico, 174
- - técnica cirúrgica, 174
- touro, 249
- - anatomia relevante, 249

## Índice Alfabético

- - anestesia, 249
- - complicações, 251
- - indicações, 249
- - instrumentação, 249
- - pós-operatório, conduta, 251
- - preparação cirúrgica, 249
- - prognóstico, 251
- - técnica cirúrgica, 249
Cirurgia
- amputação de dedo em bovinos, 273
- - anatomia relevante, 273
- - anestesia, 274
- - complicações, 274
- - indicações, 273
- - instrumentação, 274
- - pós-operatório, conduta, 274
- - preparação cirúrgica, 274
- - prognóstico, 274
- - técnica cirúrgica, 274
- antibióticos, papel, 3
- antissepsia, 2
- assepsia, 2
- campo cirúrgico, preparação, 3
- classificação, 2
- critérios, 2
- dentária em equinos (repulsão dos
    molares), 199
- - anatomia relevante, 199
- - anestesia, 200
- - complicações, 204
- - indicações, 199
- - instrumentação, 200
- - pós-operatório, conduta, 204
- - preparação cirúrgica, 200
- - prognóstico, 204
- - técnica cirúrgica, 200
- descorna em caprinos adultos, 297
- - anatomia relevante, 297
- - anestesia, 297
- - complicações, 299
- - indicações, 297
- - instrumentação, 297
- - pós-operatório, conduta, 299
- - preparação cirúrgica, 297
- - prognóstico, 299
- - técnica cirúrgica, 299
- descorna estética em bovinos, 279
- - anatomia relevante, 279
- - anestesia, 280
- - complicações, 280
- - indicações, 279
- - instrumentação, 280
- - pós-operatório, conduta, 280
- - preparação cirúrgica, 280
- - prognóstico, 280
- - técnica cirúrgica, 280
- enucleação do olho em bovinos, 276
- - anatomia relevante, 276
- - anestesia, 276
- - complicações, 279
- - indicações, 276
- - instrumentação, 276
- - pós-operatório, conduta, 279
- - preparação cirúrgica, 276
- - prognóstico, 279
- - técnica cirúrgica, 278
- extração dentária em lhamas, 299
- gastrintestinal em bovinos, 219-238
- - abomaso, deslocamentos e torção, 228-238
- - laparotomia, 219
- - - flanco e exploração abdominal, 220
- - rumenostomia (fistulização ruminal), 227
- - rumenotomia, 223
- gastrintestinal em equinos, 199
- herniorrafia umbilical no potro, 215
- laparotomia
- - - flanco em estação, 210

- - - linha média ventral e exploração
    abdominal, 204-210
- lacerações no teto em bovino, reparo, 286
- - anatomia relevante, 286
- - anestesia, 286
- - complicações, 288
- - indicações, 286
- - instrumentação, 288
- - pós-operatório, conduta, 288
- - preparação cirúrgica, 286
- - prognóstico, 288
- - técnica cirúrgica, 288
- ortopédica em equinos, 113-145
- - amputação dos pequenos metacarpianos e
    metatarsianos, 137
- - artrotomia da articulação
- - - boleto e remoção de fragmento de fratura
    apical do sesamoide, 143
- - - mesocarpiana, 140
- - desmotomia
- - - ligamento acessório inferior (distal), 122
- - - ligamento acessório superior
    (de Bramlage), 125
- - - patelar medial, 113
- - neurectomia digital palmar, 134
- - secção do ligamento anular palmar do
    boleto, 132
- - tenectomia cuneana, 116
- - tenotomia
- - - extensor digital lateral, 118
- - - flexor digital profundo, 129
- - - flexor digital superficial, 128
- reconstrutora de feridas, 103-110
- - enxerto cutâneo, 105
- - excisão elíptica sob a pele para reparo de um
    defeito alongado, 103
- - fechamento com incisões que aliviam a
    tensão, 103
- - remoção do excesso de tecido cicatricial, 105
- - retalho deslizante em forma de H, 105
- - zetaplastia, 105
- ressecção de costela e pericardiotomia em
    bovinos, 282
- - anatomia relevante, 282
- - anestesia, 283
- - complicações, 286
- - indicações, 282
- - instrumentação, 283
- - pós-operatório, conduta, 286
- - preparação cirúrgica, 283
- - prognóstico, 286
- - técnica cirúrgica, 283
- suínos, 289-295
- - castração em leitões, 289
- - cesariana na porca, 292
- - herniorrafia inguinal em leitões, 291
- trato respiratório superior em equinos,
    185-198
- - entrada cirúrgica e drenagem das bolsas
    guturais, 193-198
- - laringotomia, 187
- - ressecção parcial do palato mole, 192
- - traqueostomia, 185
- - ventriculectomia laríngea, 187
- - ventriculocordectomia, 187
- urogenital em bovinos, 239-272
- - amputação do prepúcio (circuncisão)
    no touro, 249
- - castração de bezerros, 239
- - cervicopexia para prolapso vaginal
    (de Winkler), 270
- - cesariana na vaca, 260
- - evacuação de hematoma no pênis, 245
- - herniorrafia inguinal em touros adultos, 256
- - sutura de retenção na vulva da vaca
    (método de Buhner), 267
- - técnicas para fazer um rufião, 251
- - uretrostomia, 242

- urogenital em equinos, 147-184
- - amputação do pênis, 174-179
- - castração, 147-160
- - cesariana na égua, 171-173
- - circuncisão do pênis, 173
- - criptorquidectomia
- - - abordagem inguinal e parainguinal, 161
- - - laparoscópica, 163
- - operação de Caslick para pneumovagina na
    égua, 164-169
- - reparo de laceração perineal de terceiro grau,
    método de Aanes, 179-184
- - uretroplastia por relocalização caudal da
    prega transversa, 170
Cisalhas, 54
Clipes Michel, 43, 67
Colágeno, sutura, 62
Correntes obstétricas, 56
Criptorquidectomia
- abordagem inguinal e parainguinal, 161
- - anatomia relevante, 161
- - anestesia, 161
- - complicações, 163
- - indicações, 161
- - instrumentação, 161
- - pós-operatório, conduta, 162
- - preparação cirúrgica, 161
- - prognóstico, 163
- - técnica cirúrgica, 161
- laparoscópica, 163
- - anatomia relevante, 163
- - anestesia, 163
- - complicações, 164
- - indicações, 163
- - instrumentação, 163
- - pós-operatório, conduta, 164
- - preparação cirúrgica, 163
- - prognóstico, 164
- - técnica cirúrgica, 163
Cureta
- para teto Cornell, 57
- Volkmann de extremidade dupla, 49

## D

Debridamento, feridas, 95
Déficits de volume hídrico, 25
Dentes, cirurgias em equinos, 199
Descorna
- caprinos adultos, 297
- - anatomia relevante, 297
- - anestesia, 297
- - complicações, 299
- - indicações, 297
- - instrumentação, 297
- - pós-operatório, conduta, 299
- - preparação cirúrgica, 297
- - prognóstico, 299
- - técnica cirúrgica, 299
- estética em bovinos, 279
- - anatomia relevante, 279
- - anestesia, 280
- - complicações, 280
- - indicações, 279
- - instrumentação, 280
- - pós-operatório, conduta, 280
- - preparação cirúrgica, 280
- - prognóstico, 280
- - técnica cirúrgica, 280
Desequilíbrio acidobásico, diagnóstico, 26
Desidratação, avaliação dos graus, 25
Desmotomia
- ligamento acessório inferior (distal), 122
- - anatomia relevante, 122
- - anestesia, 122
- - complicações, 124
- - indicações, 122

## Índice Alfabético

- - instrumentação, 122
- - pós-operatório, conduta, 124
- - preparação cirúrgica, 122
- - prognóstico, 124
- - técnica cirúrgica, 122
- ligamento acessório superior (de Bramlage), 125
- - anatomia relevante, 125
- - anestesia, 125
- - complicações, 127
- - indicações, 125
- - instrumentação, 125
- - pós-operatório, conduta, 127
- - preparação cirúrgica, 125
- - prognóstico, 127
- - técnica cirúrgica, 125
- patelar medial, 113
- - anestesia, 113
- - complicações, 115
- - indicações, 113
- - instrumentação, 114
- - pós-operatório, conduta, 115
- - preparação cirúrgica, 113
- - prognóstico, 115
- - técnica cirúrgica, 114
Detomidina, 13
- bovinos, 15
- equinos, 11, 16
- ruminantes, 17
- suínos, 12
Diazepam, 13
Drenagem peritoneal, 101
Drenos (curativos suturados), 88
- ativos, 99
- indicações, 98
- passivos, 98
- penrose no tratamento de higromas, 99
- tubo de drenagem fenestrado, 99
Droperidol, 13
- suínos, 17

### E

Edema, castração, 153
Égua
- cesariana, 171
- pneumovagina, operação de Caslick, 164
Eletrólitos, anormalidades, 28
Elevador dentário, 50
Emasculador, 52, 59
Enucleação do olho em bovinos, 276
- anatomia relevante, 276
- anestesia, 276
- complicações, 279
- indicações, 276
- instrumentação, 276
- pós-operatório, conduta, 279
- preparação cirúrgica, 276
- prognóstico, 279
- técnica cirúrgica, 278
Enxerto cutâneo, 105
- ataduras e cuidados, 109
- maiores de pele (Punch), 109
- mínimo (Pinch), 107
- padrão aleatório, 111
- preparação do leito receptor, 107
- tunelizado, 109
Epididimectomia, 256
Equinos
- analgésicos epidurais caudais, 11
- anestesia
- - epidural, 10
- - geral, 13, 15
- cirurgia
- - bolsas guturais, entrada cirúrgica e drenagem, 193
- - dentária (repulsão dos molares), 199

- - gastrintestinal, 199
- - - herniorrafia umbilical no potro, 215
- - - laparotomia, 204-215
- - laringotomia, 187
- - ortopédica, 113-145
- - - amputação dos pequenos metacarpianos e metatarsianos, 137
- - - artrotomia da articulação mesocarpiana e do boleto, 140-145
- - - desmotomia do ligamento acessório inferior e superior, 122-127
- - - desmotomia patelar medial, 113
- - - neurectomia digital palmar, 134
- - - secção do ligamento anular palmar do boleto, 132
- - - tenectomia cuneana, 116
- - - tenotomia do extensor digital lateral, 118
- - - tenotomia do flexor digital superficial e profundo, 128-132
- - ressecção parcial do palato mole, 192
- - traqueostomia, 185
- - urogenital, 147-184
- - - amputação do pênis, 174-179
- - - castração, 147-160
- - - cesariana na égua, 171
- - - circuncisão do pênis, 173
- - - criptorquidectomia, 161-164
- - - operação de Caslick para pneumovagina na égua, 164-169
- - - reparo de laceração perineal de terceiro grau, método de Aanes, 179-184
- - - uretroplastia por relocalização caudal da prega transversa, 170
- - ventriculectomia laríngea, 187
- - ventriculocordectomia, 187
- equilíbrio hídrico, avaliação, 27
- indução anestésica, 18
- manutenção anestésica, 21
- tranquilizantes e sedativos, 16
Escroto
- equino, 147
- touro, 239
Esfregação do campo cirúrgico, 4
Espéculo
- Bennett, 55
- McPherson, 53
- vaginal para éguas, 54
Esterilização dos instrumentos, 38
Excisão elíptica sob a pele para reparo de um defeito alongado, 103
Excisão, feridas, 95
Extração dentária em lhamas, 299
- anatomia relevante, 299
- anestesia, 299
- complicações, 303
- indicações, 299
- instrumentação, 300
- pós-operatório, 303
- preparação cirúrgica, 299
- prognóstico, 303
- técnica, 300
Extratores
- Hugs para tumor de teto, 57
- molares para equinos, 54

### F

Faca
- casco alemã, 55
- Lichty, 57
Feridas, 93-101
- castração, infecção, 160
- cicatrização por segunda intenção, 93, 97
- cirurgia reconstrutiva, 103-110
- - enxerto cutâneo, 105
- - excisão elíptica sob a pele para reparo de um defeito alongado, 103

- - fechamento com incisões que aliviam a tensão, 103
- - remoção do excesso de tecido cicatricial, 105
- - retalho deslizante em forma de H, 105
- - zetoplastia, 105
- cuidados, 98
- drenos, 98
- excisão e debridamento, 95
- exploração, 95
- fechamento primário, 93, 96
- fechamento primário tardio, 93, 97
- limpeza, 94
- preparação, 94
- técnicas de fechamento, 98
- terapia antimicrobiana, 95
- traumáticas, 93

### G

Glicômero 631, sutura, 63
Goiva
- Alexander, 49
- exército dos EUA, 49
- Hibbs, 49
- para descorna, 53
Grampeadores cutâneos, 67
Guaifenesina, 16
- bovinos, 21
- equinos, 18, 21
- ruminantes, 19
- suínos, 20
Guia para bovinos, 52

### H

Hemiplegia laríngea, 187
Hemorragia, castração, 153
Herniorrafia
- inguinal em leitões, 291
- - anatomia relevante, 291
- - anestesia, 291
- - complicações, 292
- - indicações, 291
- - instrumentação, 292
- - pós-operatório, conduta, 292
- - preparação cirúrgica, 291
- - prognóstico, 292
- - técnica cirúrgica, 29
- inguinal em touros adultos, 256
- - anatomia relevante, 256
- - anestesia, 259
- - complicações, 260
- - indicações, 256
- - instrumentação, 259
- - pós-operatório, conduta, 259
- - preparação cirúrgica, 259
- - prognóstico, 260
- - técnica cirúrgica, 259
- umbilical no potro, 215
- - anatomia relevante, 215
- - anestesia, 218
- - complicações, 218
- - indicações, 215
- - instrumentação, 218
- - pós-operatório, conduta, 218
- - preparação cirúrgica, 218
- - prognóstico, 218
- - técnica cirúrgica, 218
Hiato aniônico, 28
Hiovertebrotomia, 195

### I

Indução anestésica, 16
- bovinos, 19
- equinos, 18

# Índice Alfabético

- ruminantes, 19
- suínos, 20
Infecção pós-operatória, 4
- castração, 160
Instrumental cirúrgico, 33-59
- abomaso (deslocamentos e torções), 230
- abre-bocas, 53, 54
- afastador(es), 37
- - Balfour, 48
- - costela Finochietto, 48
- - exército dos EUA, 47
- - Gelpi com autorretenção, 47
- - maleável, 47
- - ossos Kern, 48
- - Senn, 47
- - Volkmann, 47
- - Weitlaner com autorretenção, 47
- agulha Buhner modificada, 57
- alicates, 52-54
- amputação
- - dedos em bovinos, 274
- - pênis, 176
- - pequenos metacarpianos e
      metatarsianos, 137
- artrotomia da articulação
- - boleto e remoção de fragmento de fratura
      apical do sesamoide, 143
- - mesocarpiana, 140
- aspirador Yankauer, 51
- bisturi, 33
- - teto Udall, 57
- bolsas guturais, cirurgia, 195
- bomba gástrica, 59
- cabos de bisturi, 39
- cachimbo, 52
- campo para rumenotomia, 56
- cânula para teto, 58
- castração
- - bezerros, 240
- - equinos, 148
- - leitões, 291
- cateteres
- - éguas, 56
- - Stud, 56
- - vaca, 55
- cervicopexia para prolapso vaginal, 270
- cesariana
- - égua, 171
- - porca, 292
- - vaca, 260
- circuncisão
- - equino, 174
- - touro, 249
- cisalhas, 54
- clipes Michel, 43
- conjunto
- - cinzéis do exército dos EUA, 49
- - osteótomos do exército dos EUA, 48
- correntes e cabo obstétricos, 56
- criptorquidectomia
- - inguinal e parainguinal, 161
- - laparoscópica, 163
- cureta para teto Cornell, 57
- cureta Volkmann de extremidade dupla, 49
- descorna
- - em caprinos adultos, 297
- - estética em bovinos, 280
- desmotomia
- - ligamento acessório inferior (distal), 122
- - ligamento acessório superior
      (de Bramlage), 125
- - patelar medial, 114
- elevador dentário, 50
- emasculador, 52, 59
- enucleação do olho em bovinos, 276
- espéculo
- - Bennett, 55
- - McPherson, 53

- - vaginal para éguas, 54
- extração dentária em lhamas, 300
- extratores
- - Hugs para tumor de teto, 57
- - molares de equinos, 54
- faca
- - casco alemã, 55
- - Lichty, 57
- geral, 38
- goiva
- - Alexander, 49
- - exército dos EUA, 49
- - Hibbs, 49
- - para descorna, 53
- guia para bovinos, 52
- herniorrafia
- - inguinal em leitões, 292
- - inguinal em touros adultos, 259
- - umbilical no potro, 218
- lacerações no teto em bovinos, 288
- laço Lowa para suínos, 52
- lâminas de bisturi, 39
- laparotomia em equinos
- - flanco em estação, 211
- - linha média ventral e exploração
      abdominal, 204
- laparotomia pelo flanco e exploração
      abdominal em bovinos, 220
- lima dentária, 53
- limpador de casco Hughes, 55
- martelo, 49
- neurectomia digital palmar, 134
- operação de Caslick para pneumovagina na
      égua, 165
- pinças
- - Adson, 42
- - Brown-Adson, 42
- - campo Backhaus, 42
- - campo Roeder, 42
- - compressão Doyen, 43
- - dente-de-rato, 42
- - Foerster reta, 45
- - hemostática Mixter curva, 45
- - hemostáticas, 37
- - hemostáticas Crile reta e curva, 43
- - intestinal Babcock, 43
- - Jackson para biopsia uterina, 56
- - Kelly reta e curva, 44
- - Michael para aplicação e remoção de
      clipes, 43
- - mosquito Halsted reta e curva, 45
- - Ochsner reta e curva, 46
- - prendedoras, 37
- - Rochester-Carmalt, 45
- - tecido, 37
- - tecidual Allis, 42
- - Vulsellum, 45
- porta-agulha, 36
- - Mayo-Hegar, 39
- - Olsen-Hegar combinado com tesoura, 40
- preparação, 38
- punches dentários, 53
- puncionador cutâneo Keyes, 50
- raspador de ossos, 48, 50
- reparo de laceração perineal de
      terceiro grau, 179
- repulsão dos molares em equinos, 200
- ressecção
- - costela e pericardiotomia, 283
- - parcial do palato mole, 193
- rufião, 252
- ruginas
- - Pennyback, 50
- - Still-Luer, 50
- rumenostomia (fistulização ruminal), 227
- rumenotomia, 224
- secção do ligamento anular palmar
      (ou plantar) do boleto, 132

- seringa com bulbo, 51
- seringa dosadora, 59
- serra com cabos Gigli, 51
- sonda periodontal, 50
- sutura de retenção na vulva da
      vaca, 267
- tenectomia cuneana, 116
- tenotomia
- - extensor digital lateral, 121
- - flexor digital profundo, 130
- - flexor digital superficial, 128
- tenótomo, 50
- tesouras, 35
- - cirúrgicas, 41
- - fio metálico, 41
- - Lister para atadura, 40
- - Mayo de dissecção reta e curva, 40
- - Metzenbaum reta e curva, 41
- - sutura littauer, 40
- traqueostomia, 185
- trefina Galt, 53
- trefina Michel, 51
- trépano
- - com ganchos, 57
- - em morango, 57
- - Hobday, 56
- trocartes, 58
- tubo
- - endotraqueal, 59
- - infusão no úbere, 58
- - traqueotomia, 59
- uretrostomia, 242
- ventriculectomia laríngea, 188
- ventriculocordectomia, 188

## L

Laceração(ões)
- perineal de terceiro grau, método de
      Aanes, 179
- - anatomia relevante, 179
- - anestesia, 179
- - complicações, 184
- - indicações, 179
- - instrumentação, 183
- - pós-operatório, conduta, 184
- - preparação cirúrgica, 179
- - prognóstico, 184
- - técnica cirúrgica, 183
- teto em bovinos, reparo, 286
- - anatomia relevante, 286
- - anestesia, 286
- - complicações, 288
- - indicações, 286
- - instrumentação, 288
- - pós-operatório, conduta, 288
- - preparação cirúrgica, 286
- - prognóstico, 288
- - técnica cirúrgica, 288
Laço Lowa para suínos, 52
Lactômero trançado, sutura, 63
Lâminas, bisturis, 34, 35, 39
Laparotomia
- bovinos, 219
- - pelo flanco e exploração
      abdominal, 220
- - - anatomia relevante, 220
- - - anestesia, 220
- - - complicações, 223
- - - indicações, 220
- - - instrumentação, 220
- - - pós-operatório, conduta, 223
- - - preparação cirúrgica, 220
- - - prognóstico, 223
- - - técnica cirúrgica, 220
- equinos
- - flanco em estação, 210

# Índice Alfabético

- - - anatomia relevante, 210
- - - anestesia, 211
- - - complicações, 211
- - - indicações, 210
- - - instrumentação, 211
- - - pós-operatório, conduta, 211
- - - preparação cirúrgica, 211
- - - prognóstico, 211
- - - técnica cirúrgica, 211
- - linha média ventral e exploração abdominal, 204-210
- - - anatomia relevante, 204
- - - anestesia, 204
- - - complicações, 210
- - - indicações, 204
- - - instrumentação, 204
- - - pós-operatório, conduta, 210
- - - preparação cirúrgica, 204
- - - prognóstico, 210
- - - técnica cirúrgica, 204
Laringe, 187
Laringotomia, 187
- anatomia relevante, 187
- anestesia, 188
- complicações, 191
- indicações, 187
- instrumentação, 188
- pós-operatório, conduta, 191
- preparação cirúrgica, 188
- prognóstico, 191
Leitões
- castração, 289
- herniorrafia inguinal, 291
Lhamas, extração dentária, 299
- anatomia relevante, 299
- anestesia, 299
- complicações, 303
- indicações, 299
- instrumentação, 300
- pós-operatório, 303
- preparação cirúrgica, 299
- prognóstico, 303
- técnica, 300
Lidocaína, 5
- bovinos, 11
- equinos, 11
- ruminantes, 11
- suínos, 12
Ligaduras, 73
- tecido com três pinças, 75
- transfixante, 75
Lima dentária, 53
Limpador de casco Hughes, 55
Limpeza da ferida, 94

## M

Manutenção anestésica, 19
- bovinos, 21
- caprinos, 21
- equinos, 21
- ovinos, 21
- suínos, 21
Martelo, 49
Materiais de sutura, 61-68
Medetomidina
- bovinos, 11, 15
- equinos, 16
- ruminantes, 11
Mepivacaína, 5
- bovinos, 11
- equinos, 11
- ruminantes, 11
Morfina
- bovinos, 11
- equinos, 11
- ruminantes, 11

## N

Náilon, sutura, 63, 66
Neurectomia digital palmar, 134
- anatomia relevante, 134
- anestesia, 134
- complicações, 136
- indicações, 134
- instrumentação, 134
- pós-operatório, conduta, 136
- preparação cirúrgica, 134
- prognóstico, 136
- técnica cirúrgica, 134
- - guilhotina, 136
- - recapeamento epineural, 136
Nó da sutura, 62, 71
- 4-S modificado de Roeder, 73
- cirurgião, 71, 72
- corrediço duplo, 72
- duplo, 71, 72
- Miller, 72
- porta-agulhas, 73, 74
- reforçado, 72
- torto, 71, 72

## O

Omentopexia pelo flanco direito, 230
Operação de Caslick para pneumovagina na
    égua, 164-169
- anatomia relevante, 164
- anestesia, 165
- complicações, 169
- indicações, 165
- instrumentação, 165
- pós-operatório, conduta, 165
- preparação cirúrgica, 165
- prognóstico, 169
- técnica cirúrgica, 165
Orifício uretral, 170
Osteótomos, 48
Ovinos
- anestesia geral, pré-medicação, 15
- equilíbrio hídrico, avaliação, 27
- manutenção anestésica, 21
- sedação, 13

## P

Palato mole, ressecção parcial, 192
Paralisia peniana, castração, 160
Pênis
- bovinos, evacuação de hematoma, 245
- - anatomia relevante, 245
- - anestesia, 246
- - complicações, 249
- - indicações, 246
- - pós-operatório, conduta, 246
- - preparação cirúrgica, 246
- - prognóstico, 249
- - técnica cirúrgica, 246
- equino, 173
- - amputação, 174
Pentobarbital, suínos, 20
Períneo, égua, 164
Piloropexia, 232
Pinça(s)
- Adson, 42
- Brown-Adson, 42
- campo Backhaus, 42
- campo Roeder, 42
- compressão Doyen, 43
- dente-de-rato, 42
- Foerster reta, 45
- hemostáticas, 37
- - Crile reta e curva, 43

- - Mixter curva, 45
- intestinal Babcock, 43
- Jackson para biopsia uterina, 56
- Kelly reta e curva, 44
- Michael para aplicação e remoção de
    clipes, 43
- mosquito Halsted reta e curva, 45
- Ochsner reta e curva, 46
- prendedoras, 37
- Rochester-Carmalt, 45
- tecido, 37
- tecidual Allis, 42
- Vulsellum, 45
Pneumovagina na égua, operação de
    Caslick, 164
Polidioxanona, sutura, 63
Poliésteres, sutura, 64, 67
Poliglactina 910, sutura, 62
Poliglecaprona 25, sutura, 63
Poligliconato, sutura, 63
Poliglitona 6211, sutura, 63
Polipropileno, sutura, 63, 66
Porca, cesariana, 292
Porta-agulha, 36
- atar o nó, 73, 74
- Mayo-Hegar, 39
- Olsen-Hegar combinado com tesoura, 40
Pós-operatório
- abomaso (deslocamentos e torções), 237
- amputação
- - dedos em bovinos, 274
- - pequenos metacarpianos e
    metatarsianos, 139
- artrotomia da articulação
- - boleto e remoção de fragmento de fratura
    apical do sesamoide, 145
- - mesocarpiana, 142
- bolsas guturais, cirurgia e drenagem, 198
- castração
- - bezerros, 240
- - equino, 153
- - leitões, 291
- cervicopexia para prolapso vaginal, 272
- cesariana
- - égua, 172
- - porca, 295
- - vaca, 266
- circuncisão
- - equino, 174
- - touro, 251
- criptorquidectomia
- - inguinal e parainguinal, 162
- - laparoscópica, 164
- descorna em caprinos adultos, 299
- descorna estética em bovinos, 280
- desmotomia
- - ligamento acessório inferior
    (distal), 124
- - ligamento acessório superior
    (de Bramlage), 127
- - patelar medial, 115
- enucleação do olho em bovinos, 279
- evacuação de hematomas no pênis de
    bovinos, 246
- extração dentária em lhamas, 303
- herniorrafia
- - inguinal em leitões, 292
- - inguinal em touro adulto, 259
- - umbilical no potro, 218
- infecção, 4
- lacerações em teto no bovino, 288
- laparotomia em equinos
- - flanco em estação, 211
- - linha média ventral e exploração
    abdominal, 210
- laparotomia pelo flanco e exploração
    abdominal em bovinos, 223
- neurectomia digital palmar, 136

# Índice Alfabético

- operação de Caslick para pneumovagina na égua, 165
- reparo de laceração perineal de terceiro grau, 184
- repulsão dos molares em equinos, 204
- ressecção
- - costela e pericarditomia em bovinos, 286
- - parcial do palato mole, 193
- rufião, 256
- rumenostomia (fistulização ruminal), 227
- rumenotomia, 226
- secção do ligamento anular palmar (ou plantar) do boleto, 132
- sutura de retenção na vulva da vaca, 270
- tenectomia cuneana, 118
- tenotomia
- - extensor digital lateral, 121
- - flexor digital profundo, 130
- - flexor digital superficial, 128
- traqueostomia, 187
- uretroplastia por relocalização caudal da prega transversa, 170
- uretrostomia, 245
- ventriculectomia, 191
Potro, herniorrafia umbilical, 215
Pré-operatório, 1-4
- antibióticos, papel, 3
- antissepsia, critérios, 2
- assepsia, princípios, 2
- avaliação do paciente, 1
- campo cirúrgico, preparação, 3
- classificações cirúrgicas, 2
- critérios cirúrgicos, 2
- planejamento, 3
Profilaxia antitetânica, 3
Prolapso visceral, castração, 153
Promazina, 13
Prontuários clínicos, 1
Punches dentários, 53
Puncinador cutâneo Keyes, 50

## R

Raspador de ossos, 48, 50
Recapeamento epineural, 136
Refluxo vesicovaginal, 170
Remoção do excesso de tecido cicatricial, 105
Repulsão dos molares em equinos, 199
- anatomia relevante, 199
- anestesia, 200
- complicações, 204
- indicações, 199
- instrumentação, 200
- pós-operatório, conduta, 204
- preparação cirúrgica, 200
- prognóstico, 204
- técnica cirúrgica, 200
Ressecção
- costela e pericardiotomia em bovinos, 282
- - anatomia relevante, 282
- - anestesia, 283
- - complicações, 286
- - indicações, 282
- - instrumentação, 283
- - pós-operatório, conduta, 286
- - preparação cirúrgica, 283
- - prognóstico, 286
- - técnica cirúrgica, 283
- parcial do palato mole, 192
- - anatomia relevante, 192
- - anestesia, 193
- - complicações, 193
- - indicações, 192
- - instrumentação, 193
- - pós-operatório, conduta, 193
- - preparação cirúrgica, 193
- - prognóstico, 193

- - técnica cirúrgica, 193
Retalho deslizante em forma de H, 105
Romifidina, equinos, 16
Rufião (técnicas cirúrgicas para fazer), 251
- anatomia relevante, 251
- anestesia, 251
- complicações, 256
- epididimectomia, 256
- fixação do pênis, 252
- indicações, 251
- instrumentação, 252
- pós-operatório, conduta, 256
- preparação cirúrgica, 251
- prognóstico, 256
- translocação do pênis, 252
Ruginas
- Pennyback, 50
- Still-Luer, 50
Rúmen, 223
Rumenostomia (fistulização ruminal), 227
- anatomia relevante, 227
- anestesia, 227
- complicações, 227
- indicações, 227
- instrumentação, 227
- pós-operatório, conduta, 227
- preparação cirúrgica, 227
- prognóstico, 227
- técnica cirúrgica, 227
Rumenotomia, 223
- anatomia relevante, 223
- anestesia, 224
- complicações, 226
- indicações, 224
- instrumentação, 224
- pós-operatório, conduta, 226
- preparação cirúrgica, 224
- prognóstico, 226
- técnica cirúrgica, 224
Ruminantes
- analgesia epidural, 11
- anestesia geral, pré-medicação, 15
- inducação anestésica, 19
- tranquilizantes e sedativos, 17

## S

Saculectomia, 187
Secção do ligamento anular palmar (ou plantar) do boleto, 132
- anatomia relevante, 132
- anestesia, 132
- complicações, 134
- indicações, 132
- instrumentação, 132
- pós-operatório, conduta, 132
- preparação cirúrgica, 132
- prognóstico, 134
- técnica cirúrgica, 132
Seda, sutura, 63, 65
Sedação, 13
- bovinos, 15
- equinos, 16
- suínos, 17
Seringa
- com bulbo, 51
- dosadora, 59
Serra com cabos Gigli, 51
Sonda periodontal, 50
Suínos
- analgésicos epidurais, 12
- anestesia geral, pré-medicação, 15
- cirurgias, 289
- - castração em leitões, 289
- - cesariana na porca, 292
- - herniorrafia inguinal em leitões, 291
- equilíbrio hídrico, avaliação, 27

- indução anestésica, 20
- intubação endotraqueal, 18
- manutenção anestésica, 21
- sedação, 13
- tranquilizantes e sedativos, 17
Surital, 16
Sutura(s), 77
- bolsa de tabaco, 86
- colchoeiro vertical, 79, 80
- Connell, 84, 85
- contínua
- - colchoeiro horizontal, 79
- - Ford, 81, 83
- - Lembert, 84
- - simples, 77
- cruzada (colchoeiro cruzada), 81, 82
- Cushing, 84, 85
- drenos, 88
- fechamento de órgãos ocos, 81
- ferimentos traumáticos, 96
- Gambee, 87
- interrompida
- - colchoeiro horizontal, 78
- - Lembert, 83, 84
- - simples, 77, 86
- materiais, 61-68
- - absorvíveis, 64
- - - monofilamentares, 65
- - - trançadas, 64
- - ácido poliglicólico, 62
- - aço inoxidável, 64, 67
- - algodão, 63, 66
- - aplicação clínica, 61
- - caprolactam, 64, 66
- - categute cirúrgico, 62, 64
- - clipes de Michel, 67
- - colágeno, 62, 64
- - glicômero 631 (Biosyn), 63
- - grampeadores cutâneos, 67
- - inabsorvíveis, 65
- - lactômero trançado, 63
- - náilon, 63, 66
- - polidioxanona (PDS), 63
- - poliésteres, 64, 67
- - poliglactina 910, 62
- - poliglecaprona 25 (Monocryl), 63
- - poligliconato (Maxon), 63
- - poliglitona 6211 (Caprosyn), 63
- - polipropileno, 63, 66
- - seda, 63, 65
- padrão invertido de camada dupla, 87
- padrões, 77
- perto-longe-longe-perto, 79, 81
- retenção na vulva da vaca (método de Buhner), 267
- - anatomia relevante, 267
- - anestesia, 267
- - complicações, 270
- - indicações, 267
- - instrumentação, 267
- - pós-operatório, conduta, 270
- - preparação cirúrgica, 267
- - prognóstico, 270
- - técnica cirúrgica, 270
- sobreposta de parer-Kerr, 85, 86
- subcuticular, 81, 82
- tendões lesados, 88

## T

Tenectomia cuneana, 116
- anatomia relevante, 116
- anestesia, 116
- complicações, 118
- indicações, 116
- instrumentação, 116
- pós-operatório, conduta, 118

# Índice Alfabético

- preparação cirúrgica, 116
- prognóstico, 118
- técnica cirúrgica, 116
Tenotomia
- extensor digital lateral, 118
- - anatomia relevante, 118
- - anestesia, 118
- - complicações, 121
- - indicações, 118
- - instrumentação, 121
- - pós-operatório, conduta, 121
- - preparação cirúrgica, 118
- - prognóstico, 121
- - técnica cirúrgica, 121
- flexor digital profundo, 129
- - anatomia relevante, 129
- - anestesia, 130
- - complicações, 130
- - indicações, 130
- - instrumentação, 130
- - pós-operatório, conduta, 130
- - preparação cirúrgica, 130
- - prognóstico, 130
- - técnica cirúrgica, 130
- flexor digital superficial, 128
- - anatomia relevante, 128
- - anestesia, 128
- - complicações, 129
- - indicações, 128
- - instrumentação, 128
- - pós-operatório, conduta, 128
- - preparação cirúrgica, 128
- - prognóstico, 129
- - técnica cirúrgica, 128
Tenótomo, 50
Terapia hídrica, 25-31
- anormalidades eletrolíticas, diagnóstico, 28
- déficits de volume hídrico, diagnóstico, 25
- desequilíbrio acidobásico, diagnóstico, 26
- paciente
- - anestesiado submetido a cirurgia eletiva, 29
- - comprometido sem dados preliminares, 31
- - comprometido, de acordo com as
  necessidades, 29
Tesouras, 35
- ataduras, 35, 40
- cirúrgicas, 41
- Mayo de dissecção reta e curva, 40
- Metzenbaum reta e curva, 41
- para fio metálico, 41
- sutura Littauer, 40
- tecidos, 35
Testículos, equino, 147, 161
Tiamilal sódico, 16
Tiletamina, 16
- equinos, 18
- ruminantes, 19

- suínos, 20
Tiobarbitúricos, 16
Tiopental, 16
- equinos, 18
- ruminantes, 19
- suínos, 20
Touros
- circuncisão, 249
- herniorrafia inguinal, 256
Tranquilização/sedação, 13
- bovinos, 15
- equinos, 16
- suínos, 17
Traqueostomia, equinos, 185
- anatomia relevante, 185
- anestesia, 185
- complicações, 187
- indicações, 185
- instrumentação, 185
- pós-operatório, conduta, 187
- preparação cirúrgica, 185
- prognóstico, 187
- técnica cirúrgica, 185
Trato respiratório superior dos equinos,
  cirurgia, 185-198
- entrada cirúrgica e drenagem das bolsas
  guturais, 193
- laringotomia, 187
- ressecção parcial do palato mole, 192
- traqueostomia, 185
- ventriculectomia laríngea, 187
- ventriculocordectomia, 187
Trefina
- Galt, 53
- Michel, 51
Trépano
- com ganchos, 57
- em morango, 57
- Hobday, 56
Triângulo de Viborg, 195
Tricotomia, 4
Trocartes, 58
Tubo
- drenagem fenestrado, 99
- endotraqueal, 59
- infusão no úbere, 58
- traqueotomia, 59
Túnica albugínea, 173

## U

Uretroplastia por relocalização caudal da prega
  transversa, 170
- anatomia relevante, 170
- anestesia, 170
- complicações, 170
- indicações, 170

- instrumentação, 170
- pós-operatório, conduta, 170
- preparação cirúrgica, 170
- prognóstico, 170
- técnica cirúrgica, 170
Uretrostomia em bovinos, 242
- anatomia relevante, 242
- anestesia, 242
- complicações, 245
- indicações, 242
- instrumentação, 242
- pós-operatório, conduta, 245
- preparação cirúrgica, 242
- prognóstico, 245
- técnica cirúrgica, 242

## V

Vaca
- cesariana, 260
- sutura de retenção na vulva, 267
Ventriculectomia laríngea, 187
- anatomia relevante, 187
- anestesia, 188
- complicações, 191
- indicações, 187
- instrumentação, 188
- pós-operatório, conduta, 191
- preparação cirúrgica, 188
- prognóstico, 191
- técnica cirúrgica, 188
Ventriculocordectomia, 187
- anatomia relevante, 187
- anestesia, 188
- complicações, 191
- indicações, 187
- instrumentação, 188
- pós-operatório, conduta, 191
- preparação cirúrgica, 188
- prognóstico, 191
- técnica cirúrgica, 188
Vestíbulo, 164
Vulva, égua, 164

## X

Xilazina, 13
- bovinos, 11, 15
- equinos, 11, 16, 18
- ruminantes, 11, 17
- suínos, 12

## Z

Zetaplastia, 105